空気マイナスイオン
実用ハンドブック──バイオ・農畜産・医療・環境生理

The Handbook of The Science of Air Ions

琉子友男・佐々木久夫●編著
日本住宅環境医学会●監修

人間と歴史社

発刊にあたって

佐々木久夫
日本住宅環境医学会理事

現代文明は、実証科学をもとにすべてのものを「数量化」することで発展してきた。それが現代文明を支えている価値観である。しかし、ここにきて、その価値観が危うくなっている。こうした科学合理主義がもたらす物質文化にもはやこれまでのような信頼感はない。その理由は、科学的真理の追究の結果もたらされた科学技術の成果が、我々を幸せにしてくれると思っていたのが、結果的に「オゾン層の破壊」「温暖化」「酸性雨」「砂漠化」「熱帯林の減少」「海洋汚染」「工業化による公害」「環境ホルモン（内分泌撹乱化学物質）」の汚染など、地球規模で差し迫る「ジオカタストロフィー」（崩壊の前段階）を招いてしまったことに大きな矛盾と不合理さ、そして不安を感じ取っているからである。

本来、地球上で許される活動は、自然の循環という「動的環境」から資源を得て、この動的環境に廃物を返すことだけである。にもかかわらず、この石油文明はいずれ科学技術が解決するものとして捨て場のないままに資源を利用してきた。しかし、捨て場がない以上、科学技術は「汚染」というエントロピー限界を超えることはできない。動的環境に廃物を捨てることのできない汚染対策は単なる対症療法に過ぎず、ある汚染対策をすると、別の汚染が発生し、その対策のためにまた別の対策が必要となるという「ハウツー型」の現代技術は、対策に対策を重ねるばかりになってしまった。問題は、ますます深刻になっている。

一方で、自然や人間らしさの大切さを認めながらも、だれもが便利で快適な暮らしを犠牲にしようとは思わない。このような「社会的欲望」は、まだ見ぬ未来の子孫に莫大なツケとゴミの山を残そうとしている。

◇

我々はいま、あらゆる局面において新たな変革を迫られている。それを集約すれば、一つは「自然と人間」の共生である。我々は「自然を征服することが大事なので、自然を愛することではない」「人間を自然の支配者にすることにより、人類全体の幸福をはかる」という、自然を客体化し、征服する対象として見なすデカルト以来の近代合理主義に基づく成果によって、莫大な利益を得てきた。しかし、それは自然破壊と他の生物の犠牲という人間中心の考え方以外の何ものでもなかった。

生態学第一法則は、「すべての生物は互いに密接に関連し合っている」ということを教えてくれる。我々人間は、その生存をすべて他の生物に依存して生きている存在である。自然とは、動物と植物との物質代謝過程であり、「循環」であり、「人間が加わりうる巨大な循環」でもある。この循環のなかで自然とどう向き合い、共生していくかが問われている。

第二に、「自然と科学技術」の関係の見直しである。我々はこれまで、自然のすべてを自己の作動原理に適合するよう改造することを眼目としてきた。しかし、それは考え直す必要がある。自然を支配し、改造し、資源を収奪するだけの「寄生虫的技術」から、自然の循環とマッチした、然るべき規模での技術力の使用でなければならない。
我々は、近代工業の高い経済性は、その優れた技術力にあると信じてきた。しかし、実際にはその高い経済性は優れた技術力にあるのではなく、むしろ採掘するだけですぐに使える「石油」という優れたエネルギーにある。この事実に目をそむけてはならない。
第三に、「科学技術と人間」の間にある心の隔たりをいかに融合させるかである。近代技術文明のもっとも支配的な価値観は「能率」である。それはやがて、大量生産と組み立てライン技術の全般にわたって、その中心を貫く考え方の一部となった。この考えは「均一・量・効率」という価値基準として、現代においてなお支配的である。しかし、人間を含む生物の基本は、結果の効率性よりその過程がより重要といえる。技術は確かに人の能力を大きく変えることができよう。しかし、技術によって人間の精神は変えられないということも承知すべきである。また、科学技術がもたらす人工的、仮想現実感をいかに人間の心と融合させていくかも重要な課題である。人類は、見る、聞く、味わう、嗅ぐ、触る、という五つの感覚を独自に用いてそれぞれの文化・世界観を創り出してきた。特筆すべきことは、現代は「視覚文化」の突出した時代だということである。すべての感覚のなかで「視覚」はもっとも「抽象的」なものであり、いちばん皮相で、いちばん孤立したものである。味もない、匂いもない、孤立した視覚メディアだけの世界。「脳のなかの世界」だけがあって「身体」がない。脳だけが生きていて身体は死んでいるという世界にいて、生きることと緊密な関係を結ぶことが可能であろうか。「匂い」を消すということは、記憶を消すことであり、歴史を消すことに通ずる。歴史を消せば、義務もかかわりあいも消えてしまうことになる。このようなアンバランスな状態は、我々の心身に少なからず「歪み」を生じさせ、次々と新たな「感情病」を作り出していくことになるであろう。この死んでいる「身体」をいかにして「復活」させるか。それがテーマである。
もう一つは、「経済」の問題である。環境問題を引き起こしながらも、一方で、経済成長を求めるという矛盾にどう向き合うのか。

◇

我々の住む地球は、46億年前、物質とエネルギーから誕生した。そして、38億年前に生命が海に誕生し、数十億年の生物時代を経て、およそ50万年前に洞窟に住み狩猟生活を送るに至った。そして30万年前に火を使うことを知り、約1万年前に「農耕」という新たな道を選択した。それは、自然まかせの存在でしかなかった人類が、より主体的な意志の下に、自らの未来を切り拓くことでもあった。
「農耕」とは、人間が意識的に、主体的に作物を栽培することである。視点を変えれば、農耕とは、高エントロピーでエネルギー密度の低い太陽エネルギーを、意識的に植物によって固定・濃縮し、より効率的に利用することである。それに人間の労働エネルギーが加算されたのが「農業」ということになる。
19世紀に入って人類は「エネルギー」に目覚め「産業革命」を遂行した。それによって、人類は自然環境とは異なる「都市」という第二環境を作り出し、新たなライフスタイルを継続しだした。その起点となったのが、イギリスである。産業革命をエネルギーの視点からみると、産業革命はさまざまな工業機械の発明によるものであったが、同時にそれは機械を動かすエネルギー資源の革命でもあった。産業革命以前のイギリスの工業資源は、森林だけであった。工業の発達は、森林伐採を加速度的にすすめることとなり、その結果、森林は著しく荒廃し、枯渇していった。それは一方で、工業生産を著しく妨げることとなり、技術者たちは森林－すなわち木材から別の資源に目を向けざるをえなくなった。石炭の利用である。石炭を燃料として利用することで、森林という土地の面積に制約されていた工業生産が一気に解放されることとなる。産業革命がエネルギー革命といわれるゆえんがここにある。さらに蒸気機関の発達によって石炭を採掘し、石炭を輸送できるようになると、今度は蒸気機関自身が石炭を必要とするようになり、石炭の需要は加速され、石炭の枯渇が問題となった。

そこで、少ない石炭でより多くの仕事を得られるよう、熱機関のエネルギー効率を上げるための技術が求められるようになる。科学者や技術者は熱心に蒸気機関に改良を加え、18世紀初頭にはわずか0.5％だった熱効率が飛躍的に向上し、19世紀初頭には10％を超え、15％に至るまでになった。熱効率の上昇が、燃料の消費を大幅に減少させたのはいうまでもない。この過程で登場したのが「熱力学」である。

「熱力学」とは熱と仕事に関する科学のことである。1814年、カルノー（1796～1832）は、『火の動力、および、この動力を発生させるのに適した機関についての考察』において熱機関を科学的に分析し、「熱機関によって得られる最大効率は、熱源と冷却器の温度差だけで決定される」という定理を生み出した。次いで1847年、「熱力学第一法則」（エネルギー保存の法則）が、船医であったマイヤーや、酒造家ジュール、陸軍軍医ヘルツホルムといった専門でない人々によって熱力学は発展し、「熱力学第一法則」すなわち「エネルギー保存則」が提唱されるに至る。1850年、クラジウスとトムソンが、カルノーの理論を熱運動説の立場から検討し、後に「熱力学第二法則」と呼ばれるようになった二つの命題をそれぞれ独立に提出した。

「仕事はすべて熱にかわるが、熱がすべて仕事にかわることはない」。このことを明らかにしたのがクラジウス（1822～1888）である。クラジウスは、熱と仕事に関する数学的考察を行なうなかで、エネルギーとは別の状態量を発見し、これを「エントロピー」と名付けた。1867年のことである。

自然のさまざまな運動において、エントロピーは必ず増大する。増大したエントロピーによって、自然の運動はもとには戻らない。この自然の非可逆性を、クラジウスは「エントロピー増大則」によって説明したのである。すなわち、エネルギーの量としては一定であるが、時間とともに人間に利用可能なエネルギーに劣化していく。これが「エントロピー増大則」である。

今世紀半ばになって、人類は「情報」に目覚め、「情報革命」を成し遂げた。「農業化」も「工業化」も「情報化」も、「エネルギーを変換」することによって成し遂げたわけであるが、その度エントロピーが発生し、その総量は増大の一途をたどっている。現代社会の豊かさは、大量のエネルギーの消費によって支えられている。エネルギーを消費すればその一部は必ず熱になり、熱は低温へと移動して元にかえることはない。

現在に至って、ようやく我々は文明社会を高めていけばいくほど、技術が進めば進むほど、逆にエントロピーが増大し、ジオカタストロフィーを招くという矛盾に気づいた。科学技術の発達によって、資源やエネルギー、食糧問題が解決できると思っていたのが、その解決のためには多大のエネルギーが必要となり、その結果、環境破壊と結びつき、科学の乱用がエントロピーの増大につながるという矛盾がわかったのである。

現代においてなお、「科学技術の進歩によって、化石燃料に替わるエネルギー源が生み出されるはずである」という考えがある。例えば、太陽電池、風力発電、地熱発電、原子力発電、核融合発電など、代替エネルギーの救世主として期待されているが、いずれも設備建設や維持管理費に莫大なエネルギーを要し、そのうえ効率が悪くコストも高いという欠点がある。太陽発電、風力発電においては、エネルギー密度が低く、自然環境に左右され、広大な土地や海面を占拠するといった欠点がある。地熱は局所にしか存在しないという欠点がある。太陽や潮汐エネルギーの利用が可能になっても、それを支えることのできる人口は、20億人程度だといわれる。海水の重水素を利用して無限のエネルギーを生み出す「核融合発電技術」は、さらに多くの時間と莫大な資金を要する。もし、核融合発電技術が可能となっても、新たな問題が出現してくる。核融合による「熱汚染」である。熱汚染は異常気象を招き、地球全体がヒートボールと化し、人類は「熱死」することになるであろうという予測がなされている。いずれにせよ、これらのエネルギー対策はすべて問題解決の先送りに過ぎない。

クラジウスは、安易な科学技術信奉に対して次のように述べている。

「こんな異論が唱えられる。石炭鉱床が尽きるよりもずっと前に、熱を作り出すための新しい手段が発明されるに違いない、だから心配する必要はない、と。こういう意見は、物理学の根本原理にまったく背反している。いかなるエネルギーの生産も、それに相当したほかのエネルギーの消費なしには、絶対不可能である。石炭層のなかに存在する潜在的なエネルギーの蓄えが形成されたのは、太陽が地球に、植物の成長に必要な放射熱の形で、人類の発生に先立つ長い間、潜在的なエネルギーを送ってきたおかげである。もし、この蓄えが消尽されてしまったら、他のエネルギー源を見いだす手段は、たとえ科学がもっと進歩しても手に入らない」

「これから先、数世紀の課題は、自然から与えられたエネルギー源の消費に関してある種の節約を導入すること、および特に、古い時代からの遺産としての大地にあり、何物によっても代替できない諸資源の浪費を防ぐことである。転換の開始が早ければ早いほど、未来によい結果が得られるであろう」。

クラジウスのいう人類の未来とは、「太陽から放射によって今後もなお永続的に供給されるエネルギーで間に合わせる」社会への転換、すなわち農業生産を中心にした社会、農的社会こそが、熱力学的に持続可能な社会であるというのである。

一方、イギリスの物理学者トムソン（1824～1907）は、クラジウスとは異なった原理から熱力学第二法則を導きだし、彼は、エントロピーが増大した結果、「地球の熱死」が訪れることを予言した。「地球の熱死」とは、エントロピー増大の結果、地上の温度が均一になり、生物のすべての活動が停止してしまうことである。このことからいえば、地上の生命活動で発生したエントロピーが増加していけば、理論上、地上は熱死状態になり、やがて生命活動は停止することになる。しかし、地球は何億年もの間、一定の気温を保ちつつ存在している。それは、地上で増加したエントロピーを宇宙に捨てることで存在し続けることができたのである。それを可能としたのが、大気循環と水循環というシステムの存在であった。

地球はそれ自体、エネルギーの「排泄機能」を持ち合わせている。すなわち、昼は太陽からの輻射熱を受けてあらゆるもののエネルギーとし、夜になると余分なエネルギーは低温熱（赤外光）として宇宙へと排泄している。これが「ネガエントロピー機構」である。地球は太陽光によって温められるが、大気の循環と水の循環によって、宇宙に低温として熱を放出し、高エントロピーを捨てている。植物の光合成で生じた高エントロピーの水蒸気は、水循環と大気循環によって低温放熱した後、低エントロピーの雨となって地上に戻る。この二つの循環システムをもつことで、地球は熱死を回避し、生命を育くんできたのである。実際、地球でのエントロピーの発生量は毎年莫大であるにもかかわらず、そのエントロピー水準はこの1億年、ほとんど変化していないという。

生物もまた、余分なエントロピーを処分することで生存を可能としている。生命系におけるエントロピーの移動およびその意義について、最初に重要な提起を行なったのはボルツマン（1844～1906）である。ボルツマンは、1886年に、「すべての生物が行なっている生活とのたたかいは、原物質のための闘いではない、－あらゆる有機体の原物質は空気・水・土壌のなかに、ありあまるほど存在する－またエネルギーのためでもない、エネルギーは熱の形でどんな物体にも豊富に含まれている。しかしそれは残念なことに仕事に転化できない。生物のたたかいは、エントロピーのためのたたかいなのだ」と講演した。

ボルツマンの影響を受けたシュレディンガーは、1944年、『生命とは何か』のなかで、「生物は負のエントロピーを食べて生きている」と述べた。すなわち、「生体における物質代謝の本質は、生体がその生命を維持するために作り出さざるを得ないエントロピーを、全部うまい具合に捨てることである」と説明した。しかし、この「負のエントロピー」という言葉は、彼の仲間の物理学者らによって大いに批判され、彼は1945年の第二版を出すにあたって、「我々が熱を放出するのは、決して偶然なことではない。なぜなら、まさにそうすることによって、我々が生活を営む限り絶えず作り出す余分なエントロピーを、処分しうるからである」という註釈を付けた。

つまり、「負のエントロピーを食べる」というシュレディンガーの真意は「エントロピーを処分する機構が存在する」という点にあった。そこで彼は、「生物は低エントロピーの水や食糧を取り入れ、高エントロピーの廃物や廃熱を放出することで、増加するエントロピーを捨てて、自身を維持している」と定義したのである。

生体が毎日復元し、一定の生活を営み得るのは、まさにその体外へ排出される全エントロピーが、その体内に摂取される全エントロピーよりも大きいからである。産業革命以来、増大し続けるエントロピーに、人類は未だ明確な解決方法を見いだしてはいない。むしろ加速度的に増大している。増大するエントロピーの処理は、産業界だけでなく、科学、芸術、文化、経済、生活全般においても重要な課題である。

いま求められているのは、社会、文化機構にも、地球と同じ、生物と同じように、ホメオスタシスを保ち、継続していくための「ネガエントロピー機構の確立」であると思われる。情報処理の面でも、常に新しい情報に接し、消化し、そして不用なものを捨てるといったネガエントロピー機構が必要となっている。

この機構を欠いたシステムは、刹那的にいかに豊饒で文化的であっても、速やかに淘汰される。数千年の人類の文明の歴史において、人類はエントロピーとのたたかいという熱力学的制約を無視して、幾度となく見せかけの繁栄を示したが、その後、必ず滅びてきた。物質循環を破壊して成り立っている現代の経済社会も、その例外ではない。

◇

人間は決して、統一された価値観、あるいは精神作用をもつことはできない存在である。なぜなら、人間はその時々の、環境に見合う尺度をもち、それを基に比較を繰り返すことによって、個人および社会のホメオスタシスを保とうとするからである。ネガエントロピー機構を有したものは、肉体的にも精神的な意味での文化活動の面でも生き続けることができるということである。

これまで、我々は「進歩」という価値観の下に、あらゆる社会が一つの尺度で量的拡大を図り、効率を競ってきた。こうした一つの価値のために他の価値をすべて犠牲にするという価値観は、人間としてのバランスを失い、方向性を見失わせることになる。その反省に立って、21世紀は「進歩」というエントロピー増大型からネガエントロピー機構を有した「循環型」への脱却、転換が図られるときである。いまや企業も社会も、地球や生物と同じように、廃物を上手に排泄するこのネガエントロピー機構をもたないかぎり、もはや成立しなくなるであろう。なぜなら、排泄機構をもたない人間と社会は、そのエントロピーの増大によって「熱死」することになるからである。

ガルブレイズのいうように、「いまや企業の戦略を決定するのは、最大利潤の法則ではなくて、その企業が安全に存在できるか否かが存続の条件となる」であろう。この命題は、企業の存続だけでなく、地球そのものの存続にかかわることでもある。では、存続のための「核」を成すのは何か。私はそれを、「最小のエネルギー」と「集約された知識」、そして「芸術化された技術（「アート・サイエンス」といってもよい）」という三つの条件が総合された科学・技術の確立に求めている。

その具現化の対象として、「光（電磁波）」「空気」「水」「土」という最も古くて新しい、根源的なテーマに見出すにいたった。いずれも生命維持活動にとって欠くことのできない、そして地球環境と最も密接なテーマであり、その存在意義は大きいと思われるからである。

いみじくも、かの天才発明家・エジソンは「もし、もう一度、生を受けられるとしたら、何を最初に発明なさるおつもりですか」という記者の質問に答えて、次のように言っている。

「もし、もう一度始められるなら、私は空気の成分である気体を研究することでしょう」

序

空気マイナスイオンの実用化と産業化の道筋を探る

The Handbook of The Science of Air Ions

先般、空気マイナスイオン研究のデータベース化を目的として『空気マイナスイオン応用事典』を出版し、空気イオン研究の歴史、基礎、細菌・微生物への作用、植物への作用、動物への作用、ヒトへの作用、環境・気象、作用機序ならびに空気イオン療法等々、その生物学的作用を中心に概説し、好評を得た。そのさい、その続編として、空気マイナスイオンの実用化、産業化を目的とした、しかも検証性の高い実用書を求める声が多く寄せられた。折からの新型肺炎であるSARSが世界的に注目され、インフルエンザの流行もあって空気マイナスイオンによる殺菌作用に関する問い合わせと資料要求が群を抜いていた。また、琉子博士らをはじめとする研究者の基礎研究が進み、ガン発生を抑制する可能性を示すデータが報告されるにいたって、ブームが衰退するなかでありながら、今後、確実に実用化に向かって進むものと感じられた。そこで、これまで収集した膨大なデータのなかから信頼に足る、実用性の高い論文をチョイスし、収録することを試みた。それが本書である。『空気マイナスイオン応用事典』と併読していただければ、より具体的に空気マイナスイオンの実用性が認識できるのではないかと思われる。それだけのヒントが本書には多くかくされていることを理解していただければ幸いである。

◇

第1章の総論・概論では、空気マイナスイオンの作用機序についての代表的な仮説を最新のデータとともに紹介し、ガン治療の可能性を示唆。広範な実例をレビューしながら、自然界における空気イオンの作用とその応用事例を紹介している。さらに、人体に悪い影響を及ぼすといわれる「活性酸素」が実は生体にプラスの作用をもたらす側面があることを指摘している。今後の空気マイナスイオン研究において重要と思われる一連の論文を収録した。

冒頭の「空気マイナスイオンの生体に及ぼす影響」について編著者である琉子友男博士が、空気マイナスイオンの作用機序についてセロトニン仮説から一酸化窒素仮説まで、5つの仮説を展開し、ガン治療への可能性など、筆者らの最新の知見を加えて紹介している。

スペイン王立医学アカデミーのバレンスエラの著した「大気イオンの生物作用と治療効果」の論文は、自然現象としての空気イオン化と人間に与える影響および殺菌、植物への作用、イオン治療まで幅広く論じており、概観を把握するためにも是非一読を薦めたい。

「洞窟内空気イオン環境の治療施設への応用」と題されたキルギス小児科学研究所のイブラギモフらの研究は、地下洞窟の空気イオン化状態を利用した治療施設を紹介し、治療、療養、保養に適した空気イオン環境の重要性を論じている。

ベラルーシ保健衛生学研究所のアシェリロドらによる『鉱山地帯の空気イオン組成と衛生学的利用」の論文は、鉱山における採掘場などの場所における空気イオンの組成および濃度を計測し、衛生学的見地から考察しており、日本の鉱山所有者にも有用な知見を与えてくれると思われる。

「効率的で安全な空気イオン化技術」と「コロナ放電式空気イオン化の問題点」の2論文は、アルミ製電極を加えたコロナ放電式イオン化装置の性能を検証しつつ、低電圧でも十分な空気イオンを作り出せ、安全面からも評価できることを検証している。また、コロナ放電式の空気イオン化は高い濃度のオゾンや窒素酸化物を副次的に生み出すことも実験から検証し、十分な換気の必要性を説いている。

本章のもう一つの重要な論文がゴルトシュタインの著した「空気マイナスイオンと活性酸素」である。ここでは、O_2^{-}ラジカルと空気マイナスイオンとの関わりを論じながら、活性酸素と生体との作用についての新たな理論展開をしている。それによれば、活性酸素が必ずしも生体にとって好ましくない変化ばかりをもたらすことではないことが理解できよう。

◇

第2章では『バイオ』、特に空気マイナスイオンの「殺菌作用」に関する一連の論文を収録した。ここでは空気マイナスイオンがさまざまな細菌に対して、殺菌・静菌効果を持つことを示す豊富な実験データを紹介しながら、その作用メカニズムの本質に迫るとともに、宇宙開発までも含めた広範な産業場面での空気イオン殺菌の実用化の可能性を探った。

1995年、当時、クリントン大統領が議長を務めていたアメリカ政府の科学技術会議は「新興・再興感染症」という新しい概念を提案し、「30年ほど前には、もはや感染症の流行は終わったと予言する人さえあった。しかしながら、感染症は世界的規模で再び出現しつつある。感染症が再流行するもろもろの要因は、21世紀に向かって減少するとは思えない」と警告した。警告は見事に的中した。1996年、病原性大腸菌『O－157』（腸管出血性大腸菌）感染症が大流行し、そして2002年、新型肺炎『SARS』が世界を震撼させたことは記憶に新しい。

WHOによれば、「局地的にせよ、国際的にせよ、公衆衛生上問題となる新しい感染症（新興感染症）」は、過去20年間に30種類出現しているという。感染症との闘いは新しい時代を迎えていることを再認識する必要がある。

今後、再び流行が予想される『SARS』をはじめ、新たな「新型感染症」への対抗策として、実用化に向けた空気マイナスイオンの可能性は否定されるどころか、ますます期待されることと思う。

これまでに行われた空気マイナスイオンの殺菌作用に関する研究の中で、チジェフスキー（1960年）、クルーガー（1968年）およびスルマンとプファイファーら（1978年）の研究は際立っている。彼らはいずれも空気マイナスイオンによる殺菌効果を明らかにしている。テルアビブ大のバラシュ教授（Barash）もまた、連鎖球菌属とブドウ球菌属を寒天培地でマイナスイオンの殺菌効果の立証に成功している。

いずれの事例でも、殺菌効果を生み出すには、プラスないしマイナスの電荷と、細菌の直接的な接触が必要であることを強調している。すなわち、細菌に電荷が伝達されることが重要であるという。バレンスエラ（スペイン王立アカデミー）は、「マイナスイオンの効果は、マイナスイオンの大部分が“酸素イオン”ないし“活性酸素”であり、電荷による物理的作用と、酸素による独自の生化学的作用の2つから説明できる」と述べている。

バレンスエラとその共同研究者は、「SP300型イオン化装置」を用いた実験を行い、装置からの距離0.5～1.5mの実験用プレートでは、毎秒7兆個のマイナスイオン化によって、「コロニー」（連鎖球菌属、ブドウ球菌属、大腸菌群、フラボバクテリウム属、サルシナ属、酵母菌）の成長が抑制されることを確認したと述べている。それによれば、成長の抑制は3時間で24％、12時間で56％、24時間で75％であり、これらの数値は先行研究（スルマン）の数値とほぼ一致している。

次に、主な細菌感染症の起炎菌と空気マイナスイオンによる殺菌作用に関する主たる研究事例を挙げてみよう。

◆主な細菌感染症の起炎菌と空気イオンによる殺菌作用（※は効果が認められたとする研究事例）

- ブドウ球菌（黄色、白色）※――チジェフスキー（1930、1933）、クルーガー（1957、1979）、ヤロシェンコ（1961）、ボイコ・ベルチコフ（1963）、モゼリン（1974）、マケラ（1979）、バレンスエラ（1983）、マリン（1989）
- MRSA（メチシリン耐性黄色ブドウ球菌）
- 連鎖球菌※――岸岡（1937）、バレンスエラ（1983）
- 化膿連鎖球菌
- 肺炎球菌
- 肺炎桿菌※――クルーガー（1970）
- 腸球菌
- パラチフス菌※――ステフェン（1931）
- 淋菌
- インフルエンザ菌※――ロシスキー（1936）、クルーガー（1972、1974）
- 赤痢菌
- 大腸菌※――森谷（1937）、バレンスエラ（1983）、マリン（1989）、谷村（1997）
- ビブリオ菌※――チジェフシキー（1933）
- コレラ菌※――チジェフシキー（1930）
- チフス菌※――チジェフシキー（1930）
- シトロバクター
- エンテロバクター
- 霊菌（セラチア菌）※――フィリップス（1964）
- サルモネラ※――チジェフシキー（1933）、バウムガルテン（1940）
- プロテウス群
- 緑膿菌
- シュードモナス属菌※――谷村（1997）
- アシネトバクター
- バクテロイデス
- ペプトストレプトコッカス
- レジオネラ
- カンピロバクター
- ブランハメラ
- 結核菌※――菅野（1937）
- トレポネーマ
- マイコプラズマ
- クラミジア
- リケッチア
- 真菌※――新庄（1999）
- コクシジオイデス※――クルーガー（1967）
- 細菌一般――ペンドルフ（1943）、ヤロシェンコ（1963）、ヴォイツェホフスキー（1963）、フィリップス（1964）、スルマン（1974）、ザログエフ（1981）、フリゲリオ（1986）、ギャビー（1990）

◆動物の細菌感染症に対する作用

- ニューカッスル病ウイルス（ヒヨコ）――エストラ（1979）
- ニューカッスル病ウイルス（ヒヨコ）――ミッチェル（1994）
- サルモネラ菌（ヒヨコ）――ガスト（1999）
- 好気性細菌、腸内細菌（ニワトリ）――ミッチェル（1998）
- パスツレラ菌（ウサギ）――シャリノヴァ（1994）
- 結核菌（モルモット）――チジェフスキー（1931）
- 結核菌（ウサギ）――シェメティロ（1967）

- ブドウ球菌（白色、黄色）、大腸菌、アオカビ、アスペリギルス族（ウマ）——アブラモフ（1971）
- 一般細菌、大腸菌、カビ（ニワトリ）——ペトコフ（1987）
- 一般細菌（ヒヨコ）——ストイアノフ（1983）
- 一般細菌（ヒヨコ）——ロビンゾンら（1983）
- 一般細菌（ウシ）——フレノフ（1970）

◆カビに対する作用
- カビ胞子（発芽率の減少）——マーチン（1952）
- パンカビ（発芽率の減少）——フルースト（1955）
- アオカビ（ペニシリン産生の減少、コロニー阻害、発芽率の減少、二酸化炭素の生成阻害）——プラット、バーナード（1960）
- アメーバ族（移動の阻害）——アンドリース（1969）
- カビ（発現抑制、オレンジの保存日数の延長）——ブロニコヴァ（1990）
- カビ、一般細菌（微生物の増殖防止、腐敗防止）——谷村泰宏（1996）

細菌に対する殺菌および静菌作用は次のように定義される。

「殺菌」とは、菌を死滅させる、つまり菌の分裂・増殖能が非可逆的に失われることをいう。「静菌」とは、単に菌の分裂・増殖を抑制することであり、薬剤など抑制効果を示すものが取り除かれると再び増殖可能となる。

細菌に対する殺菌作用の機序には次のようなものがある。

1）細菌の細胞壁合成を阻害する。
2）細菌の細胞膜に障害を与える。
3）細菌のタンパク質合成を阻害する。
4）細菌の核酸合成を阻害する［細菌細胞のRNA合成酵素に結合。DNAジャイレース（細菌DNAの二重らせんのよりを戻す酵素）に作用。DNAに結合して切断する］。
5）細菌の代謝に対する拮抗作用。
6）細菌のエネルギー産生を阻害する（各種SH酵素を不活性化。クエン酸回路の電子伝達系を阻害。ATPを造る機構を阻害）。

本章の冒頭に収録したカリフォルニア大学バークレー校のクルーガーら公衆健康部門医学微生物学および免疫学および海軍生物医学研究室による「細菌に対する空気マイナスイオンの殺菌作用」の論文は、1975年に発表されたもので、空気マイナスイオンがどのような作用機序によって「殺菌作用」が起こるのかを研究したものである。ここでは三つの仮説を提示し、実験検証を試み、空気マイナスイオンが生体の代謝機能を高めるとの結論を示している。

「酸素イオンの殺菌作用とそのメカニズム」と題された論文は同じクルーガーらによって著されたもので、細菌を致死させる空気マイナスイオンが「$(O_2^-)\cdot(H_2O^-)n$」であることを実験的に検証している。

また、「黄色ブドウ球菌・大腸菌に対する殺菌作用」についての論文は、パドヴァ研究大学衛生学インスティチュートのマリンらによって1989年に発表されたもので、比較的新しいレポートである。それによれば、空気マイナスイオンの黄色ブドウ球菌および大腸菌についての殺菌効果の実験から、大腸菌に対してより高い効果があることを検証している。

「空間殺菌のイオン化フィールド」の論文は、空中を浮遊する細菌の生存率および突然変異発生率に対するイオン化の作用効果を論じたもので、1967年、フォンタンジュほかによって発表された。ここでは、黄色ブドウ球菌、肺炎桿菌などの細菌に対するイオン化フィールド、オゾン、およびフォトンの及ぼす作用を論じている。

フレノフらによる「家畜用施設の空気中微生物の殺菌作用」では、空気マイナスイオンが空気中の細菌数を低下させることを実験から検証し、畜産業における空気マイナスイオンの積極的な導入を説いている。

「養鶏場における空間殺菌効果」についての論文は、ギーセン大学動物衛生学および感染症インスティチュート衛生学部門のミュラーらによって報告されたもので、放射能を利用した空気イオン化による実験から細菌数が大幅に低減することを報告している。そして、空気マイナスイオンのより大きな効果を得るには電界のもつ作用が必要であると述べている。放射線による「ホルメシス効果」との関連からみても興味深い。

「産業的にみた養鶏場の空間殺菌の実用性と経済性」についての論文は、ペトコフらブルガリア科学アカデミー生物学の研究グループによって、1984年に発表されたもので、家禽（養鶏）飼育施設での空気殺菌および浄化に空気イオン発生器を使用した結果をのべたもので、イオン発生機器の家禽産業への応用実用化について、また経済性の観点も含め、さまざまな観点から考察している。

「養鶏場の空間殺菌と肉生産向上」と題された論文は、ブルガリア科学アカデミーのペトコフらによって1987年に発表されたもので、乳酸をはじめとする薬剤のエアロゾル噴霧と空気マイナスイオンの殺菌効果を検証している。さらには、空気マイナスイオン利用によってより高い経済効果と肉生産の向上がみられたという興味ある報告がなされている。

ヘルシンキ国立獣医学インスティチュートおよびヘルシンキ大学中央病院、ヘルシンキ大学ウイルス学部門のエストラらは、「空気イオン化とウイルス感染予防」という論文の中で、空気イオン化がウイルスの空気感染を抑止することを実験的に検証し、空気イオンがウイルスを含むエアロゾル捕捉すると述べている。

また、イスラエルのキムロン獣医学インスティチュートのリベッツらは、「マイナスイオンラジカルによるニューカッスル病ウイルスの致死作用」の中で、空気マイナスイオンがウイルスの力価を著しく減少させることを実験的に検証し、その致死作用は空気マイナスイオンラジカルO_2^-、CO_3^-よるものとしている。

◇

第3章では、空気マイナスイオンの『農畜産』への応用に関する一連の論文を収録した。ここでは、空気マイナスイオンによる家畜の成長促進、消化促進、血液組成および代謝改善などの健康増進効果、病気予防効果を多くの実験データから検証し、その有用性を説いている。また、鶏卵の質の向上、ビタミン含有量の増加、産卵率の向上、精子の質の向上など、生産性と経済効果を立証している。さらに、空気マイナスイオンによる「鮮度保持効果」が注目されるなか、これらの論文は、これからの農畜産業の活性化の道筋を示す多くのヒントがあるように思われる。

農業への応用（植物への刺激作用）については、すでに18、19世紀において多くの研究者が、帯電した導体下において特定の植物が対照群に比べてより大きく生長することを明らかにしている。例えば、1923年、ブラックマン（Blackman）とレッグ（Legg）らは、高圧印加した金属先端部からの放電に、コムギ、オオムギ、トウモロコシなどを曝露し、その刺激作用を明らかにしている。それによれば、植物作用はイオンの放出、とくにマイナスイオンの放出によると述べている（メタディエ、1981）。また、クルーガー（Krueger）とコタカ（Kotaka）はカリフォルニア大バークレー校において、10年以上にわたる綿密な研究を行い（1962、1973）、高濃度のイオンはプラスでもマイナスでも、質的にも量的にも完全に制御された環境中の植物の養分に関して、生長と種子の生育を刺激すると結論づけている。

高濃度イオンの作用による植物変化の特徴としては、茎および根の縦方向へのより大きな生長、乾燥重量の増大、チトクロームＣおよび他の含鉄酵素生成の刺激、酸素消費量の増大を挙げている。これらの変化は葉緑体のアデノシン三リン酸（ATP）代謝を促進するため、ATPが存在する葉緑体を暗所でプラスないしマイナスイオンに曝露すると、葉緑体の活動性が増大することを明らかにしている。

さらに、クルーガーとコタカらは、植物の生長に及ぼす空気イオンの作用メカニズムを解明する実験を試み、その結果、イオンの作用はイオン化に起因する弱い電流によるものでなく、イオン化そのものによるものであると結論づけた。

植物に対する同様のイオン化の効果は、栽培用チェンバーや温室の明暗条件を変えて行った研究でも確認されている。ほとんどの実験において、イオン化空気の下では対照群に比し、全重量に著しい増大を示したが、乾燥重量での違いは有意ではなかった。温室の植物では、効果はさらに小さいものであった。さらに、生長のほかに実験群の植物おいて、寄生虫（害虫）がつかないことも確認されている。これらのレポートは科学雑誌『NATURE』に一部掲載されており、本章でも収録した。

畜産への応用では、チジェフスキーの初期の研究（1934）、そしてその追試を行ったGualtierotti（1964）、Bachmanほか（1966）、Straussほか（1968）により、空気マイナスイオンにはさまざまな動物の活動に対する作用のあることが明らかにされている。とくにソ連では、1960年代から家畜飼育の現場での利用の試みが今日に至るまで脈々と続いている。その成果の一端を収録した。

まず、クルーガーとコタカらによって著された「空気イオン濃度と『植物』の生長」の論文では、空気イオンの濃度変化とO_2^-クラスターイオンが鉄の代謝をつかさどる調節システムに作用し、酵素生産量が増加すると述べ、空気イオンの生長促進作用の一連のメカニズムに迫っている。その成果を示したのが、「空気イオンによる『植物』生長促進のメカニズム」の論文である。

1990年に発表されたブロニコヴァらによる「イオン処理した『オレンジ』の保存効果と安全性」の論文は、イオン処理したオレンジが身体に安全で、より高い防腐保存効果があることを実験的に検証したもので、空気マイナスイオンによる新しい食品保存方法の可能性を提案している。先般、果樹研究所と三菱電機が共同開発した新たな貯蔵法が、「果物５倍長持ち新貯蔵法を開発」としてマスコミにも大きく取り上げられたが、これはマイナスイオンとオゾンを利用したもので、新鮮さと味が冷蔵庫保存の約５倍という鮮度保持効果があり、モモでは１ヵ月半、ブドウでは５ヶ月以上「鮮度」が保たれるという。方法は、貯蔵庫内の温度を0.5度～５度程度に保ち、湿度を冷蔵庫より10～20％ほど高い90％以上とし、10,000/cm^3の高濃度マイナスイオンと0.1ppｍ以下の低濃度オゾンを発生させて、カビや細菌の発生を抑えるというものである。家庭用への技術転用も可能であり、生花や野菜の長期保存も可能となり、今後の流通段階での鮮度管理への応用も期待される。

空気マイナスイオンの畜産業への応用研究として、その活用を説いた論文が数多く報告されている。フレノフらによる「空気イオンによる『ウマ』の免疫抵抗の向上と血液組成の改善」では、空気マイナスイオン化によってウマの血液組成の改善、免疫抵抗の向上、そのほかの健康増進が可能であることを検証している。

また、ヴォルコフらによる「人工受精施設における空気マイナスイオンの『種ウシ』に対する代謝および精子生成効果」も同様に、空気マイナスイオン化によって種牛の血液中のヘモグロビンの増加など身体状態が改善され、また精子の濃度や生存率が高まることを実験的に立証している。さらに、ヴォルコフらは「『子ウシ』の消化吸収促進と発育成長に対する空気マイナスイオンの作用」および「『子ウシ』の新陳代謝の強化および強壮作用」の2つの論文のなかで、仔ウシをマイナスイオン下で飼育すると摂餌量、栄養素の吸収率などが増加し、体重も増加すること、また消化不良罹患率を下げ、強壮効果が得られることを実験から検証している。これらの結果を踏まえて、空気マイナスイオンの殺菌・清浄効果、さらに脱臭効果があることも指摘し、畜産業での空気マイナスイオン活用を提唱している。

「空気マイナスイオンの『家畜』の呼吸器疾患の予防と治療への応用」においてアンドレエフらは、空気マイナスイオンが慢性気管支炎や気管支肺炎に罹患した仔ウシに治療効果があることを実験的に立証している。

「『養鶏』における空気イオン化の経済効果」および「空気イオン化による『ニワトリ』の産卵率および孵化率の向上」では、養鶏場での酸素空気マイナスイオン化は鶏舎内空気の浄化、ニワトリの体重増加、飼育中の死亡率の低下を実現すること、また空気イオン化によってメンドリ産卵率が上昇し卵の質も良いことを実験結果から検証している。さらに、経済効果を試算し、具体的な空気マイナスイオンの曝露スケジュールも提案している。

ブルガリアの研究者らによる「空気イオン化による『ブロイラー』の成長促進と肉質の向上」の論文は、空気イオン化によってブロイラーの造血作用が活性化し、筋肉中のタンパク質含有量が増大し、肝臓中のビタミンが増大することを検証し、成育に対する作用は養鶏産業に活用されうると述べている。

「空気イオンの『養豚』への応用－発育成長促進、産肉量の向上」は、ある用量の空気マイナスイオンは仔豚の発育成長を促進し、内分泌腺の機能を活性化して代謝機能を高めることを検証したものである。

「空気マイナスイオンによる『雄ヒツジ』の精子の質および受精率、出生率の向上－繁殖プログラムへの活用」は、空気マイナスイオンを曝露した精子では受精率、出生率が対照群より高くなることを検証したもので、「空気マイナスイオンによる『雄ウシ』の性的活動性と精子の活動性の向上」と併せて一読することを薦めたい。

◇

第4章では、空気マイナスイオンの医療への適用例を収録した。空気マイナスイオンの治療効果に関する著作は数多くあり、すでに1930年代において、デザウアーらによって明らかにされている。スワンガードは、1930～45年にかけてドイツでマイナスイオン治療を行い、患者30,000

人のデータから80％以上の患者に良好な結果が認められたと述べている。

マイナスイオン治療においてはっきりと効果を現す疾患としては、呼吸器疾患、とくに気管支喘息、顕著な痙攣と発作を伴う慢性気管支炎が挙げられている。ペンシルベニア大学病院とフィラデルフィアのFrankfard病院での調査では、毎日30分間、2～3回のマイナスイオン治療によって患者の63％が好ましい成果を示した。また、スルマン（Sulman）は、エルサレムの小児病院で、喘息の小児38名にマイナスイオン治療を施し、その有効性を明らかにした。

1968年ミラノで開催された国際イオン学会議で発表したレニングラード大学教授ブラトフ（Boulatov）は、喘息患者3,000名にこの治療法を適用し、その有効性を検討した結果、患者の90％に症状の改善、55％に重度の発作の消失、35％に発作程度の縮小が認められと述べている。

マイナスイオンの治療では、経験的に患者それぞれの感受性に合わせることが望ましいとされており、症状の悪化を避けるには低濃度ないし中程度の濃度を用いることが望ましいとされている。ブラトフによれば、症状の悪化は高濃度のイオンの下に置かれた患者の15％に認められたという。

そのほか、マイナスイオンの適応症として、火傷、潰瘍、瘢痕形成がある。フィラデルフィアのNortheastern総合病院では、コーンブルーの指導下で6ヶ月間、熱傷患者187名の損傷部の治療を行った。49名を対照群とし、残り138名に通常の治療のほかに空気イオン浴をさせたところ、イオン治療を受けた患者の57.3％が、客観的にも主観的にも明らかな改善を見せた。対照群では22.5％で、差異の有意性（$p<0.001$）から、マイナスイオンに著しい鎮痛、鎮静効果、全身的な改善効果があることが示された。この結果は、アメリカやイギリスの科学界に広く知られることとなり、なかでも同病院の外科医長・ミンハートは、イオン治療法が瘢痕形成に有効なことから、病院の術後回復室にイオン化装置を備えつけるべきである主張した。

同様の主張を、1968年ナポリで開催された「第5回国際サイバネティック医学会議」において、ニューヨーク州ベッドフォードのベックマンが行っている。彼は、床擦れによる潰瘍の治療にマイナスイオン、とくに「酸素イオン」が好ましいと主張した。その理由として、空気中のマイナスイオンは大部分が酸素イオンないし活性酸素であり、オキシダントあるいはエネルギーの伝達役としての働きが瘢痕形成過程に改善をもたらすと述べている。

また、空気マイナスイオンによる「鎮静効果」も有用な治療法として期待される。脳波の結果から、とくに強い興奮状態にある場合、マイナスイオンは鎮静効果をもたらす。休息時や夜間の興奮状態が認められる場合は、マイナスイオンはその発現を抑え、より長くて深い睡眠を誘発させる。この鎮静作用は、さまざまな緊張性症候群、神経症、不安状態の治療に補助治療法として提案されてきた。

イタリアのMacaluso (1968) は、マイナスイオン治療で不安神経症患者の80％に好ましい反応が認められたと述べている。また、フランスのUchaら (1975)、さらにはドイツのDeleanu (1961) らも同様の結果を報告しており、これらの事例の多さが、神経症のさまざまな領域にマイナスイオン化による好ましい反応が認められることを裏づけている。

そのほか、マイナスイオン化は、神経学、精神医学、自然人類学の最前線に位置するような自律神経系のさまざまな機能障害の治療に利用されている。これらの領域でも、非常に好ましい結果が得られている。それをプラシーボ効果とすることができないのは、効果は通常すぐ現れるわけではなく、マイナスイオン治療においては1クール以上の治療が必要であり、その結果得られた効果は何ヶ月かそれ以上長く続くからである。

こうした神経機能への好ましい作用は、マイナスイオンの調整作用によるとされているが、これは健常な人間に反応が見られないことに対する説明ともなる。この点に関して重要なことは、正常血圧の人間に対してマイナスイオンは何の作用も示さないが、高血圧患者や低血圧患者には好ましい作用を及ぼすという指摘である。高血圧症を対象に、20～30日間、15～20分、1日に何度かマイナスイオンを適用すると、血圧の顕著な降下と関連する症状（頭痛、耳鳴、めまいなど）の改善が得られている（Rager 1975、Boulatov 1968）。

そのほか、偏頭痛（Denier 1966、Gualtierotti 1967）不眠症（Denier 1951、Deleanuほか 1962·1975、Sulman 1974、Assaelほか 1974）精神神経疾患（DeleanuとFrits 1967·1975）胃潰瘍（Deleanu 1961·1967·1975、Gualtierotti 1968）などへの適用が報告されている。

「空気マイナスイオンの疾病治療と予防効果」は、空気イオン療法の具体的な実施法を紹介、具体的な症例をレビューしながら、なぜ、空気マイナスイオンが生体に作用するのかを説明し、適用上の禁忌も紹介している。

「空気マイナスイオンによる多動症および自閉症へのアプローチ」は1987年にアリゾナ大健康科学センターの研究らによって報告されたもので、注意力欠如障害、自閉症児におけるマイナスイオン療法の臨床実験で否定的な結果に終わった事例を紹介し、メカニズム、研究法を考察している。

「空気マイナスイオンによる学習障害および精神遅滞児の記憶と注意力の改善」では、学習困難児の記憶や注意力がイオン化で改善されることを実験的に検証し、そのメカニズムをイオン化による偏桃核、ないし海馬でのセロトニン作用の変化に求めている。

「躁病患者に対する空気マイナスイオンの鎮静効果」は、アリゾナ大医学部精神医学科の研究者らによるレポートで、空気マイナスイオンによって躁病患者の睡眠障害や活動過剰などが改善されることを臨床実験で検証、投薬を必要としない躁病治療・介護の可能性を提唱している。上記の「多動症および自閉症」の論文と併せて一読されるのも参考となると思われる。

「水破砕式マイナスイオンによる精神神経疾患の改善」は、神経症、躁うつ病、分裂病などの精神疾患に対し、特に水破砕式イオン発生器による療法が効果のあることを比較実験によって検証している。

「空気マイナスイオンによる更年期神経症の治療」では、空気イオン、水空気イオンによって更年期性神経症にともなう眩暈、頻脈、高血圧などの症状が改善されることを実証し、治療としての応用を提唱している。

空気イオンによる口腔病の治療例は珍しく、「空気マイナスイオンによる口腔疾患の治療」において著者らは、作用メカニズムとして空気イオンによる皮膚の結合組織の機能改善によるものと考察している。

なかでも「気管支喘息に対する洞窟内空気イオン環境を再現した臨床効果」と題する論文は、洞窟内の空気環境（小イオン濃度、塩化カリウム・塩化ナトリウムのエアロゾル）が喘息に治療的に作用するとし、人工的な洞窟空気環境の病室への応用を提唱したもので、日本では例がなく興味深い。

「空気マイナスイオンによる血圧の正常化作用」は、投薬、食事療法、そのほかの治療で効果のなかった青少年の神経症性血圧患者が空気マイナスイオンによって正常化することを臨床的に検証したもので、「空気マイナスイオンによる糖尿病の治療」とともに、生活習慣病が低年齢化する今日、その適用は有益であると思われる。

「空気マイナスイオンによる眼の血流の改善効果」は、空気マイナスイオン曝露によって眼の血管の血流量を含む血液動態が改善され、血管張力にも有効に作用することを臨床的に検証したもので新たな補助療法として期待される。

「胃十二指腸潰瘍に対する空気イオンの臨床効果」は、先述した胃十二指腸潰瘍治療の事例で、空気イオン化によって胃潰瘍における主観症状の改善、陥凹潰瘍の消失、血漿ペプチノーゲン濃度の正常化が得られることを臨床的に検証しており、副作用のない療法と述べている。

「アロマ・マイナスイオン療法」はフランスのブルディオルによって提唱された療法で、芳香マイナスイオン療法がアレルギー性呼吸疾患から精神不安までさまざまな疾患に効果があることを脳神経レベルから説明しており、「アロマテラピー』との併用は多くの臨床現場、エステティックでの活用があり、今後、期待される有用な療法として注目されると思われる。

◇

第5章では、「環境生理」に関する論文を収録した。マイナスイオンの作用は、衛生学的観点からも好ましい効果を得る可能性を示唆している。モスクワ大学衛生学の教授ミンフは、密閉した室内でマイナスイオンを豊富にすれば、環境の快適さを高め、さまざまな障害を予防すると強調している。適切な濃度（10,000～100,000個/cm^3）の人工的マイナスイオン化は、大イオン優位の環境を打ち消し、粒子（とくに鉱物性の塵埃、煙、微生物）に電荷を与えて、床や壁への付着を促し、空気の清浄度を増すことが可能である。

マイナスイオンの空気清浄効果はすでに実験によって立証されており、さまざまな工業、商業、金融機関、さらには個人の住宅、移動手段（乗り物）にも利用されている。とくにマイナスイオンの利用が望まれるのが病院、老人介護施設など抵抗力・免疫力の落ちた人々が療養する場所である。これら多人数が同居する施設では、空気環境の「清浄化」がとくに重要であり、「清潔な部屋」の確保が必要である。清潔な環境は、新たな細菌性疾患や感染症を防ぎ、病後の回復を助けることとなる。空気マイナスイオン化は、さまざまな施設において好ましい影響を及ぼすことは確かであろう。

冒頭の「大気イオンが動物とヒトに及ぼす影響－作用仮説」は、パリ大学のオリブローによって著されたものである。ここでは、大気イオンが動物やヒトの行動、学習、精神、生理、病理に与える影響の事例レビューとエネルギー、内分泌、神経伝達物質レベルでの空気マイナスイオンの作用仮説を紹介している。

「空気イオンおよび温度、湿度がヒトに与える快適さと健康さ」では、室内の温度、湿度および空気イオンと頭痛の関係を実験データも含めて検証し、空気マイナスイオン化による心因性の頭痛やめまい感の解消作用を示唆している。

「空気イオン化による児童の欠席率の低下」は、1999年にローゼンらによって報告されたもので、空気イオン化による空気清浄化が、児童の上部気道感染症を低下させ、病気による欠席率も低下することを実験によって検証したものである。さらに、空気マイナスイオンによる脱臭、脱ガス、除塵、除菌効果は空気の質を高め、「環境ホルモン（内分泌撹乱化学物質）」の除去が可能なことから、今後、その応用範囲が期待される。

ミンフは「空気マイナスイオンによる運動成績の向上」のなかで、空気イオン化によって筋肉疲労改善、持久力、筋力がアップすることなどを実験によって検証し、ビタミン代謝正常化作用など背景となるメカニズムも考察している。後日、ソイカは「スポーツ協議会でソ連の選手が達成した目覚しい記録も、こうしたイオン作用があってこそ納得がいく」（1982）と述べている。

「空気イオン化によるホルモン機能の改善」は、空気イオン化された室内に滞在することで、人体の交感神経―副腎系ホルモン連鎖の活性化、下垂体―副腎皮質系の機能の活性の向上などが起きることを実験的に検証した論文である。

「空気マイナスイオンによる過酸化プロセスの活性化――スーパーオキシドとの関連」は1998年に著された論文で、空気マイナスイオンの好ましい生物学的作用の主要メカニズムはスーパーオキシドによる、過酸化的酸化プロセスの活性化にあることを実験的に検証したものである。

「空気イオン化によるアナフィラキシーショックの耐性向上」と題する論文は、動物実験からアナフィラキシー感受性に寒冷期と温暖期で違いがあること、空気イオン化がアナフィラキシー性ショックへの耐性を向上させることを示唆している。

「クリニック内微生物に対する水破砕式空気イオンの殺菌作用」は、手術外科クリニックにおいて水空気イオン化を実施し、実験的に培養した細菌の量を1/4にカットできることを実証しており、クリニックや病院での水空気イオン殺菌の有用性を説いている。

宇宙空間ではイオン化放射線の影響で小イオン濃度が上昇する。プラス小イオンの上昇は伝染性の細菌数の上昇をまねく恐れがあることを実験から検証、考察したのが「宇宙船内の空気中細菌叢に対する空気イオンの殺菌作用」である。

◇

第6章では、「これからの実験研究への提言」として、自らも空気イオンの生物作用を研究しているチャリーが、あえて客観的、科学的に先行事例を厳密に評価したのが「空気イオン先行研究の客観的、科学的評価－測定法、実験計画法および実験結果の総括」である。本文は1987年に著されたもので、過去における空気マイナスイオン研究を測定法、実験計画法、統計的手法にもとづき批評している。今後の研究において満たされるべき諸条件を挙げ、あるべき実験研究法を提言している。チャリーのメタアナリシスが、60年代、70年代のクルーガー、スルマンらによる研究に対するアンチテーゼであるとしたら、本書は、チャリーに対するさらなるアンチテーゼともいえる。これからの空気マイナスイオン研究、応用技術開発にとって、必読ともいえる一章であると申し述べたい。

◇

本書の大要を概説したが、一方で空気マイナスイオンに対するいくつかの問題点も指摘されている。要約すれば概略次のとおりである。

(1) イオン数と有効性問題

(2) 人体への作用効果への疑問

(3) イオンの同定と定量法の問題

(4) 効果の検証法の疑問（二重盲検法によっているか）

そしていかがわしい商品の氾濫等々である。

これらの問題点に対して、先行研究者らも同様の疑問を抱き、以下のような結論を導き出している。

(1) 適応される濃度の問題

- 高濃度であれば必ずしも効果が高くなるとは限らない。
- 過剰な曝露は期待されるものとは反対の結果につながる可能性がある。（ホメオスタシスのプロセスが働く結果と考えられる）

(2) イオンの性質の問題

- 極性が同一であったとしてもイオンそれぞれの物理化学的性質はよく分かっていない。
- プラスイオンという呼び名のもとに、化学的に異なる物質群を約10種類ひとくくりにしているのも事実。
- これらの物質が同じような作用を持つと予め決まっているわけではない。
- イオン発生器の種類によって生成される量も、放出されるイオンの種類も異なる。（Metadier 1974）

(3) 放出されるイオンの純度の問題

- イオンを放出すること自体は比較的容易である。しかし、イオンのみを放出させることははるかに大変である。
- イオン発生器の種類に応じて湿度、放射能、電界をきちんと監視することが不可欠。
- いずれの場合でもオゾンおよび窒素酸化物は排除しなければならない。
- オゾンは、有毒性がある気体である。（Balogh 1973）

(4) 大気汚染との関連

- 環境が塵埃、煙、排気ガスなどによって汚染されている場合、小マイナスイオンを発生させるというだけでは不充分である。
- 小マイナスイオンはただちに吸着、中和されてしまうため効果は全くなくなる。（Krueger 1973）

(5) 被験者の静電気的状態の問題

- 接地させた状態でプラスイオンに曝露された患者は、2倍以上感受性が高くなる。（Winsor と Beckett 1958）
- 被験者に静電気が蓄積された状態では同一の極性のイオンをすぐ弾き飛ばすのに十分な電位をもつことになり、イオンに対して感受性を示さなくなる。（Andersen 1965）
- 静電気的状態の変化。例えば程度の差はあれ情動性発汗が多いと皮膚の表面抵抗が大幅に変化し、その結果、接地の条件もまた変化してしまう。
- 衣服―合成繊維のシャツは、それを着用している人間に数千ボルトの電位をもたらしうる。（Bonnevie 1967）

(6) 個人の気質の問題

- 被験者が交感神経緊張状態にあるか副交感神経緊張状態にあるかによってイオン作用が異なる可能性がある。

(7) 得られる効果の問題

- 効果が目を見張るようなものであることはほとんどない。（Olevereau 1976）

等々である。参考になれば幸いである。

◇

今後、検討されなければならない基本的な事項として次のような問題点も指摘することができる。

1）空気マイナスイオン関連用語の定義化。
2）作用原理とメカニズムの解明。
3）空気マイナスイオンの機能——現在、空気マイナスイオンの化学構造が明らかにならないかぎり、空気マイナスイオンは科学ではないとする意見があることは理解できるが、「構造から機能はでてこない」こともまた承知すべきと思われる。別の言い方をすれば、機能とは「システム」において生じるものであり、そのシステムの中に位置づけられるからである。空気は「動的環境」の中にこそ、その機能があると思われる。
4）事象へのアプローチ——物理的振る舞いと化学的振る舞い、一次事象（作用）と二次作用（効果)。
6）作用機序。
7）起こしやすい誤解と間違い——イオン化現象を含め、決して起こせないこと、起こるか否か微妙なもの、起こる可能性があるもの、確実に起こるもの。
8）測定・評価の方法およびデータの正しい解釈と利用法——発生法と測定器のバラつきの問題。
9）機能とその応用——社会的ニーズと空気マイナスイオンとのマッチング、地球環境問題、社会的ニーズ、産業上のニーズ。
10）省エネルギー——エネルギー利用効率。
11）エントロピー——マイルドさ。

等々である。僭越であるが、こうした基本的事項に早急に取り組むことが、今後の空気マイナスイオンの実用化、産業化への道であると提言したい。

◇

最後になったが、本書の編集にあたっては、資料収集から翻訳まで鬼才を発揮して任にあたった田中栄氏の努力に深く感謝するとともに、編集・校閲にあたった山本聡、鯨井教子、井口明子、佐々木郁夫の各氏、制作を担当した清水亮氏、装丁をふくめ統括指揮した妹尾浩也氏に感謝申し上げる。

2003年9月
佐々木 久夫

空気マイナスイオン実用ハンドブック

Contents

発刊にあたって 1
序 7

第1章 総論・概論 33

1-1 「空気マイナスイオンの生体に及ぼす影響」―研究の歴史と展望― 35
琉子友男
東京都立大学大学院理学研究科 身体適応科学講座助教授、医学博士

1-2 「大気イオンの生物作用と治療効果」(要約) 56
M.A.バレンスエラ、1983
スペイン王立医学アカデミー

1-3 「保養地における空気マイナスイオン療法」(要約) 69
I.N.マリシェヴァ、1964
モスクワ医学口腔病学インスティチュート

1-4 「空気イオンからみた保養地の適性」(要約) 71
A.P.シシティリン、S.S.セヴェリノフ、D.L.ペレルムテル、M.D.ヴィルコ、1984
クリミア医学研究所

1-5 「洞窟内空気イオン環境の治療施設への応用」(要約) 74
A.A.イブラギモフ、1985
キルギス婦人科小児科学研究所

1-6 「鉱山地帯の空気イオン組成と衛生学的利用」(要約) 77
A.A.アシェリロド、G.E.コシャチェンコ、A.C.ボクダノビッチ、E.C.ジャチコフ、1987
ベラルーシ保健衛生学研究所

1-7 「効率的で安全な空気イオン化技術」(要約) 80
S.V.ポゴジェフ、V.A.ロゴフ、E.E.ポゴジェヴァ、1990
シベリア林業科学研究インスティチュート

1-8 「コロナ放電式空気イオン化の問題点」(要約) 83
R.E.プリイマン、L.Ju.ヴィスナプウ、L.E.ラングス、1981
タルトゥ大学

3-15 「空気イオンの『養豚』への応用——発育成長促進、産肉量の向上」(要約) 186
V.I.モズジェリン、E.P.デメンティエフ、F.A.カリモフ、1974
バシキール農業インスティチュート

3-16 「空気マイナスイオンによる『雄ヒツジ』の精子の質および受精率、出生率の向上——繁殖プログラムへの活用」(要約) 189
D.I.マリコフ、P.N.ヴォロンコフ、1970
全ソ牧羊および牧山羊インスティチュート

3-17 「空気マイナスイオンによる『雄ウシ』の性的活動性と精子の活動性の向上」(要約) 192
G.K.ヴォルコフ[1]、N.V.シェステルキナ[2]、N.E.オグロブリン[2]、I.I.カシュク[2]、1963
1.モスクワ獣医学アカデミー 2.モスクワ州ストゥピンスキー家畜人工授精場

第4章 医療 195

4-1 「空気マイナスイオンの疾病治療と予防効果」(要約) 197
G.ボッコーニ、G.カジローラ、R.グァルティエロッティ、A.レ、G.ヴェルチェリーノ、1969
パヴィア大学医学水文学研究所

4-2 「空気マイナスイオンによる多動症および自閉症へのアプローチ」(要約) 212
A.イェーツ、F.グレイ、L.E.バトラー、D.E.シャーマン、E.M.シーガーストロム、1987
アリゾナ大学健康科学センター

4-3 「空気マイナスイオンによる学習障害および精神遅滞児の記憶と注意力の改善」(要約) 216
L.L.モートン[1]、J.R.カーシュナー[2]、1984
1.ニューカッスル教育局 2.オンタリオ教育インスティチュート

4-4 「躁病患者に対する空気マイナスイオンの鎮静効果」(要約) 225
J.ミシャシェク[1]、F.グレイ[2]、A.イェーツ[2]、1987
1.アリゾナ大学医学部精神医学科 2.同 麻酔学科

4-5 「水破砕式空気イオンによる精神神経疾患の改善」(要約) 228
M.ドゥレアヌ、C.スタマティウ、1985
公衆衛生インスティチュート、精神衛生ラボラトリー

4-6 「空気マイナスイオンによる更年期神経症の治療」(要約) 233
S.I.ポツェルエヴァ、1964
ソ連邦医科学アカデミー産科婦人科研究所物理・運動療法部門

4-7 「空気マイナスイオンによる口腔疾患の治療」(要約) 237
I.N.マルシェヴァ、1968
モスクワ医学口腔病学インスティチュート衛生学・口腔外科予備講座

4-8 「水破砕式空気イオンの小児の再発性呼吸器疾患および
健康増進への適用」(要約) 240
I.P.グレホヴァ、1968
ゴーリキー小児科学研究インスティチュート

4-9 「マイナスイオン化した薬剤エアロゾルによる
気管支炎および慢性肺炎の治療」(要約) 242
N.H.ベスパリコ、R.A.スルタノヴァ、1973
モスクワ州転地療法物理療法学中央研究所　小児臨床部門付属小児療養所「ズヴェズドチカ」

4-10 「水破砕式空気イオンによる百日咳の臨床効果」(要約) 246
L.N.カヤリナ、1968
レニングラード医学インスティチュート感染症疾患講座

4-11 「肺炎に罹患した小児の不安および喘息症状に対する
水破砕式空気イオンの効果」(要約) 247
N.P.ゾリナ、1974
リボフ小児科産科婦人科学研究インスティチュート

4-12 「小児の非特異的慢性気管支肺炎疾患に対する
ヨード・水破砕式イオンの臨床適用」(要約) 250
Kh.T.ウマロヴァ、1981
ウズベク転地療法学物理療法学研究所

4-13 「小児の喘息疾患に対する大気イオンの影響」(要約) 252
G.カラミーア、A.ムッリ、C.スクテリーニ、M.T.リナルディーニ、T.ブラッチリ、
M.P.カタラーニ、D.ペッツォラ、G.ピッチオッティ、M.ティローネ、1984
G.サレージ小児病院 小児科、実験地球物理学観測所生態学気候学地方センター
アンコーナ市教育医学

4-14 「気管支喘息に対する洞窟内空気イオン環境を再現した臨床効果」(要約) 254
A.E.クラスノステイン、V.G.バラニコフ、V.V.シシェコトフ、T.M.レベデヴァ、L.N.ビティンスカヤ、R.B.ハサノヴァ、M.V.スロフツェヴァ、E.V.メゼンツェヴァ、A.G.イサエヴィッチ、D.I.ルセンコ、1999
国立ペルミ医学アカデミー、ウラル地方山岳インスティチュート、ゴスサネピドナドゾラ・センター

4-15 「空気マイナスイオンとイオン殺菌した血清による臭鼻症の治療」(要約) 259
S.S.グロブシュテイン、1967
レニングラード小児科医学研究所耳鼻咽喉科クリニック

4-16 「鼻炎に対する空気マイナスイオンの臨床効果」(要約) 262
S.ベトレイェフスキ、H.クジェンスキ、W.マルティンスキ、1984
グダニスク神経系および感覚器疾患インスティチュート、耳鼻咽喉科クリニック

4-17 「空気マイナスイオンによる血圧の正常化作用」(要約) 266
M.ドゥレアヌ、S.ドボス、E.フロレア、1969
クルイ医学薬学インスティチュート公衆衛生学講座、クルイ衛生学インスティチュート

4-18 「空気マイナスイオンによる糖尿病の治療」(要約) 268
A.S.シャタリナ、M.V.ブスギナ、1966
国立タシケント大学

4-19 「亜急性期リウマチ児童に対する水破砕式空気イオンの臨床効果」(要約) 270
L.V.マリチェンコ、1964
オデッサ医学インスティチュート小児科部小児科講座

4-20 「鼓室形成術後における空気イオンの臨床効果」(要約) 273
L.T.ネストロヴァ、1964
クイブシェフ医学インスティチュート耳鼻咽喉科講座

4-21 「空気マイナスイオンによる眼の血流の改善効果」(要約) 277
N.G.ビルク、1987
カラガンダ医科大学眼科疾患講座

4-22 「胃十二指腸潰瘍に対する空気イオンの臨床効果」(要約)
―ラットによる動物実験とヒトの臨床試験― 280
M.ドゥレアヌ、T.フリッツ、E.フロラ、1965

4-23 **「外科病棟における空気マイナスイオンの感染症予防効果」**(要約) 284
P.マケラ[1]、J.オヤヤルヴィ[2]、G.グラエフェ[2]、M.レーティマキ[3]、1979
1.ヘルシンキ大学中央病院 2.ヘルシンキ大学公衆健康科学学科 3.タンペレ工科大学物理学科

4-24 **「アロマ・マイナスイオン療法」**(要約) 289
R.J.ブルディオル、1988
関連資料「アロマ療法」(Aromatherapy)に用いる化学物質(要約) 303
矢野、1989

第5章 環境生理 305

5-1 **「大気イオンが動物とヒトに及ぼす影響——作用仮説」**(要約) 307
J.M.オリブロー、1976
パリ第4大学 生理学実験室

5-2 **「空気イオンおよび温度、湿度がヒトに与える快適さと健康さ」**(要約) 327
L.H.ホーキンズ、1981
サレー大学ヒト生物学および健康学科

5-3 **「空気イオン化による児童の欠席率の低下」**(要約) 335
K.G.ローゼン[1,2]、G.リチャードソン[3,4]、1999
1.プリマス大学医学部 2.イェーテボリ大学生理学科
3.プリマス大学環境科学学科 4.ネオ・ヴェントールAB

5-4 **「喫煙が空気イオン組成に及ぼす影響」**(要約) 341
M.P.ザハルチェンコ、M.T.ドミトリエフ、V.R.リャドフ、1987

5-5 **「喫煙による空気および空気イオン汚染」**(要約) 343
M.T.ドミトリエフ、M.P.ザハルチェンコ、V.R.リャドフ、1984
ソ連邦医科学アカデミー、一般公衆衛生学科学研究インスティチュート

5-6 **「空気マイナスイオンによる運動成績の向上」**(要約) 347
A.A.ミンフ、1963
中央体育インスティチュート衛生学講座

5-7 「空気マイナスイオンによる耐寒性の向上」(要約) 352
A.A.ミンフ、I.N.マルシェヴァ、1969
中央体育インスティチュート

5-8 「空気イオン化による心臓血管系の機能改善」(要約) 357
A.M.スコロボガトヴァ、G.M.タラソヴァ、G.F.チマコフ、1981
レニングラード保健衛生医学インスティチュート、ズヴェトラナ電子機器製作公社

5-9 「ストレス下にある小児の生理・行動・学習・注意力に与える空気イオンの影響」(要約) 361
K.T.フォルノフ[1]、G.O.ギルバート[2]、1988
1.イーストワシントン大学応用心理学科　2.ワシントン州社会健康サービス部門

5-10 「空気イオン化によるホルモン機能の改善」(要約) 376
R.A.ティグラニャン、V.P.サヴァナ、N.A.ダヴィドリア、N.F.カリタ、1980

5-11 「神経症ラットに対する空気マイナスイオンの正常化作用」(要約) 379
L.M.リヴァノヴァ、L.V.ノズドラチェヴァ、E.V.クロチキナ、M.G.アイラペチャンツ、1995
ロシア科学アカデミー高度神経機能および神経生理学インスティチュート

5-12 「塵肺症ラットに対する空気マイナスイオンの正常化作用」(要約) 384
N.V.グリドネヴァ、1984
ゴーリキー医学研究所

5-13 「空気マイナスイオンによる過酸化プロセスの活性化——スーパーオキシドとの関連」(要約) 388
I.R.サーキヤン、V.G.ゴグヴァーゼ、T.B.シロタ、I.G.スタフロフスカヤ、M.N.コンドラショヴァ、1998
ロシア科学アカデミーおよびインスティチュート

5-14 「空気イオン化によるアナフィラキシーショックの耐性向上」(要約) 395
M.ドゥレアヌ、C.マルギネアヌ、1986
パスツール公衆衛生インスティチュート

5-15 「芳香性物質を添加した空気イオンの生理作用」(要約) 397
R.A.ドゥビンスキー、1971
ピャティゴルスク薬学インスティチュート

5-16 「空気イオン化に対するフィトンチッドの作用」(要約) 401
M.T.ドミトリエフ、M.P.ザハルチェンコ、E.V.ステパノフ、L.Iu.ヴィスナプウ、1984
ANシシン一般公衆衛生学科学研究インスティチュート

5-17 「空気イオンによる空中エアロゾルの除去」(要約) 404
S.V.ポゴジェフ、1984
カンスクーアチンスク燃料エネルギーコンビナート科学研究インスティチュート

5-18 「空気イオン化による厩舎内塵埃の除去」(要約) 407
N.M.フレノフ、1970
ヘルソン農業経済インスティチュート

5-19 「空気イオン化によるカビ、塵埃の低減」(要約) 409
J.H.エドワーズ、E.D.トロットマン、O.F.メーソン、1985
ピナース、ランダフ病院塵肺症病棟

5-20 「空気イオン化による繊維生産現場における細菌叢の減少」(要約) 414
E.V.ガラスコ、A.P.ヴォロニン、1985
イヴァノボ、全ソ中央労働組合評議会労働保護全ソ科学研究インスティチュート
イヴァノボ医科大学

5-21 「クリニック内微生物に対する水破砕式空気イオンの殺菌作用」(要約) 416
S.S.アブラモフ、V.M.ジャヴネンコ、1971
ヴィテブスク獣医学インスティチュート

5-22 「宇宙船内の空気中細菌叢に対する空気イオンの殺菌作用」(要約) 418
S.N.ザログエフ、B.V.アニシモフ、A.N.ヴィクトロフ、V.P.ゴルシュコフ、1981

第6章　これからの実験研究への提言 421

6-1 「空気イオン先行研究の客観的、科学的評価
——測定法、実験計画法および実験結果の総括」(要約) 423
J.M.チャリー

『空気マイナスイオン応用事典』目次一覧 479
あとがき 493

Chapter 1 総論・概論

ch.1-1

「空気マイナスイオンの生体に及ぼす影響」
―研究の歴史と展望―

琉子友男
東京都立大学大学院理学研究科　身体適応科学講座助教授、医学博士

1. 空気イオンとは何か？

空気イオンは空気分子からなる帯電した分子の集合体であり、直径、素電荷量、易動度（移動度）から特性が示される。生物学的研究の対象となる小イオンは、おそらく10個以上の水分子の集団に囲まれたH_3O^+（オキソニウムイオン）あるいはO_2^-のような単一の電子を持つ分子からなると考えられていた（Kavet, 1987）。最近の研究では、自然環境中のプラス小イオンの代表が$H_3O^+(H_2O)n$や$NH_4^+(H_2O)n$であり、マイナスの小イオンが$NO_3^-(HNO_3)m(H_2O)n$であると言われている（長門、1999）。大気が電離された際に発生した自由電子は周囲の中性分子に付着し、最初に$O_2^-(H_2O)n$（一次イオン）ができる。その一部はO_2、CO_2、O_3、H_2Oと反応して$CO_3^-(H_2O)n$になり、さらにNO、NO_2、HNO_3、N_2O_5との反応によって$NO_3^-(H_2O)n$が形成される。NO_3^-に結合しているH_2OはHNO_3に置換されやすく、その結果、$NO_3^-(HNO_3)m(H_2O)n$ができる。$HSO_4^-(H_2SO_4)m(H_2O)n$の存在も指摘されているが、これは日の出とともに増加し、日没とともに減少する（紫外線の影響）。しかし、このイオンは人工電離によっては生成されない（時間がかかる）ので無視しても良いと考えられている（長門、1999）。一方、人工的に作られたイオンの正体を調査した研究は少なく、先行研究（Krueger、1982）によると、コロナ放電方式で発生するマイナスイオンは$CO_4^-(H_2O)n$や$O_2^-(H_2O)n$（nは2から8個）ではないかと推測されていた。しかし、最近の研究ではNO_3^-およびNO_3^- HNO_3などと推定されている（長門、2002）。また、それ以外に$O_2^-(H_2O)n$、$CO_3^-(H_2O)n$および$NOx^-(H_2O)n$なども候補に挙がっている。また、水破砕式マイナスイオンは$O_2^-(H_2O)n$や$CO_4^-(H_2O)n$ではないかと報告（河村、1999）されているが、コロナ放電式や電子放射式も含めて、人工的に発生したイオンについては現在でも確証は得られていない。**（表一１・次頁）**

コロナ放電および電子放射式によって発生された小イオンは直径が約1nm、水破砕式が3nm、滝の近くは5nmと言われている（山内ら、1999）。しかしながら、最近の研究では水破砕式で発生したマイナスイオンが5から10nmであると言う（私信、2002）。小イオンの移動度は1～2$cm^2/V.s$であるが、中イオン、大イオンとなるにつれて移動度は低くなる（Charry、1987）**（表一２・次頁）**。また、小イオンは中イオンや大イオンに比較して移動度が大きいため、他の分子に

マイナスイオン	プラスイオン
$O_2^-(H_2O)_n$ $CO_3^-(H_2O)_n$ $NO_3^-(H_2O)_n$ $NO_3^-(HNO_3)_m(H_2O)_n$ $C_3H_3O_4^-$，$CH_3SO_3^-$	N_2^+，O_2^+，$H_3O^+(H_2O)_n$ $NH_4^+(H_2O)_n$

大気イオン測定用質量分析計（Eisel F.L.: J.Geophys. Res., 1988）による質量スペクトル解析によって測定。なお、自然大気中のマイナスイオンはＸ線で人工電離したものを採用。

表－１　自然環境中の空気イオン

（Nagato K.: Chemical Composition of Atmospheric Ions, Proc. Inst. Electrostat. Jpn., 23, 37-43,1999）

タイプ	移動度（$10^{-4}m^2V^{-1}s^{-1}$）	大きさ（nm）
小イオン	1～2	1～3
中イオン	0.2～0.001	3～30
大イオン	0.008～0.0003	30～100

表－２　空気イオンの分類

（Kavet R.: Hypothetical neural substrates for biological responses to air ions, In : Air ions : Physical and biological aspects , ed. Charry J. & Kavet R. CRC press,1987）

- 空気イオンは「移動度」と「大きさ」によって分類される
- 「移動度」とは、1V/cmの電場の中を空気イオンが移動する速度を言う

空気イオンの消失

1）反対符合のイオンとの再結合

2）大きい粒子（粉塵、霧など）との結合

空気イオンの移動

拡散および吸着（diffusion and adsorption）

1）濃度の高い方から低い方へ拡散して均一になる

2）マイナス小イオンは、雲、霧、粉塵、煤煙などに吸着されやすい

表－３　空気イオンの消失および移動

（琉子と佐々木：空気マイナスイオン応用事典、人間と歴史社、2002）

結合して中イオン（直径約10nm）を形成したり、エアロゾル粒子に付着してランジュバンイオン（直径約0.1μmまで）を形成する。そのため、小イオンは減少しやすい。また、反対符号の小イオン同士は相互の引力によって再結合するため、そのまま放置しておくとイオン数は減少する。空気イオンは濃度の高いところから低いところへ拡散する性質があり、周囲の空気を等質にする。マイナスイオンの方が拡散係数は高いことが知られており、地表近くでは雲、霧、粉塵、煤煙などに吸着されるので、そのような場合にはプラスイオンの濃度の方が多くなる。（**表－３**）

コロナ放電や電子放射式によって発生された空気イオンの減衰率は非常に高く、発生後、数秒で消失する。それに対して水破砕式で得られたマイナスイオンは残存率がかなり高い（分単位の寿命）。この現象は、マイナスイオンが数個から数十個の水分子に囲まれてガードされているために起こると推測されている

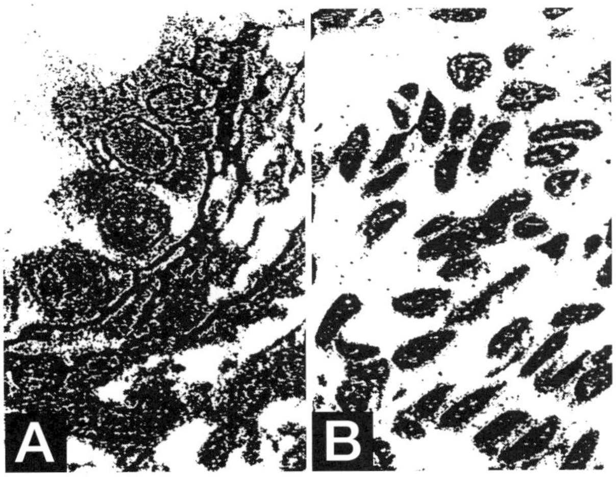

Light microscopic radioautograms of the same mouse lung, but fixed with cryo-fixation at -196°C, freeze-substituted, embedded in Epon, dry-sectioned and dry-mounted by wireloop method

Many silver grains can be seen diffusely over all the epithelial cells (A) and interstitial cells (B), demonstrating diffuse localization of soluble R I-labeled compounds. Magnification x900

図ー1　マイナスイオンの呼吸器内への取り込み

（小口ら：超微粒子ネブライザーによる水粒子の呼吸器内への取り込みに関する研究、医学のあゆみ、163：623-624, 1992）

- トリチウム・チミジン（3H-thymidine）をマイナスイオン化してマウスに曝露
- 細気管支、肺胞嚢を構成する上皮細胞（A）および間質結合組織細胞（B）の核と細胞体上に銀粒子が不在
- 水破砕式マイナスイオンは細気管支を通過、肺胞上皮に達する

（中郁と乾、2000）。この推測が正しいとすれば、空気中に漂っている水破砕式のマイナスイオンはエアロゾルやその他の物質に吸着されにくく、しかも残存率という点から考えても肺胞まで達する可能性がある。通常、水粒子の直径は0.4～15μmで、平均値は2.7μmである。このサイズの水粒子は細気管支までは到達するが、肺胞には達しないと言われている（梅田、1985）。しかし、水破砕式で発生させた細かな水粒子は放射性同位元素を用いた実験において肺胞まで達することが明らかにされている（小口、1992◆）（**図ー1**）。一方、自然大気中のイオンが肺胞まで達するかどうかについては現在のところわかっていない。しかしながら、滝の周囲やシャワーなどで発生するマイナスイオンは水破砕式と原理的にはほぼ同じなので可能性は高いと考える。

◆『空気マイナスイオン応用事典』人間と歴史社、2002、p491参照

2. どのようにしてイオン化が起こるのか？

自然環境下で発生する空気イオンの発生源は、土壌からの放射線、太陽、宇宙線、空気や水の激しい動き（滝、降雨、波しぶき）、稲妻などである。このようなエネルギーが空気中の気体分子を電離させ、その他の気体成分と安定したクラスターを形成する。これが空気イオンと呼ばれるものである。

この現象は体内で活性酸素が生成されるしくみとよく似ている。例えば、水はOに2個のHが結合し、それらが同じ平面上で約104度の角度を持った構造になっている。この構造をもとに水が零度で氷になり、零度から100度で液体、100度以上で気体になるなどの性質を説明できる。原子はそれぞれ原子価をもってい

て、それに従って互いに結合し分子を作る。OとHを結合させるのは電子でOの結合能は2、Hの結合能は1、互いの電子同士を結び付けてH_2Oができている。この結合能は強固で100度以上で熱しても切れない。しかし、放射線治療によってX線を照射すると、OとHの結合は切れ、・OH（ヒドロキシラジカル）と・H（プロトン）のような対を作る相手のない不対電子ができる。また、放射線によって水から電子がたたき出され、周囲の酸素などと結合し、O_2^-・ができる。

人間が関与するイオンの発生源は、微粒子とイオンを同時に発生させる燃焼行程、すなわち、石油ストーブ、電気ストーブ、ある種の暖房（文献では輻射暖房と書いてある）などであるが、この時発生する微粒子はイオンを消滅させると言われている。また、合成物からなる装飾（たぶん壁紙、アクリル製品、じゅうたん？）や人工的な換気装置を取り付けた室内環境、両者ともイオンを減少させるらしい。また、画像ディスプレイのように大きく帯電した表面は局所的にその周辺のイオンを涸渇させる（以上Kavet、1987）。

大気中の小イオンの密度は生成と消滅の兼ね合いで決定される。陸上でのイオン生成率は地殻からの放射性物質と宇宙線の双方による電離効果が働くので、宇宙線のみが関与する海上に比較して4倍程度大きいことが明らかにされている。一方、生成された小イオンを捕捉して、その密度を減少させるエアロゾルは海上よりも陸上の方が数倍も多いため、小イオンの減少率は海上の方が低くなる。この相反する作用によって、陸上と海上の小イオンの差はわずかになる。しかし、陸上ではエアロゾル密度の変化が大きいため、時間および場所によって大きく変動する（200～1,000個/cm^3）。また、陸上の小イオンは冬季に多く、夏季に少ない。1日のなかでは朝に多く、エアロゾル密度の高い昼過ぎに少なくなる。小イオンは移動度が大きいため、小イオンが多いほど空気の伝導率は高くなる（電気抵抗が小さくなる）。一般に空気の伝導率は小イオンの密度、素電荷量、移動度の積で求められる。このことから、小イオンの地理的分布および時間的変化に対応して大気の電気特性が変化する。

3. 生物学的作用を及ぼす空気イオン濃度はどれぐらいか？

空中電荷は人間が生活を営んでいく上で無数にある環境因子の一つに過ぎない。したがって、空気イオンの生物学的な反応に対して反対の立場である研究者は、空気イオンが化学的、あるいは電気的な効果を有するほどに十分な量は空気中に存在していないと主張している。空気中（通常の空気中には1cm^3あたり2.7×10^{19}個の気体分子が含まれている）の小イオンの希釈度は、都市部の空気で10^{-12}～10^{-11}ppm、田舎の清浄な空気で10^{-11}～10^{-10}ppm、直流送電線の下では2×10^{-8}ppmという報告がある。

一方、気道が反射的に気管支収縮を生ずるためにはSO_2で1～10ppm、オゾンで0.01～1ppmが必要と言われている。電気的にも同様のことが言える。移動中の空気イオンはイオンの流れを妨げる物体にも電流を起こすが、清浄な空気のある環境では全身で約0.01nAの電流が集められる。人間において最大の電流誘導が生ずるのは直流送電線の下、最大のイオンの流れがある地点であり、そこで身体が集める電流は3μA以下である。このような電流は中枢神経系に発生する電場が活動電位を起こすのに必要な電位の$1/10^6$以下であり、脳波信号の$1/10^5$である。気分などの感覚的な刺激という観点からみれば、人間が知覚するのに最低必要な直流電流密度の$1/10^4$以下である。

しかしながら、様々な生物学的システムにおいては、敏感な化学的および電気的感受性に対する報告も存在する。ヒトの腎臓では、アルドステロンや抗利尿ホルモンが2×10^{-10}から2×10^{-12}モルの濃度でナトリウムおよび水の維持に寄与する（Guyton、1981）が、溶媒中のこれらの希釈度は前述の空気イオンの環境中の希釈度と大差ない。また、メスのフェロモンを空気1cm^{3}あたり200モルに過ぎない濃度で与えた場合でもオスの蚕が反応することや、生物の網膜は光量子1個でも反応することが示唆されている（Krueger & Reed、1976）。さらに連鎖球菌のつくり出す性ホルモン（フェロモン）は4×10^{-11}モルで相手に性衝動を促す（ヒトの場合はわからないが）。この結果から、この研究者は、受けての細菌に配偶反応を引き起こすのに必要なホルモン濃度は「分子数個に過ぎない」と考察している（Suzuki et al、1984）。また、水中の1μV/m以下に反応する電気気管を備えた魚（サメ、ガンギエイ、エイ）が海水に存在し、その信号を基に移動、補食を行なっている。さらに、低いレベルの電気信号でも哺乳類の脳組織へ直接的な相互作用を及ぼすことが報告されている（Lawrence & Adey、1982）。それは、細胞表面のグリコカリックス（糖蛋白）が電場を感知し、蛋白分子（G蛋白）を介した原形質膜を通して信号の伝達を引き起こすことを指す。以上のことは、わずかな空気イオンの濃度の変化や電場の変化が生体に何らかの作用を及ぼす可能性があることを示している。

4. 空気イオンの生体に及ぼす効果は？

先行研究からヒトあるいはげっ歯動物に対する空気イオンの作用をまとめると、

1）末梢（血液あるいは尿）および脳におけるセロトニンレベル、

2）気分、学習、作業成績、反応時間、痛覚など、

3）抑うつ、ストレス、血圧、自律神経系など、が挙げられる。

一般的にプラスイオン暴露によって末梢セロトニン（あるいは、その代謝産物である5−ヒドロキシインドール酢酸の変化）が増加、学習能力の低下、反応時間の増加が起こる。一方、マイナスイオン暴露は反対の結果を起こす。これらの結果を報告している諸研究のイオン濃度は1,000～1,000,000個/cm^{3}にまたがるものであり、暴露時間も1時間以下から何ヵ月にわたるものまで様々である。したがって、これらの推定される作用をイオン濃度および暴露時間から定量的に普遍

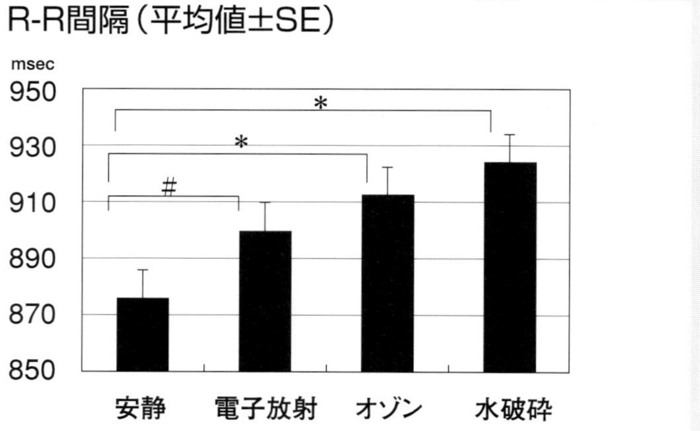

外気	
マイナス	プラス
338.6	255.2
18.2	6.1

プラズマ	
マイナス	プラス
21165.0	0
5517.0	0

水	
マイナス	プラス
13193.4	740.3
1034.8	107.7

オゾン	
マイナス	プラス
858.4	1943.2
326.6	567.5

表ー4　生理機能に対するイオンとオゾンの影響

（琉子ら：水破砕式および電子放射式マイナスイオンと低濃度オゾンの急性曝露がヒトの生理機能……第 11 回日本臨床環境医学会,2002）

- 一般成人男子 12 名、30 分の安静後、30 分ずつの水破砕式、電子放射式、オゾン（0.03ppm）を曝露（順序優位性を除去するため被験者によって曝露順は異なる）
- コロナ放電を用いた先行研究の中には、オゾンの影響も含まれていた？→コロナ放電の研究→追試が必要

- 末梢セロトニンレベル（Veninga, 1967）
- 自発的活動性（Murphy et al., 1964; Tepper et al., 1982）
- 作業成績（Weiss et al., 1981）
- ペントバルビタールで誘発された睡眠時間に影響を及ぼす（Graham et al., 1981）
  ＊動物における数多くの行動的パラメーターに対して作用を及ぼす
- アカゲザルの呼吸細気管支における神経内分泌細胞の再生に関与（Castleman et al., 1980）

表ー5　オゾンの生体に対する作用

（Kavet R.: Hypothetical neural substrates for biological responses to air ions, In : Air ions : Physical and biological aspects , ed. Charry J. & Kavet R. CRC press,1987）

化するには情報に乏しい。また、中枢性と末梢性の作用に対する時間的関係についても同様である。

　これらの作用がイオン暴露と同時に発生したオキシダントガス（オゾン、窒素酸化物）やある種のエアロゾルによる実験上のアーチファクトが原因の可能性も否定できない。最近の筆者らの基礎的研究において、プラスとマイナスイオン個数は暴露条件によっても異なることがわかった［通常の環境制御室内空気（255 ： 338）、電子放射式（0 ： 21,165）、水破砕式（740 ： 13,193）、オゾン（1,943 ： 858）］（琉子ら、2002）。このように 0.03ppm のオゾン暴露によって、マイナスイオンの約 2 倍のプラスイオンが発生することが明らかになった。また、我々はオゾンの自律神経系に及ぼす作用がマイナスイオンと同様であることを報告したが、このことは、これまでのコロナ放電式を用いたマイナスイオンの作用には、イオン以外の何か（オゾン？）が関与していたことを裏付けるものである。（**表ー4**）また、過去にも筆者らと同様の指摘がなされている。例えば、オゾンが末梢セロトニンレベル（Veninga、1967）、自発的活動性（Murphy et al、1964）、作業成績（Weiss et al、1981）、ペントバルビタールで誘発された睡眠時間（Graham et al、1981）などのパラメーターに対して作用するという報告がある。（**表ー5**）したがって、過去のコロナ放電式を用いた研究には追試が必要である。

5. 最適なプラス・マイナスイオン比は？

プラスイオン優位が3：1以上になると、生体は不調、不快さを感じると言われている。650箇所の職場、オフィスで測定した結果では、暖房がなく街路に面した窓で換気が行なわれている部屋では、勤務時間終了後のマイナスイオンは、屋外に比較して92%、暖房があって換気が行なわれている部屋では74%、そして完全に密閉されて空調設備のある部屋では51%まで低下していることが報告されている（Tyczka、1962）。また、自動車内や飛行機操縦室内などの密閉され、空調を備えた空間ではマイナスイオン全体の減少と、プラスイオンの著しい増加が報告されている（Mckurk、1959；Frey、1961）。1cm^{3}あたりのイオン数が1,000以下で、プラスとマイナスイオンの比率が2：1になると乗員の快適さおよび作業効率が低下することが（旧）ソ連邦航空管理局によって報告されている。したがって、このことは飛行機の乗客においても起こりうることであり、空気のイオン変化に敏感な人、とりわけ心臓、呼吸器、血管等の疾患を有する者は不定愁訴を訴えることを示す。ロシアにおける保健衛生基準は、公的機関の建物内の空気イオンの許容レベルを以下のとおりに基準化している◆。

◆『空気マイナスイオン応用事典』人間と歴史社、2002、p420参照

最低限必要なレベル：プラス：400個/cm^3；マイナス：600個/cm^3

最良のレベル：プラス：1,500～3,000個/cm^3；マイナス：3,000～5,000個/cm^3

許容される最高レベル：プラス：50,000個/cm^3；マイナス：50,000個/cm^3

6. イオン研究におけるセロトニン（5ーヒドロキシトリプタミン）の重要性

末梢においてセロトニンは、気道の平滑筋、血管、消化管の収縮作用を引き起こすことが知られている。また、求心性神経終末への刺激、血小板の凝集などの作用を有する。例えば、癌の化学療法時に見られる吐き気や嘔吐は腸管に存在する求心性腹部迷走神経末端の5−HT$_3$受容体が刺激されたか、あるいは中枢のCTZ（化学受容体駆動帯：Chemoreceptor Trigger Zone）が刺激され、これらの情報が嘔吐中枢（迷走神経孤束核、背側核）に伝わり、迷走神経を介して嘔吐が引き起こされる。また、腸管クロム親和性細胞に存在するセロトニンの放出も嘔吐の原因とされている。一方、中枢神経系のセロトニンは脊髄から中脳にかけ

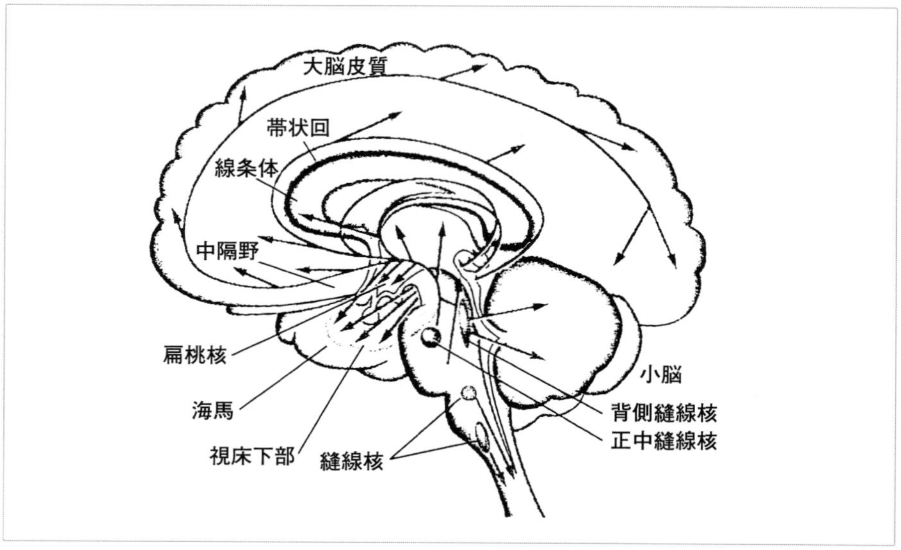

図ー2　脳内セロトニン神経投射経路

（琉子と佐々木：空気マイナスイオン応用事典、人間と歴史社、2002）

- 必須アミノ酸であるトリプトファンから合成
- 末梢は腸粘膜のクロム親和性細胞で合成貯蔵、血小板で体内を循環（循環血中濃度は0.5～1μg/ml）
- 末梢の受容体は自律神経系や知覚神経に分布
- 中枢は中脳の縫線核の神経細胞で合成

ての正中線の近くにある縫線核において必須アミノ酸であるトリプトファンから合成される。この核からの軸索は上方へ大脳辺縁系、視床、大脳皮質、側方へ脳幹網様体、下方へ下位脳幹および脊髄に投射している。小脳もまた投射を受ける。

トリプタミン作動性縫線核ニューロンの持つ重要な役割は、聴覚、視覚、痛覚などの外的および内的刺激に反応し、睡眠、性行動、運動活性、知覚、気分などの行動に影響を及ぼす。さらに、体温調節、脳下垂体刺激ホルモンの調節、錐体外路系（反射）などの単純な機能にも関係している。このようにセロトニンは生体機能の維持に重要な役割を演じているが、この種の神経伝達物質の濃度あるいは活性がマイナスイオンによって影響を受けるとすれば我々にとって空気の質が重要な問題となるであろう。（**図ー2**）

7. セロトニン仮説

1976年にカリフォルニア大学バークレー校のKrueger博士によって提唱された仮説である（1976）。彼らはセロトニン、ノルアドレナリン、ドーパミンなどのモノアミン系神経伝達物質の代謝経路において重要な役割をもつミトコンドリア内のモノアミン酸化酵素（MAO）に作用することによって、イオンが生理機能に影響を及ぼすと提案した。MAOは身体中に広く存在し、肝臓および腎臓において最も濃度が高い。また、脳および肺にも多く存在する。彼はMAO阻害薬であるイプロニアジドを投与すると、プラスイオン暴露と同様の作用を示すことを、そのセロトニン仮説の裏付けとした。

しかしながら、その後、イオンがこれまで報告されてきたような生物学的作用を引き起こすとしても、Kruegerのセロトニン仮説に対して、以下の疑問点を提示する研究者も存在することは事実である。

1）MAO（モノアミン酸化酵素）はセロトニンだけでなく、ドーパミン、アドレナリン、ノルアドレナリンにも関係する。このことは交感神経系に関連する幅広い末梢性の作用、あるいは中枢性の作用にも影響を及ぼすはず。

2）吸入されたイオンの中枢への経路が明らかにされていないし、明確な中枢神経系の作用が示されていない。

3）吸入されたイオンは、拡散係数が高いため上部気道で止まり、肺胞のMAOまでは到達しない。

4）MAOはミトコンドリア膜、内皮基底膜、結合組織、肺胞上皮によって隔てられているため、たとえイオンが肺胞へ達してもMAOへは到達しない。

5）イプロニアジドによってMAOを阻害したとしても内皮膜輸送システムはセロトニン摂取を阻害するのではなく、5−ヒドロキシインドール酢酸の生成を阻害するだけである。

6）プラス、マイナスいずれの極性においても脳内セロトニンが減少したというKruegerの観察結果は、マイナス、プラスイオンがそれぞれMAOを刺激、阻害したという彼自身の発表した結果と矛盾している。

このようにマイナスイオンのMAOに対する作用（セロトニン仮説）に関しては確証が得られている訳ではない。今後、更なる検討が必要であろう。

8. 神経内分泌細胞（NEC : Neuroendocrine Cell）仮説

1987年にロックフェラー大学のKavet博士によって提唱された仮説である◆。1960年代、ロシア人研究者Vasilievは、空気イオンへの神経反射反応に肺の内受容器が関与していることを報告した。この神経内分泌細胞仮説はこの報告を根拠として考えられたものである。気道上皮における神経内分泌細胞（NEC）が空気イオン暴露に関係する幅広い作用の仲立ちをしているという仮説である。一般に、NECは呼吸された空気と接点があり、セロトニンおよびドーパミンの貯蔵能力を持つ有芯性シナプス小胞（Dense-Core Vesicles : DCV）のエキソサイトーシス（顆粒周囲の膜が細胞膜と融合し、破壊されて分泌物が排出されること）を通して分泌活動に関与している。また、そのシグナルは求心性の迷走神経を介して中枢神経系へ伝達される。（**図－3**）

◆『空気マイナスイオン応用事典』人間と歴史社、2002、p511参照

NECは一般にKulchitsky細胞あるいはK細胞と呼ばれている。同様の性質を備えた細胞は、腸、甲状腺、副腎髄質、膵臓、肺気管支においても存在し、消化管の腫瘍であるカルチノイド腫瘍（約90%）はこの細胞から生ずる。また、この腫瘍の検査所見では、血中セロトニン濃度の上昇とセロトニンの代謝産物である5−ヒドロキシインドール酢酸の上昇が認められる。気道上のK細胞は単一の細胞か、あるいは多くのK細胞が集まって感覚上皮体（NEB : neuroepithelial bodies）として働く。また、このK細胞内には直径100～200nmの互いに異質な

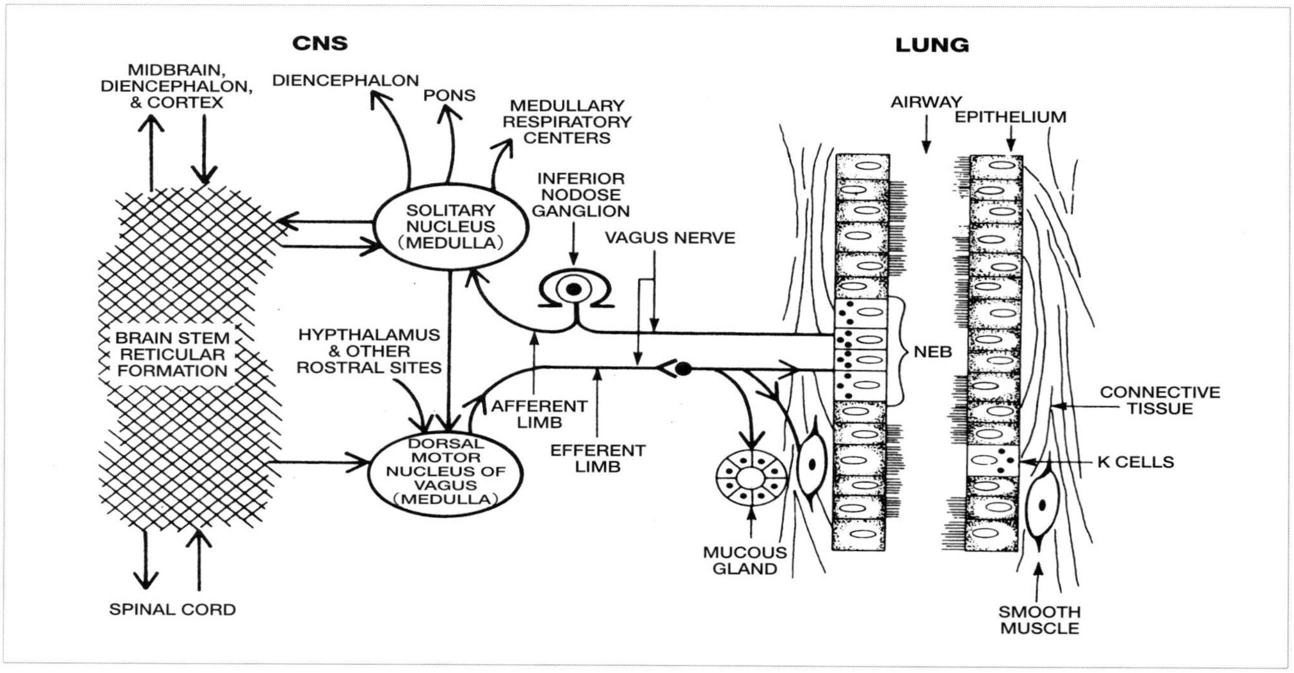

図－３　神経内分泌細胞仮説

（Kavet R.: Hypothetical neural substrates for biological responses to air ions, In : Air ions : Physical and biological aspects , ed. Charry J. & Kavet R. CRC press,1987）

DCV（有芯性シナプス小胞）を豊富に持っている。DCVはセロトニン、ドーパミンなどのモノアミンやカルシトニン、ボンベシン、ロイエンケファリンなどのポリペプチドホルモンを含んでいるが、低酸素や高炭酸ガスなどの環境変化に応じてそれらを細胞外へ放出する。このような分泌活動を通してNEC（神経内分泌細胞）は呼吸上皮の繊毛細胞、クララ細胞、混合腺細胞、平滑筋細胞に影響を及ぼす。NEB（感覚上皮体）は求心性神経終末、遠心性神経終末双方に関与しているが、その大半は迷走神経と連絡している。このことはDCVからの分泌物が神経伝達物質として働いていることを示唆するものである。すなわち、NEBは局所的には分泌を通して、中枢的には中枢神経系（CNS）との神経伝達を通して働く化学受容的調整機構の一つである可能性が高い。

すなわち、吸入されたイオンが神経内分泌細胞の気道管腔上の表面と最初に接触した結果、空気イオンは生物学的作用を引き起こす。K細胞は、イオン暴露に対して分泌活性の変化で対応し、その後、パラクライン的役割を局所的に遂行する。NEBもまた分泌活動を通して反応を示すが、さらに加えて求心性の迷走神経の神経終末を刺激する。延髄の孤束核に終わっている感覚軸索は、脳幹の呼吸中枢そして視床下部、迷走神経背側運動核、網様体へと広がる２次求心神経とシナプスを形成する。この網様体におけるシグナルは中枢神経のすべてのレベルを投影する縫線核のセロトニン神経細胞へ供給される。CNSの中で肺と連絡している副交感神経へ入力を伝える遠心性の神経は、迷走神経背側運動核に集まる。迷走神経背側運動核からの軸索は迷走神経上を肺へと戻り、弓を完成させる。

これらの経路の活性化は、末梢および中枢神経系における一連の作用へとつながる。イオン効果として報告されたものの多くは、NEC（神経内分泌細胞）仮説と考え合わせた場合、関連があると思う数多くの点、「例えば、肺、血液、尿、脳における神経伝達物質（セロトニン、ノルアドレナリン）あるいはその代謝産物（5−ヒドロキシインドール酢酸）の濃度、また、気分、攻撃性、覚醒状態、痛みの知覚などの行動的指標、平滑筋の緊張に関わる気道抵抗および肺動脈圧などの生理学的指標、気道における粘液分泌および繊毛の活性ならびに血小板凝集などの指標」に対して影響を及ぼすと思われる。

9. 空気イオンの赤血球運搬仮説（仮称）

正常な赤血球の膜表面は負に帯電しており、静電的反発力による赤血球の分散により組織への酸素運搬効率が高められると考えられている。一方、何らかの理由でこの陰性電荷が喪失したり赤血球を連結する架橋蛋白が出現したりした場合、赤血球は集合し酸素運搬効率は低下すると言われている。一般に赤血球同士は、赤血球膜表面に存在する糖蛋白質側鎖のシアル酸の陰性電荷により互いに静電的に反発しあっている（三輪、1998）。赤血球集合の高分子架橋説によれば、赤血球集合には高分子物質（架橋分子）の共存が必要である。血漿蛋白のうちアルブミン（全体の54～58%を占める）は他の蛋白に比較して負の電荷が多く、集合形成に抑制的に働く（Shiga et al、1990）。また、マイナスイオン吸入によって、生体内に移行した負の電荷がγ−グロブリンに付着し、その陰性度を高める（高田、1952）。さらに、ハツカネズミに高コレステロール餌を与え、高脂血症による赤血球集合を惹起させ、水破砕式マイナスイオンを暴露した結果、暴露によって赤血球膜や血漿蛋白の陰性電荷の増加が起こり、赤血球集合が抑制されたことが報告されている（以上、山田と茅野、2000◆）。これらの報告は、マイナスイオンが肺胞から赤血球に受け渡され、その後、脳を含むすべての組織に負の電荷が運搬されることを示唆しているが、その機序についての確証は得られていない。

◆『空気マイナスイオン応用事典』人間と歴史社、2002、p493参照

10. 活性酸素仮説（仮称）

食物からエネルギーを獲得したり、運動を行う際のエネルギー代謝は電子の移動による酸化還元によって行われている。ひとつの物質（A）からもうひとつの物質（B）へ電子が移動した場合、Aは酸化され、Bは還元されたことになる。すなわち、電子を失ったものは酸化され、電子を得たものは還元されたことになる。この場合、Aは還元力が強く電子を他に与えやすい性質を有している物質である。エネルギー代謝で言えばブドウ糖など食物がそれに該当する。いっぽう、Bは酸化力が強く電子を受け取りやすい性質であり、ブドウ糖を燃焼させる酸素などが該当する。しかしながら、生物は食物を直接酸化するわけではなく、多く

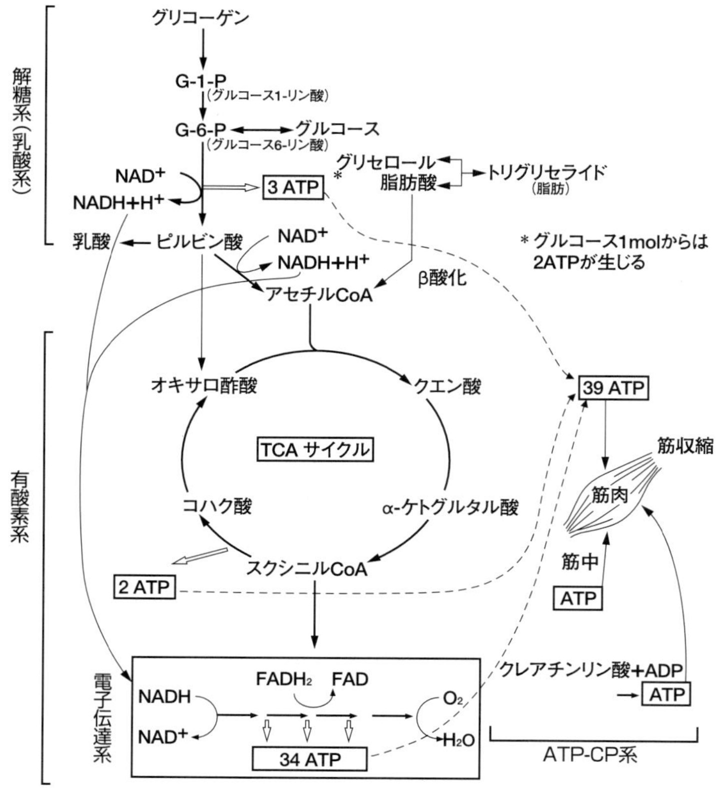

図－4　生体内における活性酸素産生のしくみ

（安部と琉子編：これからの健康とスポーツの科学、講談社、2000）

- 生き物は食物からエネルギーのもとになる水素を取り出しNADHとして蓄え、水素（$H^{+}+e^{-}$）の持っている電子（e^{-}）を電子伝達系に渡す
- 電子伝達系の最後にあるチトクロム酸化酵素が酸素に電子を渡す
- 酸素は４個の電子を受け取り還元されて水になる。この過程で３個の活性酸素が生ずる

$$O_2 \xrightarrow{e^-} O_2^{\cdot -} \xrightarrow[2H^+]{e^-} H_2O_2 \xrightarrow[H^+]{e^-} \cdot OH \xrightarrow[H^+]{e^-} H_2O \quad (H_2O)$$

の複雑な反応を経過して食物から水素を取り出し、ニコチンアミドアデニンジヌクレオチド（NADH）のかたちで蓄えている。NADHから電子を移動させ、エネルギーを生産する場所は細胞内のミトコンドリアである。このミトコンドリア内の電子移動は電子伝達系、あるいは呼吸鎖と呼ばれる過程で行われ、この過程でグルコース１モルから38モルのATP（アデノシン三リン酸：筋収縮、神経伝導や分泌など、生命を維持するうえで最も重要なエネルギー源）を合成する。また、電子伝達系の最後のところにはチトクロム酸化酵素が配置されていて、それが酸素に電子を渡し、最終的には水に還元される。この系で４個の電子を受け取った酸素は、３種類の活性酸素を生成する。このような仕組みによって、人間を代表とする好気性生物は常に活性酸素を体内に作り出している（呼吸によって吸い込まれた酸素の１～３％、大人で１年間に２キログラム以上のO_2^{-}・が体内で生成される）。（**図－4**）

酸素は分子中に２個の不対電子を持つビラジカル（不対電子は対の相手を求めているために、酸素は電子を受け取りやすい、つまり酸化力が強い）であるため１電子還元、２電子還元を受けて、それぞれO_2^{-}・および過酸化水素（H_2O_2）を生

- 活性酸素とは、スーパーオキシドアニオンラジカル（O_2^-・）、過酸化水素（H_2O_2）、ヒドロキシルラジカル（・OH）、一重項酸素（$^1O_2$）をいう
- これらの活性酸素は細胞中のミトコンドリア、白血球で生成され、殺菌、細胞内の情報伝達のメッセンジャー、酸素反応の促進作用を有している
- 呼吸で得た酸素を使って食物を燃やしてエネルギーを得る限り、活性酸素の生成は避けられない
- 呼吸によって吸い込まれた酸素の1～3％、大人で1年間に2Kg以上のO_2^-・が体内で生成される
- ある程度の量は必要であるが、必要以上に生成され過剰な状態になると生体にとって悪い影響を及ぼす

表－6　活性酸素

ずる。H_2O_2はさらに1電子還元され、ヒドロキシルラジカル（・OH）を生成する。また、酸素は色素の存在下、光増感反応によって一重項酸素（$^1O_2$）を生成する。一般にO_2^-・、H_2O_2、・OH、$^1O_2$を活性酸素と呼ぶ。これらは細胞または白血球内で生成され、殺菌、細胞内の情報伝達のメッセンジャー、そして酵素反応の促進作用を有していて、生体にとって重要な役割を演じている。例えば、O_2^-・の生成のできない白血球〔ニコチンアミドアデニンジヌクレオチドリン酸酸化酵素（NADPHオキシダーゼ）の欠損〕を持つ慢性肉芽腫症の患者は、感染の危険に常時さらされ、長寿を全うできない。

しかしながら、このようなO_2^-・も必要以上に生成されると生体に悪い影響を及ぼす。（**表－6**）細胞の老化は染色体末端のテロメア短縮が原因で生じる。テロメア短縮はがん抑制遺伝子産物（p53）がp21を産生するのを促進し、サイクリン依存性酵素を阻害する。この酵素の阻害は細胞分裂の停止につながり、結果として老化の基本的特徴である細胞数減少や機能低下を引き起こす。活性酸素は染色体の変異、テロメア短縮およびp53の変異を促進する。また、活性酸素によって生じた過酸化脂質が低密度リポ蛋白（LDL）になり、内皮細胞を障害することによって動脈硬化を引き起こす。血管細胞のテロメアも活性酸素で短縮し、実験的には動脈硬化を促進する。さらに、活性酸素によって核酸が破壊され、酸化生成物である8−ヒドロキシデオキシグアノシン（8−OHdG）が変異を起こすことによってがん遺伝子を活性化する（**図－5**）。その他、パーキンソン病やアルツハイマー病でも酸化的リン酸化〔NADHやフラビンアデニンジヌクレオチド（fpH_2）と酸素からATPを生産する過程〕に関連した酸素障害が原因として考えられている。また、糖尿病においてもグルコースが非酸素的にタンパク質に結合する段階で自動的にO_2^-・を生産することが指摘されている。

このように活性酸素は生体にとってある程度の量は必要であるが、必要以上に生成され過剰な状態になると生体にとって悪い影響を及ぼす。しかしながら、生

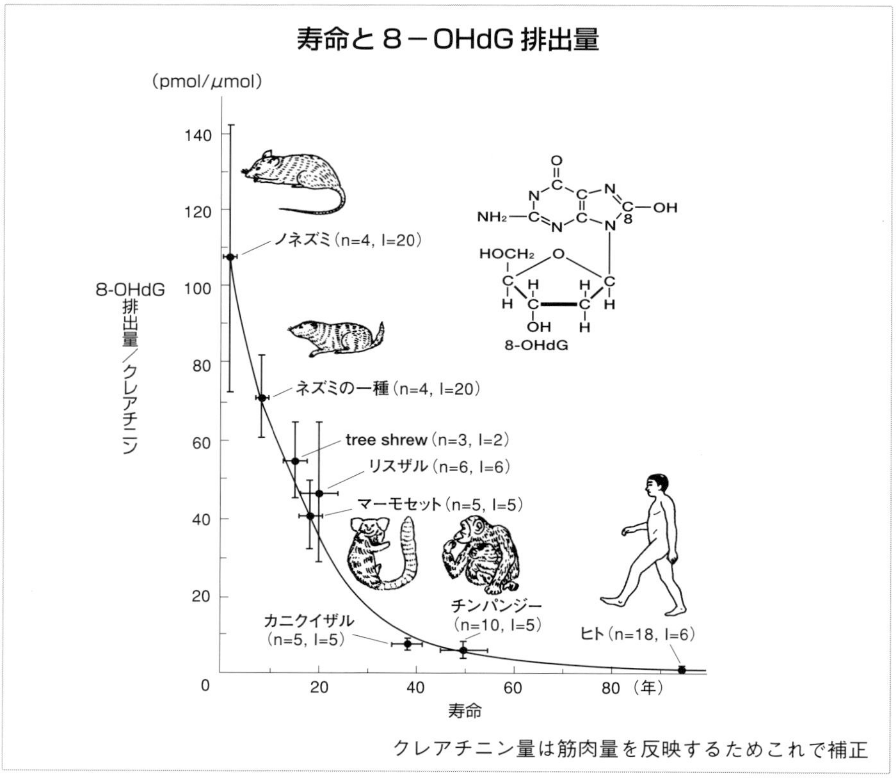

図－5　活性酸素による遺伝子損傷

（香川：運動、活性酸素、老化、肥満．最新医学、51:30-35, 1996）

- 活性酸素（ヒドロキシルラジカル）によるDNAの酸化によって8－ヒドロキシデオキシグアノシン（8－OHdG）が生成される
- 活性酸素の発生源であるミトコンドリアのDNAは特に破壊され易い
- DNAの損傷は発ガンの原因ともなる

体はこのような有害な活性酸素を消去したり無害化するSOD（スーパーオキシドジスムターゼ）、GSHPx（グルタチオンペルオキシターゼ）、CAT（カタラーゼ）などの酵素を持っている。SODはO_2^-・をH_2O_2とO_2に分解する酵素であり、GSHPxやCATはH_2O_2をH_2OとO_2に分解する酵素である。これらの酵素によって消去されないで残る活性酸素が生体に悪い影響を及ぼす。その中でも・OHはO_2^-・やH_2O_2に比較して化学的な毒性が強く、しかも活性が高い。そのためDNAの糖部分を攻撃してDNA鎖を切断し、細胞死や突然変異を惹起するが、生物は進化の過程で未だこのラジカルを消去する酵素をつくり出すことができない。したがって、活性酸素から生体を防御するには・OHの上流にあるO_2^-・やH_2O_2を消去する方法しか残されていない（**図－6**）。

マイナスイオンの抗酸化作用に関する研究は現在のところ、さほど多くない。例えばTemnovら（1997）はホモジュネイトした肝組織にマイナスイオンを暴露し、ミトコンドリアの凝集反応や酸化的リン酸化による呼吸代謝を観察している。その結果、マイナスイオンで前処理した溶媒に肝組織を入れると、分散していたミトコンドリアが素早く凝集すること、また、冷しながら2～3時間マイナスイオンを暴露するとそれが大きなミトコンドリア塊になり、マグネチックスタラーで2分間攪拌しても、その塊が分散しなかったことを報告している。さらに、ラ

図－6　活性酸素に対する生体内の防御機構

（浅海＆葛西：運動と酸化的DNA損傷、最新医学、51:30-35,1996）

- O_2^-・（スーパーオキシドアニオン）→スーパーオキシドジスムターゼ（SOD）
- H_2O_2（過酸化水素）→グルタチオンペルオキシダーゼ（GSHPx）やカタラーゼ（CAT）
- ビタミンE、C、βカロチン
- ・OH（ヒドロキシルラジカル）→生物は分解酵素を持っていない

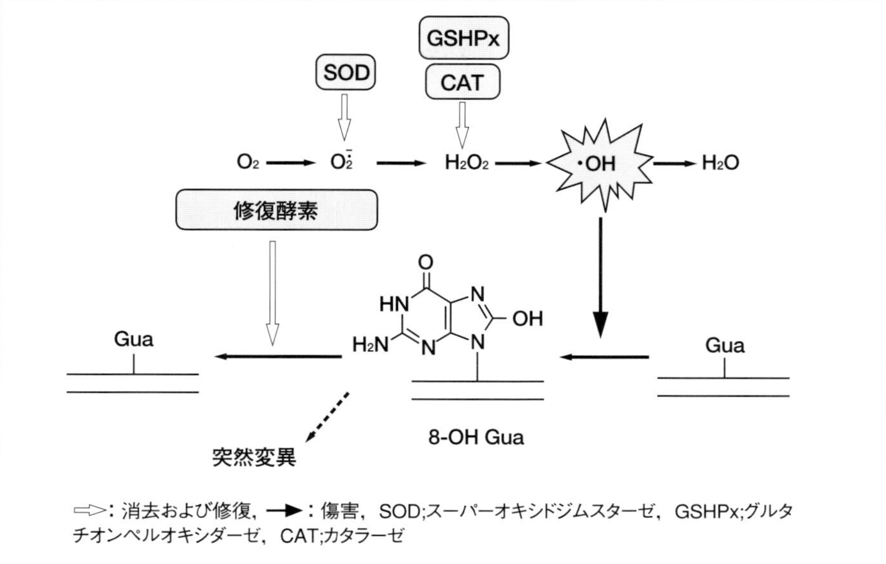

ットの肝臓ミトコンドリアにアドレナリンを投与するとコハク酸のリン酸化の促進、オキザロ酢酸の抑制、およびカルシウムイオンの過度の蓄積をきたし、酸素1分子あたりのATP（アデノシン三リン酸）生産効率を低下させるが、マイナスイオンを暴露するとアドレナリン投与によって生じた呼吸関連酵素系の制御能力の低下を抑制することを報告している。以上の結果から、彼らはマイナスイオンの生理効果の発現にミトコンドリアが関与していること、また、ミトコンドリアの凝集にO_2^-・から生成されたH_2O_2が関与していることを示唆している。また、ドイツのGoldstein（1997）はプラスイオンが77 ± 18個/cm^3、マイナスイオンが0個/cm^{3}のアクリルガラスケージ内で飼育したマウス（21.0 ± 1.6gから飼育）やラット（173.5 ± 7.3gから飼育）が、マイナスイオンとプラスイオンがそれぞれ482 ± 128個/cm^3、660 ± 148個/cm^{3}の石英ガラスケージ内で飼育したものに比較して早死に（マウス：16.2 ± 0.9日、ラット：23.0 ± 1.1日）すること、また、早死にしたラットやマウスの下垂体腺部や後葉の神経性部分における電顕レベルでの病理的変性が認められたことを報告している。この結果から、彼は動物の死が神経ホルモン調節や下垂体不全に関係し、マイナスイオンや活性酸素が幼児の発育に極めて重要であることを示唆している。

近年、マイナスイオン＝O_2^-・ではないかと主張する報告が見受けられるようになってきた（Kosenko、1997；Goldstein、1992, 1997）。例えば、Kosenkoら（1997）は生理食塩水で前処理したラットの赤血球（ESOD−C）にコロナ放電による120万個/cm^{3}のマイナスイオンを暴露すると約2倍（1,191 ± 39から2,330 ± 212U/ml）もSOD活性が増加したこと、マイナスイオンを曝露した生理食塩水で前処理した赤血球（ESOD−I）も同様の傾向（2,490 ± 204U/ml）を示したこ

SOD activity of rat erythrocytes as measured in the control medium and in a medium pretreated with NAI

SOD activity	ESOD-C		ESOD-I	
	Medium		Medium	
	Control	NAI	Control	NAI
U/ml of erythrocytes	1191±39	2230±212*	2490±204*	2869±523*

ESOD-C and ESOD-I in the amounts equivalent to 10 μl of rat erythrocytes were incubated in either the control medium or in a medium pretreated with NAI for 60 min.
Values are mean ± SD for nine measurements on three separate preparations.
*p <0.001, significantly different from the ESS-C/B-C value by Student's *t*-test.

表－7 マイナスイオンの抗酸化作用

(Kosenko E.A. et al.: The stimulatory effect of negative air ions and hydorogen peroxide on the....FEBS Letters 410 : 309-312, 1997)

- 生理食塩水で処理したラット赤血球(ESOD-C)にマイナスイオンを曝露すると約2倍SOD活性が増加
- マイナスイオンには抗酸化作用があり、生体に不可欠

と、また、ESOD−Iにマイナスイオンを暴露するとSOD（スーパーオキシドジスムターゼ）活性が更に増加した（2,869 ± 523U/ml）ことを報告している。この報告で彼らはコロナ放電によるマイナスイオンがほぼ活性酸素であると考えており、しかも、マイナスイオン暴露によってSOD活性が高まった原因はマイナスイオン≒活性酸素に対抗するためであると述べている。また、マイナスイオンで処理したESOD−IのH_2O_2濃度は0.5−1.0マイクロモルであったこと、その際のSOD活性（2,000 ± 50U/ml of cells）と0.5−6.0マイクロモルのH_2O_2を赤血球（ESOD−C）に付加した時のSOD活性（1,800 ± 100U/ml）とが近似していたことを明らかにしている。SOD活性の増加はO_2^-・からH_2O_2への変換を促進させることはよく知られているが、彼らはH_2O_2を付加することがなぜSOD活性を増加させるのかについては言及していない。このようなことから、彼らの結果については追試が必要であり、また、マイナスイオンが活性酸素であるとする彼らの主張に関しても更なる検討が必要と思われる。**（表－7）**

人体のSOD（スーパーオキシドジスムターゼ）にはミトコンドリア内にあるマンガンSODや細胞質にある銅SODおよび亜鉛SODのように金属成分の異なる3種が存在する。その他に細胞外SODがある。SOD活性と寿命は比例関係にあって、寿命は活性酸素に対する防御能が高いかどうかによって決定される。一方、SODが多すぎると奇形を生じさせたり、銅SODと亜鉛SODの変異が運動ニューロンを侵して筋萎縮性側索硬化症（ALS）を発症させる。しかし、Kosenkoら（1997）が報告したマイナスイオンによるSOD増加量は生体に悪影響を及ぼすものではない。また、彼らが主張するようにマイナスイオンが仮に活性酸素（≒ O_2^-・）だとしても、不対電子1個ずつを有している2個のO_2^-・同士（ひとつはマイナスイオン、もうひとつは体内の活性酸素と仮定）が反応すると、それらの不対電子同士が対を作って通常の分子になる（永田、1997）と考えれば問題にはならない。また、マイナスイオンの電子1個（負の電荷）が酸化された細胞に供給される（還元作用）ことによって、その細胞が正常な元の状態に戻る可能性

も否定できないと考えるが、これらの仮説に対する確証は得られていないので今後更なる検討が必要である。

11. 一酸化窒素（NO）仮説（仮称）

広義の活性酸素である一酸化窒素（NO）は内皮細胞由来の平滑筋弛緩因子として発見され、気管の弛緩、抗潰瘍、腸の蠕動運動亢進、血小板凝集、好中球付着阻害などの作用を有することが明かとなっている。NO合成酵素であるNOSは、常在性のconstitutive NOS（cNOS）とマクロファージや好中球に存在し、サイトカインなどによって誘導されるinducible NOS（iNOS）がある。末梢組織中ではiNOSによって誘導されるNO量がcNOS由来のものより圧倒的に多い。また最近、血液中のNO関連産物であるNO_2およびNO_3濃度が肝硬変の重症度と逆相関することが報告されていて（Moriyama et al., 1995）、肝臓の総細胞数の5～10%存在するマクロファージ起源のKupffer細胞が血中NOxの主な産生源となっていると予測されている。

一方、非炎症性の拘束ストレス（精神的ストレス）やFoot Shock stress（身体的ストレス）時に肝門脈中のエンドトキシン（LPS）レベルが上昇することが明かとなっている。また、拘束ストレス時の末梢インターロイキン−6（IL−6）がLPSを中和するEndotoxin-Neutralizing-ProteinやPolymyxin Bの同時投与により消失することが報告されている。このことは、ストレス応答時に腸管粘膜の防御機能が低下し、肝門脈中に遊離される腸内細菌由来物質が肝臓の網内皮系（Kupffer細胞など）を賦活し、結果的にIL−6のような生体防御機能を持つ生理活性物質を誘導することを示唆している。先行研究では、菌血症が肝臓のNOSを誘導すること（Laskin et al., 1995）や、腸管のBacterial Translocationを尿中のNOx量が反映していること（Oudenhoven et al., 1994）、NOを含む種々の活性酸素のスカベンジャーとして機能しているビリルビンの酸化生成物の尿中濃度が水侵拘束ストレス負荷で正常の3～5倍に増加すること（中村ら、1995）などが報告されており、生体内で産生される活性酸素関連物質の量を測定することが精神・身体的ストレスの指標として有用であることが示唆されている。

前述したように、自然環境中の空気マイナスイオンの多くは$NO_3^-(HNO_3)m(H_2O)n$である（長門、1999）。このようなマイナスイオン化したNO核が生体内に入ることで生理的変化を起こすことは想像に難くない。一方、非炎症性の拘束ストレスやFoot Shock stress時に肝門脈中のエンドトキシン（LPS）レベルが上昇することが明かとなっているが、マイナスイオン化したNO種がiNOSやIL−6の産生を亢進し、また、NOを含む種々の活性酸素のスカベンジャーとして機能しているビリルビンの酸化生成物濃度を高めると仮定すれば、マイナスイオンがストレスを緩和したり、免疫機能を高めるという可能性も否定できない。

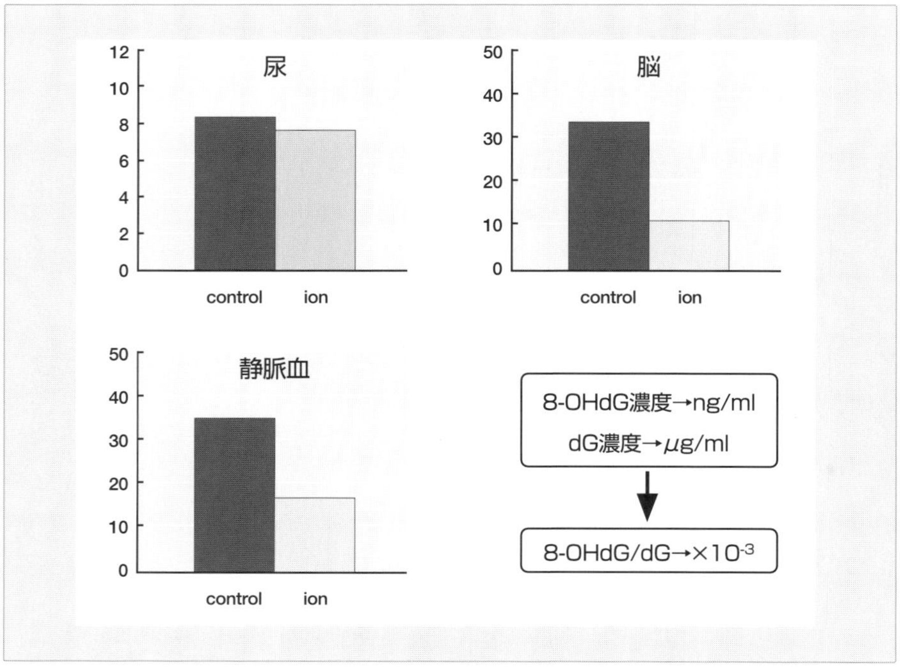

表ー8　8-OHdG濃度に対する作用

（琉子、高木、塩田、中郇：空気マイナスイオンは遺伝子損傷を防げるか？［未発表データ］）

- ラットにマイナスイオンを1週間曝露しながら飼育した後の尿中、脳内、血中の8-OHdG/dG
- マイナスイオンには遺伝子の損傷を防ぐ作用があるのではないか？
- がんの発症率を低下させる？
- しかし、例数を増やして更なる検討が必要

12. おわりに

最近、マイナスイオン研究に新しい息吹が感じられる。例えば、Iwamaら（2002）は、手術後の患者に水破砕式マイナスイオンを曝露し、4時間後に乳酸値の低下や動脈血のpHの上昇が認められたことを報告している。彼らはマイナスイオンによるSOD（スーパーオキシドジスムターゼ）活性の増加、SODによるミトコンドリアの酸化的リン酸化の亢進が乳酸値低下の原因と考えている。また、マイナスイオンによる血液のアルカリ化にともない赤血球の変形能が増加し、赤血球が狭い毛細血管をスムーズに流れ細胞の隅々まで酸素を運搬したことも関係していると述べている。また、中郇と矢野間（2002）は、水破砕式マイナスイオン曝露によりマウスのがん細胞に対するNK細胞の障害活性が増加したこと、胆がんを皮下に移入したマウスのがん細胞の増殖が抑制されたこと、および生存日数が延びたことなどを報告している。彼らはマイナスイオンが赤血球膜をマイナス帯電させ赤血球の凝集を妨げることによってリンパ球に対するストレスが緩和され、NK細胞活性に好影響を与えた結果、がん細胞増殖の抑制が生じたと考えている。また、予備実験の段階ではあるが、最近、我々は活性酸素によるDNA酸化で生ずる8−OHdG（8−ヒドロキシデオキシグアノシン）濃度が1週間のマイナスイオン曝露によって減少することを発見した（琉子、高木、塩田、中郇、2002）（**表ー8**）。この我々の実験結果が正しいと仮定すれば、この結果は酸化によって生じた遺伝子損傷をマイナスイオンが抑制することを意味し、マイナスイオンによって胆がんの増殖抑制が認められたとする結果と考え合わせると非常に興味深いものである。（**図ー7、表ー9・次頁**）

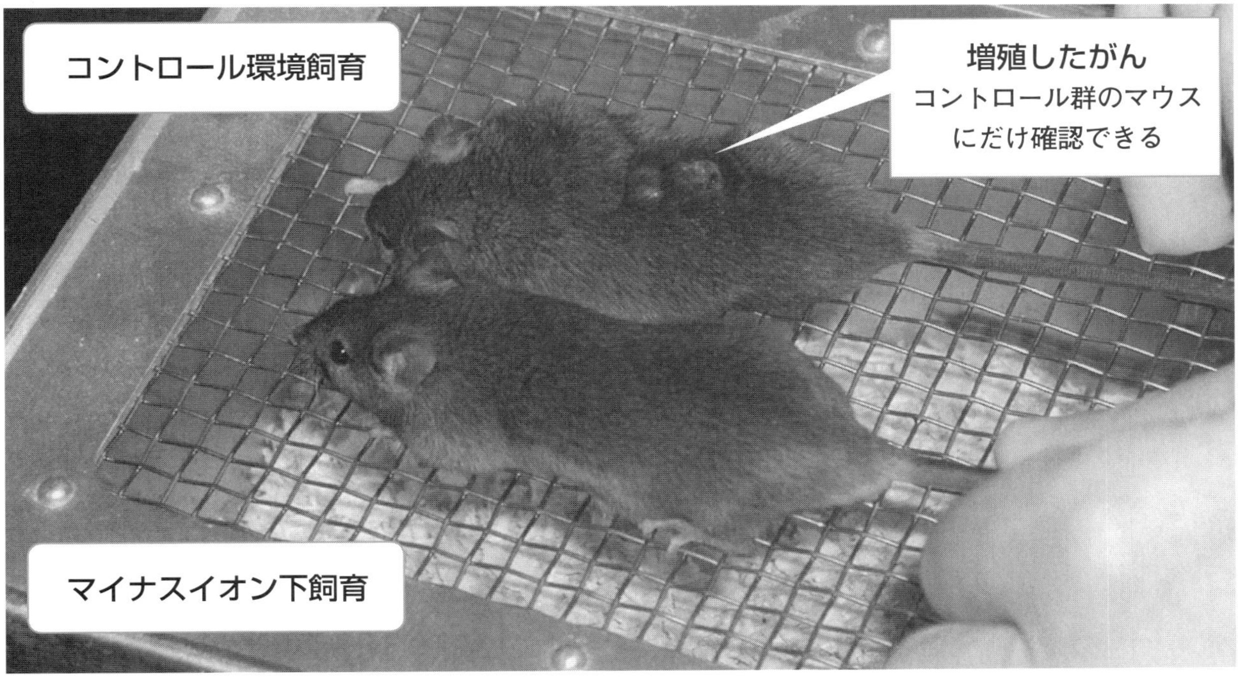

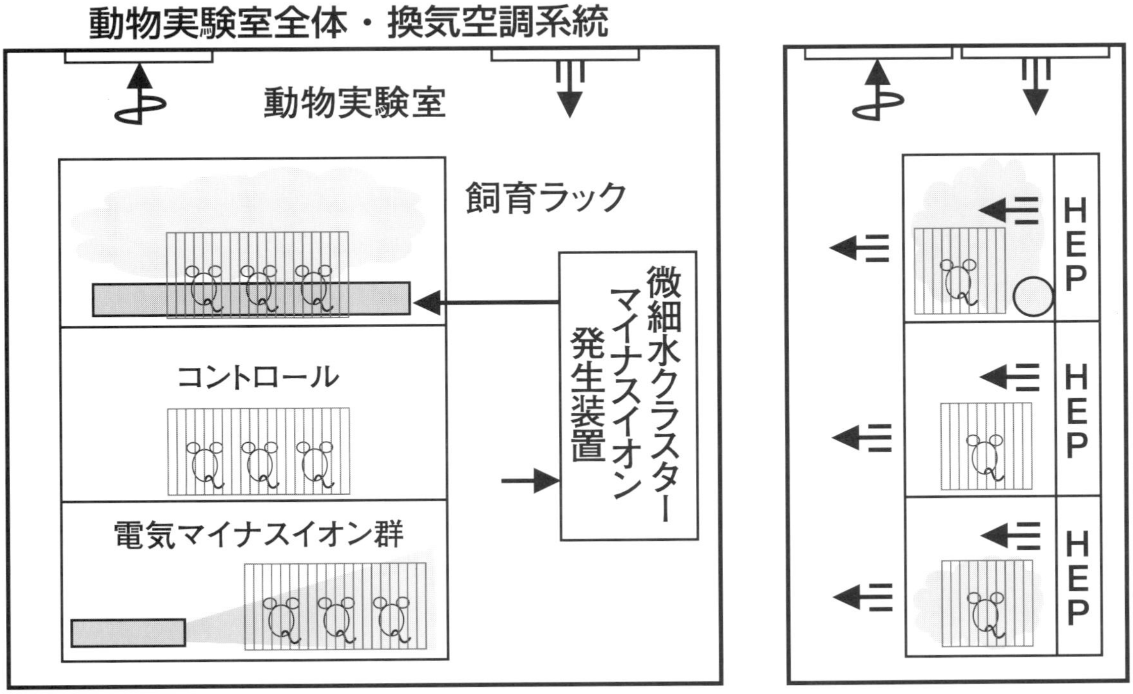

図ー7　がん細胞の増殖を抑制する効果

（矢野間、広瀬、円谷、小西、長、小林、西連寺、本橋、中部：日本バイオセラピィ学会学術集会、2001.12.7）

- コントロール群のマウスに比較して胆がんの増殖が抑制された
- マイナスイオンによるNK細胞のがん細胞に対する障害活性が増加したことが原因

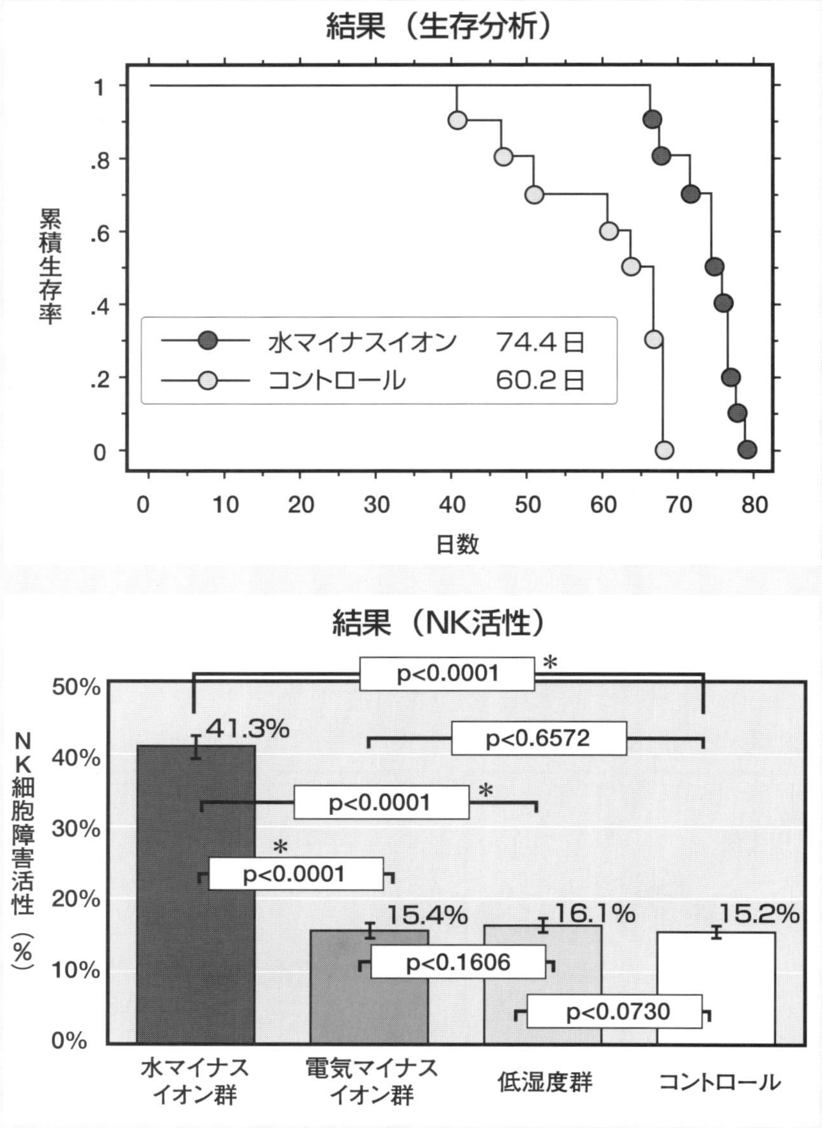

表－９　がん細胞の増殖を抑制する効果

（矢野間、広瀬、円谷、小西、長、小林、西連寺、本橋、中邨：日本バイオセラピィ学会学術集会、2001.12.7）

- 平均生存日数は、コントロールに対して水マイナスイオン群では、Kaplan-Meier法による検定の結果、有意な延命を認めた

- 水マイナスイオン群では、NK活性が有意に上昇することを確認した
- 電気マイナスイオン群および低湿度群ではいずれも、NK活性の上昇は認められなかった

このようにマイナスイオン研究も少しずつではあるが進化しているようである。しかしながら、基本的なところで依然解明されていない問題が多いのが現状である。例えば、人工的に発生したイオンの正体は何であるのか、筆者が本稿において推測した作用メカニズムは正しいのか、イオン濃度によって作用が異なるのか、作用に対する至適濃度があるのか、などである。これらの問題を解決するには異分野の協力が必要なことは言うまでもない。また、昨今のマイナスイオンブームも空気イオン研究の発展という観点から考えると危険性を孕んでいる。空気マイナスイオンに関する研究には百年以上の歴史があり、世界各地の研究者が

生体に及ぼす影響についてデータを提供している。しかし、現在販売されている商品の多くは、こうした過去の実験データだけを参考に効能、効果を表記している。少なくとも自社商品の発生するイオン濃度、その際使用したイオン測定器、生体に対する作用などを吟味したうえで販売すべきと思う。

現在のマイナスイオンブームは、いずれ終焉を迎えることになるかもしれない。しかし、最近のマイナスイオンに関する研究は、従来の研究に比較して実験の手法、実験に使用された機器や環境などが厳密に制御されて行なわれている。このようなデータは確実に未来に受け継がれ応用されていく。現に一部の医療機関ではマイナスイオンが患者の治療やQOLの向上に応用され始めようとしている。また、農畜産関連では農作物の育成、家畜の成長促進、感染予防などに応用される可能性がある。さらに室内環境や宇宙ステーション内環境の向上、穀物や生鮮食品の貯蔵技術向上などにも寄与すると考える。

ch.1-2

「大気イオンの生物作用と治療効果」(要約)

M.A.バレンスエラ、1983
スペイン王立医学アカデミー

環境が人間に影響することは疑いようもなく、人間が健康でも病気であっても、環境は人間の生物学的・心理学的状態を左右している。フランスの生理学者クロード・ベルナールがすでに指摘しているように、「人間はみな、自らを取り巻く環境に従属している」わけで、現在においても医学知識の中で、生気象学は重要な位置を占めている。

気象要因は１次的要因と２次的ないし従属的要因が組み合わさって、人間に影響を及ぼすため、その相互作用が気象要因のもたらす結果の予測を難しくする最大の原因となっている。この点について、パリ大学気象学部の技師長ブリシャモーは、実際的価値のある結論に達するためには、被験者の生物学的・心理的特性を考慮しながら、科学的データを“芸術的に”処理して、統計、見通し、直感、論理を“慎重に”統合することが必要であると語っている。1978年末「気候と人間活動」と題する一文を王立アカデミーに寄せたダンタン博士は、幾つかの気候要因のもたらす影響とその全体的作用を的確に指摘している。

空気イオンについては、1920年代にとくに際立った研究がなされ、ドイツでは、デサウアー、ハペル、エドシュトローム、クシュター、ロシアではチジェフスキーとその共同研究者、日本では木村とその共同研究者、アメリカでは、ブラウン、ヤグルー、ハーリントン、クーらが先駆者であったが、彼らの用いた技術と手法は厳格とは言えなかった。第２次世界大戦の勃発によって、研究は中断を余儀なくされ、空気イオンの分野で重要な論文が再び世に出たのは1950年代、60年代であり、アメリカではコーンブルー、クルーガー、ピアソル、スペルサー、グリフィン、スミス、ソ連では、ミンフ、ヴォルコフ、カシューク、バラノヴァ、ブラトフ、イスラエルでは、スルマン、ダノン、ヴェラー、プファイファー、レヴィ、オランダではトロンプ、イタリアでは、グァルティエロッティ、ガルジュッロ、メメオ、ソリメーネ、フランスでは、リヴォリエ、バドゥレ、ギェルムらが主要な研究者である。

すべての研究成果が完全に相容れたわけではなかったが、まさに違いこそが次の研究と再検討を促し、空気イオンの実際的価値づけをする試みへと促してきた。そしてすべての事例において議論の余地がないのは、“イオン化”は中性の原子ないし分子による“電子の放出”で起こり、この電子の放出と他の粒子による取り込みから、プラスないしマイナスのイオンが形成されるという点である。量的に少ないイオンは多種あるが、“1次生成物”として最も重要なイオンはCO_2^+、H^+、N^+で、“2次生成物”ではO_2^-、OH^-であるという点である。

イタリアのガルジュッロ、メメオ、ソリメーネらによれば、イオン化を生じさせる最も重要な“要因”は電磁波、放電、白熱等であり、それらは“自然のイオン化要因”と“人工のイオン化要因”の2つに分類できる。自然のイオン化要因には土壌からの放射線、宇宙放射線、電界、標高、大気圧、気流、湿度および降水（暴風雨)、日射（紫外線照射)、月の位相がある。暴風雨ではそれに先立つ何時間はプラスイオンが優位となり、嵐後の何時間かは反転してマイナスイオンが優位となる。日射の紫外線はマイナスイオンを増大させる。シュライバーによれば、新月後24～72時間と満月の間は空中の電荷が大きく増大する。人工のイオン化要因では大気汚染、煙、ガス、暖房や空調、機器および人工繊維の摩擦などが大きな位置を占めている。

これだけのイオン化要因があるにもかかわらず、大気のイオン化の度合いは非常に小さく、空気$1cm^3$あたりの分子27×10^{18}個のうちイオン化されるのは数百個から数千個にすぎない。一般に見られる数としてはプラスイオン500～3,000個/cm^3、マイナスイオン400～2,000個/cm^3とされ、プラスイオンが20％優位となるがこの5：4の割合の数値は容易に変化する。

自然のイオン化要因でとくに際立っているのが“悪魔の風”とか“魔女の風”などと呼ばれる局地風でありオーストリア、スイス、南ドイツに南の山から吹き下ろす熱風「フェーン」をはじめ、北アフリカからイタリアに吹きつける砂まじりの熱風「シロッコ」、南フランスでローヌ渓谷から海へと吹く乾いた冷たい北ないし北東風「ミストラル」、イスラエルの「シャラフ」、カリフォルニアの「サンタ・アナ」、アンデス山中のクジョ地方からアルゼンチンの大草原に吹く熱風「ソンダ」、スペインのアンダルシアの東風、カタルーニャの北風などがあげられる。これらの風は大半が熱く乾いておりいずれもプラスイオン優位の著しいイオン化を引き起こすため、天候に敏感な人々は風がやって来る何時間か前から不快感、偏頭痛、イラつき、身体の痛み（とりわけリウマチのような移動性の痛みの悪化）を覚え、さらには心理面・行動面に変化が起きる。こうしたことは中東の幾つかの国やスイス、イタリアにおいてさえ判事は特定の犯罪に関して、このような風を情状酌量の要因としている事実からも裏づけられる。

イオン化の人工的要因としてはある種の暖房や空調設備、作動時に摩擦を生じるモーターやその他の機器があげられる。電熱機器を製造販売するWesix社のヒックスらは、同社の設置した輻射暖房機が作動する室内に長時間いたユーザーから、身体の不調を訴える苦情が出たためにスタンフォード大やカリフォルニア大のクルーガー教授に依頼して、この問題について研究した。その結果、輻射暖房機が空気中のプラスイオンを増加させていたことが明らかとなり、部品の素材と設計を変更することで、苦情の回避を図った。その後、ある種の空調設備が、敏感な人々にさまざまな不調をもたらすこと、それが輻射暖房機の場合と同様に空気イオンのバランスの変化に起因していることが認められた。さらにモーターや機器の稼動など摩擦を生むすべての物事がプラスイオンの優位を生み出すことも確認された。

こうした現象は閉鎖空間や職場に限らず、大都市や工業団地でも生じうる。実際、ブダペストでは公園や空き地のイオン化は正常である一方、都心部のイオン化の度合いが少なく、プラスイオンの優位が４：１ないし５：１の比率であり、明らかに身体に良くない数値に達していることが明らかにされた。同様の結果は1972年ブダペストでの国際シンポジウムで、ポーランドのティッカが報告している。それによれば650ヶ所の職場（大半は首都ワルシャワにあるオフィス）の空気中のイオン化の度合いを測定したところ、勤務時間終了後に暖房が無く街路に面した窓で換気を行う職場では屋外に比べて92％、暖房があり窓で換気を行う職場では74％、空調設備のある完全に密閉した職場では51％まで低下していたという。

事例は空気のイオン化を全体として扱っているが、これらと似通った調査をニューヨークの集中空調設備を備えたオフィスで行った研究によって、勤務時間終了時におけるイオン化が全体として大きく減少することと、プラスイオンが非常に優位になることが明らかにされた。イギリス環境技術協会には、都市部と工業地域での測定から得た同様の結果から、暖房や空調などの設備が人間の健康に及ぼしうる危険性が報告されている。

空調を備えた閉鎖空間（旅行や運送のための自動車、列車、飛行機のキャビン等）におけるイオン化についての研究によれば、そのような空間でもやはりイオン化が全体として減少し、プラスイオンが著しく優位になるという。この状態は敏感な人々に、心理的作業能率や外部刺激に対する感受性の低下をもたらし、さらには罹患率、心的動揺、不快感、偏頭痛などを増大させ、ある種の緊張状態を生む原因となる。これは都市に住み程度の差はあれ狭い空間で働きさまざまな移動手段で移動を余儀なくされている人々は、心理面や身体状態に好ましくない作用を及ぼしうるイオンバランスの変化した空気に曝されている可能性を示唆している。

このような懸念と予想される影響から、微小気候の作用についての研究が空調つきの模擬キャビンで始められ、正常なおよび敏感な被験者の空気イオンに対する反応の測定データがスイス旅行クラブ、イギリス自動車協会、ハンガリー航空業協会その他の組織やドイツのメルセデスベンツ社によって集められた。その結果、プラスイオンの増大は有害であり、マイナスイオンの増大は身体の不調の原因ではなく、プラスイオン優位のもたらす作用を中和しさえすることが明らかにされた。こうした作用は飛行機の乗員、乗客に対しても同様に起こりうることであり、空気の変化に敏感な人間、とくに心臓、呼吸器、血管等の疾患をもつ人は特定の不調を訴える可能性があると指摘された。しかし、連邦航空管理局の研究者たちは、飛行機内部の環境におけるイオンの変化が乗員や乗客の健康に危険となる可能性は認められないとの考えを示した。但し空気1cm^3当たりイオン数が1,000個以下でプラスイオンとマイナスイオンの比率が2：1となると、乗員の快適さと作業能率が損なわれるということは認めている。

行動に対するイオンの作用という点では、現代のサウナは原始的なサウナと異なっていることが環境中のイオン化と関連づけて指摘されている。原始的サウナでは、鎮静と平静化といった効能が特筆されるが、現代のある種の浴室では、これらの効能が少ししか認められないだけでなく、長い入浴時間が刺激的でイライラを生じさせる原因ともなる。ヘルシンキのタンペレ工科大学の技術者たちはこの問題に取り組み、それぞれのサウナの効果の違いを、電気的な加熱システムによって生まれたプラスイオンの極端な優位から明らかにした。

統計学的な客観データ

上記の事例はすべてイオンの作用を充分に明らかにしているが、より確かな統計学的立証を得るには主観的な訴えだけでなく、数値として表される指標を対照群との比較実験で確認しなければならない。プラスイオンないしマイナスイオンの優位な影響下と対照群で、一定の期間に、人間が仕事上で犯すミスの回数などの客観的なデータは、イオンの作用を研究するうえでより意義深いものとなる。そこで銀行、企業のオフィスその他さまざまな産業施設の従業員を対象に、上記のような立証実験を行ったところ、マイナスイオン化は調査期間中に起こったミスを平均30％減少させるという非常に好ましい結果が示された。

作用メカニズムの解明

こうした事実からも人体に対する環境中の空気イオン化の作用が立証され、イオンが生体のさまざまな機能に及ぼす作用メカニズムの解明の重要性が明らかになった。1960年のクルーガーとスミスによる実験的研究は初めて、空気中のプラスイオンの優位が、感受性のある器官のセロトニンレベルを大きく上昇させるが、同じ器官でマイナスイオンの優位がセロトニン放出を阻害し、セロトニンの代謝、5−ヒドロキシインドール酢酸への変化を促すことを示した。

この理論は多くの研究者から支持され、その1人のエルサレム大学薬学部のスルマン教授は1976年、物理学者、生物学者、気象学者からなる大規模な研究グループとともに通常の天候下と「シャラフ」が吹く時期にエルサレム市内の大気状態を調査し、シャラフの現れる24～48時間前には大気圧、気温、湿度などの変化は何も観察されないうちから、イオン計測値がすでに全体的に増加しプラスイオンが著しく優位になっていくことを明らかにした。

スルマンらはすでにin vitroの実験によって反応のメカニズムを研究し、シリコン処理した人間の血液は10分間プラスイオンを曝露するとセロトニンレベルが全血中で40％、血漿中で90％、赤血球中で50％、血小板中で240％上昇するのに対してマイナスイオン化はセロトニンレベルを全血中で−30％、血漿中で−42.5％、赤血球中で−41.7％、血小板中で−72.3％低下させることを明らかにし、マイナスイオン化がプラスイオン化に対する反応を防ぎうることを示していた。

スルマンらは最も興味深い結果を、「シャラフ」に敏感な被験者何百名かの調査から得た。シャラフの吹く時期、被験者たちは通常値に比較してセロトニンレベルを10倍と著しく上昇させたが、セロトニンからヒドロキシインドール酢酸への酸化力は2倍に上昇しただけであった。このような現象はいわゆる「クルーガー効果」ときれいに一致しており、感受性ある人間の侵害受容性、情動性、睡眠、自律神経機能にシャラフのような風が及ぼす作用を、「セロトニンいらつき症候群」として解明しうることを裏づけた。「セロトニンいらつき症候群」は75％の事例において、抗セロトニン薬（シプロヘプタジン、ピゾチフェンなど）や空気マイナスイオン化による良好な反応を示している。

シャラフの通過期には上述のようなセロトニンレベルの上昇を示す被験者の割合が最も高かったが、一定数の被験者に反応力の衰えを示すような症状の発現が認められ「消耗症候群」と名づけられた。その特徴として抑うつ、無関心、感情の欠如、身体能力の消失、外部刺激に対する反応の遅れ、低血圧症、低血糖症、脱力症などの症状があり、不安症や自殺に至ることさえあった。これらの症状は副腎機能の低下に起因しており、MAO◆阻害薬（イソカルボキサジド、メバナジンなど）の投与で良好な反応を示す。また頻度は少ないが頻拍、いらだち、震戦（ふるえ）等を主とする甲状腺機能亢進症の“欲求不満様”症状を呈することもあり、一般的に少量のプロピルチオウラシル（ヨウ化物取り込み阻害剤）、プロプラノロール（アドレナリンレセプター阻害剤）などで、良好な反応が得られる。他に代謝、エネルギー、さまざまな内分泌等にも変化が現れうることが指摘されている。

◆モノアミン酸化酵素

上述の症状の発現はもっぱら主観的であるがこの種の“風”の通過に敏感な被験者を対象にして、尿中へのさまざまな排出物についての研究が行われた。尿分析データを各物質について標準偏差と平均値をみると、「シャラフ」の前線通過と高温が、セロトニンと5−ヒドロキシインドール酢酸値を上昇させており、この反応はマイナスイオン化によって抑えられた。前線通過と高温はまた、副腎髄質の分泌ホルモンであるアドレナリンとノルアドレナリンの排出量を減少させているが、高温によるストレスに起因する排出量の減少が顕著である。17−ケトステロイドと17−ヒドロキシコルチコステロイドの排出量が変化し、前者は前線の通過とともに上昇し高温状態になると低下したが、後者は前線と高温の双方で上昇し高温での上昇のほうが著しかった。

このようなステロイド系の反応はアドレナリン、ノルアドレナリンの反応と同様に、事前ないし事後のマイナスイオン化によって変化することはない。ヒスタミンと甲状腺分泌ホルモンの一種チロキシンは風の通過、高温状態への移行に応じて排出量を上昇させており、被験者の45％はこの反応をマイナスイオン化によって抑えることができた。

スルマンらによるこうした検証結果は、ストレスに直接関係する神経ホルモン（セロトニン、5−ヒドロキシインドール酢酸、ヒスタミン、チロキシン）の分泌を尿分析で検証できることを可能にしたと同時に、1963年にロビンとディンフェルドに確認された「クルーガー理論」とも一致する。こうした反応ではスルースカンが提唱した理論、すなわち気道表面の上皮繊毛および微繊毛に対するプラスイオンの作用に基づくメカニズム理論も考慮しなければならない。気道は機械的浄化機能の他にも、生体エネルギーシステムに非常に重要な機能を担っているからで、電荷を捉えて電子をミトコンドリアの色素芽細胞システムへ受け渡す機能がある。この細胞システムで電子エネルギーがアデノシン三リン酸（ATP）のリン酸塩エネルギーに変換され、この変換の結果さまざまな現象が生じているからである。

イオン化装置

上記の事実は自然ないし人工的に生み出された空気イオンは生体に作用を及ぼすことを示しており、イオンの効果をin vivoおよびin vitroで研究する意味があることを裏づけている。世界のほぼすべての国で選択的イオン化装置が製造されていることもイオンの作用に関する研究を後押ししている。イオン化装置は基本的に“コロナ放電”を利用し、電圧を110～220Vから5,000Vまで上げることで電子エネルギーを上昇させ、電子の遊離を可能にしている。作り出されたプラスイオンがマイナスに帯電した網状の物体に捕らえられると、イオンの放出はマイナスイオンのみとなり、内蔵のファンによってマイナスイオンを吹き出すことが可能となる。

このような機器は非常に高い電圧（5,000V以上）と非常に弱い電流（mAの単位）を特徴とし、電気的絶縁体および自然の電界の乱れから生じる問題を避けると同時にオゾンおよび窒素酸化物の生成を減らしている。またプラスまたはマイナスのイオン化効果を科学的に厳密に研究するために、イオン濃度測定システムの存在も忘れてはならない。

殺菌作用

今までに行われた研究の中でチジェフスキー、クルーガー、スルマンとプファイファーらの研究が際立っているのは周囲の植物相に対する空気イオンの作用、とくにマイナスイオンの殺菌効果を明らかにしたからで、テルアビブ大のバラシュ教授も、連鎖球菌属とブドウ球菌属の寒天培地で空気マイナスイオンの殺菌効果の立証に成功している。いずれの事例でもこうした殺菌効果を生み出すには、プラスないしマイナスの電荷と細菌の直接的な接触が必要なことが明らかにされている。これは空気マイナスイオンの作用が環境中の他の粒子との間に生じる場合と同様、細菌に電荷が伝達されたことに由来することを示唆している。

マイナスイオンのより大きな効果は、マイナスイオンの大部分が“酸素イオン”ないし“活性酸素”なので、電荷による物理的作用と酸素による独自の生化学的作用の2つから説明できるように思われる。著者は共同研究者を得て「SP300型イオン化装置」を用いた実験を行ったところ、装置からの距離0.5～1.5mの実験用プレートでは毎秒7兆個のマイナスイオン化によってコロニー（連鎖球菌属、ブドウ球菌属、大腸菌群、フラボバクテリウム属、サルシナ属、酵母菌）の成長が抑制されることが確認された。成長の抑制は3時間で24％、12時間で56％、24時間で75％であり、これらの数値は先行研究での数値とほぼ一致した。

植物への刺激作用

さらに注目に値するメタディエの指摘によれば、18、19世紀にすでにさまざまな研究者が帯電した導体下では特定の植物が対照群に比べてより大きく生長することを明らかにしており、ブラックマンとレッグらは1923年に数千ボルトの電圧を加えた金属先端部からの放電にコムギ、オオムギ、トウモロコシなどを曝露してその刺激作用を明らかにすることに成功し、この作用はとくにマイナス電荷のイオンの放出によるとしている。

クルーガーとコタカはカリフォルニア大バークレー校での10年以上にわたる綿密な研究から、高濃度のイオンはプラスでもマイナスでも質的にも量的にも完全に制御された環境中の植物の生長と種子の生育を刺激すると結論づけた。高濃度イオン作用の特徴としては、茎および根の縦方向へのより大きな生長、乾燥重量の増大、シトクロームcおよび他の含鉄酵素生成の刺激、酸素消費量の増大がある。これらの変化は葉緑体のアデノシン三リン酸（ATP）代謝を促進するため、ATPが存在する葉緑体を暗所で、プラスないしマイナスイオンに曝露すると、葉緑体の機能が増大することを明らかにした。

イオンがないか非常に低い濃度で行った同一の実験では、上述とは反対の作用が明らかになり植物の状態は通常どおりであった。クルーガーとコタカらはさらに植物の生長に及ぼすイオンの作用メカニズムを解明して、イオン化の作用が何らかの特別な効果によって生じるのか、プラスないしマイナスのイオン化に起因する弱い電流による作用に過ぎないのかを明らかにする実験を行い、イオンの作用がイオン化そのものによるもので電流が流れることは何の効果ももたらさないことを明らかにした。

さまざまな植物に対する同様のイオン化の効果は栽培用チェンバーや温室の明暗条件を変えて行った研究でも確認されており、ほとんどの実験で空気イオン下では対照群に比べて植物は全重量に著しい増大を示したが、乾燥重量での違いは有意ではなかった。温室の植物ではこのような効果はより小さな形でしか認められなかった。より顕著な生長の他に実験群の植物では寄生虫（害虫）がつかないことも確認された。

細胞培養および組織培養に対するマイナスイオンの作用

マイナスイオン化の作用はさらに細胞培養や組織培養についても研究が行われている。動物実験では心臓その他の器官の組織片に対する刺激効果として繊維芽細胞の成長と増殖が確認され、プラスイオンは対照群と比べて有意な差異を何も生み出さないことが明らかにされた。同様の結果はニワトリの発育初期の何週間かにおける生育でも確認されている。マイナスイオンは実験動物のさまざまな生体機能に、目立った効果を及ぼさないがラット、モルモット、ウサギなどの気管粘膜に対するイオン効果は、in vitroおよびin vivoの実験において際立っており、気管の繊毛運動をプラスイオンが抑制したのに対してマイナスイオンは刺激し、表面粘液の移動速度を増大させることが明らかにされた。この結果はさまざまな研究者が支持したが支持しない者は否定的な実験結果を得ていた。フランスのバドゥレらは高精度の光オシログラフィー技術を用いたにもかかわらず、対照群との差異を測定するには至らなかった。

極性とヒトへの作用

内分泌活性化作用としては性腺、副腎、甲状腺機能を刺激する効果が確認されており、プラスイオンの優位が生物にストレスを与えることは注目に値する。第2次世界大戦後、ソ連のミンフらによる何年間かの研究では男女の運動選手の身体能力について厳密な分析を行ったところマイナスイオン化が身体能力を高め、強度の筋肉運動からの機能回復時間を短縮し、身体的・心理的状態が改善した。

スポーツ競技会でソ連の選手が達成した目覚しい記録も、こうしたイオン作用があってこそ納得がいくという。さらにマイナスイオンの作用下では、被験者の脳波が変化することも忘れてはならずα波の周波数と振幅が小さくなる。同様の結果はイスラエルの精神病院の患者を対象とした調査でも確認されており、さらに後頭知覚野の脳波が前頭概念野へと広がり、両半球の広範な同期化が認められている。これらの効果が健常な人間にマイナスイオン化が及ぼす最も顕著な作用とすれば、マイナスイオン化の適用にまったく問題はないが、治療的観点からマイナスイオン化がもたらす利益の程度を見極めることは重要である。

マイナスイオン化の治療的作用に関する著作は数多くあり、すでに1930年代にその有用な効果と空気プラスイオン優位がとくにイオン化に敏感な人間に及ぼす好ましくない効果について、多くの研究者によって明らかにされており、なかでも際立っているスワンガードの著作では1930～45年間にドイツで空気マイナスイオン治療を受けた患者30,000人のデータがあり、80％以上の患者に良好な結果が認められている。

イオン治療法がはっきりと効果を現す疾患としては呼吸器疾患、とくに気管支喘息、顕著な痙攣と発作を伴う慢性気管支炎が挙げられている。ペンシルベニア大学病院とフィラデルフィアのフランクファード病院での調査では、毎日30分間２～３回マイナスイオン化の下に置かれた患者の63％が好ましい成果を示した。エルサレムの小児病院では喘息の小児38名に空気マイナスイオン化の効果を検討して、この治療法の有効性が明らかになった。

1968年ミラノで開催された国際イオン学会議でレニングラード大学教授ブラトフは、喘息患者3,000名にこの治療法を適用しその有効性を検討したところ、患者の90％に症状の改善、55％に重度の発作の消失、35％に発作程度の縮小が認められ、効果がなかったのは10％だけであったという。同様の好ましい結果はフランクフルトの診療所の多くの患者でも得られている。治療では経験的に患者それぞれの感受性に合わせることが望ましいとされており、症状の悪化という反応を避けるには低濃度ないし中程度の濃度を用いることが望ましい。ブラトフによれば症状の悪化は高濃度のイオンの下に置かれた患者の15％に認められたという。

呼吸器疾患に対してマイナスイオン化の好ましい作用はある程度、噴霧療法、噴霧器などの有用性とも、保養施設での温泉療法の効果とも関連づけられる。ソ連で明らかにされたように保養地では空気1cm^{3}当たりのマイナスイオン濃度が並外れて高く、通常の環境中における濃度の50～100倍を超えている。このような高いイオン濃度は、マイナスイオンが長く存在することを可能にするきわめて清浄な空気、環境中の高い放射能、水分子の極度な分裂、自然の降水や滝、等によって、あるいは生成された微細な水滴にマイナスの電荷を与える噴霧器によって、発生するのである。

実際のところマイナスに帯電した水の微細な小滴を用いることは、呼吸器のさまざまな疾患治療に広く使用されている技術である。水の微細な小滴を40年以上も前に治療に利用したダラスのヴェフナーによれば、好ましい結果が20％、非常に好ましい結果が43％あり、治療を受けた患者60％以上に症状の際立った良好な変化が見られたという。

以上の研究や科学的報告はすべて空気マイナスイオンが喘息や気管支炎の治療に有効なことを裏づけているが、空気イオン化の作用が充分に検証されているわけではないとして慎重な態度を取る研究者もいる。フランスのバドゥレとギェルムはこの点に関して、前述した研究の多くが真の科学的厳密さを欠き使用したイオン濃度の正確な測定も環境条件全体の制御もされていないばかりか、実験計画および実験結果の判断にすら疑わしいところがあるとまで述べている。

マイナスイオン化の重要な適応症としてはほかに火傷、潰瘍、瘢痕形成がある。フィラデルフィアのノースイースタン総合病院ではコーンブルーの指導下に、6ヵ月間、熱傷患者187名の損傷部の治療に数人の臨床医が当たり、49名を病院の通常手続きによる治療を受ける対照群とし、残り138名に同様の治療のほか空気イオン浴をさせた。結果はイオン浴治療を受けた患者の57.3％が客観的にも主観的にも明らかな改善を見せたのに対して、対照群で同様の変化を見せたのは22.5％にすぎず差異の有意性（$p<0.001$）から、マイナスイオン化に著しい鎮痛、鎮静効果や、全身的な改善効果があることが示された。

この結果はアメリカやイギリスの科学界に広く知られることとなった。なかでも同病院ですでにイオン療法に携わっていた外科医長ミンハートは、イオン治療法がさまざまな瘢痕形成の過程にたいへん有効なことから、非常に素晴らしい療法と考え病院の術後回復室にイオン化装置を備えつけるべきであるとした。同様の主張は1968年ナポリで開催された第5回国際サイバネティック医学会議で、ニューヨーク州ベッドフォードのベックマンが行い床擦れによる潰瘍の治療にマイナスイオン化、より具体的には酸素イオンが好ましい作用を及ぼすことを明らかにした。

マイナスイオンの作用は以上のように明白であったが作用メカニズムの解明は困難である。しかし空気中のマイナスイオンは大部分が酸素イオンないし活性酸素なので、オキシダントあるいはエネルギーの伝達役として振る舞うことで瘢痕形成過程に改善をもたらしていると考えることができる。さまざまな外傷で損傷をこうむった部位では、セロトニンの強い放出があるがマイナスイオン化によって部分的に阻害されることも認められている。

マイナスイオン空気の抗汚染作用も考慮すべきで、この作用は火傷、潰瘍などの経過に好ましい影響を及ぼす。空気マイナスイオンの適用が重要な領域としてはほかにヒトの行動があり、マイナスイオン化によってヒトの行動は何らかの変化を来すことが立証されている。この点についてはプラスイオンの優位を伴うある種の局地的な“風”がヒトの行動を大きく変化させ、そうした作用を受けた患者の75％は、マイナスイオン化の適用によって対抗できることに注目すべきである。また反応時間、心理運動能力に関する論文も、それらが被験者の潜在的な反応能力に大きく左右されるとはいえ考慮に値する。

マイナスイオン化による実際的な効果として、注意力の持続が必要な仕事に携わる人々の生産効率の向上がある。例えばヨハネスブルグのスタンダード銀行では、電算およびコンピューター部門にイオン化装置を設置して、オペレーターのミスを2.5％から0.5％に減らせたうえに大部分の従業員が勤務時間内に調子がより良くなったと答えている。

動物実験およびヒトで調べた脳波研究によってとくに強い興奮状態にある場合、マイナスイオン化は鎮静効果をもつことが明らかにされた。休息時や夜間に興奮状態が認められる場合は空気のマイナスイオン化はその発現を抑えながら、より長くて深い睡眠を誘発させる。まさにこの鎮静作用のためにさまざまな緊張性症候群、特定の神経症、不安状態の治療に、マイナスイオン化が補助的治療法として提案されてきたのである。イタリアではイオン治療で不安神経症患者の80％に好ましい反応が認められ、同様の結果はフランス、ドイツでも得られており、これらの事例の多さが神経症のさまざまな領域にマイナスイオン化による好ましい反応が認められることを裏づけてもいる。

こうした効果で重要な役割を果たしているのが、マイナスイオン化によって引き起こされるセロトニン作動性の変化であり、この変化が鎮静作用をもたらしている可能性が指摘されている。しかし、個々のヒトの行動における根本的要因も、空気マイナスイオン化の生体に対する効果も完全に解明されたと言うにはほど遠いがゆえに、上記の効果をすべてセロトニン作動性の変化というメカニズムによると断言はしがたい。

空気マイナスイオン化の応用という観点から興味深い治療には他に、さまざまなタイプの頭痛、とりわけ偏頭痛の治療における利用がある。局地的な風（フェーン、シロッコ、レヴァンテ等）の通過前後の何日かに、敏感な人間に頻繁に見られる偏頭痛は、セロトニン放出の亢進によるとされているだけに、空気マイナスイオン化の適用が妥当なのである。セロトニン放出の亢進が認められる人間には、マイナスイオンは非常に好ましい作用をし、すべての偏頭痛の事例に対して、非常に有望な治療法としてマイナスイオン化の利用が勧められるまでになった。

空気マイナスイオン化は神経学、精神医学、自然人類学の最前線に位置するような自律神経系のさまざまな神経機能の異常による症状の治療に利用されている。これらの領域では、非常に好ましい結果が得られている患者の割合が高いが、それをプラシーボ効果の為とすることはできない。何故なら効果は通常すぐ現れるわけではなく、１クール以上の治療を必要とするうえに得られた改善が時には何ヵ月かそれ以上長く続くからである。

神経機能への好ましい作用はマイナスイオン化の調整作用によるとされているが、これは健常な人間に反応が見られないことに対する説明にもなる。この点に関して非常に重要なことは、正常血圧の人間に対してマイナスイオン化は何の作用も示さないが、高血圧患者や、作用の程度は小さいとはいえ、低血圧患者には好ましい作用を及ぼすという指摘である。悪性でない高血圧症を対象に20～30日間、1回15～20分で1日に何度か空気マイナスイオン化を適用して、血圧の顕著な降下と関連する症状（頭痛、耳鳴、めまいなど）の改善が得られてもいる。

これらの事例は特定の疾患領域の治療へのマイナスイオン化の適用の可能性ばかりか、衛生学的観点からも好ましい効果を得る可能性を示唆している。モスクワ大学衛生学の教授ミンフは密閉した室内でマイナスイオンを豊富にすれば、環境の快適さの度合いを高め、さまざまな障害を予防すると強調している。こうした衛生学的効果はその空間の利用者数、タバコその他の原因による煙の量、塵埃の量が大きいほど明らかに現れ、しかも広義で密閉という概念に当てはまる場合に、より明らかな形で現れる。それは空気中の小マイナスイオンを捕捉する力をもつ個体微粒子の含有量が、そうした状況下では非常に大きいためプラスイオンが極端に優位になっており、この不均衡が異常の原因となっているからである。この場合、適切な濃度（10,000～100,000個/cm^3）の人工的マイナスイオン化によってプラスイオンの優位を打ち消せ、さまざまな粒子（とくに鉱物性の塵埃、煙、微生物）に電荷を与えて、床や壁への付着を促し空気の清浄度を増すことが可能である。

マイナスイオンの空気清浄効果はすでに言及したように、実験によって立証されておりさまざまな工業、商業、金融機関、さらには個人の住宅、乗り物にも利用されているが、マイナスイオン化の利用がより際立っているのは病院と実験室であることは言うまでもない。病院や実験室では環境の“清浄化”が非常に重要であり、イオン化によっていわゆる“清潔な部屋”を確保している。こうした部屋の清潔さはとくに疾患、年齢その他の条件で自然の抵抗力が落ちた器官に再発する可能性のある多くの疾患の経過に好ましい影響を及ぼす。

最後に環境のイオン化に関連して、非常に重要な報告としてフェーンが吹いている時に手術を受けた患者には高い確率で血栓症や塞栓症などが現れることが、ドイツのフライブルグ大学神経科教授レーンとやはり他の神経科の外科医たちによって確認されたというものがある。レーンはフライブルグから約30kmのエッテンハイムで神経外科医長となってから、自らの患者の術後経過がフライブルグでの時と驚くほど異なり常にまったく普通であることに遭遇し、その好ましい違いを説明するのは環境条件のもたらす影響であると考えた。しかし環境の作用に関する研究からは、エッテンハイムの住民が困惑している原因、つまり工業プラントが排出する赤みがかった煙がある種の汚染を引き起こしていること以外は判らなかった。

この汚染問題は住民が工場長に対して煙突にフィルターを付けるようにさせてから空気の清浄さが上がったが、同時に術後の合併症が増えてフライブルグと同じ割合にまで達したのである。この赤みがかった煙は、高い放射性物質の燃焼で生み出された大きなマイナスの電荷を伴っていることが、すでにシュピッツァー博士によって明らかにされていたので、プラスイオンの電荷の高まるフェーンが術後の合併症の発生を促していたこと、マイナスイオンの豊富さがその好ましくない作用を打ち消していたことが明らかになった。

以上述べてきたイオンの作用について土台となる根拠はいまだ明解ではないが、事実の裏づけがあるだけに重要であることは言うまでもない。根拠の不明さは人間が知っている以上のことが可能なことの完全な証左に他ならず、ウェルギリウスが「ものごとの由縁を知るに至る者は幸せである」と述べているように、今後の研究を促しこそすれ否定ないし懐疑を助長させることでも決してないことを示唆している。

Armijo Valenzuela M
Significación biológica y terapéutica de los iones atmosféricos
An R Acad Nac Med (Madr), 1983, 100:4, 635-68

ch.1-3

「保養地における空気マイナスイオン療法」(要約)

I.N.マリシェヴァ、1964
モスクワ医学口腔病学インスティチュート

今日、多くの国々で生気象学に対する関心が高まっている。ソ連もそのひとつであるが、我が国における生気象学に対する関心は新たに開拓された地方への移住者の順応という問題と結びついたものとなっている。そして大気イオン化というこれまで省みられなかった要因のもつ、生物学的作用の可能性についての研究に大きな関心が寄せられている。

大気イオンの持つ生物学的意義について研究することの妥当性は疑問の余地がない。近年、大気条件の影響下で生じる生体の生理学的変化は温度、湿度、大気圧などの気象要因によっては、完全に解明されない場合が多いとするデータが多数蓄積されている。このようなことから大気のイオン化に対して関心が集まるようになった。大気のイオン化は我が国および諸外国の研究結果によると、人間の生活機能と健康状態に対して一定の役割を果たしているとされている。

我が国でこの問題に関する観察を最初に手がけたのは物理学者ソコロフであった。ソコロフの業績は大気イオンの生物学的作用についての研究の発展に大きな役割を担うこととなった。保養地の空気の電気的状態を対象に行ったソコロフの膨大な観察結果は、多くの病人の主観的感覚および健康状態と符合するものであった。ソコロフは大気イオンが生体に対して作用する経路を検討するにあたって、第一に呼吸器官、そして次に皮膚を挙げた。

生体と空気環境との間に電気的なやり取りが存在し、大気イオンがこのやり取りの仲立ちをしているとのソコロフの考えは、スウェーデンの著名な気象物理学者ドルノ、それからヴァシリエフの支持するところとなり、またウインザーとベケットによって実験的に立証された。ソコロフの研究は医師、とりわけ転地療法学者の間に大きな関心を呼び起こし、数多くの保養地において生体に対する作用を解明する目的で、空気のイオン化状態が測定されたのであった。それらの観察結果はミンフによりまとめられている。

開けたところの清浄な大気ではふつう空気1cm^{3}あたりおおよそ1,000個しか存在しない小イオンが、多くの保養地においては1cm^{3}あたり2,000～3,000個ないしそれ以上観測されるということが確認された。カフカス鉱泉グループに分類される広く知られた海洋保養地（ピャチゴルスク、キスロヴォドスク）では、小イオン濃度は1cm^{3}あたり1,500～3,700個の範囲に入るのがほとんどである。カフカス地方のソチおよびマツェスタでも、黒海の沿岸でこのような高濃度の小イオン（2,300～2,500個/cm^3）が測定された。クリミア半島の南岸に位置する保養地でも、小イオン含有量が空気1cm^{3}あたり850～3,360個と上昇しているのが観察された。

アルメニア、アゼルバイジャンの保養地、リガの波打ち際、シャフラノバ（バシキール共和国）、ベロクリハ（アルタイ共和国）、スタラヤ・ルッサ（ノヴゴロド州）では、夏季における小イオン数が1cm^{3}あたり2,000個を上回った。レニングラードの保養地区では通常は小イオン数の上昇は見られなかったものの、特定地点（セストロレツク）では空気1cm^{3}あたり2,900個まで達していた。中央アジアの諸共和国ではこれよりもさらに高濃度の小イオンが観察されている。空気イオンの平均値が空気1cm^{3}あたり2,500～7,200個で、滝に近い地点や渓流の岸辺では小イオン数が1cm^{3}あたり数万個に達することが多い。また当然予想されるように、エリブルス山の頂上や、タジキスタンの高地でも、大きな平均小イオン数（空気1cm^{3}あたり2,570～3,600個）が確認されている。渓流の岸辺では、イオン数は1cm^{3}あたりおおよそ15,000～20,000個となる。

保養地における小イオン濃度の上昇は様々な条件に左右される。それら条件のうちの一つであり、そしてすべての保養地に共通していることとして、空気の清浄さ、すなわち小イオンの凝集核となりうるような様々な粒子が存在していないということがある。地理的条件も局所的ではあるが非常に大きな意味を持っている。我が国の保養地の多くは程度の差はあれ山岳地方に位置しているが、山塊の岩石の構成が大気イオン化の度合いに大きな影響を及ぼしうるのである。

Климатофизиологическое значение ионизации воздуха
Малышева ИН
Vestn Akad Med Nauk SSSR, 1964, 19, 83-89

ch.1-4

「空気イオンからみた保養地の適性」(要約)

A.P.シシティリン、S.S.セヴェリノフ、
D.L.ペレルムテル、M.D.ヴィルコ、1984
クリミア医学研究所

大気中に電界が生じるのは、空気中および地表に存在する電荷の作用の結果であることが知られている。呼吸器に対する大気中の電気の影響といえば、それは何よりもまず空気イオンのことである。黒海の保養地における空気中の電荷が小空気イオンおよび単極性係数の測定に限って検討された。また実験室内でミクリ型イオン化装置を用いてグルズフ地域で採取した海水を霧化し、海水の小滴が電荷の極性に及ぼす影響を解明することも試みられたが、エアロゾル濃度および電荷の量については特定されていない。

小滴にプラス極性があることは塩化ナトリウムが圧倒的に多いことから特定された。しかし同じ極性の空気イオンを用いた多くの実験で、相矛盾する結果が得られているとドゥビンスキーが指摘したのは正しく、彼はこのような矛盾が生じるのは、実験にあたって電荷の物質的担体を考慮していないことに関連するとしている。

エアロゾルの電荷と小空気イオンの合計電荷を同じ尺度で測定したか否かをはっきりさせるには、エアロゾル濃度の見極めとその電荷を特定することが不可欠であるだけでなく、海岸の空気に含まれる担体が海水の極めて微細な小滴か、小滴中の塩に過ぎないのかを確かめる必要もある。海岸地帯におけるこれらの要因の測定が今日まで成されなかったのは、明らかにサンプルを顕微鏡下で操作する困難さとその信頼性の低さに起因している。

大気の電荷と同様、大気の電荷の担体もまた重要な治療的要因であり、それらを特定するにあたって気道による選択性(粒子サイズ0.5~5μm)を考慮に入れた。黒海沿岸の保養地エフパトリアの生気象学施設でのデータ分析から治療時に、海水および空気の平均温度22℃、風速1.3m/秒、相対湿度70.5%、海のうねり度数1.5が示された。このような条件下では5~15μmの大きさの水滴は海の塩の粒子を放出しながら気化物質となるため、寿命は何分の1秒かであり、海水のエアロゾルを溶液の極めて微細な小滴とはみなせない。

このことを裏づけるために次のような測定方法を採用した。生気象学施設近くにある「第20回ソ連共産党大会記念サナトリウム」の海岸の空き地(面積25×20m)には、海からの気流や電界のあり方を歪めてしまうような物体がなく、こ

こを測定場所として、海のうねりの平均度数2、気温21.5℃、湿度75％の時に測定をした。風向きは海側から地上に向かって吹いており、地上0.7mの高さ（治療を受ける患者の気道上部の平均的位置に対応）で、波打ち際から2mごとに24mまで12地点と100m地点の距離で測定した。

気象条件は以上のように気象的治療に最良の条件に合致しており、測定時間は9～18時までの時間帯を朝、昼、夕方の3つに分割した。測定データは1030型キーつき電子計算機で処理を行った。エアロゾルの測定には海岸の気象条件が計測器の機器仕様と合致していたので、エアロゾル粒子トランジスター光電子測定器を用いた。粒子の濃度は岸からの距離ではなく、粒子のサイズに左右されることであることが実験で明らかになった。岸からの距離で粒子の濃度が変わらないことは、10μm以上の粒子が存在しないことから説明できる。

海岸の空気における7μm以下の粒子は海水の水滴がすばやく蒸発した後に生成される塩以外にはない。ここまで小さいサイズの粒子状塩の垂直落下は風の水平移動速度と比べるとはなはだ小さいことから、海岸のどの地点でも濃度が変わらないと考えられる。また7μmよりも大きい粒子がほとんど存在せず、わずかに存在するものは偶然生じた塵、とりわけ岸から離れたところを通過したディーゼル船の煙が原因であった。さらにより大きな粒子の数は海岸線からの距離に左右されることはないが、汚染源があると10倍増加した。

粒子の電荷の算出には科学—工学論文のデータを利用し、各サイズの海水エアロゾルの電荷を算出した。最大の電荷を1/10μmサイズの粒子がもつのはこのサイズの粒子の濃度が一番高いからである。合計電荷には、今回の機器では記録されなかった中間サイズの粒子の電荷および超顕微鏡的な直径の粒子の電荷は含まれていない。これらの電荷を考慮すると次のようなことが推定できる。

第1に海水エアロゾルの合計電荷は、チュビンスキーが数を挙げている小マイナスイオンの電荷と同一尺度で測定することになり、このことは海水エアロゾルの電荷が、海岸地区の電界の電圧に大きな影響を与えていることを意味する。

第2にイオン測定器の示度の信頼性は、エアロゾルの電荷を算出していないだけに信頼できない可能性があり、波打ち際近くではイオン数が数百％に達することもあるとイミャニトフは指摘する。数十μm以上のサイズの海水の小滴は素早く落下するが、気流に拾い上げられたより小さなサイズの小滴は過剰な電荷を作り出し、空気中により重い海水の塩の粒子を残して素早く気化する。

海岸地帯の大気中における海水の塩の粒子はサイズ0.4～1.5μmで、エアロゾル1*l*中につき数千個に達し、気道に最も多く沈着する。波打ち際から離れた各地点での大気測定によって海水エアロゾルの量およびサイズが長く保たれることが明らかになり、こうした予備的データは、海から少し離れたところに保健—転地療法的施設を建設することの可能性と、沿岸地域に大規模な気象療法的施設を建設することの妥当性を裏づける。

О биоклиматической характеристике атмосферы на лечебных пляжах Евпатории
Щетилин АП; Северинов СС; Перельмутер ДЛ; Вирко МД
Vopr Kurortol Fizioter Lech Fiz Kult, 1984 Mar, :2, 57-8

ch.1-5

「洞窟内空気イオン環境の治療施設への応用」(要約)

A.A.イブラギモフ、1985
キルギス婦人科小児科学研究所

山地の空気がヒトの生体に生物学的作用を及ぼす要因の１つに、空気イオンの増大があることは医学的気候学、洞窟療法、老人学の認めるところでもある。しかし山岳地帯での空気イオンの治療的作用や健康増進作用についてはあまり関心を払われていないので、空気イオン源を医療目的に利用するうえでも、その自然における空気イオン化についての調査研究は不可欠である。

キルギスの自然における空気イオン化についての研究は、過去において２つのの単発的調査で行われたのみで、地下の洞窟および急流における高濃度（10,000個/cm^3）のイオンについての研究はない。本研究では山岳地帯をイオン化レベルと電荷の担体の違いによって山の地表の空気（山の典型的空気)、地下洞窟（カルスト性鍾乳洞、岩塩坑)、渓流および滝による水空気イオン化区域の３つに分け、各地点の空気イオン化の濃度を24時間にわたって、１時間おきに独自の携帯型空気イオンメーターで測定する調査をしたほかいくつかの標高における地表大気の調査も行った。

すでに知られているように山や山麓での空気イオン濃度は１日の間で山谷風に従って少しづつ変化するほか、風の方向が変わるたびに何回か急変動を見せるが、キルギス中央山地の各調査地点における小空気イオン濃度は、谷風の終了時（１日の終わり）が最低で朝の時間帯が最高であった。各調査地点の測定データは標高の高い地域と開けた地域を代表しており、地上の建築物や樹木の風下側での測定結果は調査地点のものより低かった。

また標高と空気イオン濃度は相関関係があり、標高に応じてイオン濃度がある程度一定の割合で変化すると考えられているが、キルギスの山での測定から、標高が高くなるにつれて空気中のイオン濃度も上昇することが確認された。しかしこのイオン濃度は各測定地点で一時的に観察される数値にすぎず、他の要因で変化することが明らかになった。

幾つかの測定結果から小空気イオンの状態は遠く離れた地点（保養地区、山の斜面、小児サナトリウム）であっても標高（2,000～2,100m）が等しければ必ず一致したが、開けた区域（標高1,100m）では他の標高の濃度とまったく異なった。これは空気が乾いた岩壁や山の連なりを回って流れて来ていたからであった。したがって空気イオン濃度の測定には標高と時間帯、その他の要因が重要であり、このような要因をすべて検討するには、総合的な調査が不可欠である。したがって療養地や保養地で山の空気を合理的に利用するには、イオン化状態の1日の変化を把握した上で治療場所、散歩の場所、その時間帯を選択することが前提となる。

キルギス転地療法物理療法科学研究所と産科小児科学研究所は、ナリンスキー地方の岩塩坑をアレルギー疾患の治療に利用するチョン・トゥス治療施設と、オシュスキー地方のカルスト性鍾乳洞内における空気イオン化条件を共同で調査した。チョン・トゥス施設はチョンロン近郊、海抜2,000mの標高に位置している。労働者入り口、イオン"豊富区域"、治療用病室、待合室、出口（受付部）の各地点で、地表と平行に循環して流れている自然の空気中のイオン化濃度を測定した。

"豊富区域"はかつての岩塩の採鉱場そのままの空間で、奥行60～80m、入り口から先へ進んでいくに従って双方の極性の小空気イオン濃度が上昇し、"豊富区域"の広くなった地点で最高となり、さらに奥の治療区域では自然の空気の循環がある場合小イオンの濃度は低下する。これは小イオンが坑道の壁や換気部の鉄骨に付着したりイオン同士の再結合の結果として説明可能である。"豊富区域"では大イオンである帯電したエアロゾルも高濃度（6,000～7,000個/cm^3）で観察されたが、洞窟外部の空気の大イオン濃度は300～400個/cm^3であるが、内部では大イオンは移動度がより小さいため途中での減少の度合いも小さい。

圧縮換気装置の作動後（0.3m/秒）、治療区域での小空気イオン濃度は上昇し、1時間後にはほぼ"豊富区域"のレベルに近くなったが、これはイオンの速さが増すと付着するための時間がなくなることに起因すると考えられる。しかし換気装置をさらに1時間作動させると、イオンの貯えが外部の空気によって"洗い流される"ために、すべての種類のイオンが治療区域でも豊富区域でも減少し始めた。

チョン・トゥス施設での空気イオンの変化を検討した結果、イオン化をさらに充分に活用することと、岩塩の採鉱場におけるイオン生成供給源とそのメカニズムを解明する必要性に迫られた。高山の塩坑における空気イオン化状態は、一般に深度が深い鉱坑におけるイオン化状態とは非常に異なっており、ソロトヴィノ塩坑では、プラスイオン166～300個/cm^3、マイナスイオン235～320個/cm^3であった。キルギスでは本研究によって初めて3つのカルスト性鍾乳洞の空気イオン含有量の確認調査が行われた。

カダムジャイスキ・アンチモンコンビナートの保養地区にあるチョープラヤ洞窟は海抜1,100mに位置し、奥行き97m、地下25mの終点での気温22℃、湿度100％で小さな淡水湖があり、プラスイオン6,800個/cm^3、マイナスイオン5,000

個/cm^3（外気では各々400個/cm^{3}と350個/cm^3）で、この洞窟での空気イオン状態はツハルトゥボのベロイ洞窟治療施設におけるものと同一であった。

アルパリク洞窟は人工的な水平坑道が特徴的で、マイナスイオン12,400～15,000個/cm^3、プラスイオン12,800～15,000個/cm^{3}で、単極性係数1.0であった。3つめのカルスト性鍾乳洞ギプソヴァヤ洞窟は海抜950mに位置し、気温19℃、湿度60～80％で、空気イオン濃度は全ての水平部分において等しく高く、プラスイオン32,000～33,000個/cm^3、マイナスイオン22,000～23,000個/cm^3（外気ではマイナスイオンが800個/cm^3）、単極性係数1.4～1.5であった。

洞窟におけるイオン化濃度は海抜の高さにのみ左右されるわけでなく、それぞれの山岳洞窟に固有な空気イオン生成メカニズムが存在していることは疑う余地がない。キルギス中央山地の地下で調査したすべての個所で高濃度の空気イオンが観察され、濃度も両極性イオンの比率（単極性係数）にも違いが認められた。本調査結果は山岳地帯に洞窟療法施設を設ける合理性についてコマロフの結論を支持するものとなった。

さらにキルギスの3つの川および滝における水空気イオン化を、水の霧化する場所から同一距離で地点を変えて測定したところ、最も高い濃度が観察されたイシクリスキー地方のアク・スー川は、他の2つのイシク・アティンカ川やアラメディン川に比べて流れがより激しいことに特徴があり、どの地点での測定でもプラスの水空気イオンがマイナスの水空気イオンに比べて1/4～1/5であった。水中の塩類含有量が小さくなればなるほどプラスの水空気イオンの生成が減少することはタシケントの物理学者らの研究によって証明されており、上記の比率から山の水の清浄さが明らかとなった。

以上の観察結果に基づくと、水空気イオン化による治療を実施する最適な場所は水が霧化している地点から1～2m離れたところといえる。0.5～1mの地点では大イオンおよび水滴が飽和状態にあるのが観察されている。地下空洞も含めてキルギスの中央山地における空気イオン化状態について行った本調査から、そこには生物学的に好ましい高濃度のイオン化状態が確認され、治療および健康増進に利用することへの可能性を示唆する。一方で環境および気候的条件を評価するには、高山での自然の空気イオン化の検討が不可欠である。したがって、さらに詳細かつ広範囲にわたる研究が必要とされる。

Естественная аэроионизация в горной местности и подземных пещерах Киргизии
Ибрагимов АА
Vopr Kurortol Fizioter Lech Fiz Kult, 1985 Sep, :5, 24-7

ch.1-6

「鉱山地帯の空気イオン組成と衛生学的利用」(要約)

A.A.アシェリロド、G.E.コシャチェンコ、
A.C.ボクダノビッチ、E.C.ジャチコフ、1987
ベラルーシ保健衛生学研究所

今日、空気のイオン化は生産現場の空気環境の健全化の手段であるが、その一方では現場における好ましくない要因としても理解されている。空気イオンへの長期にわたる曝露は生体の、とりわけホメオスタシスの維持に関連するシステムに、さまざまな変化を起こしうる原因ともなるのである。このようなホメオスタシスの中には免疫力も含まれ、イオン化に関連して免疫細胞の指標の低下と労働者の罹病率の上昇などの変化が認められている。

さまざまな衛生学的研究によれば、空気のイオン化とイオン間の特定の関係を変化させる主要要因には塵および化学物質のエアロゾルによる空気汚染や電場およびイオン化をもたらす放射線の存在があげられている。空気のイオン状態は生産現場における空気環境の現状を示す指標となる。地下採鉱場における空気イオン組成の研究への関心が高まった背景には鉱山という条件下で影響する諸要因の研究が不充分であったことに加え、呼吸器系のある種の疾患患者に対する効果的要因の1つとして空気イオンを利用する可能性を明らかにする必要があるためである。

炭坑や岩塩鉱での調査から明らかなように、地下採鉱場の空気環境には外部の大気と比べて生物学的活性をもつ小イオンがより多く存在している。本研究の目的は深いカリウム鉱山と地上の産業複合施設が密集する地域でその空気環境のイオン組成を調査することにある。

方法

調査はある鉱山管理所の管区内で1年間、坑道掘削機ウラル10ksを操作する作業地点（深度600mの竪坑から距離7,500mの地点）、竪坑周辺空間の採鉱場、鉱山管区の地上部の3ヶ所で行い、全部で150回の測定データを「産業用および公共建築物の空気イオン化の許容レベルの保健衛生的基準」に従って評価した。

調査結果とその考察

上記3ヶ所の空気環境におけるイオン組成を測定し1cm^{3}あたりの平均イオン個数で見ると、管区地上部の大気は地下の採鉱場の空気環境とイオン組成が大き

く異なり、小イオン濃度が低く大イオン濃度が非常に高く、大規模な産業都市や産業地帯の特徴的状態を示しており、物理的化学的要因の影響下で空気が大きく変化していることが明らかとなった。

この鉱山地帯の大気中に含まれる生物学的活性のある小イオン含有量は、「衛生的基準」に定められている“最低限必要なレベル”に対して、マイナスイオンが1/3.8、プラスイオンが1/1.3であり“最良のレベル”の1/5～1/10である。双方の電荷間のイオン関係を示す指標も好ましくなく、イオン総数に対するマイナスとプラスイオン数差の比率を表すいわゆる極性指標「(プラスイオン数3,120－マイナスイオン数1,560)÷総イオン数4,680」は、プラスの数値（＋0.33）を示しておりプラスに帯電した粒子が非常に優勢であることを示している。

この数値の最高値は“許容レベル”によると＋0.05を上回ってはならず－0.5～0であることが最も望ましい。データによれば、単極性係数（マイナスイオンに対するプラスイオンの個数比率）は2.0であり、汚染されていない大気の指標1.2～1.3をはるかに上回っている。

竪坑周辺の採鉱場（深度600m）では空気のイオン組成は大きく改善され、小イオン含有量が最良の濃度（1,500～5,000個/cm^3）にまで増加し大イオン数は顕著に減少する（1/1.7～1/9.3)。ヒトの生体に好ましいこのような空気イオンの変化は、強力な電磁放射源がないこととカリウム塩の山塊が気体状不純物に対する高い吸着性を示すことに起因している。そして空気イオン組成として最も好ましい、プラスおよびマイナスに帯電した粒子の間の最良の比率（極性指標0.05、単極性係数0.9）が、充分に多いマイナスイオンとともに観察された。

カリウム鉱山の掘削現場における空気環境のイオン組成は、竪坑周辺の地下採鉱場におけるイオン組成と顕著に異なる。坑道掘削機操作員が働く閉塞的な作業区域の空気は、小イオン含有量が最良で大イオン数がより低いことに特徴があり好ましい側面として評価できる。反面、マイナスイオンに比べプラスイオン数が顕著に増大していた。小イオンの極性指標＋0.1、単極性係数1.23に認められるイオン組成は、空気環境の汚染ばかりか労働者の生体に好ましくない作用を及ぼしうる可能性を示している。竪坑周辺の空気と比べて閉塞的な掘削現場のイオン組成が悪化したのは、掘削機が生み出すシルビナイトの塵含有量が高いことが原因と考えられている。この塵粒子は主としてプラスの電荷をもちマイナスの気体イオンを吸着するため、空気中のイオンの絶対数の低下へ結びつくとともにマイナスイオンの欠乏とプラスイオンの過剰な状態を生み出しているのである。

以上のようにイオン組成から見るとカリウム鉱は、鉱山の位置する地域の大気に比べると概して好ましいが、地下の採鉱場の区域間にはイオン組成に大きな差があり、竪坑周辺の採鉱場のイオン組成は最も好ましく健康に良いものに近かった。こうした事実は坑道の作業区域から離れた地点に呼吸器系疾患を患う人々の健康増進を目的とした治療施設を設ける計画の前提ともなる。他方、坑道掘削機操作員の作業区域の空気に、プラスイオンが比較的多いことは好ましいとは言えず、鉱山労働者の生体にさまざまな機能上の変化を生じさせる要因となりうる。

結論

①カリウム鉱管区の産業地域における地上の空気イオン組成は空気汚染の証拠となる。

②カリウム鉱地下採掘場の空気イオン組成は採掘作業に左右されず、ヒトの滞在にとって好ましいもので、呼吸器系の慢性疾患患者の治療用地下洞窟施設を設置する前提条件となる。

③閉塞的な坑道掘削場における空気イオン組成の改善は、空気環境中の塵濃度を低下させるための複合的な対策の実施で達成しうる。

Ионный состав атмосферного воздуха на промышленной площадке и в глубоких калийных шахтах
Ашельрод АА; Косяченко ГЕ; Богданович АС; Зятиков ЕС
Gig Tr Prof Zabol, 1987 Jul, :7, 48-50

ch.1-7

「効率的で安全な空気イオン化技術」(要約)

S.V.ポゴジェフ、V.A.ロゴフ、E.E.ポゴジェヴァ、1990
シベリア林業科学研究インスティチュート

人工的空気イオン化を目的として、コロナ放電式空気イオン化装置が広く利用されるにいたっていない原因のひとつに、コロナ放電式空気イオン化装置には高電圧が印加されるということがある。装置の電気的な面での危険性を増大させる高電圧だけでなく、さらに空気イオン化に際してオゾンや窒素酸化物が生成される可能性も考えられるのである。

利用されているコロナ放電式空気イオン化装置の周辺に比較的高い電圧の電場が生じるということは、接地された状態にある室内の様々な物品の表面に静電気によるチリの沈着をもたらす。これは室内の外観上好ましいことではなく、また物品表面のチリ除去のために余計な費用がかかってしまうことになる。コロナ放電による空気イオン化のためには、コロナ電極に高電圧をかけることが不可欠であり、また多くの研究者らによって針状の、あるいは弦状の電極を持つ様々な装置が推奨されている。しかし大量生産されている「リャザニ−101型」空気イオン化装置を用いた実地試験から示されているように、そのようなイオン化装置で使われている太さ0.3mm、ニクロム製のワイヤー状の陽極で2kVまでの電圧では室内に（陽極から2mの位置）最良の空気イオン濃度をもたらすことは出来ない。

我々は大きさが6×4.5×3.2mの室内に3名の人間が入って実験を行った。イオン濃度の測定はタルトゥ大学製造の「UT−8401型」イオン測定器を用いて行った。「リャザニ−101型」空気イオン化装置の稼動中、小イオンおよび中程度のイオンの濃度は事実上変化せずマイナス大イオンは多少増加したが、プラス大イオンは多少減少することが確認された。我々はコロナ放電を起こす物質としてアルミニウムを用いて、効果的な空気イオン化が得られるかどうかということについての検討を行った。

アルミニウムは様々な金属の中でも電気陰性度の値が非常に小さいとされている（1.47）。またアルミニウムに特徴的に見られる厚さ0.00001mmの保護用酸化皮膜は、事実上この金属の電気陰性度を変化させるものではない。さらにマグネシウム（マグネシウムの電気陰性度は、1.23）との合金にすると、アルミニウムはその力学的特性が高まりコロナ電極としてより効果的なものとなる。

すでに確認されているこのような関係をより詳しく検討することを目的とし

て、我々は気体移動型の実験用コロナ放電空気イオン化装置モデルを使用した。この装置は厚さ4mmのフッ素樹脂の薄板で作られた、長方形（600 × 450 × 400mm）のかたちをした中空の箱からなるものである。電気的な面における安全性を高めるために箱の組み立ては溶接で行われた。このコロナ放電式空気イオン化装置の端面部には直径230mmの空気取り入れ口があり、その同軸上に2連式のファンを2基配置し、空気を内部へ16m^3/分の割合で送り込むようにした。

イオン発生器のケースの反対側の端面上には吹き出し口を設け、そこを通してイオン化された空気が室内へと出て行くようにした。ケース内部の垂直断面を横切るように網状の電極を2個配置した。この電極は太さ0.3mmの針金からなるニクロム製で、網目の大きさが40 × 40mmの網をそなえた枠状のものであった。空気の流れが最初にあたるのは陰極で、陰極から120mmの位置に2番目の電極―陽極を配置した。発生器から電極へは35kVから55kVまでに制御された電圧が与えられるようにした。短絡は組み立て時、あるいは高電圧での操作時での必要に応じて高抵抗の抵抗器によって抑えるようにした。人工的空気イオン化の度合いは、この空気イオン化装置の吹き出し口から4mの距離で測定した。

このコロナ放電式空気イオン化装置を稼動させると、電場中での移動度が様々に異なる双方の極性の空気イオン濃度が顕著に変化することが確認された。この場合の空気イオン濃度の変化では、空気イオン発生器の生み出す気流中において、マイナス極性の空気イオン含有量が優勢であることに起因する単極化が際立っていた。電極への印加電圧を35kVから55kVへ上げると、マイナス小イオン濃度はマイナスの大イオン濃度に比べて、より急激に上昇した（小イオンは2.2倍に対して大イオンは1.6倍）。

プラス極性の空気イオン含有量が急激に変化したことも特徴的であった。このことはおそらく、生成された空気マイナスイオンによってプラスの空気イオンが中和されたことから説明されよう。「リャザニー101型」空気イオン化装置の陽極に、底辺が3～5mmで長さが60mmのアルミニウム製の金属箔からなる針状の電極を15個固定したところ、空気イオン濃度はあらゆる面で変化し、空気マイナスイオンが優勢となった。同様の電極を実験用コロナ放電式空気イオン化装置モデルへ取り付けたところ、人工的空気イオン化の効果がマイナス小イオン数の変化に関して1～2桁増大し、イオン化された気流は事実上完全に単極的なものとすることが出来た。このような変化はマイナス大イオンにおいてはずっと小さいかたちでしか現れなかった。

アルミ製電極を追加的に使用することで電圧を1/2.3～1/2.6にしても、ニクロム製の電極のみを使ったときと同様の、空気イオン化効果がえられたことは注目に値する。これはイオン化装置内部の空気抵抗には変化がない一方で、コロナ放電を生じる陽極の面積が追加されたアルミ製の電極のために大きくなったことが、一定の役割を果たしていることは明らかである。以上のようにコロナ放電式空気イオン化装置の設計において、アルミ製のコロナ電極を使用することで、かなり小さな電圧でも空気イオン発生の高い効果が得られるとともに、電気的な面での安全性、人工的空気イオン化の効率も高まる。

Повышение эффективности искусственной ионизации воздуха електроэффлювиальными аэроионизаторами
Погожев СВ; Рогов ВА; Погожева ЕЕ
Gig Sanit, 1990 Feb, :2, 19-20

ch.1-8

「コロナ放電式空気イオン化の問題点」(要約)

R.E.プリイマン、L.Ju.ヴィスナプウ、L.E.ラングス、1981
タルトゥ大学

工学や医学の分野で幅広く利用されているコロナ放電式空気イオン化装置では、尖った部分の表面に高い電圧がかかると尖端部でコロナ放電が生じて空気をイオン化する。つまり尖端部周囲に生まれた強い電界では電子が10電子ボルト（eV）のエネルギーを受け取って速度を速め、空気のイオン化を引き起こすのである。一方の極性のイオンは尖端部に残り、反対の極性のイオンは電界の力線に沿って離れていく。

コロナ放電式イオン化装置は信頼性、使用の簡便性という点で優れているほか、充分な大きさのイオン化能力を有し、イオン化の単極性の度合いも高い。しかし空気をイオン化する際にイオン化要因の特質に応じて多かれ少なかれ副産物、とりわけオゾンと窒素酸化物が生成され、それらはイオン化が活発に起こっている領域から周囲の環境中へと拡散していく。コロナ放電式イオン化装置もこのような欠点を免れていない。

現在のイオン化装置では副産物の放出を最小にするよう工夫されているとはいえ、オゾンや窒素酸化物といった成分の生成は衛生的観点から装置の技術仕様にその数量を記さなければならない重要な指標となっている。実用目的での人工的空気イオンの使用について、しかるべきイオン化装置の設計上の特徴やイオン化環境の電気的特性についても多くの研究者が検討しているが、空気イオン化によって生じるオゾンと窒素酸化物の生成については一般に関心が払われていない。

オゾンの存在を官能検査によって評価することもあるが、オゾンの最大許容濃度は0.1mg/m^{3}で、臭覚閾値（1mg/m^3）の1/10である。海沿いの清浄な空気でのオゾン濃度は0.01～0.03mg/m^{3}であり、雷雨に先立つ一連のプロセスの進行中における大気の地表層でのオゾン濃度は0.10～0.13mg/m^{3}まで上昇し、雨が降り始めると当初のレベルへと急激に低下する。

本研究ではさまざまな設計の空気イオン化装置を検討した。イオン化の殺菌作用を研究するための実験用イオン化装置はタルトゥ大学空気イオン化・電気エアロゾル問題解決研究室で製作され、2×25×140mmのガラス片で互いを絶縁した直径0.5mmの枝分かれしたジグザグ状針金を作動電極として、電極に約10kVの電圧をかけるもので、直径160mmのパイプの中へ送風機とともに電極を伴う

12のガラス片からなるセットが取りつけられている。このイオン化装置は気流が通り抜けることで静電気の中和装置となるため、製紙工業でラッパ口を通って運ばれる繊維の電荷を中和している。単極性係数の高い小イオンを主として発生させるために医学、転地療法学、衛生学において幅広く利用されているイオン化装置としては、レイネト型高周波コロナ放電空気イオン化装置と、ラヴィチ型空気イオン化装置も検討した。

副生成物を検討するため以上の3種類のイオン化装置のテストを換気した実験室の空気で行い、SAI−TGU−66m型空気イオン測定器を用い測定用コンデンサーのところで気流速度（4.6l/秒）と移動度が最大（0.1cm^2/V·s）になるようにし、空気の自然のイオン化で生じる背景電荷密度を測定したところ、実験室の空気中における窒素酸化物の背景濃度は0.01mg/m^{3}を上回るものではなかった。

イオン化装置作動2分後、1mの距離で中心線に沿って分極電荷密度を測定した。イオン数量の測定と同時にオゾンおよび窒素酸化物を特定するため、空気サンプルを採取した。窒素酸化物はザイツェヴァ型吸収装置（気流速度0.1l/分）で吸収して、その濃度はギッサ—イロスヴァヤ試薬を用いた比色法によって測定し、結果を五酸化二窒素（N_2O_5）へ換算した。オゾン特定用の空気サンプルは外孔性ガラスフィルターを用いた吸収装置（気流速度1l/分）で吸収し、射出される気流の酸化溶液中への分散からその溶液が捕捉したものを採取した後、n−フェニレンジアミン比色法によってオゾンを測定した。このオゾン採取法は、窒素酸化物の測定結果を歪める作用を事実上防止でき、より正確な結果が得られることが実験的に確認された。

イオンは、コロナ放電を起こす電極の電界作用によってイオン化装置から離れていくが、送風機からの気流を補足的に利用した場合もあった。送風機作動時の送風速度を手動風力測定法で測定したところ、コロナ電極のある部分で3.0±0.5m/秒であった。各実験の間の中断時間は、イオン化装置の種類に従って15～20分で、この時間内に生成されたイオンおよび副生成物は実験室の換気によって排除した。

測定結果によるとレイネト型およびラヴィチ型イオン化装置は、マイナスイオンによる事実上の単極の気流を作り出したが、レイネト型のほうが電荷密度が一桁高かった。しかし両方とも作動時にはオゾンおよび窒素酸化物がかなりの量発生し、窒素酸化物はもう1つの実験用イオン化装置（タルトゥ大製）の作動時の2～4倍多かった。作業領域における窒素酸化物の量は最大許容濃度（5mg/m^3）を約1桁下回ったが、オゾン濃度は（ラヴィチ型イオン化装置を除いて）最大許容濃度（0.1mg/m^3）を若干上回った。送風機がある状態で実験用イオン化装置におけるオゾン濃度を比較したところ、両極のイオンが存在する時と比べてマイナスイオン化に際してはオゾン量が若干少なく、プラスイオン化はわずかなオゾン濃度の増大しか招かなかった。

測定結果からするとレイネト型およびラヴィチ型イオン化装置をマイナスイオンの効果的発生源として治療的予防的目的で用いることは、部屋の換気を充分に行っているのであれば許容しうる。イオン化装置作動条件を送風の有無で比較すると、送風があるほうが分極電荷密度が顕著に高く、検討対象となったオキシダントの増加は相対的に小さかった。異なる作動条件における静電気の中和装置（タルトゥ大製）の特徴を比較すると、電極が1つおきに設置されたタイプがイオンの発生を最も効果的に行うとことが分かった。

結論

①イオン化装置の作動時には、最大許容濃度を幾らか上回るオゾンが発生する。送風がない状態ではオゾン濃度が最大許容濃度より低くなるが、充分な規模のイオン化を確保できない。

②作業領域では窒素酸化物が最大許容濃度の数十分の1発生し、その濃度は比較的低いが、一昼夜平均した居住用建築物内の空気における二酸化窒素最大許容濃度は0.085/m^{3}にすぎないため無視はできない。

③今回検討したイオン化装置作動時には、オゾンおよび窒素酸化物が生じるため、装置の持続的使用は換気の良い部屋においてのみ推奨される。

К вопросу образования озона и окислов азота в некоторых коронных ионизаторах воздуха

Прийман РЭ; Виснапуу ЛЮ; Лангус ЛЭ

Gig Sanit, 1981 Mar, :3, 19-20

ch.1-9

「空気マイナスイオンと活性酸素」(要約)

N.ゴルトシュタイン、2002
ゴルトシュタイン＆レヴィン・テクノロジー・GmbH

酸素が高い酸化能を持っていることは、進化の過程において好気代謝を利用することのできる細胞が選別されることにつながった。このようなかたちでエネルギーを得るのと引き換えに、細胞は酸素還元過程で生まれる毒性のある中間生成物に耐えるための、複雑な機構を進化させざるを得なかったと最近まで考えられていた。

このような生成物のなかで最初に挙げられるのがスーパーオキシドラジカルO_2^{-}である。フリーラジカルに関する現在の病因学的な考え方によると、酸素の持つ有毒な作用はスーパーオキシドというよりその反応生成物（過酸化水素H_2O_2とヒドロキシラジカル・OH)、一重項酸素$^1O_2$、そして脂質ヒドロペルオキシドの破壊の過程で生産されるラジカルに主として関連しているとされる。このような考え方に関連して、「O_2^{-}ラジカルを完全に捕捉してしまうことこそ細胞の一体性を保つために最も望ましいことである」と考えられている。

しかしながら30年にわたる精力的な研究を経て酸素が毒性を持つという考え方の提唱者の一人であるマコードも、「スーパーオキシドは、好ましくない変化を引き起こすだけではない」と認めるにいたるなど、O_2^{-}の持つ作用の様々な側面について、我々の理解は依然として不完全なものにとどまっている。現在では、もう一つ別の作業仮説の方が大きく広まっている。この仮説によると「健康な細胞内ではスーパーオキシド生成とスーパーオキシド捕捉との間に、最良のバランスが存在している」とされる。もしこれが正しいとしたら代謝過程でのO_2^{-}の生成は単に好ましくない現象と考えられるだけでなく、進化の過程において生体が必要とするに至ったものの反映としても見なさざるを得ない。このような必要が生まれた前提条件を特定する試みの中で、研究者は大気中に含まれる帯電した気体分子すなわち空気イオンに関心をそそいできた。

空気イオンの持つ生物学的活性についての知識の大半は、20世紀の最初の30年間に獲得された。その後、この環境的因子に対する態度は様々な変遷をたどることとなる。空気イオンのもつ幅広い生物学的作用の特定、およびその医学的利用の可能性が巻き起こした、1960年代の熱狂から生物学的役割の否定、そしてほぼ完全な忘却に至るまでの変遷である。しかし、近年大気中の負イオンラジカルであるO_2^{-}の生理学的作用を裏付ける力強い証拠が明らかにされはじめている◆。

これまで生物学において一見、相反する方向を目指しているように思われた、

◆O_2^{-}は空気マイナスイオン（NAI）の生物学的作用を決定する要因でもある。

スーパーオキシドO_2^{-}に代表される反応性酸素種（ROS）の機能の研究と、空気イオンの生物学的役割の研究が近年になって密接に関わるようになったのである。生体の生命機能において酸素ラジカルが持つ役割に関する新たな知識がこれらの領域、そしてさらに別の科学の諸領域とが出会う接点において、形成されてきたのである。

空気マイナスイオンの発生源および組成（基礎的情報）

人工的な空気イオン生成の際に、マイナスに荷電された地点からの1箇所ないし複数箇所のコロナ放電によって、空気がイオン化される。これが、自然界の空気イオンと人工的な空気イオンとの生成方法の違いである。主に放射性因子によってイオン化される大気中では、そのような放射性因子がかなり均一に分布しているのに対して、コロナ放電における気体の人工的イオン化では、高圧電極近くで放出およびイオン化された物質が局所的に形成されることとなる。

生成される気体イオンの組成も、大きく異なる。放射性のアルファ線源がもたらす気体イオン化では、いわゆる、小イオンO_2^{-}と、そのクラスターであるO_2^{-}・$(H_2O)n$（nは1...3）が見られる。この条件下ではこのほか、NO_2^-、NO_3^-、HCO_3^-、およびそれらと水とのクラスターも、少量ながら生成される。それに対して、弱いコロナ放電による主な生成物は、NO_2^-、NO_3^-およびそのクラスターであり、O_2^{-}は全く見られない。数学的計算からも、水和クラスターであるNO_3^-・$(H_2O)n$およびHCO_3^-・$(H_2O)n$が主として形成されるということが示されている。

しかし、これらのことは、コロナ放電にあたって人間と動物に対してなんらかの好ましい作用を及ぼすものである、酸素マイナスイオンO_2^{-}を得ることが原理的に不可能であるということを意味するのではない。一般的に、これらの粒子のプールの中には、O^{-}、O_2^{-}、O_3^{-}、O_4^{-}、NO_2^-、NO_3^-、CO_4^-、$-OH$などのイオンおよびイオンラジカルそして、(イオン)・$(H_2O)n$といったかたちの、水和クラスターが含まれる。

空気中で自然に見られる空気イオン濃度は極めて低い。空気1cm^3あたりの分子総数が3×10^{19}であることを考えると、3×10^3個/cm^3という空気イオン濃度では、中性分子10^{16}個あたりやっと1個の空気イオンという計算となる。E.colliに対して空気イオンが損傷を与える作用は、紫外線による作用の1/8、エックス線照射の1/700である。より高等な生命体では、空気マイナスイオンの作用は主に、様々な生理学的反応を介して発現する。研究者の関心を集めてきたこととして、空気マイナスイオンの持つエネルギーポテンシャルが低いにも関わらず、空気マイナスイオンが生命機能に対して作用を示すということがある。空気イオンの与える信号を増幅するような生理学的メカニズムが存在するのではないか、そして、生物学的活性を決定づけているのは、これら粒子が持つ電荷ではなく、粒子そのものの物理・化学的特性なのではないかとの推測が行われた。

空気マイナスイオンとスーパーオキシドラジカル$O_2^{\cdot -}$

大気中に含まれる空気マイナスイオンに対して、近年高まりつつある関心は、それらイオンのうちのひとつが、負イオンラジカル$O_2^{\cdot -}$であるとの事実に関連したものである。空気マイナスイオンが生物学的活性を表すにあたって鍵となるのが、大気中の気相のスーパーオキシドであることがさらなる研究によって明らかにされた。このような所見は、大気中の主な気体およびそれらの混合物の人工的イオンを発生させる、ガス状スーパーオキシド発生装置が考案されたことで、はじめて明らかになったものである。

水溶液中よりも$O_2^{\cdot -}$の寿命が長い、中性の有機溶媒中では気体というかたちで生成されたスーパーオキシドが、アドレナリンを酸化しアドレノクロームが形成されるのに対し、水溶液中ではスーパーオキシドがシトクロムｃおよびNBTを還元することで過酸化水素が生まれることが示されている。現在ではいわゆるチジェフスキー型シャンデリアを用いた空気イオン化の際の生成物中に過酸化水素が存在することが明らかになった。

気体のイオン化にともなう主な１次生成物は自由電子である。自由電子は水溶性の媒体中で水和電子e^-_{aq}を形成し、空気中の主な気体（窒素および酸素）の軽度のイオン化に際して生み出される還元当量の40％を担う。窒素のイオン化の過程で見られるプロセスおよびそのプロセスでの生成物が酸素へ付与されるプロセスは、気相の場合以下の反応(1)、(2)によって、水性相の場合(3)、(4)によって記述される。

(1) $N_2 \rightarrow N_2^{+} + e^-$
(2) $e^- + O_2 \rightarrow O_2^{\cdot -}$
(3) $e^- + H_2O \rightarrow e^-_{aq}$
(4) $e^-_{aq} + O_2 \rightarrow O_2^{\cdot -}$

水和電子が関っているということは、媒体へ亜酸化窒素（N_2O）を加えることで確認できる。酸素が存在しない状態での水和電子によるNBT◆の還元は、SODによって抑制されないことが示されている。条件を変化させると42kJという低エネルギーの電子が優勢な状態が生み出される。そのような電子は、衝突の結果酸素分子に「付着」し、ほかのマイナス分子イオンおよび副生成物（オゾンおよび窒素酸化物）を含まないスーパーオキシドを作り出す。大気中では360kJ以上というより「熱い」電子が関った、これとは違ったプロセスも生じている。

◆nitroblue tetrazolium：ニトロブルー・テトラゾリウム

外因性O_2^{-}の細胞および組織への作用

人工的にイオン化された空気中で細菌数が減少するということは、チジェフスキーによる初期の研究ではじめて明らかにされ、その後の衛生学における数多くの研究でも確認されている。細菌コロニーの成長抑制は人工的空気イオン濃度が$5 \times 10^4 cm^3$以上の場合生じることが示されている。微生物に対する静菌ないし殺菌作用は、あまり空気イオンの電荷の極性に左右されることはない。微生物に対する空気イオンの非特異的作用の原因としては、気体イオン化の副生成物（オゾンなど）の毒性作用、空気イオンと空気中の微量の汚染物質との相互作用、強力な静電界内での細胞凝集、あるいは細胞と帯電した気体粒子との電気的相互作用の結果としての細胞凝集に関係する作用などがある。

空気マイナスイオンの静菌作用とスーパーオキシドの化学的活性との関連を特定しようとした最初の試みでは疑問の残る結果しか得られなかった。その後の研究では細胞内における過酸化脂質（LPO）が増大すること、およびLPOの増大とスーパーオキシドや他のROS（反応性酵素種）によってもたらされる細菌コロニーの成長抑制とのあいだに関連が見られることが明らかにされた。検査対象として使用されたのは細菌および真菌類（Staphylococcus aureus、St epidermidis、E. colli、Bacillus subtilis、Proteus vulgaris、Klebisiella pneumonae、Pseudomonas aeruginosa、Salmonella typhimurium、Candida albicans）の培養物であった。

触媒にかかわるSODの量が、ガス状スーパーオキシドの抑制作用を有意に増大させるたのに対し、カタラーゼはガス状スーパーオキシドの抑制作用をほとんど完全に失わせた。一重項酸素捕捉因子（アジ化ナトリウムおよびDABCO）は、培養物の成長および脂質の過酸化生成物の蓄積に対して何の作用も示さなかった。これらの結果は気体のイオン化に際して活性化されイオン化された生成物の集合体の中に、生物学的に有意な量の$^1O_2$が存在していないことの証拠として考えられると同時に、細胞毒性作用と過酸化水素ないしヒドロキシラジカルとのあいだに関連があることの証拠としてもみなされる。ガス状スーパーオキシドの細胞毒性作用は、この因子が充分に高い濃度（O_2^{-}生成率が1分当たりマイクロモル単位にのぼる場合）で存在する場合にのみ現れる。これに対して細胞毒性作用を示す濃度の1/3から1/4である場合には、スーパーオキシドが細胞保護作用を示すのが観察される◆。

細胞および組織レベルにおける空気マイナスイオンの生物学的作用に関して1960年代から80年代にかけて実施された研究は、記述的である点と研究結果が、生体に対する空気イオンの作用メカニズムについての現在の2通りの仮説◆とは相容れないものである点に注意する必要がある。しかし、上記のような作用は、生化学研究によって明らかにされたO_2^{-}および過酸化水素の細胞に対する作用を強く示唆するものである。

◆例えばS.cerevisae細胞などに再水化ストレスを与えたり、純粋な酸素へ曝露した場合

◆ヴァシリエフとチジェフスキーによる器官の電気交換説、クルーガーのセロトニン仮説

例えば、空気マイナスイオンは気管の線毛上皮細胞の運動活性を上昇させ、キサンチン―キサンチンオキシダーゼ反応において生成されるROSが、ウシの気管線毛の脈動頻度を高めるのである。このような反応は、進化という点で関連のある、精虫繊維がスーパーオキシドによって刺激される、ということと比較可能であろう。「生化学的な」スーパーオキシドと同様に、空気マイナスイオンも繊維芽細胞の分裂を促進する一方、ガス状スーパーオキシドはin vitroにおいて膵臓のインスリン生産細胞の分裂を促進した。細胞および組織に対する、外因性のROS（反応性酵素種）の作用は、試験用酵素としてSOD（スーパーオキシドジスムターゼ）、カタラーゼを加えると常に変化しうることが示されている。

味蕾の化学受容体の感受性に関する研究から、ガス状スーパーオキシドの局所的投与によって味覚刺激の閾値が低下することが示された。我々はこのような作用がセロトニン代謝に対するガス状スーパーオキシドの局所的影響、あるいは味覚器の感覚ニューロンに対する栄養作用の発現に関わっているサブスタンスＰに依存するシステムの活性化と関係するものであると考えている。動物の気管内のセロトニン交換に対するNAI局所投与の作用はクルーガーの研究室においてはじめて明らかにされた。

マクロファージの化学走化性でも、「代謝的な」スーパーオキシドに対する細胞の反応とガス状スーパーオキシドに対する細胞の反応の類似性が見られる。炎症の病巣を進行させる主要な化学誘引物質とは炎症メディエイター（例えばロイコトリエンB_4）であり、ROSがこの過程を刺激あるいは抑制していると考えられる。ガス状スーパーオキシドのみでもin vitroにおいてマウスの腹膜のマクロファージの走化反応を引き起こすことが明らかにされている。さらにラットの皮膚の創面に対してガス状スーパーオキシドがとりわけ修復期において治療が促進されることも示されている。このように、ガス状スーパーオキシドの作用は、空気マイナスイオンの作用と類似しているのである。

動物に対する空気マイナスイオンおよびガス状スーパーオキシドの全身的作用

哺乳類の場合、空気イオンは主として呼吸器を介してその作用を発現させる。長らく信じられていた考え方では、空気イオン粒子が肺の内部に入りこみ、細胞の構成要素や血液中のコロイド化合物へ電荷を受け渡すと見なされていた。しかし、この考え方では空気イオンの生理学的作用においてCNS（中枢神経系）が大きく関与しているというすでに明らかな事実を説明できない。その後、吸入された空気イオンは呼吸管の深部に達せず、鼻咽頭部でその電荷を失うことが明らかになった。これらのデータおよびその他の最新データを考慮すると、ヴァシリエフとチジェフスキーの仮説は現在となっては間違いだったと言えよう。

大気中にスーパーオキシドイオンO_2^-が存在することは、空気マイナスイオンが示す生物学的作用の様々な側面を新たな視点から説明づける。O_2^-が高い反応性を示すこと、そして、様々な受容体が存在する部分である鼻腔粘膜上ではこのフリーラジカルがすぐ消失してしまう。以上の2点は吸入されたO_2^-の化学的活性が鼻粘膜受容体レベルにおいてすでにその働きを示しうることを支持する。この仮説、さらに呼吸管粘膜上の水様の媒質でもこのフリーラジカルの寿命が短いことを考えると、身体の内的環境まで空気マイナスイオンおよびO_2^-が入りこむとの仮定は先験的に退けられよう。

以上の点から空気マイナスイオンの生物学的作用とは、鼻の化学受容体と解剖学的にも機能的にもつながる脳組織および中枢神経の活動が変化する結果として生じるものであると考えられる。鼻腔の受容体は神経内分泌物質の調節の主たる中枢である視床下部の知覚情報の入力部と、連絡していることが知られている。ヒトおよび動物の鋤鼻器官は視床下部と形態的にも機能的にも密接なつながりがある。

空気イオン吸入によって生じる脳下垂体核の組織変化も、ガス状スーパーオキシド吸入によって生じる腺性下垂体および神経性下垂体の組織変化も、これら受容体組織の感覚ニューロンの興奮によって説明される。O_2^-吸入を数回実施した後に、腺性下垂体内のホルモン産生腺細胞◆が増加することが明らかにされている。一方、このような所見に対する例外として興味深いものにプロラクチン産生細胞数がO_2^-吸入後に大きく減少するということがある。

◆とりわけ、副腎皮質刺激細胞および甲状腺刺激細胞の数

ACTH（副腎皮質刺激ホルモン）産生の増加は、ガス状スーパーオキシド吸入による治療を行った気管支喘息患者において、コルチゾル分泌が刺激されるというかたちで現れる。空気マイナスイオン吸入後に見られるエネルギー代謝の活性化は甲状腺刺激機能の活性化によって説明される。一方、脳のドーパミン作動系の活性化メカニズムは、部分的ではあるが乳腺刺激機能の抑制によって説明される。空気マイナスイオン吸入後およびO_2^-吸入後に生じる機能的活性化は下垂体後葉でも確認できる。ここからの分泌物は視索上核ニューロンおよび室傍核ニューロンで確認できる。

上に挙げたいくつかの例は、空気マイナスイオンの作用の大半がガス状スーパーオキシド吸入によって生じる組織の機能的変化から説明されうることを示すものである。視床下部—脳下垂体コンプレックスの活性化、およびACTH分泌の増大◆は、動物に対するガス状スーパーオキシドの作用の背後に存在する重要な生理学的メカニズムのひとつと考えられる。空気マイナスイオンについても同様のメカニズムが提唱されている。この仮説の正当性はボランティア被験者における匂いの知覚の一過性閾値が、ガス状スーパーオキシド曝露と匂い刺激とを組み合わせて与えた場合に低下するという所見から裏付けられた。

◆これは信号に対する視床下部ニューロンの感受性の増大、および反応潜時の短縮につながる

視床下部、下垂体に加えて、脳内のさらに他の形態的構造および生化学的シス

テムもまたROSの鼻内的投与に対する反応に関係している。ガス状スーパーオキシドがもたらす作用の「痕跡」のひとつが大脳基底核において見られる。大脳基底核とは、視床下部と機能的に結びくとともに脳皮質の連合野と運動野との間の皮質下におけるつなぎ目となっている。

視床下部と並んで大脳基底核も疼痛刺激に対する運動反応および連合反応の複合的形成に関与している。このことを考えると、早くも1950年代の終わりから1960年代はじめにかけて、外科手術後に空気マイナスイオン吸入処置を受けた患者においていくらかの疼痛緩和が見られるという報告があることは重要である。

以上のような現象に対してはそのメカニズムがまだ説明されていない。しかし、観察結果は、患者の血液中に残留していた鎮痛薬と、空気マイナスイオンに含まれるスーパーオキシドとが及ぼした複合的な生理学的作用に関係するものとも考えられる。このような解釈に対して、ガス状スーパーオキシド吸入でも過酸化水素の希釈溶液の鼻内的投与でも、動物、ヒトの双方で、閾値用量の鎮痛薬の鎮痛作用が増大するとの所見が裏付けを与えている。

このような現象は鎮痛薬の性質に左右されるものではないため、痛みの知覚およびその緩和に関する生化学的メカニズム、とりわけセロトニン作動系の活動の変化および内因性オピオイド（痛み抑制物質）産生の活性化に関連するものと考えられる。そのほか鼻腔の受容体の生理的反応形成にあたって、$O_2^{\cdot-}$の持つフリーラジカルとしての性質が果たす役割についての証拠も明らかにされている。

ROS（反応性酵素種）の鼻内的投与によって脂質の過酸化過程が抑制され、大脳基底核および視床下部領域におけるMAO（モノアミン酸化酵素）－AおよびMAO－Bの活性が低下し、線条体および黒質におけるドーパミン含有量が増大することが示されている。このことは大用量のレセルピンあるいは神経毒MPTPを投与した動物において、外因性のROSが酸化ストレスの軽減作用、行動反応の乱れに対する回復作用、神経防御ないし神経栄養的な「神経救出」作用を示すことの理由を明確にする。これらの非生体物質は動物にパーキンソン病に似た症状を引き起こすことが知られている。吸入される外因性のROSによってモノアミン酸化酵素に対する内因性の抑制因子が活性化されるのだと想定されている。

空気マイナスイオンおよびガス状スーパーオキシドに見られる、順応促進的な性質はこれら化合物の持つ全身的な作用と関連づけられる。空気マイナスイオンの持つこれと同様の作用は、順応促進因子やストレスといった語が誕生するはるか以前から記述されている。ヴァシリエフとその学派による研究は、空気マイナスイオンが順応促進作用もつということを低酸素症、アナフィラキシー誘発物質、感染因子、いくつかの物理的因子に対して生体の耐性が増大するという現象から裏付けた。これらの研究についてはレビューが発表されている。その後、高圧酸素、基準気圧酸素の毒性作用および薬剤の毒性作用に対して、ガス状スーパーオキシド吸入が順応促進作用を示すことが明らかにされた。ガス状スーパーオキシドの示す順応促進作用の特徴は、非特異的ということであるが、これは天然のまたは合成された強壮薬あるいは順応促進因子に典型的に見られる特徴でもある。高圧酸素に対する順応に関していえば、良く知られた順応促進因子として作用するeleutherococcusに比べてもガス状スーパーオキシドの作用の方が顕著である。

◆動物の生存、行動反応における変化、累積―閾値パラメーター、過酸化ストレスなど

スーパーオキシド吸入に対する反応◆の現われ方は、一般的なストレス症候群というかたちで記述することが可能である。そして一般的なストレス症候群であるということは、ガス状スーパーオキシド（と空気マイナスイオンをも合わせた全体）を、自然の環境ストレス因子のひとつに属するものとして考えることを可能にする。このことは、これら因子の作用に対する抵抗力が存在することを示しているのである。したがって、自然界の背景レベルに近い濃度の人工的な空気マイナスイオン化は、生体の抗酸化的な保護機能レベルに影響を与えない。一方、高濃度のガス状スーパーオキシドおよび人工的空気マイナスイオン化は、酸化ストレスの強度をin vivoにおいて軽減するのである。このことは、充分に弱い他のストレス因子の場合に特徴的に見られるような全身的な構造的順応の痕跡が生じる可能性があること、さらには有害因子の作用に対する交差順応を目的に、外因性のROS（反応性酵素種）が利用出来る可能性があることを示唆するものである。

他のストレス因子への順応メカニズムから類推すると、外因性のROSに対するCNS（中核神経系）の順応には視床下部のMAO（モノアミン酸化酵素）に関連した反応が関与していると考えられる。外因性スーパーオキシドの示す順応促進作用に関していえば、スーパーオキシドによる抗酸化的保護作用が生じることが、順応過程の構成要素の一つを成すと考えられる。様々な疾患の発病にあたって、酸化ストレスが共通して見られる段階のひとつであることを考えると、順応に際する抗酸化システムの活性化が損傷をもたらす様々な因子に対する、生体の抵抗力を増大させるために利用されている可能性がある。

空気マイナスイオン、およびROSの治療的作用

文献中では空気マイナスイオンの治療的作用について繰返し議論されてきた。呼吸器、内分泌系、植物神経系の障害、リューマチ、高血圧、胃および十二指腸潰瘍、その他の疾患の治療を目的とする空気マイナスイオン吸入の使用が、チジェフスキーの単行本中に記載されている。これらのデータはブラトフ、フィノゲノフ、ジョーンズほか、ヨルデほかとシャタ、グレンツほか、およびそのほかの研究者によって確認されている。そのほか、イェーツほかも好ましい治療的作用

を報告している。彼らは多動症および自閉症の小児に対して空気マイナスイオンをはじめて適用した。

生理学的作用と同様に、空気マイナスイオンの示す数多くの治療的作用も視床下部の反応に関連するものと考えられるが、これは気象に対する感受性が高い人間において特にはっきりと現れる。治療的作用の発現は機能障害の程度に直接左右されることにも注意されたい。例えば喘息治療にあたってガス状スーパーオキシドは最も症状の重い患者に対して最も効果を示すのである。気管支喘息患者に対する治療が奏功するということこそ、ガス状スーパーオキシドの治療的有効性を示す好例と言えよう。気管支喘息治療を目的とする空気マイナスイオン使用については古くから知られている。気管支喘息の発病において鍵となる役割を果たしているのは、気管支および肺の慢性的な炎症プロセスであるということが重要である。

成人および小児を対象とした臨床試験において、ガス状スーパーオキシド吸入によって患者の主観的および客観的状態の改善が見られた。この改善は内因性の酸化ストレスの減少、気管支の機能亢進の緩和、痰の減少、さらには喘息発作頻度の減少というかたちで現れた。ガス状スーパーオキシドは空気マイナスイオンよりもさらに高い治療的有効性を示すことが明らかにされた。例えば約3.5時間の全身的なガス状スーパーオキシド曝露で、推奨されている5～27時間の空気マイナスイオン吸入に匹敵するような臨床的成果が得られたのである。

喘息患者に対してガス状スーパーオキシドが示す治療的作用の生理学的メカニズムについて文献中では主として2つが論じられている。第一に、ガス状スーパーオキシドが作り出す過酸化水素の局所的作用により生じるものであり気管支樹の深部で働く、抗酸化システムの強化および酸化ストレスの減少が主なメカニズムと考えられる。もしこれが正しいなら現在あるデータは、気管支の平滑筋に対して過酸化水素が痙攣誘発作用を示すというよく知られた理解の仕方を支持するものではなくなってしまう。ガス状スーパーオキシドが作り出す過酸化水素の局所的作用により生じるものであり、気管支樹の深部で働く吸入クールにおいて痙攣誘発作用が見られないのはおそらく、スーパーオキシドの不均化の過程で生じるH_2O_2の濃度が極めて低いことから説明が可能であろう。

第二のメカニズムは、内在的な抗炎症システムの活性化（とりわけコルチゾル産生の活性化を伴うもの）に関連するものである。これは、鼻腔の受容体によって媒介される反射反応を介して現れる。いずれの場合でもガス状スーパーオキシド吸入に対する生体の反応は、順応メカニズムの誘発というかたちで発現するのである。これと同様の反応はホルメーシスメカニズムの形成過程において観察される。全身レベルにおけるガス状スーパーオキシドの作用の特徴を理解するのには、ホルメーシスとの比較が役立つであろう。

外因性ROSが適用される領域としてもうひとつ疼痛緩和がある。麻薬性鎮痛薬注射とNAI吸入を組み合わせた場合に加えて、ヒトに対してアナルギン、ジクロフェナク、アスピリン投与と空気マイナスイオン吸入を組み合わせた場合でも、鎮痛薬の抗侵害受容作用が増強されることが示されている。

疼痛感覚システムに対するROS（反応性酵素種）の作用が現れるのは、交感神経—副腎系の活性化およびエンドルフィン合成への刺激を介してである。神経伝達物質系（主に、セロトニン作動系とドーパミン作動系）の活性化もまた、なんらかの役割を担っている。このような考え方は、痛みの知覚においてセロトニンおよびドーパミンが果たす役割について文献中に発表されているデータによっても裏付けられる。

ガス状スーパーオキシド吸入によって、脳の視床下部および大脳基底核（これらの病的変化が、パーキンソン病の背景にある）内のMAO（モノアミン酸化酵素）−AおよびMAO−Bの活性が阻害されることが示されている。パーキンソン病ではその進行の初期においてすら慢性の疼痛および嗅覚障害が見られるというデータから、この疾患の進行に関係する生理学的組織および神経伝達過程と、痛みの知覚に関係する生理学的組織および神経伝達過程との間に、なんらかの関連が存在することが示唆される。

パーキンソン病患者を対象に行った研究で得られた結果は、ROSの治療的有効性を確認するものであった。パーキンソン病患者に対するROS吸入の適用によって生じた臨床的改善はパーキンソン震戦の減少、筋硬直の低下、自律神経症状（顔面の皮脂の分泌、唾液分泌過多）および擬態の改善、抑うつの改善というかたちで現れた。

空気マイナスイオンの生理的作用は、機能的負荷および実験的ストレスに曝露された事実上健康なヒトにおいても現れた。例えばバロンは、男性ボランティアを対象に中程度の濃度の空気マイナスイオン吸入を実施したところ、記憶量および文書校正試験の成績が向上したことを示している。空気マイナスイオン吸入によって心理運動課題の成績の改善、および作業の能率および質の改善が得られることが明らかにされている。

一方、空気マイナスイオンの治療的効果にとどまらず、その生物学的活性にさえ疑いを抱く研究者も存在する。しかし、懐疑的な態度を示す論文の多くで、空気マイナスイオン発生および鼻腔の受容体への供給に関わる方法上の問題が見られることに注意されたい。それに対してガス状スーパーオキシドの適用を伴う、より新しい研究では、空気マイナスイオンを使用して以前に得られた数多くの結果を確認できたのに加えて、ROSの持つ新たな生物学的および治療的作用が明らかにされたのである。そのような作用には、過酸化水素の鼻内的投与によって再現できるものが少なくともいくつかある。このことはROSおよび過酸化水素の双方で働いている因子の共通性を示す証拠として捉えることが出来よう。

GS（ガス状スーパーオキシド）と人間を取り巻く環境

空気とは人間が関りを持つもっとも一般的な環境である。したがって、大気の衛生は衛生学における重要な問題である。空気イオンに対して途切れることなく関心が持たれてきたのにもかかわらず、自然の大気中の因子としての空気イオンが持つ生物学的重要性については疑問視されることが多かった。このような態度が生まれる原因となったのは、この分野において発表された著述の多くに見られる実験方法上の問題◆にほかならなかったことは既に指摘した。

◆気体イオン発生方法の不適切さ、気体イオンの特定および用量測定に関するデータの欠落、空気イオン化による生成物（オゾン等）が対象物まで、損なわれることなく供給されることもありうるイオン装置の持つ能力の過小評価など

重要な研究の中にも、使用したイオン化装置の多くで副生成物（オゾンおよび窒素酸化物）が発生していたり、気体媒質の組成、気温、空気の湿度の測定が行われていなかったりといった、上述のものとは異なる実験上の不備が見られるものがいくつかある。このような状況、そして大気中の空気イオン量が極端に少ないということこそ、空気イオンが生物学的に重要な要素であるという考え方に対する懐疑的な態度を生み出したのだった。

その一方、自然の換気を欠く空間では、大気の主要なパラメーター（二酸化炭素濃度、水蒸気濃度、酸素濃度）が衛生基準に適合しているにもかかわらず、長時間滞在した後に気分の悪化を感じるようになると報告されている。このような所見は、間接的なかたちとはいえ空気イオンが生理学的に必要であるということを立証するものである。空気調和が、室内の空気イオン含有量の減少を促進する因子のひとつであるということに注意されたい。空調の施された室内で働く人々では、不満足な健康状態、疲労の増大、息苦しさ、頻繁な頭痛を訴える場合が多いことが明らかにされている。

同様の症状はいわゆるシック・ビルディング症候群でも観察される。また空調の施された室内に長時間滞在する人々では、インフルエンザ、上部気道の急性カタル、心臓疾患に罹る割合が高いことも明らかにされている。このような変化は特殊な産業現場（例えば、マイクロチップ製造など）などガス状スーパーオキシドをほぼ完全に除去するような空間での勤務者において最も顕著に見られる。

自然の空気イオン供給が不充分な条件下で働く人間の能率向上をのために、人工的空気マイナスイオン化が推奨できるとした研究もいくつかある。1960年代の「ソビエト宇宙医学生物学計画」の一員であったルバーグは、次のような興味深い報告を行っている。食餌を適切に与え飼育条件もきちんと管理したマウスおよびラット用のチェンバーを地上でテストした際、これら動物の多くが説明のつかないかたちで死亡するのが観察されたのである。その後、これらの現象は吸入される空気中のガス状スーパーオキシドが不足していることが原因であるとされた。

ガス状スーパーオキシドが動物にとって必要なものであることを支持する証拠

が、吸入される空気からガス状スーパーオキシドを完全に除去した条件下で実施した実験から得られている。ガス状スーパーオキシド除去により、マウスおよびラットが16日から23日のうちに100％死亡することが明らかになった。早い段階で見られる病変には行動反応および毛づくろいの抑制、骨格筋の緊張の低下、協調運動の乱れ、結膜炎の進行、食餌および水の拒否、体重減少および体毛の大規模な脱落、酵素的抗酸化因子による組織保護の悪化などがある。内臓を検討したところ胃粘膜の顕著なびらん性病変および潰瘍、さらに大半のケースで胸腺の退縮が観察された。ガス状スーパーオキシド除去10日目にラットの下垂体を電子顕微鏡で観察したところ、腺細胞、および神経性下垂体の神経終末の大半で変性、つまり腺細胞の顕著な機能的消耗、下垂体悪液質が見られた。

このような症候の発生は通常、長期にわたって作用すると動物を死亡させる固定や寒冷などのストレス因子と関連づけられている。上述の実験における唯一の、そして制御可能なストレッサーは、ガス状スーパーオキシドの完全な除去以外になかった。ガス状スーパーオキシドの完全除去を一時的に中断すると動物の死亡が防止された。このことはガス状スーパーオキシドの持つ非常に重要な役割の存在を裏づけるものである。

上記のデータに関連して人工的イオン化を用いて空気マイナスイオンあるいはガス状スーパーオキシドの欠乏を補うことの合理性の問題が繰返し議論されてきた。このような考え方に基づき、国産のコロナ放電式空気イオン化装置が幅広く受け入れられている。ロシアでは現在、いわゆる「チジェフスキー型シャンデリア」が最も普及している。この種の「シャンデリア」は、「酸素マイナスイオン以外は何も発生しない」とうたわれているケースが多い。しかし、アンテナを備えたコロナ放電式空気イオン化装置こそ、室内において危険な大イオンが高濃度で見られることの原因であるというのは周知の事実である。

大イオンは極めて強度の電界内で小イオンが空気中を浮遊する塵埃粒子または微生物へ付着して形成される。このようにして形成された帯電した塵埃粒子は電荷を持たない塵埃粒子に比べてより容易に肺内へ入り込む。そのため公共建築物内で、空気中の空気マイナスイオン濃度を人工的に上昇させることは望ましくないと長らく考えられてきた。コロナ式イオン化装置では小イオンのみを発生させることは不可能であることも示されている。フエルタスとファウンテンは、コロナ放電式イオン化装置では、酸素マイナスイオンO_2^-が全く記録されなかったと報告している。

さらに、イオン化装置の放射器からの距離が大きくなるにつれ、あらゆる空気イオンの濃度は急速に低下する。これが電気放出タイプのチジェフスキー型シャンデリアにもあてはまるのは言うまでもない。入手可能な文献中には、チジェフスキー型シャンデリアタイプの機器の稼動中に患者の頭部レベルでスーパーオキシドラジカルが存在することを裏付けるようなデータは見当たらない。一方、大半の研究において生物学的活性を持つ副次的因子（オゾンや窒素酸化物）、および30～70kVの高電圧パルスを伴う強電界が存在することが報告されている。このため、この種のシャンデリアの直下に患者を置くことは禁止されている。これらの理由から、「シャンデリア型（例えばチジェフスキー型）は、まともなものとは考えられない。」とまでささやかれているのである。

大気中のGS含有量の不足を補うためには別にガス状スーパーオキシドの個人用発生器を使用するという方法がある。この場合、通常の室内用発生器は1/10～1/20の電圧で、患者の鼻の受容体から数センチの距離で、ガス状スーパーオキシドが発生する。この装置では副生成物（オゾン、窒素酸化物、および金属製電極からの放出物）が発生しないことも重要である。個人用スーパーオキシド発生器を使用すると、本レビューで報告したような、ガス状スーパーオキシド研究で得られたのと同じデータが得られるとともに、$O_2^{\cdot-}$が生成し、吸入エリアまで$O_2^{\cdot-}$が供給されていることを示す証拠が得られた。様々な種類の労働者（クリーンルームや密閉された空間で働く者など）の衛生、および予防的ヘルスケアにおいて、ガス状スーパーオキシド吸入器を実際に利用することの可能性を見極めるには、更なる検討が必要である。

マイナスに帯電した大気イオン全体の中には、スーパーオキシドラジカル$O_2^{\cdot-}$が含まれる。細胞およびその生化学的性質に対するこのフリーラジカルの作用は、空気マイナスイオンの作用あるいは「代謝的」スーパーオキシドの作用として記述されているものと同一である。空気マイナスイオンに含まれるガス状スーパーオキシドが地球上の生物の生命活動の様々な側面に対して影響を及ぼしうるというのは言うまでもない。例えばこのレビューに挙げた動物や微生物だけでなく、植物も空気マイナスイオンおよびガス状スーパーオキシドに対して感受性を示すことが知られているのである。

ここで検討した様々な例は、外因性ROSの性質およびその生物学的機能について研究済みの事象のなかから何点かのみを説明するものにすぎない。このような所見はすべてスーパーオキシドの役割についての理解が依然として不完全であるとするマコードの見解を支持するものである。ROSが生物学的に多様な働きを示すという事実、そして生体がガス状スーパーオキシドを必要としていることこそ、進化の過程で形成されたルールを反映するものである。同時にこのことはまた、生命機能において外・内因性双方のフリーラジカルが果たしている役割を理解することを可能にするものでもある。

Reactive oxygen species as essential components of ambient air
Goldstein N
Biochemistry(Moscow), 2002,67:2, 194-204

Chapter 2 バイオ

ch.2-1

「細菌に対する空気マイナスイオンの殺菌作用」(要約)

A.P.クルーガー、E.J.リード、K.B.ブルック、M.B.デイ、1975
カリフォルニア大学バークレー校　公衆健康学部医学微生物学・免疫学科

空気イオンが、細菌、原生動物、高等植物、昆虫、動物、人間の生理学的プロセスに影響を与えうることを示す確固たる証拠が得られている。これらの作用は、その性質も強さも様々である。例えば植物の生長刺激、細菌およびカビに対する致死作用、アメーバの移動速度の変化、昆虫の身体活動および成長率の増大、動物の行動パターンの変化、マウスの呼吸器疾患モデルにおける死亡率への影響、天気に過敏な人間での疾患症状の誘発などである。空気イオンがどのようにして生理学的プロセスに変化をもたらすのかという点に関しては、部分的にしか解明されていない。

解明にあたって鍵となるのは、空気イオンが生体内に入りターゲットとなる領域まで自ら移動するのか、それとも宿主細胞と接触した際にラジカルを形成し、そしてそのラジカルが活発な生理学的メディエイタとなるのか、あるいは宿主となる組織へ自らの電荷を引き渡すことに対する生物電気的反応のみを介して、生理学的な機能変化をもたらすのかという点である。ここに記述する実験は、この問題を比較的単純な事例、植物性細菌細胞に対して空気イオン（とりわけマイナスイオン）が示す周知の致死作用について検討することを目的に実施されたものである。

実験機器および実験方法

生理食塩水中に浮遊する細菌に対する空気イオンの致死作用

1. 栄養寒天上において36℃で18時間培養したM.pyogenes aureusK1株の培養菌を0.85％NaCl溶液に採取した。この懸濁液をかき混ぜて大きな塊を壊し、さらに残っていた細胞の凝集塊は低速の遠心分離器により除去された。この懸濁液を、濃度が細胞数 1×10^6 個/mlとなるように食塩水で希釈した。蓋をしていない2つのペトリ皿のそれぞれに、20mlの部分標本を入れた。その後、片方のペトリ皿の上部にマイナスイオン発生器を設置した。この発生器からは発生器と向き合う位置にある懸濁液の表面に、3.7×10^{11} 個/cm^2の小マイナスイオンが供給された。もう一つの懸濁液は対照群として保管された。

双方の懸濁液とも、26℃の細菌汚染のない空気に曝露し、小型振動器へ取りつけたニクロム線コイルにより攪拌された。間隔を置いて標本を採取し、生理食塩水で希釈した後、ミクロビュレットを用いて栄養寒天上で再び平板培養した。

プレートを36℃で24時間温置した後、コロニー数をカウントした。

2. ニクロム線のかわりに90度に曲げたガラス棒を攪拌子として用いたこと以外は上述の手続きに従った。

3. 細菌懸濁液に関する上述の手続きに従って、ペトリ皿中の20mlの何も入っていない0.85％食塩水を空気小マイナスイオンへ曝露した。4時間にわたる処置の後、この溶液9mlを、ブドウ球菌懸濁液1mlに加え、最終的に濃度が細胞数2～3×10^6個/mlになるようにした。この混合液を26℃で静かにかき混ぜ、0時間後、1時間後、2時間後の時点で標本採取し、生存中の細胞数をカウントした。処置なしの食塩水を用いて作った対照群の懸濁液も同時に準備した。このような実験を4回行った。

実験結果

細菌による汚染のない空気内に存在する高濃度の空気小マイナスイオンにより、生理食塩水中に浮遊しニクロム線、またはガラス棒により攪拌されたM.pyogenes aureusに対する中程度の致死作用が確認された。同様の方法で高濃度の空気マイナスイオンへ4時間にわたって曝露した生理食塩水で、空気イオンが水中に生成させると考えられる致死性ラジカルの存在について試験をしたが細菌の死滅率への影響は見られなかった。

考察

本研究で検討対象となったポイントは、植物性細菌細胞に対する空気小マイナスイオンの致死作用が、細胞に対する直接的な作用に起因するものなのか、あるいは空気マイナスイオンが細菌細胞の浮遊する水に衝突する際に形成されるラジカルを介して、生じるものなのかという点であった。

まず、空気イオンが本当に微生物を死滅させるということを確認する必要があった。この領域での最も早い研究は、モスクワの空気イオン化研究中央実験室のチジェフスキー他によって実施されたものである。彼らは、5×10^4～5×10^6/cm^3のマイナスイオンあるいはプラスイオンが、平板上のブドウ球菌培養物の成長を遅らせることを発見した。また、マイナスイオンの方が、プラスイオンに比べて効果が高かった。そのほかM.pyrogenes、V.cholerae（コレラ菌）、S.typhosa（チフス菌）に対する空気イオンおよび電界の作用を検討した研究も存在する。

全てのケースで平板上のコロニー形成が高濃度の空気イオンにより大きく遅れたのに対して、300～1,000V/cmの電界では細菌に対する作用は見られなかった。上述の研究者らによって、さらに空気イオン処理の結果密閉された空気が無菌状態になることが観察されている。カビに対する空気イオンの致死作用は、1955年にファーストによりアカパンカビ、そして1960年にはプラットとバーナードによりアオカビで報告されている。

キングドンは、コロナ放電により生成されたプラスおよびマイナスの空気イオンにより、大腸菌が死滅することを発見した。フィリップス、ハリス、ジョーンズは、365リットルのチェンバー中において、5μm未満のエアロゾル状液体粒子中の霊菌への空気イオン曝露を行った。指数関数型減衰率は、イオン処置なしの空気で23％/分、プラスイオンで54％/分、マイナスイオンで78％/分であった。

プラスイオン処置に際して生じた総減衰率の上昇は、エアロゾル粒子の損失によるものであるのに対して、マイナスイオン処置に際しては2つの作用、エアロゾル粒子の損失とかなりの数量の生物学的減衰が働いていると結論づけられている。

1964年10月にレニングラードで開催された「産業衛生における空気イオン化に関する全ソ連邦会議」において、数多くのロシア人研究者が、同様の結果を報告している。空気中に見られる自然のままの細菌叢、あるいは人工的に作り出したエアロゾルを、$5.2 \times 10^4 \sim 9.5 \times 10^4$個/$cm^3$のマイナスイオンで処理したところ、菌粒子は速やかに85％から93％減少したという。

クルーガー、スミス、は、M.pyrogenes. aureusを蒸留水の水滴中に浮遊させ、プラスあるいはマイナスの空気イオンへ曝露したところ死滅速度が速まることを発見した。実験実施にあたっては、ある種の誤差の発生源を排除するための以下の手続きが取られた。

1．細胞に対する放射線の直接的な作用

イオンは、密閉されたポロニウム210薄片、あるいはトリチウムによって発生させた。

2．細菌の凝集による生菌数の減少

直接的な検討結果から、細胞の凝集塊は全く見られないことが確認された。さらに強い可視光線に細胞を曝露すると致死効果が減少したが、このような現象は細胞の損傷に際しては多くの場合に典型的に見られるのに対して、単なる凝集状態の場合では見られない。致死作用が生じるのに必要とされる時間は、フォン・スモルチョフスキの公式、およびアインシュタインの拡散係数公式から予想される凝集に必要な最短時間よりも短かった。

3．イオン発生器が作り出すオゾンによる殺菌作用

これらの実験において、一般的な条件下では放射性同位元素イオン化あるいはコロナ放電式イオン化により生成されたオゾンが測定可能なほどの量で存在することはなかった。

以上のように、植物性細菌細胞（および数種のカビ）に対する空気小マイナスイオンの致死作用は現実に存在する現象なのである。この現象は細胞の体積に比べて液滴の表面積が大きくなるような小さな液滴中に細菌が浮遊している場合、あるいはより大きな体積の液体中でも攪拌により、細胞を空気と水との境界面にくるようにした場合に観察されうるものである。

我々が最近実施した実験から示されるように、この現象にはイオンにより水中に形成されると考えられるラジカルは関与していないようである。なぜなら4時間にわたって高濃度の空気小マイナスイオンへ曝露した生理食塩水中に、ブドウ球菌を浮遊させた際には死滅速度の上昇は観察されなかったからである。一方、そのような殺菌作用を持つラジカルが実際に存在しているということは、以下の証拠から示唆される。

1. クルーガーとスミスは、チトクロムＣオキシダーゼを含む組織のホモジェネートをマイナスイオンで処理した場合、コハク酸のフマル酸への変換が促進されることを発見した。我々は、マイナスイオンが水と接触した際にラジカルが形成され、そしてそれがチトクロムＣオキシダーゼに直接作用している可能性があると考える。
2. ロトマーは、肝臓組織をマイナスイオンへ直接曝露した場合、あるいは事前にマイナスイオン曝露された水性培地で肝臓組織を扱った場合に、肝臓組織による酸素消費量が増大することを観察したのである。
3. イオン化していない窒素の代わりにイオン化した窒素を配すると、A.vinelandi の連続培養物内の窒素固定効率が上昇した。

これらの現象はいずれも、イオン処理された水によって代謝過程が促進されることを示すものである。実験から、水中のイオンは触媒となるラジカルを形成するようなかたちで反応するということが示唆される。このようなラジカルがブドウ球菌を死滅させることがないということは、単にラジカルが殺菌作用をもともと持っていないということ、あるいはラジカルはしかるべき時間細菌細胞と接触した状態に留まっていられるほど安定してはいないと考えられる。

Air ion action on bacteria
Krueger AP; ReedEJ; Brook KB; DayMB
Int.J.Biometeor, 1975, 19:1,65 - 71

ch.2-2

「酸素イオンの殺菌作用とそのメカニズム」(要約)

E.W.ケロッグⅢ[1]、M.G.ヨスト[2]、N.バルタンクル[3]、A.P.クルーガー[3]、1979

1.カリフォルニア大学 バークレー校 生理・解剖学科
2.カリフォルニア大学 バークレー校 生物医学・環境健康科学科
3.マクギル大学　マクドカルド校　農芸化学・物理学科

小空気イオンの物理的性質については良く確認されており、またそれが様々な生物学的作用を及ぼすことも理解されている。しかしながらその背景に存在するなんらかの生化学的変化を解き明かした例はほとんどない。生物学的活性を示す空気マイナスイオンの種類として理論的には、水和した超酸化物ラジカルアニオンである（O_2^-）・(H_2O)n（ここでnは4～8）を候補に挙げることが出来る。超酸化物の化学的および生物学的反応性は高く、放射線照射による細菌の死滅においても主要な働きを担っている。この場合、

$$O_2^- + O_2^- + 2H \rightarrow H_2O_2 + O_2$$

という反応の触媒となるスーパーオキシドジスムターゼ（SOD）が顕著な保護作用を示す。その他の研究からもO_2^-の殺菌作用が示されている。小空気マイナスイオンに殺菌作用のあることが繰返し確認されていることから、我々はこの現象におけるO_2^-の関与を、SODの保護作用の検討を通して確かめることにした。得られた結果は空気マイナスイオンによる殺菌作用において、O_2^-が深く関与していることを示すものであった。

全てのマイナスイオンがきちんと溶液を通過し、接地線に達するようにするために、熱収縮チューブおよびテフロン製チューブを用い、接地線に溶液表面より充分に低い位置にある部分まで絶縁を施した。Modulion型コロナ放電式マイナスイオン発生器によりイオン化電位が供給された。流れを均一に保つために、それぞれのイオン発生器の交流線に対して独立した可変変圧器を用いてイオン化電位を調節した。無菌でpH7.8、3.75mMのNaClおよび1.25mMのKPi緩衝液40mlに、～10^6の黄色ブドウ球菌を含んだフラスコを実験期間中水槽内で22±1℃に保った。気流制御装置付き真空ポンプにより、フラスコ内の空気をおおよそ500ml/分の流速で排出した。1時間ごとに部分標本1mlを採取し、順次希釈し、先に記述した方法で平板培養した。

マッコードおよびフリドヴィッチによる手続きに従って、ウシの肝臓からSODを分離した。この方法により比活性の高い（～3,500Uml^{-1}）純粋な酵素が

得られた。カタラーゼは使用に先だって充分に透析した。細菌接種物へ添加する直前、酵素はMilliporeフィルターを通すことで無菌化された。空気マイナスイオンを細菌へ曝露すると、2時間という短期間のうちに生存率が大きく低下し、イオン処置の5時間後には生存率がゼロになったことが分かる。

マイナスイオンなしということ以外は同一の条件で培養した対照群の標本では、5時間後も生存率はそのまま保たれていた。$10 \mu g\, ml^{-1}$のSOD（スーパーオキシドジスムターゼ）を加えた場合、細菌はマイナスイオンによる死滅から完全に保護された。それに対して、カタラーゼや変性したSODの場合、有意な保護作用はなにも見られなかった。この系においてカタラーゼが何の作用も示さないというのは、O_2^-の毒性が伴う多くの系で観察されることと極めて対照的である。例えば脂質の酸化あるいは赤血球溶解には、O_2^-とH_2O_2の双方が必要とされるが、その場合それらの毒性はヒドロキシラジカルおよび一重項酸素が生成されるといった両者の相互作用を介して現れる。

空気マイナスイオンによる細菌の死滅の場合O_2^-の毒性はH_2O_2とは関係していないように思われる。この場合の機序としてはO_2^-がリン脂質二重層に対して求核性試薬のように働くことで、脂肪酸の脱エステル化が生じるというものが考えられよう。そしてこのことが表面電荷の増大および膜の脆弱化に結びつき、さらに低張的条件下における細胞溶解および死に結びつくのであろう。

ここに報告した実験は細菌の死滅の原因となっている空気マイナスイオンが、もっぱらあるいは部分的に水和したスーパーオキシドアニオンから構成されるという考えを支持するものである。空気マイナスイオンが、どちらかと言えば好ましい物質であるとの評価を受けているのに対して、スーパーオキシドラジカルアニオンは明らかに好気的代謝において生成される、最も有毒な物質のひとつとして働いているということは一つのパラドクスである。

このパラドクスを解き明かす鍵は効果を示すのに必要とされるO_2^-の相対的な用量であろう。空気マイナスイオンは極めて低レベルでも生理学的作用を引き起こしうる。田舎の清浄な空気ではマイナスイオン濃度が10^3個cm^{-3}しかなく、化学的作用物質よりもフェロモンの方が近い関係にあると言える。

我々が実験に用いた装置ではマイナスイオンの通過流束を増大させ、理論的には最低でも1時間あたり0.3mMのO_2^-が生成されるようにした上で総量40mlの溶液を通過させた。それでもなおO_2^-の反応性を検討するためのin vitroの装置で生み出される通過流束は今回の装置の何百倍にものぼる量なのである。したがって空気マイナスイオンというかたちでのスーパーオキシドの作用は、化学的反応性に基づくものであるとはいえ、ホルモンレベルの領域に匹敵するような生物学的感受性によって大きく増大されるものなのであろう。我々が今回微生物を死滅させる空気マイナスイオンは、$(O_2^-)\cdot(H_2O)n$であると同定したことにより、他の生物学的システムに対する空気マイナスイオンの作用およびその機序を検討するにあたってより堅固な土台が与えられたと言える。

Superoxide involvment in the bactericidal effects of negative air ions on Staphylococcus albus.
Kellogg Ⅲ EW; Yost MG; Barthaker N; Krueger AP
Nature, 1979, 281,Oct,10,400-401

ch.2-3

「黄色ブドウ球菌・大腸菌に対する殺菌作用」(要約)

V.マリン、G.モレッティ、M.ラッス、1989
パドヴァ研究大学衛生学インスティチュート

30年代チジェフスキーによって、空気イオン化がどのようにして殺菌作用を持ち細菌の成長を抑制するのかが示された。60年代にはフィリップス、ハリス、ジョーンズが、厳密な実験的研究ののち、プラスイオンの殺菌作用は純粋に物理的な作用に起因すること、それに対してマイナスイオンは物理的作用または生化学的作用を介して働くことを明らかにした。

双方の極でこのように作用が異なるのはもうひとつ別の因子が介在しているためと思われる。それは酸素である。空気マイナスイオンは、ほとんど全てが酸素イオンである。このようなイオン化により酸素イオン（O_2^-）は超酸化力を持つことになる。空気がマイナスにイオン化することは古くから知られており、このテーマに関しては多数の研究が行われてきた。現在では空気がマイナスにイオン化すると、ヒトの健康に対して様々な好ましい作用が及ぼされることが知られている。

本稿ではグラム陽性菌およびグラム陰性菌の形態的特徴と成長に対する空気マイナスイオンの有効性の評価を試みた。すなわちそのようなイオン化に伴う殺菌作用が現実のものかどうかの判断、そしてもしそのような作用が本当に存在するのならば、イオン濃度と殺菌作用の強さとの関係はどのようなものかという点の明確化である。

実験材料および実験方法

ある種の環境下で非常に多く見られるということから、グラム陰性菌としては大腸菌を、グラム陽性菌としては黄色ブドウ球菌を用いた。試験は1年間にわたって実施された。密閉された環境内（幅3m、奥行き3m、高さ2.7mで、体積が24.3m^{3}の部屋）で全ての試験が実施された。この部屋をA室と記述することにする。A室には、より小さいB室という部屋を通って入室した。

人工的空気イオン化は先端効果を利用した、Klystron-Electronics社製のIonizer6000によって行った。この機器により先端部から0.5mの地点で、空気1cm^{3}あたり約8,000,000個に達するマイナスイオン濃度が得られる。何らかの混乱要因がないかぎりこの値は一定に保たれる。

細菌負荷および密閉された空気のイオン化状態は数多くの因子からの影響を受けるため、実験条件は出来る限り一定に保つよう試みた。試験は実験者が入室していない状態で、人工的な暖房がなく、イオンの吸着を防ぐために金属製の備品が存在しない環境下で実施された。さらに実験室内に特徴的な汚染要因および外部環境からの汚染要因も除去した。ペトリ皿をイオン発生源から0.5mの位置に一定の配列で配置した。曝露時間は24時間としたが、これは1日1日の微気候的変化に応じて得られた結果を評価することができるようにとの狙いからである。

A室の空気質を安定的に改善するためにイオン化装置を1日24時間稼働させた。このようにすると空中を浮遊する粒子は、自然なかたちでの減少とならんでマイナスイオンの導入による減少を被ることとなる。グラム陰性菌には合成培地Bacto Plate Count Agar（P.C.A./DIFECO）に植えつけた大腸菌A.T.C.C（11229）株を用いた。グラム陽性菌には、大腸菌で使用したのと同じ培地へ植えつけた黄色ブドウ球菌A.T.C.C（19095）株を用いた。

試験ごとにA室内において、大腸菌懸濁液を1m*l*植え付けた2つのシャーレを壁面および床面から1mの距離に、イオン発生先端部の下へ一定の配列で蓋をすることなく配置した。このようにしてマイナスイオンが最大限作用するようにした。同一の細菌懸濁液を植え付けた別のシャーレ2つをB室へ蓋で覆って配置した。ここではイオン発生はおこなわずに対照群としてこれらを利用した。

シャーレを24時間にわたり密閉環境内でのイオンの作用下に置いた後、37度の恒温装置内で24時間にわたり温置した上でコロニー数のカウントを行った。黄色ブドウ球菌の場合でも同様の実験手続きを用いた。イオン化処理およびカウントが終了した後、さらに2週間にわたって室温下に置いた。これは新たなコロニーが現れるかどうか、言いかえればイオンが示すのは殺菌作用ではなく静菌作用のみなのではないかという点の検討を狙ったものである。さらに環境に関する微気候的因子である室温、大気圧、相対湿度の測定も実施した。

結論

今回実施した実験では以下のことが観察された。いずれの試験においても環境中の他の細菌株によってシャーレが汚染されることは全く見られなかった。これはイオン化装置が空気中の細菌叢に対しても抑制作用を示すということを明らかにするものである。さらにマイナスの空気イオン化に起因する殺菌作用が確認された。

マイナスの空気イオン化の静菌作用は黄色ブドウ球菌よりも大腸菌に対してより有効であることが示された。殺菌作用はあらかじめイオン化処置したのち、蓋をして室温下に2週間置いたシャーレでは新たなコロニーが全く見られなかったという事実から示された。

大腸菌を対象とする30回の試験に関して、シャーレ1およびシャーレ2の単純算術平均値と加重平均値を比較すると、24時間のイオン化処理後には対照群に比べてコロニー数が1/15.1に減少したことがわかる。P.C.A.培地の黄色ブドウ球菌を対象とする10回の試験に関して、対照群の算術平均値とシャーレ3の算術平均値を比較すると、24時間のイオン化処理後には対照群に比べてコロニー数が1/4.5に減少したことがわかる。

対照群の細菌密度とイオン曝露後の密度とのあいだに一定の関係が存在することを示すため、大腸菌および黄色ブドウ球菌について回帰線を求めた。回帰線の直線と縦の座標軸とが交わる箇所から、24時間にわたってイオン化装置へ曝露した後にゼロになると予想されるコロニー数の当初値が特定できる。大腸菌についての30回の試験に対応するグラフからも、双方の回帰線が同様のものであるのが明らかである。黄色ブドウ球菌についての10回の試験に対応するグラフでは回帰線が異なっている。

我々が今回手にした実験結果を考えると、殺菌という空気マイナスイオンの有効性についてより明確な理解を得るためには様々に異なる微気候条件に細菌を曝露しながらイオンの作用を検すること、さらにシャーレへのマイナスイオン曝露時間を変化させた場合における細菌減少のあり方を検討することが望ましいと言えよう。今回の成果はイオン化発生装置の適用領域を単なる微気候の浄化を超えるかたちで拡大するものである。

Effetti della ionizazzione della'aria su alcuni ceppi batterici
Marin V; Moretti G; Rassu M
Ann Ig, 1989 Nov, 1:6, 1491-500

ch.2-4

「空間殺菌のイオン化フィールド」(要約)

R.フォンタンジュ、J.ジュベール、A.ロラン、
J.ドロネ、C.エロ、L.コルベール、1967

軍健康サービス研究センター微生物学科（リヨン）
国立応用科学インスティチュート機械部門（リヨン）

先行研究において、空中を浮遊する微生物がイオン化フィールドを横切る際、微生物が電荷を獲得することが明らかとなった。こうして獲得される正味電荷は、横方向への気流と重力とが組み合わさった作用下における微生物の落下のあり方を左右する。本研究ではこのような影響の下に置かれた細菌の、生存率および突然変異発生率について検討を行なった。

実験材料および方法

原理――速度が1.5m/秒の気流によって運ばれる微生物を長さ6mの水平な管（10～12u.e.sC.G.Sの放射電界を自由に作り出せるようにしたもの）中を通過させた。この管の内部に幅20mm、長さ1,000mmの栄養寒天で覆われたプレートを配置した。微生物がプレート近辺を通過する際、微生物が捕捉したイオンの作用および電界からの作用を受けて、微生物は多少距離があっても寒天によって捉えられた。このプレートを37℃で48時間培養した後、成長したコロニー数をカウントした。栄養寒天にしかるべき濃度のストレプトマイシンが含まれている場合、耐性を持った突然変異体のみが成長した。ストレプトマイシンが含まれていない場合は、この試験から、細菌の生存率が評価された。

寒天プレートの準備――50mlの栄養寒天をそれぞれのプレート表面へ紫外線照射をしながら流し込んだ。冷えた後、栄養寒天の厚みは1.5mmとなった（寒天層の厚さは非常に重要である）。微生物が細菌である場合はDifco社の栄養寒天を使用し、酵母である場合は乾燥麦芽―カゼイン加水分解生成物寒天を使用した。それぞれの実験の後、プレートを綿で栓をした直径40mm、長さ1,200mmの滅菌したガラス管の内部に配置した。このガラス管を細菌の場合は37℃で48時間、酵母の場合は28℃で48時間培養器に置いた。プレートは12時間ごとに裏返し蒸発した水が凝結して培地内に落下しないようにした。

抗生物質を含んだ栄養寒天を作るために、49mlの寒天を入れたフラスコを55℃で湯煎した。それぞれのフラスコへ様々な希釈度のジヒドロストレプトマイシン1mlを加え、ジヒドロストレプトマイシンの最終的な濃度が1mlあたり

10×10^6gから0.1×10^6gとなるようにした。泡が発生しないよう静かに攪拌した後、この寒天を上に記述したやり方でプレートに注ぎ込んだ。

実験器具—— 電界を発生させるのに使用した装置は、イオン化フィールド内における塵埃の電荷に関する仮説を確認する目的でジュベール他が開発したものである。この装置はアースを取った高さ6m、半径0.10 mの金属製の円筒からなるもので、その軸内には持続的に高い張力に保たれている半径1mmのスチール製ワイヤーが張られている。このワイヤーにプラスあるいはマイナス45,800ボルトの電圧を印加することにより12u.e.s.C.G.Sの放射電界が発生する。

管の前に付けられた送風装置により速度が秒速0mから4mまでの気流が作り出される。今回の実験にあたっては秒速1mから2mを選択した。これは落下の際にあまりに広い範囲に広がるのを避け、管内で局所的にイオンが減少するのを避けるためである。

微生物の懸濁液が先のとがったノズルからエアロゾルというかたちで円筒内に噴射される。噴霧器にはナカヤマとタナサワが記述しているCollision型噴霧器を使用した。この装置を以下のように調整した。まず吹き出し口部分においてエアロゾルが水で飽和状態にならないこと。そして水滴はサイズが充分小さく$1/10^6$秒程度のうちに蒸発し、微生物を空気中に乾いた状態で浮遊させるようなものであること。これらの条件を実現するために、微生物懸濁液を直径2/10mmの小型吹き出し口を介して、非常に高速度の窒素気流により吸引した。寒天プレートは、円筒の母線に沿うように配置した。エアロゾル化の時間は4分間とした。

静電界がない場合に栄養培地表面で検討対象となる微生物のコロニーが均一に広がるようにするため、寒天プレートを一定速度でエアロゾル化用吹き出し口の下を通過させるようにした。そのためにパラフィン処理したガイドレールと、一定速度でプレートを牽引するモーターを備えた装置によってプレートを支えるようにした。牽引部には電話用台座を使用し、プレートを牽引するワイヤー巻取り軸を面板の中央に合わせた。プレートの移動速度は1.15cm/秒であった。Collision型噴霧器の吹き出し口は、曲げられた管の先端に付けられた２次吹き出し口を介して、寒天プレートの上方2cmの位置で開くようにされた。この２次吹き出し口はモーターによって牽引されるプレート支持装置に固定した。

コロニー数カウント装置—— コロニー数のカウントは改造を加えたマイクロフィルム読み取り器を用いて行なった。拡大鏡によりプレートの検討対象部分が11倍に拡大され、その表面部の画像が読み取り装置内の鏡を介して水平のガラス板に映された。コロニーの画像は自動カウント装置の印し付けペンを用いてチェックし、自動カウント装置でその合計数を出した。

オゾン濃度の測定――ワイヤーのすぐ近くおよびワイヤーから3.6cmの位置においてオゾン濃度を確認した。確認はヨウ化カリウムの中性溶液中にオゾンを直接吸収させることによって行なった。化学量論的に放出されたヨードを、チオ硫酸塩を用いた従来の方法に従い定量した。

実験結果および考察

微生物が気流により静電界内へ運ばれる際、微生物はイオンを捕捉し、微生物の正味電荷に変化を与える。このような条件において重力の作用による沈降の軌道がどのようなものになるかは計算によって予想が可能である。サイズが1ミクロン未満の微生物の場合、イオンの熱拡散も考慮しなければならないことが実験から示されている。

上述した実験条件下ではイオン化フィールドの影響下における、栄養寒天上での細菌のインパクト距離は細菌の形態およびサイズによって左右される。したがって寒天表面に見られる分布は均一にはならないが、統計的には細菌種ごとの平均距離の周辺に集まる。例えば、Sarcina（8連球菌）では110 ± 10cm、Staphylococcus（ブドウ球菌）では80 ± 10cm、Candida albicans（鵞口瘡カンジダ）では45 ± 5cmなどである。検討対象となった微生物の生存率に対するイオン化フィールドの作用は非常に変化に富んだものとなった。

まずシガルの観察結果とは反対に、マイナスイオンがプラスイオンに比べて細菌に対する殺菌力がより高いということはなかった。極性による違いは何も見られなかったのである。Sarcina（8連球菌）、Staphylococcus aureus（黄色ブドウ球菌）、Klebsiella pneumoniae（肺炎桿菌）、Serratia marcescens（霊菌）、Pseudomonas fluorescens（蛍光菌）、Bacillus pumilus（バチルス―プミルス）の場合、生きた状態を保っていた細胞の割合はほぼ100％であった。Candida albicans（鵞口瘡カンジダ）の場合1％程度であった。Proteus rettgeri（プロテウス―レットゲリ）、Brucella suis（ブタ流産菌）、および大半の桿菌では、およそ1％から0.1％の間であった。Bacillus brevis（短バチルス）の場合は、0.01％に過ぎなかった。電界に対する耐性が細菌の形態や色素の有無と相関している様子は見られなかった。

我々は今回の実験条件下において、微生物の生存率に対するオゾンの作用を明確にすることを試みた。そのためにワイヤーのすぐ隣り、およびワイヤーから3.6cmの距離で、ワイヤーへの印加電圧がプラスおよびマイナスの場合におけるオゾン濃度を測定した。ワイヤーのすぐ隣りでは印加電圧がプラスで45,800ボルトの場合、オゾン濃度はほぼ0.1ppmとなるのが観察された。電圧が同一で極性が反対になるとオゾン濃度は1/10となった。ワイヤーから3.6cmの距離ではオゾン濃度は無視できる数値となった。

生存中の細菌の割合が印加電圧の極性を変えても、細菌エアロゾルの噴射をコロナ効果の範囲内で行なっても、範囲外で行なっても変化しなかったということは、今回の実験条件下ではオゾンに殺菌力がないということを示すものである。

ストレプトマイシンに耐性を示す突然変異体の割合が、イオン化フィールドによって変化することは見られず、ストレプトマイシンがある場合にイオン化フィールドに対する感受性が増大するということのみが示された。電界からの作用を与えた後にミリポア紙製のテープ表面へ直接採取したProteus vulgaris（尋常変形菌）を顕微鏡で検査したところ、ほとんど全ての線毛が失われていることが明らかになった。このような現象が一時的なものなのか、それとも不可逆的なものなのかを検討を試みた。寒天上から100のコロニーを採取し、10g/1,000の軟寒天上で再培養した。全てのケースにおいて、この細菌の運動性が、第1回目の再培養で再び見られるようになった。

どんなに高層の大気から空気を採取しても、そのような空気中に細菌の存在が観察されることが知られている。これに関連して高層大気に見られる強電界がどのような生物学的作用を示すのかという問題が提起される。大気中の一般的なフローラ内に代表的に見られる胞子を形成しない細菌種の大半は色素を生産するということも知られている。

採取に引き続いて行なわれた1回目の播種時には、栄養培地上におけるコロニーの成長は遅く順調とは言えないもので、細菌が示した発酵能も非常に弱いものであった。このような状態は2回目以降の2次培養では変化する傾向が見られた。すなわち色素の生産が減少ないし消失し、酵素一式が完全なものとなったのである。大気という生存環境中において生きた状態を保った細菌がこのように選別されたということが、イオン化フィールドの作用に起因するのか否かという疑問が生じるかもしれない。

我々の実験結果からイオン化フィールドにより細菌種が選別されうるのであれば、そのような選別は突然変異発生率の上昇というかたちで表れるのではなく、また色素の存在と相関するものでもないことが示された。大気中の有色細菌の選別はむしろフォトンの放射の結果であると考えられる。フォトンの放射は、イオン化フィールドとともにあるいはおそらくそれ以上に細菌の生存率減少に大きな役割を果たしているのである。その際、色素がフォトンに対する保護スクリーンとなる。イオン化フィールドに対する耐性の度合いはむしろ、細菌の原形質皮層壁の化学組成および構造の違いに関連付けられるものであろう。

Effet des champs ionisés sur la vitalité et le taux de mutation des bactéries en suspension dans l'air
Fontanges R; Joubert J; Laurent A; Delaunay J; Eyraud C; Colobert L
Ann Inst Pasteur (Paris), 1967 Feb, 112:2, 173-81

ch.2-5

「家畜用施設の空気中微生物の殺菌作用」(要約)

N.M.フレノフ、1970
ヘルソン農業経済インスティチュート

畜産用施設内の空気中に大量の微生物が存在することは、畜産製品の品質低下の原因のみならず、家畜の仔および家禽の感染性疾患発生の原因ともなっている。このため空気の細菌による汚染の指標は大きな保健衛生的意味を持っている。我々は畜舎という環境内の空気中の微生物に対する、空気イオン化の影響についての検討を行い、空気イオン化を空気から細菌のエアロゾルを取り除くための手段のひとつとして利用した。

室内の空気の微生物に対する空気マイナスイオンの作用について大掛かりな研究を行ったのは、チジェフスキーとキムリャコフである。彼らはコロナ放電によって得られた小マイナスイオンに空気中の微生物を取り除く力があり、微生物数を最小限に抑えるということを確認した。

彼らの考えによると小イオンは、微生物に吸着することで、微生物に電荷を受け渡す。そして一定の電位にまで帯電した微生物の細胞は、反対の極性に帯電した床、壁、天井に付着するのだとしている。

このような付着作用に加えて空気イオンは微生物に対して損傷を与える作用を示す。ズブコヴァ、ブグロヴァ、ボイコとスベルチコフ、ヴォイツェホフスキーらは実験において、空気マイナスイオンが室内の空気中の細菌数を減少させるだけでなく、静菌・殺菌作用も有し、培養基における細菌の成長を抑制することを確認した。ヤロシェンコは空気イオン化の作用下で、黄色ブドウ球菌の毒性が低下することを観察した。

我々はヘルソン農業経済インスティチュート「プリオゼルノエ」科学実験農場内の同一のアーチ型牛舎2棟(それぞれに80頭)において、1年の全ての季節で実験を行った。牛舎の一方には空気イオン化装置を設置した。空気マイナスイオンを得るための発生源として、針金製の電極を備えた「空気イオン化・空気調和科学研究所」型のイオン化装置を用いた。これは220ボルトの交流電源から電源を取るものである。牛舎の両方の壁にそってウシの胴体中央部の上方、床から2.7mの高さに張られた太さ0.2mmのニクロム線をイオン化装置の作動部として用いた。

イオン化装置の稼動状態については、トゥベルスキー—オットー型イオン測定器によってチェックした。実験は空気1cm^{3}あたり150～400 × 10^{3}個という空気イオン濃度のもとで行った。ウシがいる位置の半径1.5mの範囲で最もイオン濃度が高くなった。空気の細菌学的検査は肉エキスブイヨン寒天をいれた開放された実験用シャーレ及び、クロトフによるスリット状吸入装置を用いた細菌析出法により行った。細菌は自動温度調節器内で37℃で48時間培養した後コロニー数を測定した。

空気のサンプルは、イオン化開始前、イオン化実施期間中、イオン化中止後に、牛舎の中央部および両端、ウシのいる床から0.4および1.2mの高さの場所で採取した。同様の検討を対照群の牛舎でも行ったが、こちらには空気イオン化装置は設置されなかった。実験群の牛舎では、イオン化期間中空気から細菌が減少するという変化が観察された。合計で628回の試験を行った。

実験群の牛舎の空気についての細菌学的検討結果は、小空気マイナスイオンが細菌を沈降させる作用があること、空気の細菌による汚染度の低下が牛舎の中央部でも両端でも同じように生じたことも示した。我々はまた、空気イオン化の作用下において実験群の牛舎内で空気中の細菌エアロゾルがどのように減少していくのかも同時に検討した。空気中の細菌数の低下は最初の10分間だけでなく、1時間のイオン化装置稼動期間全体にわたって観察された。空気イオン化中止後、細菌含有量は再び増大した。

試験結果から牛舎内の空気を空気マイナスイオンで満たすことは、塵埃による汚染度の低下および細菌含有量の減少を通して牛舎の保健衛生状態を明らかに改善するといえる。また空気中の細菌数の減少はイオン化装置稼動期間全体を通して同じような割合で生じること、さらに空気イオン気流の濃度が上昇すれば空気中の細菌エアロゾル除去率も上昇することを指摘しておく。目で確認できる結果として空気イオン化装置のニクロム線のラインに沿うように、牛舎の白い天井にチリの筋が形成されたということがある。この筋は定期的に清掃し、石灰の懸濁液で漂白しなければならない。

以上のように空気イオン化の持つ動物衛生学的重要性としては、他の研究において示されているような動物の生体に対する空気イオンの好ましい作用のみならず、空気環境の顕著な向上もある。このため空気イオン化は畜舎内の空気環境の健全化、空気を介した感染症の予防、家畜の仔および家禽の生産性の向上、畜産製品の品質向上を目的とした畜産農場における複合的な保健衛生的施策のなかに組み入れられるべきといえる。

Влияние аэроионизации на микрофлору воздуха животноводческих помещений
Хренов НМ
Veterinariia, 1970 Jan, 1:, 33-4

ch.2-6

「養鶏場における空間殺菌効果」(要約)

Von.W.ミュラー、1969
ギーセン大学動物衛生学科および感染症インスティチュート衛生学部門

ここに報告する実験結果はギーセン大学畜産および生物物理学インスティチュートとの共同で実施された。我々は空気マイナスイオンにより畜産動物の諸機能の向上が得られるとするソ連で発表された論文に刺激を受け、本研究を実施するに至った。コマノフとセメノフは様々な機能の向上を観察しているが、そのなかにはヒナの飼育における1日ごとの体重増加量の増大および死亡数の減少、ブタの飼育における肥育期間の短縮、ウシの乳生産量の増大などが見られる。サザノフは空気イオンに曝露されたニワトリの場合、飼育期間内に見られる疾病発生頻度が減少することを明らかにした。ヴォルコフほかは、人工授精センターのオスウシの性的活動性および精子の質が顕著に向上することを確認している。

そのほかのロシア人研究者らは一様に空気イオン化実施中に空気中の塵埃量および細菌量が減少することを確認している。これらの研究者は、畜舎の地面表面のプラス極および火花電極のマイナス極との間の高電圧を用いて空気イオン化を実施した。その際に発生する静電放電により、両電極間に主としてマイナスの電界が生じ、そのような電界内に実験動物が置かれた。

しかし、このような配置ではオゾンおよび窒素酸化物の発生を阻止することは出来ないため、空気マイナスイオンのみならず制御不能の副生成物も実験動物に対して影響を及ぼすこととなる。それに対して放射能を利用した空気イオン化装置は副生成物を発生することがない。我々は実験に際してこの方式を採用するのが適切であると考えた。

我々は上に挙げた研究者らによって見出された、空気イオン化に伴う細菌数減少を再確認することを試みた。大規模家畜飼育がますます普及するのに従って、家畜が密集する畜舎内の空気汚染が恐ろしく増大していることから、畜舎内の塵埃量および細菌量を低減するあらゆる方策を検討すべきである。我々は比較的高価な空気浄化方法であっても、大規模飼育においては経済的に許容されるものであると考える。なぜなら空気浄化施設に必要な総費用を家畜の頭数で割ることが可能だからである。

実験

空気中の細菌量の測定には、Casella社(ロンドン)製のスリット型収集器を使用した。採取した細菌は血液寒天プレート上、および1件の実験では通常の寒天プレート上で培養した。使用した空気イオン発生器（U.S.Radium Corporation社）は、ツリウムからのベータ線により稼働するもので、オゾンや窒素酸化物などの副生成物を発生させない。装置前40cmの距離におけるマイナスイオン濃度は、およそ10,000個/mlであった。キャビネット内にそれぞれ8羽からなる採卵ニワトリを2グループ入れた。このキャビネットは、1つの吸入口と2つの排気口を介して換気装置により通風が十分になるように換気された。

最初のグループは6週間にわたり20,000個/mlのマイナスイオンを含む空気に曝露された。このイオン用量はキャビネットの吸気口に配置され、中断なくイオン化を行う2基のイオン化装置によって供給された。2番目のグループは対照群とした。対照群に関しては畜産インスティチュートにおいて産卵数、飼料消費量、血液中のヘモグロビン含有量、その他の生理学的数値を検査し、これらの数値に対する空気イオン化の影響を検討した。イオン化なしの予備試験において、両キャビネット間に見られた空気中細菌量の差異が非常に大きかったため、この対照群をイオン化なしのコントロールとして使用することは不可能であった。

160回の測定から実験動物を入れておく時間、給餌量、キャビネット内の空気循環が、両群で等しいにもかかわらず、対照群では実験群に比べほとんどの測定で空気中の細菌量がほぼ2倍となったことが判明した。このため実験手続きを以下のようにすることを余儀なくされた。空気イオン化が実施されている間、試験ごとに20の空気中の細菌サンプルを採取した後、イオン化装置のスイッチを切り30分間放置してから同じ実験群においてイオン化なしの対照値を測定した。このように我々は、同一の実験動物を対象として、イオン化有りの場合と無しの場合における空気中の細菌数を検討した（試験1～4）。

このようなかたちで実施した試験では、イオン化有りの場合と無しの場合における細菌の平均数の差異は非常に小さかったため、そのような差異をイオン化からの影響によるとすることは出来なかった。しかもある1回の試験においては、「イオン化有り」の場合の平均値の方が「イオン化無し」の場合に比べて高いことが判明した。したがってニワトリを入れたキャビネット内において、イオン化有りとイオン化無しにおける差異は全く存在しないとせざるを得なかった。

イオン化有りと無しの両群間で実際に見られた差異は、実験動物の運動、羽ばたき、飼料の摂取から説明が可能である。なぜならそのような行動と同時に、非常に大きな空気汚染が生じる場合があるからである。このため我々は、実験動物を空にしたキャビネットで、別の実験を行うことにした（試験5～7）。

イオン化を実施している間、試験ごとに50の空気中の細菌サンプルを採取した後、イオン化装置のスイッチを切り30分間待ってから50の対照値を測定した。この試験においてもそれぞれの試験の平均値間における差異は非常に小さい一方、平均値の誤差は比較的大きかったため、空気イオン化に起因する空気中の細菌数低下を確認することは出来なかった。

最後の実験テーマとして、Serratia-marcescens（霊菌）エアロゾルに対するマイナスイオンの作用を検討することにした。合成物質製のチェンバーを使用し、その内部に25,000個のSerratia-marcescensを散布した。散布された細菌はチェンバー全体に分散した後、自由にイオン化が実施できるような部分をチェンバー左側の仕切り板を通過したと考えられる。散布を行なった後、細菌採取器を用いてチェンバー内の仕切られた側から5つのサンプルを採取したところイオン化無しの場合の数値となった。その後、Tego51を用いてチェンバーを殺菌し水洗いの後、温風乾燥機で乾燥させた。

その後再び実験対象となった細菌を同じ数だけ散布した。このときの試験ではチェンバー内部でイオン化装置が稼働中であった。イオン化無しの場合と同じ位置で細菌採取器を用いて5つのサンプルを採取した。このような測定を合計19回行なった。イオン化有りの第1回目の全プレートとイオン化無しの第1回目の全プレート、イオン化有りの第2回目の全プレートとイオン化無しの第2回目の全プレートといった具合に比較検討した。このような試験においても、採取した空気中の細菌サンプルに対するマイナスイオンの影響は何も見られなかった。

以上の試験は空気をマイナスにイオン化するだけでは、細菌数の低減に関して明確な作用は何も及ぼさないということを意味する。したがって我々は、マイナスイオンが豊富な空気により、塵埃および微生物の濃度が顕著に低下するとした他の研究者とは反対の立場に立つこととなる。我々はこのような見解の相違が生じた原因が以下のようなものであると考える。

先に挙げた研究者らは室内をイオン化させるのにあたって強電界を用いていた。そして室内の空気中に存在する塵埃粒子や微生物も、プラスに帯電した地面への落下というかたちで電界からの影響を受けたことになる。その結果空気中の細菌数の絶対数が低下したのである。

空気マイナスイオンが細菌に対してなんらかの直接的な作用を示すというのではなく、おそらく部屋を貫く電界と組み合わさった場合にのみ作用が見られるのではないかと考えられる。電界の持つこのような作用はCottrell方式というかたちで、空気を含めた気体から汚染物質を除去する目的で古くから産業界において応用されている。

ルーキーシュ、ハラデー、テイラーらも、空気中の細菌を採取するための高電圧が供給される細菌採取器および寒天プレートにおいて同様の原理を利用している。彼らは電界からの作用によって明らかにより好ましいかたちでの細菌の落下を達成している。このような空気質の改善もまた、空気マイナスイオンに由来するものではなく、使用された電界のみに起因するものである。

空気中の細菌数の低減は電界を用いることで可能となる。電界によって細菌および空中の微粒子がマイナスにイオン化し落下するのである。我々の研究では電界を用いることのない空気のマイナスのイオン化は、いかなる細菌数の低減ももたらさなかった。

Untersuchungen über die mögliche Beeinflussung des Keimgehaltes der Stallluft durch Ionisation
Von Muller W
Wien Tierarztl Monatsschr, 1969, 56:4, 148-50

ch.2-7

「産業的にみた養鶏場の空間殺菌の実用性と経済性」(要約)

G.ペトコフ、B.L.バイコフ、1984
ブルガリア科学アカデミー生物学ETS付属生態学問題研究グループ

我々の行った実験は産業的環境下で飼育される家禽が、空気中の微生物に起因するストレスの大きい条件の下に置かれていることを裏付けるものである。ストレスが大きいということに対する指標としては、罹患率および死亡率の上昇、成長の鈍化、生産性（単位量のエサが、その動物からとれる食品へどれだけ変換されたかということ）の悪化がある。このような変化は全て最新かつ最も効果的な殺菌剤を用いたとしても、10年程度家禽コンビナートを運営すると見られるようになるものである。

空気中の細菌に関わる問題は、生物学的負荷が高くなる産業的施設という条件においては非常に複雑なものとなる。我々の研究ではブロイラーの飼育密度が床面積1m^{2}あたり14羽から18羽に上昇すると、空気中の総微生物数が100％増加し、大腸菌およびカビの数は300％増加することが確認された。

空気の細菌汚染がこのように急激に進んだことの原因を分析した結果、これは複合的なことではあるけれども、飼育数の増加に起因する好ましくない変化によってもたらされる家禽群のホモティピックな反応における変化がとりわけ重要であるということが確認された。例えば運動活性の上昇が寝床の空気の顕著な汚染を引き起こす。

我が国で行われた研究から、獣医学的—予防的対策に厳しく従うこと（施設の清掃および消毒、家禽を施設の外へ出すことなど）も上のような問題の解決には充分ではないということが示されている。細菌による空気の汚染の軽減は複雑なものであり、汚染軽減を実現するためには家禽コンビナートを建築する場所の選択から手がけなければならない。そして人間の住んでいる場所、産業用施設や幹線道路からの距離についての基準を厳格に守ることが不可欠である。

生産に関しての傾向と、飼育数が同一で、自然の樹木（カシ、ブナ、トネリコなど）が多数見られる地域に建設された家禽コンビナートとの比較研究から、これらの家禽コンビナートのすぐ近くの空気中の微生物は、植林された場所に建設された産業用施設のすぐ近くの空気にくらべて30％から50％少ないことが示された。

植林された場所は自然の森林を利用することが不可能な場合必要となり、その際には養禽コンビナートの建設と平行して、おのおのの産業用養禽施設のまわり、個々の建物および養禽コンビナート全体のまわりに成長の早い種類の樹林帯を作ることが必要である。

ブルガリア国内のブロイラー飼育用施設では、主に陰圧を用いた換気装置が利用されている。我々の研究ではこのような対策では空気中の細菌の軽減という問題を解決することは出来ないということが確認された。現在見られるような産業用飼育施設の配置および建築設計上の換気対策では、ひとつの建物からその内部の空気の30％が換気装置を介して隣接する建物へと流入し、産業用飼育施設のある場所近隣の空気に高いレベルの細菌汚染が見られるということが確認された。

実験条件下では汚染された空気が床の近くにおいて吸入されるようにした場合、また陰圧を作り出すために高さ8mから13mのダクトを備えた吸入式換気装置を設置した場合に好ましい結果が得られた。新鮮な空気の流入は天井近くに配置された空気ダクトを通ることで制限される。しかし、既存の産業用施設の換気装置を作り直すことは、高額の投資を必要とするし、上のような換気システムを備えた建物を新築することも建設に用いられる金属材使用量の増大および換気システム用のエネルギー必要量の増加という点でやはり難しい。

採算性という観点から言えば、負債を背負ってまで空気中の微生物の一部を除去するに過ぎない換気装置を導入することは許容され得ない。また大陸気候の国における換気装置にこのような種類の「生物的関門」を利用すると、換気装置の出力が上昇するだけでなく、施設内の熱の均衡も乱れるために産業用施設の暖房に用いられるエネルギーが余計に必要となり、必要とされるエネルギー量が3倍以上となるのである。

我々が人工気候室内で実施した実験から、空気中の細菌が増加した際（空気1m^3あたり700×10^3以上）には家禽を施設内にとどめたまま乳酸を用いたエアロゾル消毒剤を使用することが合理的であるということが確認された。最も好ましい結果が得られたのは、乳酸の20％水溶液が空気1m^3あたり20cm^3という用量で、20分間エアロゾル化装置を稼動させ、3回の消毒（8時、12時、18時）を実施したときに得られた。空気中の総細菌数、大腸菌数、カビの数は、3分の1から4分の1に減少したのである。

以上の結果と、乳酸菌がブロイラーの生体に対して刺激作用を示すことと合わせて、乳酸菌を用いたエアロゾル消毒剤を適用した群では、体重増加量が平均30g大きかった。しかし現在のところ生産施設内において乳酸を消毒剤として大量に使用することは、この薬剤の価格が比較的高いという点、そして大規模な建物では特別な機器の利用が必須であるという点から制約がある。

1978年から1981年にかけて人工気候室および産業的環境において、ブロイラーの飼育にイオン技術を応用する実験を実施した。この実験はブルガリアで製造されたAIM−1型空気イオン化装置を用いて行った。これは床面積が2,000m^2までの産業的動物飼育施設での使用のために設計された装置である。

セメノフによって提案されたこの装置の基礎となったのは、空気イオン化および電界への曝露についての詳細なプログラムであった。空気イオン化は曝露期間中に中断をはさみつつ、検討期間が経過すればするほど空気イオン濃度が上昇するようなかたちで実施した。中断をはさんだかたちで曝露を行ったのは、12時間以上にわたって連続的な曝露を行うと微生物が空気イオン化、および電界に対して順応を示す可能性があり殺菌効果が低下することがあるという過去の研究報告に基づいて行われた。我々の実験では電界への曝露は、家禽が飼育されている部分から350cmの高さで18kVから20kVという程度のものであった。

人工気候室での実験において得られた結果、イオン技術を適用すると細菌による空気の汚染度が有意に低下することは明らかとなった。このような現象をもたらしているのは、ひとつには電界と組み合わさった場合に空気イオンがもつ殺菌作用であり、もうひとつには空気中の塵埃数の低下である。塵埃が微生物の担体であること、そしてイオン技術の作用下で塵埃が落下することが、空気中の微生物数の減少につながることが知られている。この実験では、イオン化技術の作用により、寝床の表層（深さ5cmまで）の微生物量が有意に低下した（1/2以下）のが確認された。

実験室という条件下では放電電圧を40～80kV程度まで上昇させると、空気イオン化装置による空気の高度のイオン化および電界の曝露により多くのオゾンの放出が伴うようになった。このような条件下においては、殺菌力は3～4倍増大した。産業的飼育施設から放出される空気の制御にあたって、このような機器を利用することは有望である。このような機器により外部の空気の細菌による汚染と同時に、産業用施設内の空気の細菌濃度も軽減される。

イオン化技術と空気中の細菌軽減を目的とするその他の方法とを比較するにあたっては、エネルギー容量および経済性について検討することが必要である。産業的条件下では、イオン化技術適用に際するエネルギー消費は、ブロイラー1羽あたり飼育期間全体で0.3kW/hである。放電用機器にかかる費用は、生産結果が向上することによりおよそ2.5ヵ月で回収される。

結論

高度の人工的な影響を伴う生態系としての、鶏肉生産を目的とする家禽コンビナートも、自然の生態系の発展のためのルールに従うものである。生態系における生物の相互的関係性を検討したところ、産業技術および予防プログラム導入の現状のもとでは、マクロオルガニズムとミクロオルガニズムとの間のヘテロティピックな反応の最適化が問題となっているということが明らかになった。細菌による空気の汚染の軽減は、立地の選択、建物間に特定の距離を置くことの遵守、さらには家禽コンビナート運営時における具体的な対策が含まれるなど複合的に考慮することで実現される。ブルガリア製AIM−1型空気イオン化装置によって生み出された、イオン化技術の適用により、空気中の細菌数の低減において好ましい結果が得られた。産業用施設から排出される空気の制御を目的として改良を加えたタイプの利用が有望である。

Микробно съдържание на въздуха в птичарници
Петков Г; Байков ДБ
Vet Med Nauki, 1984, 21:1, 123-30

ch.2-8

「養鶏場の空間殺菌と肉生産向上」(要約)

G.ペトコフ[1]、B.D.バイコ[1]、G.ルサク[2]、1987

1.ブルガリア科学アカデミー生態学問題研究グループ
2.ワルシャワ大学動物テクノロジー学科

家禽の産業的飼育にあたってのテーマのひとつとして、生産設備内の空気に高レベルの細菌汚染の結果生じた、生態技術システムにおける生物学的状況をいかに最適化するかという問題がある。多くの研究によって飼育技術が改良され、疾病予防措置の有効性が向上したのにもかかわらず、経済的に有益な動物群に対して空気中の微生物が及ぼす悪影響という問題は、いぜんとして解決を見ていない。空気の細菌汚染の改善を目的に様々な方法が利用されている。様々な種類の電界の利用、消毒薬のエアロゾル噴霧、オゾンの使用、様々な構造の細菌フィルターの使用、殺菌ランプの使用などである。しかしながら現在に至るまで、現場で実際に応用可能で空気の細菌汚染を顕著に減少させるような空気汚染改善技術が、完成し定着しているとは言いがたい。

実験材料および実験方法

今回の研究の一部は体積が$1m^3$の細菌学研究用に特別に設計されたチェンバーにおいて実施した。これは透明プラスチック製のもので、操作はチェンバー内部との直接的な接触なしに行えるようにした。液体のエアロゾルとして噴霧することを目的とした様々な構造の機器が組み入れられた。人工的空気イオン化装置および空気への紫外線照射装置も、このチェンバーに組み込まれた。換気装置により換気の制御が可能であり、10秒間でチェンバー内の全ての空気が入れ替わるようにされた。今回の試験は家禽生産施設内で採取された微生物の肉汁培地をチェンバー内に置き、次の抗細菌作用要因を各々エアロゾル状に散布するというかたちで行った。

1) 水道水を0.1～1μmでエアロゾル噴霧する。この試験は水道水の水滴によって細菌の落下が促進されることによる、空気中の細菌数抑制の可能性について検討することを目的とした。この試験にはふたつの利点がある。まず水滴のエアロゾルのもつ空気の細菌汚染改善能力について評価が出来ること、そして水道水中に含まれる個々の抗細菌薬のもつ殺菌作用を評価が出来ることである。

2) 乳酸の溶液を0.1～1μmでエアロゾル噴霧する。乳酸を実験対象に含めることの根拠となったのは、家禽がいるところでこの抗細菌剤を使用したところ一定の殺菌効果が得られたという報告があるためである。

3）トリエチレングリコール7.5％、グリセリン5.0％、エチルアルコール80.25％、グルコン酸クロルヘキシジン6.25％等の溶液（junipol）を0.1～1μmでエアロゾル噴霧する。過去の実験結果からこの溶剤も家畜のいる現場で利用出来ることが分かっている。

4）ヨードの有機化合物を含んだ溶液（polena）を0.1～1μmでエアロゾル噴霧。この薬剤はポーランドの製薬工場で生産されているもので、家畜に対する使用が認可されている。

5）トリエチレングリコール（グリコール）およびホルマリン2％溶液を0.1～1μmでエアロゾル噴霧。ホルマリンは家畜に対する急性中毒作用を起こさない濃度におさえた。

我々はまた空気の人工的イオン化が持つ汚染除去効果を検討する目的で、細菌学チェンバーおよび燻蒸消毒チェンバーにおいて一連の試験を実施した。この試験は、酸素の小マイナスイオン濃度が空気1cm^3あたり10,000個、30,000個、50,000個、100,000個、150,000個、200,000個で行った。チェンバー内でイオン発生装置を稼動させた直後に、家禽飼育用の生産施設の空気中から採取された細菌の肉汁培地のエアロゾルを噴霧した。試験時間の経過に従って細菌学チェンバー内で空気のサンプルを採取し、それを通常の細菌学的方法によって分析した。サンプル採取は、チェンバー内に設置された空気量を正確に測定することの出来る吸気装置によって行った。燻蒸消毒チェンバー内の空気サンプルは、吸入器によって0.9％のNaCl液へと採取し寒天培地上へ接種した。

結果および考察

水および様々な消毒薬のエアロゾル噴霧によって得られた結果は以下のようになる。水のエアロゾル噴霧は、細菌学チェンバー内の空気の細菌汚染を顕著に軽減させた。この効果は水の散布から10分後に表れた。10分後の時点では細菌数が当初の値の69％にまで低下した。15分後の時点では汚染除去の度合いは50％にまで達し、空気中の細菌数のこのレベルは水の散布をさらに続けても同じ値のままであった。このような結果は生産用鶏舎内において我々が得た結果と一致するが、産業的条件下においてはこれよりもはるかに高度の汚染除去が得られ、細菌数が噴霧を行っていない鶏舎内の空気中に見られる数値の2分の1から4分の1にまで減少した。

このような差異は細菌学チェンバーにおいては、10μ未満の微粒子しか存在していないことによると我々は考える。それに対して、生産用鶏舎において空気はより大きくより多くの有機物の塵埃によって汚染されているのである。こうした塵埃は空気中の細菌の主要な担体であり、水道水のエアロゾル噴霧によって著しい落下を示す。以上のようなことから、生産用鶏舎における水道水のエアロゾル噴霧に際し汚染除去効果がより高くなるのだろう。

ヤルヌィフによれば、消毒薬のエアロゾルを家畜のいる生産施設内で噴霧することには、細菌数の低減を目的とした他の対策に比べてさらに利点があるという。すなわち飼育の諸作業の邪魔にならないことや、施設からの移動に伴うストレスを家畜に与えることがないこと、噴霧回数、実施時間の制限なく実行できることなどである。こうした利点はこの汚染除去法適用の有効性がきわめて高いということを示唆する。

家禽のいる空間におけるエアロゾルによる汚染除去実施についてのアドバイスやすでに行われている実験に基づき、我々は空気の細菌汚染軽減を目的とした乳酸利用についての実験を行った。その結果空気中の微生物数を抑制することにおいて顕著な効果が得られた。そのほかにもストレスとなりうる細菌への曝露の軽減および乳酸のもつ刺激作用により、ブロイラーの飼育技術の有効性が高まった。しかし、使用される乳酸量が比較的大量で、この方法には多くの費用がかかるために、その適用は制限せざるを得ないものとなっている。高い汚染除去効果を得るために、最低限必要な乳酸の用量を検討することを目的に、様々な濃度、様々な用量、そして実験期間中の様々な時点において試験を実施した。

観察結果は、エアロゾルによる汚染除去用薬剤（junipolおよびpolena）のエアロゾル噴霧においても好ましい効果があった。この二つの薬剤を使用した場合、乳酸と比べてより顕著な効果が見られたけれども、これらの薬剤は比較的高価でまた不足しているものでもある。そのためそれらの使用には制限が伴う。消毒薬としてグリコールを用いた際にも充分な効果が得られたけれども、その価格が比較的高価であるために使用は制限せざるを得ない。

家禽飼育現場で幅広く利用されている消毒薬のひとつに、ホルマリンがある。空気1m^3あたり1.0単位の用量で2%のホルマリン溶液をエアロゾル散布すると、この消毒薬の作用として非常に強いものが得られる。しかし、この程度の濃度ではホルマリンの中毒性は見られないが、我々の実験では強い刺激的な臭いが感じられるため、ホルマリンは上述のような最善の用量であっても家禽がいない場合にのみ使用すべきであることが示された。

空気イオン化を使用した際の空気中の細菌による汚染除去の度合いについては、小マイナス酸素イオンの濃度が空気1m^3あたり30,000個を上回る場合に顕著な消毒効果が得られた。空気イオン濃度が異なると時間の経過による（空気イオンの実験的曝露は1分～15分）汚染除去の割合の変化のしかたもまた異なるものとなった。消毒効果がもっとも顕著に表れたのは、空気イオン濃度が空気1m^3あたり150,000個から200,000個の場合であり、曝露1分目からはやくも汚染除去効果が顕著に表れた。

細菌学チェンバーにおいて得られた以上のような結果は家畜の飼育施設、とりわけ鶏卵と鶏肉の産業的生産施設における空気の細菌汚染の軽減を目的とした、より綿密な計画を策定することの土台となりうる。生態学的観点から言えば、空気の細菌汚染軽減のためには空気イオン化を利用するのがもっとも理にかなっているといえる。このような助言をする理由としては、空気イオン化は総合的な効果（すなわち、卵および肉の生産効率が上昇するということ、さらに空気の汚染除去効果が付け加わる）が得られることで、他の方法に比べて効果が高いということ、空気イオン化実施の際に必要とされるエネルギー容量および原料費が低く抑えられるということがある。

蓄積された実験結果から予想されるように空気イオン化の導入にあたっては、その方法を様々に変えることが望ましい。まず第一に飼育技術の効率の向上を目指して適用する必要がある。この場合、空気イオン濃度は空気1cm^{3}あたり30,000個から100,000個のあいだで、実際の電気―イオン化装置の性能に従って空気イオン濃度も、曝露時間の長さおよび回数も、家禽の齢に見合うように稼動させること。空気イオン濃度が空気1cm^{3}あたり50,000個の場合、10分間の曝露で空気の細菌汚染の割合は43.4％にまで低下する。これは効果としては充分なものである。このためには換気装置内に空気1cm^{3}あたり、150,000個から200,000個という高濃度の空気イオンをもたらすような放射装置を設置すること。

今回得られたデータは、家禽飼育施設内の空気の細菌汚染軽減を可能にするものとして液体のエアロゾル散布が推奨される根拠を提示するものである。家禽のケージ内飼育用施設内における水のエアロゾル散布は、空気の細菌汚染を軽減し、夏季の高温による好ましくない作用を緩和することから理にかなったものである。水のエアロゾル散布で最大限の効果が得られるのは、5分間の散布と55分間の中断というかたちで、空気温が25℃を上回るときであることが実験的な方法によって確認されている。

空気中の細菌含有量が多量な場合、または病原性の細菌が存在する場合には、家禽を施設内に残したまま使用することが可能な消毒薬を用いることが望ましい。本邦の養禽コンビナートにおける実際の諸条件、そして消毒薬が商業ルートで入手できるということから、乳酸を2％溶液というかたちで空気1m^{3}あたり0.004単位の用量で使用することが推奨される。

結論

ブロイラーおよび卵用鶏の産業的飼育用の生産施設内における空気の細菌汚染を軽減するためには、空気のイオン化という汚染除去法を用いるのが合理的である。生産施設内で空気のイオン化は、肉および卵の生産性を高めるのに最大限の効果が得られる。家禽のケージ内飼育においては、空気の細菌汚染軽減および夏季の高温による好ましくない作用の緩和のための手段として、水のエアロゾル散布を用いるのが合理的である。細菌汚染の度合いが高い場合には乳酸を2%溶液のかたちで、空気$1m^3$あたり0.04単位の用量でエアロゾル散布することが望ましい。

Възможности за обеззаразяване на въздуха при промишлено отлеждане на птици
Петков Г; Байко БД; Руссак Г
Vet Med Nauki, 1987, 24:3, 67-72

ch.2-9

「空気イオン化とウイルス感染予防」(要約)

T.エストラ[1]、P.マケラ[2]、T.ホヴィ[3]、1979

1.ヘルシンキ国立獣医学インスティチュート
2.ヘルシンキ大中央病院
3.ヘルシンキ大学ウイルス学科

空中を浮遊する粒子（エアロゾル）は、プラスまたはマイナスの正味電荷を得るかたちでイオン化されることが知られている。エアロゾルがどのようにイオン化されるかという点は、空気中に大量の単極的な小イオンをコロナ放電などによって発生させることで人工的に変化させることが可能である。イオン化されたエアロゾル粒子は反対の極性の電荷に向かって移動する性質を示す。このため部屋内部のような密閉された空間では、壁面やその他の帯電した物品表面に捕捉されることにより空気中から常に除去されることが考えられる。

エアロゾルの崩壊率は正味電荷や粒子サイズなどといったいくつかの因子に左右される。生物学的に不活性な粒子のエアロゾルに対するイオン化の作用を検討した研究から、粒子サイズと密閉空間からの除去率との間には非線形的な関係が存在することが明らかにされている。

空気を伝染経路とする、あるいはその疑いのある病原性ウイルスの多くは、直径がイオン化からの影響を最も受けやすい粒子サイズに近い（0.1～0.01μm）。感染性ウイルスが主に1個のウイルス粒子から構成されているとは考えにくい。しかし空気イオン化の度合いがウイルスエアロゾルの崩壊率に対して、細菌エアロゾル崩壊率に比べてより顕著な影響を及ぼしている可能性がある。

報告されている空気イオンの「抗微生物作用」、およびそのような作用のメカニズムについての情報欠如を念頭に置きつつ、我々は空気イオン化によって実験的ウイルス感染症の伝染が抑制可能かどうかを明確にする目的で本研究を実施した。実験モデルとしてはニワトリのニューカッスルウイルス感染症を使用した。

実験材料および実験方法

試験環境

本研究は防護服および防護靴を置くための小さな前室および床面積10m^{2}の動物用の部屋から構成される。室温は15℃から20℃の間に保たれた。実験3と4での相対湿度は75％から80％に保たれた。ニワトリは隣り合った2つのケージ（双方とも床平面が100×80cm）の内部に入れられた。ケージの壁面の高さは36cmで、床と同様に物を通さない材料で作られていた。ケージの上部には網目が2×2cmの金網製の天井が使用された。ケージ間の偶発的な交差汚染を避けるよう特別の注意が払われ、また実験期間中のニワトリ管理方法は最小限のものとされた。それぞれ個別の実験の終了後、動物用の部屋およびケージはアルカリ液2%溶液を用いて化学的に完全に殺菌された。

ニワトリ

1～5週齢の健康なレグホン種のニワトリを重大な感染症がしばらく発生していないふたつの家禽群から入手した。それぞれの実験ではすべてのニワトリが同一の齢で、同一の群から入手したものであるようにされた。飼料と水はニワトリの自由になるように与えた。

ウイルス

今回の実験ではフィンランドで分離され、その後11～13回にわたってニワトリの胚に継代された短潜伏期性のニューカッスル病ウイルス株を使用した。採取された尿膜腔液中のウイルス濃度は、ニワトリの胚での滴定では10^{8}～$10^{8.7}$ EID_{50}/ml、ニワトリの胚の腎臓細胞での滴定では10^{8}TCID50/mlであった。このウイルスを接種されたニワトリでは、通常2～3日のうちに疾患の症状（呼吸困難、疲労）が表れ、3回の実験で使用した80羽のうち1羽を除く全てがその後48時間以内に死亡した。

伝染実験

各実験のはじめに一方のグループのニワトリ（グループA）に対して、ニューカッスル病ウイルス含有溶液0.3mlを用いて気管内に接種を行った後、隣り合ったケージの片方へ入れた。残りのニワトリ（グループB）には、接種をせずウイルス伝染の状態を示す指標固体群とした。グループBはグループAと隣り合ったケージ（空気伝染実験）か、あるいは接種されたニワトリと同一のケージ（拡散実験）に入れられた。21日間にわたってニワトリを観察し、指標個体群のニワトリの死亡数をウイルス伝染の判断基準とした。

伝染状況は死骸から分離したウイルスをニワトリの胚に接種することでさらに明確にされた。観察の全期間が過ぎてもなお生存していたニワトリは全て屠殺し、ニューカッスル病ウイルスに対する血液中の抗体の有無を確認した。さらにニューカッスル病ウイルスがグループAからグループBへ上手く伝染した際に、接種されたニワトリがウイルスエアロゾルを発散させていることの実証を試みた。

AAWPO3700型ミリポアフィルタを介して、グループAのケージの上部から2時間にわたり100lの空気サンプルを採取した。このフィルタをフォルダーから無菌操作により取り外し、無菌のリン酸緩衝生理食塩水へ浸した。溶出液の部分標本をニワトリの胚へ接種した。しかしニューカッスル病ウイルスの増殖は検知されなかった。これはニューカッスル病ウイルス検知に充分な感受性が、この手続きでは得られないということを示すものである。

空気のイオン化

空気イオン化は4つの自由コロナ放電針からなる装置を使用して実施した。放電針の先端はケージをカバーするように伸ばされ、それぞれがケージの床面から56cmの位置にくるようにされた。この装置を使用する場合、グループＡへの接種時にスイッチを入れ観察期間全体にわたって稼働させた。このタイプの5kVのコロナ放電針1つで密閉空間内に1.5pAのイオン流を発生させることが示されている。その結果、0.01μm、0.1μm、1μmの粒子について、半減期がそれぞれ7分、117分、180分というエアロゾル崩壊率が得られることが明らかにされている。

実験結果

空気伝染

実験1において指標個体群のニワトリにウイルス伝染がうまく生じたことから、ニューカッスル病ウイルスを接種されたニワトリが感染性エアロゾルを空気中へ発散していたことが明らかにされた。グループＢのニワトリ8羽のうち6羽がこの疾患を発病し観察期間内に死亡した。それに対して実験2では、グループＡからグループＢへのウイルス伝染は全く観察されなかった。実験2では実験1と比べた場合、ウイルス接種をされたグループＡのニワトリの生存期間がわずかながら伸びた。しかしながらこのような現象が以降の実験で観察されることはなかった。これは今回使用した条件下において、空気イオン化が気管内に接種されたニューカッスル病ウイルスによる発病を左右することはないということを示唆するものである。実験1および実験2終了後に生存していたニワトリについて、ニューカッスル病ウイルスに対する抗体の有無を検査した。希釈度1/5においては全ての血清が陰性を示した。

2回目の実験ではウイルスを接種されたニワトリが通常どおり速やかに死亡したのに対して、グループＢではイオン化なしの場合でも全てのニワトリが生き残った。グループＢのニワトリの血清中に測定可能なだけの赤血球凝集抑制抗体は存在していなかったことから、免疫あるいは不顕性感染が死亡を免れる原因となったとは考えにくい。なぜ死亡を免れたのかということに関して2つの可能性を検討し、後の実験においては伝染がほとんど生じなかったことの原因と推定される要因を取り除くための対策が取られた。

第1にグループＡのニワトリへ接種したニューカッスル病ウイルスにより、あまりにも速やかにニワトリが死亡してしまったことから、以降の実験では様々な希釈度（10^{-2}～10^{-6}）のウイルスを用いてウイルスが空中へ発散される期間がより長くなるようにした。しかしながら接種されるウイルスを希釈してもグループAの生存期間が有意に伸びるということはなかった。

第2にこの「失敗した」実験時には、相対湿度が低くなるような気候の変化が生じたということ。このため以後は実験室の相対湿度を制御し75％から80％に保つとともに送風機を用いてケージの上方で、グループAからグループBへ向かうよう気流を維持するようにした。それ以後のコントロールの実験では、おそらくこれら2つの対策のおかげでグループAから近接するケージ内のグループBへのウイルスの伝染が非常に効果的に生じた。しかし実験4から理解されるように、これらの対策により空気イオン化がもたらす保護作用が変化を被ることはなかった。

5回の空気伝染実験結果をすべてまとめると、空気イオン化条件下において空中を浮遊するニューカッスル病ウイルスへ曝露された伝染指標のニワトリは16羽全てが生き残ったのに対し、イオン化なし条件下では27羽中25羽がニューカッスル病を発病し死亡、生き残ったのは2羽（7％）に過ぎなかった。

感染拡散

ウイルスを接種されたニワトリ（グループA）および伝染指標のニワトリ（グループB）を同一のケージ内に置き、両群間における直接的な身体接触を可能にした場合ケージ上方に配置されたイオン発生器の稼働の有無を問わず、伝染指標のニワトリは全てこの疾患を発病し死亡した。

考察

人間および動物に見られる主要な感染症の多くは、ウイルス、細菌、およびカビのエアロゾルを介して宿主から宿主へ伝染するものである。感染性エアロゾルの形成に影響を及ぼす要因はいくつかあるが、その中には例えば感染部位◆などがある。一方、感染性エアロゾルの崩壊率は2種類の要因群により決定される。すなわちエアロゾルの物理的安定性を左右するような要因、および微生物の生物学的不活化率に影響を及ぼす要因である。

◆呼吸器粘膜に由来する液滴や剥がれ落ちた表皮といった、病原体の担体となるべき粒子に感染原因となる微生物を付与する箇所。

空気伝染の広がりを制御するための現在実施可能な対策（例えば、気流濾過システムなど）は、小規模の隔離用設備にはじゅうぶん適用可能であるのに対して、実験室を離れた大規模な場面で使用された場合、効果がないかあるいは費用がかかりすぎ複雑すぎるものになってしまう。大量の小イオンを空気中に作りだすことこそ、感染性エアロゾル濃度低減のための代替手段となりうるはずである。我々のグループが実施した最近の臨床研究から、感染状態にある皮膚の熱傷治療現場での細菌の空気中への拡散が、病室内における持続的なコロナ放電実施により抑制されることが明らかにされている。今回の実験結果は、これらの所見をさらに一歩推し進めるとともに、ある種のウイルスの空気伝染がイオン発生器の使用により制限されうることを示唆するものである。

空気を介して伝染するウイルス感染症が多数存在するのにもかかわらず、空気伝染研究のための信頼できる実験モデルは数多いとはいえない。我々は当初ニューカッスル病ウイルスではなく、ニワトリ感染性気管支炎ウイルスの使用を計画していたが、予備実験において使用した実験条件下ではこの感染症が空気によっては伝染しないことが明らかになった。このような理由から、短潜伏期性のニューカッスル病ウイルス株をニワトリに感染させるのが適当であると判断したのである。この極めて感染力の強いウイルスを用いた場合ですら、上述のように試験条件に特別な配慮を加えて、伝染が確実に起こるようにしなければならなかった。

実験１では、伝染指標群（グループＢ）のニワトリ８羽のうち２羽が、観察期間がすべて終了した後も生存していた。これら２羽のニワトリはニューカッスル病ウイルスに対する赤血球凝集抑制抗体を持っていなかったが、このことから特異免疫のために生存できたのではなかったことが理解される◆。感染を免れたことに対する説明として最も考えられるのは、ウイルス接種されたニワトリからウイルスの空気伝染が生じたのはグループＢのニワトリの一部に過ぎず、そしてグループＢ内でのその後の感染の広がり方は観察期間内に全てのニワトリが死亡するようなものではなかったとするものであろう。

◆1973年以降フィンランドでは、ニューカッスル病が全く発生しておらず、それに対するワクチン接種も禁止されている

閉鎖空間内でのエアロゾル崩壊に対する空気イオン化の作用は、比較的容易に定量化が可能にもかかわらず、今回用いた隔離施設内の空気イオン濃度に対するコロナ放電実施の影響の定量化はうまくいかなかった。これはおそらく空気中の総粒子量が大きく変化したことによるものであろう。しかしながら今回の３件の実験で使用したイオン発生器が、空気中に大量のマイナスイオンを効果的に発生させたことは疑いない。

今回の実験システム内での空気イオン化によって、実験室内の感染性ニューカッスル病ウイルス濃度が低減されたと我々は推測している。このような見解を直接支持するような証拠は得られていないが、それはおそらく、使用した標本採取装置の感度が低かったことによるものであろう。しかしながら同一ケージ内においては、接種されたニワトリからのウイルスの拡散に対する空気イオン化の作用は少なくとも顕著には見られなかったのに対して、隣接するケージ間の空気を介したニューカッスル病ウイルスの伝染では、抑制作用が見られたことの説明としてはウイルス濃度の低下こそ最もふさわしいものであろう。そのほか、空気イオン化によりニューカッスル病ウイルスに対するニワトリの耐性が増したとするような証拠も得られているわけではない。しかしながらこの耐性の増大ということを、今回の実験のみに基づいて理論的な可能性のなかから完全に排除することはできない。

今回用いたウイルス接種量は比較的大きかったこと、そしてケージ内で生じる外部イオン発生器からの作用が、ケージ上部に使用された金網のために変化を被ったかもしれないということがあるからである。金網に起因するイオン化装置の作用の変化はまた、単一のケージ内におけるニューカッスル病ウイルスの拡散に対しては空気イオンによる抑制効果が得られなかったという今回の結果を考える際にも考慮すべきであろう。

今回の実験装置は空気イオンに見られる感染性エアロゾルの形成に対する作用と、それらエアロゾルの安定性に対する作用とを識別するように設計されたものではない。コロナ放電によって発生したイオン流がエアロゾルが形成される箇所にまで達しうる場合、撒き散らされた粒子が速やかに帯電し形成箇所から極めて近いところで捕捉されることも考えられる。そうでないならばすでに空中を浮遊しているウイルスが帯電した際、ケージの壁面および床面によるウイルスを含んだエアロゾルの捕捉が促進されるということも考えられる。

今回の実験モデルにおいてこのふたつの可能性のうち、どちらがより大きな役割を果たしたのかということは考慮の余地がある。空気によるウイルス伝染は、世界中で重大な医学的、獣医学的、経済的問題を発生させている。本稿で我々はコロナ放電を用いて空気中のイオン濃度を上昇させることにより、ニワトリを致死性のニューカッスル病ウイルス感染症の空気伝染から効果的に保護することが可能であることを述べた。今回の実験条件は、病棟や鶏舎で見られる条件とは非常に異なっているが、上述のような結果が得られたことから実際の空気伝染制御への応用を検討するような現場での試験実施が待たれる。

The effect of air ionization on the air-borne transmission of experimental Newcastle disease virus infections in chickens.
Estola T, Makela P, Hovi T
J Hyg (Lond), 1979 Aug, 83:1, 59-67

ch.2-10

「マイナスイオンラジカルによるニューカッスル病ウイルスの致死作用」(要約)

B.リベッツ、K.ホルンシュタイン、E.ボーギン、1981
イスラエル、キムロン獣医学インスティチュート

イントロダクション

何十年間にもわたり空気イオンが示す生物学的作用について研究が行われてきている。そのなかでもとりわけ関心が寄せられてきたのが、微生物に対する帯電した空気の作用である。細菌およびカビに関する研究から、空気イオンが固体培地上の成長を抑制し、細菌エアロゾルおよび細菌懸濁液に対して致死効果を示すことが明らかにされている。マイナスイオンはさらに致死性バクテリオファージに対しても作用を示すことが明らかにされている。インフルエンザPR8に感染させたマウスでは空気マイナスイオンへ曝露された場合、累積死亡率が低下することが示されている。

空気イオンのウイルスに対する直接的作用に関しては、これ以外の報告は発表されていない。チジェフスキーは養鶏場における空気マイナスイオンの作用について多くのデータを挙げている。しかしながらチジェフスキーが報告した好ましい結果が病原体に対する直接的な作用によるものか、あるいは浮遊粒子の落下を促進するという既知の物理的作用によるものなのかは見極めが難しい。以上のような研究結果はその他の研究とあわせてさらなる研究、とりわけ養鶏における主要な疾患であるニワトリの呼吸器に感染するウイルスに対する空気イオンの作用についての研究を促すものである。本研究はニワトリの呼吸器疾患誘発要因群のなかでも代表的なものであるニューカッスルウイルスに対する、空気マイナスイオンの有効性について検討することを目的とする。

実験材料および実験方法

マイナスイオンを発生するイオン化装置(イスラエルのEnvironmental Electronics社のModulion, Amron型)が使用された。実験は無菌ガラスチェンバー(100 × 75 × 100cm)内で実施された。床上40cmの位置に32cmの間隔を置いて3基のイオン化ロッドが設置された。それぞれのロッドに据えつけられた6つのステンレス製の針からのコロナ放電により空気がイオン化された。Kathrein Ionometer MGK 01(西独)を用いてイオン出力を測定したところ、床の高さでマイナスイオンが2×10^6個/cm^3であった。この機器によるオゾンおよび窒素酸化物の発生は、機器から1cmの距離で、0.1$\mu g/cm^3$未満であった。

実験開始の1時間前にこの機器を起動させ、実験終了時まで稼働させつづけた。ニューカッスルウイルスKomorov株の$10^{6.5}EID_{50}/ml$リン酸緩衝生理食塩水懸濁液1mlあるいは10mlを入れた開放ペトリ皿をチェンバー内の、アースを取った金属表面に設置し空気イオンへ曝露した。これと平行して同様のチェンバー内において、同様の温度、湿度でイオン化装置なしという条件の対照実験を実施した。実験開始後、様々な時点でシャーレを2つずつ取りだし、ウイルスを10日齢の発育鶏卵へ滴下した。蒸発による体積変化を修正したリードとムエンヒ法により、ウイルス（EID_{50}）の感染性を特定した。

結果および考察

実験結果から空気マイナスイオンによりニューカッスル病komorov株懸濁液が不活性化されることが確認された。ウイルスを10mlの緩衝生理食塩水（液体層の高さは約2mm）に懸濁させた場合、力価はイオン化実施後24時間の時点で対照群に比べて90％以上減少した。ウイルス懸濁液の薄膜（液体層の高さは0.2mm）を空気イオンに曝露したところその作用はより顕著であった。ウイルス力価は6時間後の時点で99％減少した。48時間後の時点ではウイルスはまったく検出されなくなった。実験中および実験終了時にも培地のpH値に有意な変化は見られなかった。

このような結果がウイルス粒子の落下およびシャーレ壁への付着によるものかどうかを見極める目的で、新たな実験をもうひとつ実施した。この実験においてはウイルスは乾燥した状態で扱われた。ウイルス懸濁液を乾燥させた後、それを48時間にわたって空気イオンへ曝露し、リン酸緩衝生理食塩水へ再び懸濁させた。イオン化条件下ではウイルス力価が大きく減少することが観察された。対照群のシャーレでもわずかな減少が観察されたが、これはおそらく乾燥という条件による不活化に起因するものと思われる。

微生物に対する空気マイナスイオンの作用機序は依然として明らかにされていないが、いくつかの仮説がすでに提案されている。致死作用が、超酸化物マイナスイオンラジカルO_2^-の形成によるものなのか、あるいはマイナスイオンCO_3^-の関与によるものなのか、そしてこれらのイオンはどのようにウイルス粒子に作用し、感染性を完全に失わせるのかということの解明が待たれる。実践的な視点から見た場合今回の予備的な研究結果は、ニューカッスル病ウイルスおよびその他のウイルスに対して、空気イオン化処置がどれほど有効なのかということの検討を目的として養鶏場内において制御された実地試験を促すものである。

The effects of negative air ions on Newcastle disease virus.
Rivetz B; Hornstein K; Bogin E
Zentralbl Veterinarmed [B], 1981, 28:3, 257-9

Chapter 3 農畜産

ch.3-1

「空気イオン濃度と『植物』の生長」(要約)

A.P.クルーガー、S.コタカ、P.C.アンドリーゼ、1965
カリフォルニア大学バークレー校公衆健康学科

序論

単極的にイオン化された大気は、双方の極性ともエンバク（Avena Sativa)、オオムギ（Hordeum Vulgaris）といった植物の苗の生長に統計的に有意な増大をもたらす。このような刺激作用の度合い、そして植物から地面へ向けて流れる気流量は、大気中のイオン濃度と関連することが明らかにされた。空気イオンによる処理は、植物の化学的組成には大きな影響は及ぼさない。

すなわち、空気イオンによる処理後も、蛋白質量、総窒素量、総糖量、還元糖量は、通常の大気中で生長した植物と基本的には変わらないのである。特定の種類のイオン、例えば、O_2^-、O_2^+、CO_2^-、CO_2^+を用いた実験から、イオン化された空気全体の中で、生長刺激を生み出すもとになっているのはO_2^-およびO_2^+であることが報告されている。

オオムギの白化の経過に対する空気イオンの作用の研究から、空気イオンが誘発する植物の生長促進の生化学的メカニズムについてのヒントがいくつか得られた。マイナス、プラス空気イオンともその濃度を上昇させると、鉄分の含まれない培地で発育する苗の白化の発現が早くなるとともに、代謝という点で重要な諸成分の量に顕著な変化がもたらされる。活性鉄分および葉緑素の減少が進むと同時に、残余鉄分、チトクローム、および鉄を含有するその他の酵素の量が増加したのである。

葉緑体に局在する活性鉄分は葉緑素の光合成に関わっている一方、残余鉄分はこの光合成プロセスには関係がない。空気イオンが豊富な大気中で、鉄分を含む培地において苗が生長すると葉緑素の光合成は正常に行われる一方、白化の見られる植物の場合と同様に、その苗は対照群と比べてより多くのチトクローム、およびその他の鉄を含有する酵素を作り出す。上述の観察結果はすべて大量のマイナスイオンあるいはプラスイオンを含む空気の作用に関連するものであることから、イオンが欠乏した空気中で発育する植物には何が起こるのか関心を抱くようになった。以下に、空気イオン濃度が異常に低いことがオオムギの苗に対して及ぼす影響を調べるために実施した実験の結果を報告する。

実験材料および実験方法

オオムギ（Daytona Winter種、California Mariout種）の種を24時間にわたっ

て蒸留水に浸して発芽させ、苗発育器内の暗所で24℃という条件下に、子葉鞘が約20mmの長さとなるまで保管した。つぎに、この苗をはじめに30分のあいだ間接光に、続いて温室内の通常の光に16時間曝露した。長さが20から30mmの苗を蒸留水に浸すようなかたちで、それぞれに6つの穴の開いたコルク製の苗床に、1つの穴に苗を1本ずつ無作為に選んで植え付けた。この苗床の下部はガーゼ層で覆った。このように苗を植え付けた苗床12個を、15リットルの蒸留水を貯蔵するタンクの正方形の覆いに開けた穴にはめ込んだ。極度の乾燥を防ぐ目的で、苗を植え付けた苗床全体を、両端が水に浸された2層のガーゼでカバーした。

以上のように苗を植え付けたタンクを5つ用意し、温室内のベンチ上で隣り合わせに東西に並ぶように置いた。苗の長さが5cmに達するとガーゼを取り除き、苗は温室内の通常の光に24時間曝露した。その後、苗をダクロンウールで栓をしたコルク製のふたに開けた穴へ植えかえた。このときタンク内の蒸留水を完全な培地に代えた。その後は発育ユニットのベンチ上の位置を1日おきに順番に回していき、入射光の差による影響を最小限にとどめるようにした。温室内に供給される空気は、活性炭フィルターと静電沈殿器を通すことで清浄化された。大気の温度は最低が25℃に保たれたが最高温は季節とともに変化した。必要に応じて2層のガーゼからなる日よけを苗の上にこしらえた。

プランターユニットにはプラスチック製透明カバーをかぶせた。ただし、2基のみは以下のような変更を加えた。1基のプランターユニットでは、300Vで稼動するイオン除去器が、供給される空気から小空気イオンを濾過し、そしてカバーの内部にすえつけられた90Vの電圧を与えられたワイヤーが、宇宙線などのエネルギー源によってユニットの内部で生成されるイオンの大半を取り除いた。実験計画上、「風ありの対照群」として同様の構造をもち、1*l*/分の割合で送りこまれる空気の作用を見極めるために、電流の供給なしで稼動されるチェンバーも用意した。そのほかの3つの発育器には以下の空気が供給された。

1　マイナスにイオン化された空気

2　プラスにイオン化された空気

3　空気の出入りなし（処置なし）

苗の生長は一定の間隔期間で総背丈を測定すること、および実験終了時に新鮮重量と乾燥重量を測定することで調べた。

実験結果

上述の機器を用いた測定の結果、それぞれの発育器内の小クラスターイオンの平均数は以下のように特定された。

1）イオンが欠乏した大気：プラスイオンおよびマイナスイオン各々30個/cm^3 ± 50％

2)「風ありの対照群発育器」：プラスイオン350個/cm^3、マイナスイオン320個/cm^3 ± 20％

3) マイナスにイオン化された大気：マイナスイオン3×10^4個/cm^3 ± 20％

4) プラスにイオン化された大気：プラスイオン3.2×10^4個/cm^3 ± 25％

5) 処置なしの対照群：プラスイオン520個/cm^3、マイナスイオン500個/cm^3

イオンが欠乏した大気中に置かれた苗の生長の遅れは、10日目には明らかになり、時間が経過するにつれてより顕著になっていった。さらに、この条件下では苗は固さに欠け、その葉はより柔らかかった。各条件下の苗の間で葉の色には差異は見られなかった。苗の重量に関するデータも、背丈の測定結果に対応するものとなった。双方の極性の高濃度にイオン化された大気がもたらす生長刺激が先行研究と同様に今回も確認された。考察欄に記述したように、「風ありの対照群」へ変更を加えて実験を繰り返し実施しても、得られた結果は同じであった。

考察

イオンの欠乏した空気が動物および植物に対して好ましくない作用を示すとする実験データがすでに存在している。例えば混雑した室内において、人間に対する小イオンの欠乏した空気および人工的イオン化の作用についての研究では以下のような結論に達した。大気中のイオンが欠乏すると、温度、湿度、CO_2含有量が快適さを感じるように保たれていても、被験者は不快感、頭痛、発汗、血圧の上昇などの症状を感じやすくなる。

以上のような症状は、小マイナスイオンを500～2,000個/cm^3程度供給することで解消された。通常の大気中に含まれる小イオンは、空気衛生学分野において、温度、湿度、空気の動きなどと同等の重要性をもった要因であると考えられる。先行研究では、ほとんどイオンが存在しない大気中に小動物を置く試みを行い、それらの動物が病気にかかり死亡することを確認した。この結果は環境中のイオンの存在は、生命が保たれるのに不可欠なものであると結論づける。

ヒックスは、静電界中の樹木および植物の生長について一連の興味深い報告を行っている。高濃度のマイナスないし空気プラスイオンへの曝露の結果としてもたらされる生長刺激は、再現可能な現象であるとともに、イオンの欠乏した大気中で植物が生長する際に見られる、生長の遅滞とも関連するものであると思われる。すなわち、通常程度の空気イオン条件下で通常の成長率が一般的に見られ、そのような成長率が空気イオンレベルを上昇させることによって増大するならば、空気イオン濃度が低下すると今度は成長率の低下も起こりうると考えるのは理にかなっている。空気イオンによってもたらされる生長刺激のメカニズムについてはほとんど分かっていないが、それは上記のような仮説を否定するものではない。オオムギの生長および白化の経過に対する空気イオンの影響に関する研究において得られたデータから次のような結論が導き出された。

1) イオン化された空気の中で生長刺激をもたらしているのは、O_2クラスターイオンである。
2) イオン化されたO_2は、植物の鉄の代謝をつかさどる調節システムに対して作用を及ぼす。
3) 2) によってもたらされる直接的な結果として、チトクロームおよびその他の鉄を含有する酵素生成量の増加がある。生長が促進されるのにあたって必要とされる代謝活動の増大を支えるために、これらの成分が利用されていることは疑いない。

空気イオンの作用に関わっていることが知られている以上のような生化学的変化のほかに、我々の実験条件下では関わりを持たないことが明白な細胞メカニズムがふたつ存在する。空気イオンは葉緑素の生合成に対して作用を及ぼすことも、スミスとフラーによって示唆されたように空気イオンが結合形のインドール3酢酸から遊離形のインドール3酢酸を放出させることもない。

イオンが欠乏した大気によってどうして植物が固さを失い、葉が柔らかくなるのかということについては分かっていない。通常より高いレベルのプラスイオンあるいはマイナスイオンが、組織内のチトクロームおよび他の鉄を含有する酵素の濃度を高めるということは確認できたものの、空気イオン濃度が通常より低いことによってこれらの物質が減少するかどうかは、依然として定かではない。もし、そのような減少が本当に生じているとしたら、それは植物組織の発育の遅滞につながるような、代謝の上で重要なプロセス（葉緑素の生合成以外のもの）の全般的な抑制が存在することを示唆する。

本研究において記述したような実験は、空気イオンが存在しない大気の中で実施することが望ましかった。しかしきわめて現実的な理由からこれは不可能であった。植物を生長させたチェンバーへ、検出可能なイオンは全く存在しないような空気を供給することは可能であったものの、チェンバーの内部でのイオンの発生を防ぐのは、どうやっても無理だからである。宇宙線のようなエネルギー源は、実験装置内部に含まれる空気に対して絶え間ない作用を及ぼしイオンのペアを発生させているが、そのようにして発生したイオンを打ち消すには、チェンバーの内部で稼動しうるようなイオン除去装置の設置以外に方法がない。

以上のようなことを目的に、90Vの非常に小さな電流を流したワイヤーを我々は利用した。この電圧は、ワイヤー自身からイオンがさらに生成されることのないようにしかるべく低い値に保った。このような手段を用いることで、空気中の総イオン含有数はプラスおよびマイナスイオンが60個/cm^3に保たれた。この値は、処置なし対照群のプラスおよびマイナスイオンが1,020個/cm^3というものに比べるとかなり低い濃度といえる。

発育チェンバー内へ空気を1 *l*/分の割合で導入すること自体が、植物に対して影響を及ぼすのかどうかを検討するために設けた、「風ありの対照群」は当初の目的を果たせなかった。電荷を与えていないCu製のスポンジを空気が通過する際には、通常存在するイオンの35%が除去されてしまい、イオン数の減少は成長率の低下となって現れたのである。後に行われた実験において、「風ありの対照群」のイオン濃度が「処置なし対照群」の環境内と同一であれば、そこで得られる成長率も「処置なし対照群」のチェンバーで栽培された植物の場合と同一のものとなることが明らかにされた。空気イオンの欠如に起因するものとされる生長の差異は、統計的に有意であった。

密閉したチェンバー内部の大気イオンの欠乏が、そのチェンバー内に置かれた苗の生長に遅滞をもたらすという今回の観察結果は、空気イオン濃度を直接的な対象とはしないで実験を行った他の研究者らの実験結果とも合致するものである。ヒックスは屋外において試験を行い、接地したワイヤーからなるスクリーン製のケージによって、ゼラニウム、ツツジ、マメ類、セイヨウヒイラギの成長率に顕著な低下が生じることを明らかにした。

同様に、ブラックマンとレッグは、トウモロコシおよびオオムギの周囲に接地したスクリーンを置くと、通常の大きさおよび重量にまで達しなくなるということを観察した。これらの研究者らは空気イオン濃度の測定を行っていないが、「ファラデーのおり」の作用により、空中電気が地面へと伝導されたためと考えられる。そしてそれに応じて、植物の元へと届く空気イオン数もまた減少したに違いない。

The Effect of Abnormally Low Concentration of Air Ions on the Growth of Hordeum Vulgaris
Krueger AP; Kotaka S; Andriese PC
Int J Biometeor, 1965, 9:3, 201-209

ch.3-2

「空気イオンによる『植物』生長促進のメカニズム」(要約)

S.コタカ[1]、A.P.クルーガー[1]、P.C.アンドリーゼ[1]、
K.ニシザワ[2]、T.オオウチ[3]、M.タケノブ[3]、Y.コグレ[3]、1965

1.カリフォルニア大学バークレー校公衆健康学科
2.東京教育大学理学部植物生化学科
3.茨城大学農学部生化学科

我々はこれまでにエンバク（Avena Sativa）やオオムギ（Hordeum vulgaris）などの植物を、汚染物質のない大気中で発生させたプラスまたはマイナスの空気イオンへ曝露すると、実験室という条件下でも温室という条件下でも、その生長に統計的に有意な増大が生じるということを明らかにした。以上の知見から我々は、空気イオンによって誘発される生長に関わる生化学的なメカニズムに対して関心を注いできた。その結果、プラスあるいはマイナスの空気イオンは双方とも、チトクロームcおよびその他の鉄を含有する酵素の生合成を顕著に増大させるということが明らかになった。

このような酵素の濃度が上昇することは、イオン化された空気中で観察される成長率の向上を可能にするための代謝面における重要な要因であると仮説出来る。もしこれが正しいとすれば、イオン処置を行った植物において、呼吸活動の亢進を示すような証拠を見出すことが期待された。ここに報告する実験は、そのような活動の亢進を確認することを目的に実施されたものである。

オオムギの種子を蒸留水に浸し、3～5日間にわたって空気にさらした。発芽し根の長さが1～2cmで子葉鞘はまだ現れていない種子を、プラスチック製のペトリ皿内の蒸留水で湿らせたアクリル繊維の上に置いた。3つのペトリ皿にそれぞれ30の種子を置き、それらをプラスチック製のイオンチェンバー内に設置した。種子は暗所において、4.5×10^7個/cm^2/秒のマイナスイオン、4.0×10^7個/cm^2/秒のプラスイオン、イオン化されていない通常の空気、以上のいずれかに曝露された。それぞれのチェンバーから定期的に種子を5つずつ取り出し、30℃で通常の検圧法により酸素消費量を測定した。それぞれの測定は3回ずつ繰り返し行った。

次にこれらの種子を、まず60℃のオーブン内で、続いて乾燥器内の塩化カルシウム上で乾燥させたのち重量を測定した。空気イオン曝露開始後24時間で、対照群の種子に比較するとイオン処理を行った種子で酸素消費量のはっきりとした増大が見られた。さらに96時間の観察期間全体にわたって一定時間ごとの増

加の割合は比較的一定に保たれた。酸素消費量の増大は空気イオン処理に対する植物の反応において重要なものであることは疑いない。このような所見は鉄白化についての実験で得られた下に挙げるようなデータとうまく適合するものである。

鉄を含まない培養液中で栽培された苗における鉄白化の進行は、プラス、マイナスいずれの電荷の空気イオン曝露によっても顕著に促進されることが観察された。白化の発現とともに葉緑素の濃度は低下する一方、チトクロームc濃度は顕著に上昇した。鉄を含有する培地上で苗を栽培し、プラスあるいはマイナスイオン化空気へ曝露すると、イオンに誘発される成長率の上昇とともにチトクロームc生合成が刺激されるのに対して、白化の進行は見られず、イオン曝露群と対照群との間に葉緑素濃度の大きな差異は存在しなかった。

次に白化の経過における、オオムギの苗中の活性のある鉄分および残余鉄分含有量に対する空気イオンの作用についての実験を実施した。活性鉄分は葉緑素の生産に関係し、葉緑体内に含まれており、塩酸に対する可溶性を示す。残余鉄分は葉緑体の外部に見られ葉緑素の生産にも関与していないし1N塩酸には溶けない。いずれの極性であっても空気イオンは、苗の活性鉄分含有量に有意な減少をもたらし、その結果葉緑素含有量も低下する。それと同時に、苗中の残余鉄分およびチトクロームcの諸分画の増大が生じる。残余鉄分含有量の増大が、チトクロームcのみならず、他のチトクロームおよび鉄を含有する他の諸酵素にも関わっていることは疑いない。

先の研究における実験結果、及びここに報告する研究結果とも合致する我々の作業仮説は、種子内の鉄の一部が非特定的な形態で存在しており、必要とされる際にはどのような目的にも利用されうる（遊離鉄）ということを示唆するものである。種子を水に浸すと鉄の一部は発芽に関わる酵素系へと転用される。そして遊離状態にある鉄の残りは、バランスのとれたかたちでチトクロームの合成プロセス、および葉緑素の形成へと至る合成プロセスのために利用される。鉄を含まない培地で種子が発育し、マイナスあるいはプラスの高濃度の空気イオンへ曝露されると、上のふたつのプロセス間で通常は保たれているバランスが乱される。すなわち、鉄はチトクロームおよび他の鉄を含有する酵素の生産のために優先的に利用されるため、葉緑素の合成のために利用可能な鉄が不足し白化が進行するのである。

自然界で通常みられる条件下では、外的な鉄の供給源が利用可能であり、正常な葉緑素合成の状態が達成されるため、白化は回避される。このような場合でもチトクロームおよび他の鉄を含有する酵素の合成が空気イオンによって刺激されることで、植物の成長率の増大を支えるのに不可欠な、代謝に関わる条件が確保されるのである。このように酵素が利用されているということは、酸素消費量の増大によって証明されるものである。高等植物に対して空気イオンが作用を及ぼす部位は、種子および若苗における鉄の代謝をコントロールしている調節システムなのではないかと、我々は考えるに至った。

Air ion effects on the oxygen consomption of barley seedlings
Kotaka S; Krueger AP; Nishizawa K; Ohuchi T; Takenobu M ;Kogure Y; Andriese PC
Nature, 1965, 208, 1112-1113

ch.3-3

「イオン処理した『オレンジ』の保存効果と安全性」(要約)

I.A.ブロニコヴァ、N.S.シシュキナ、G.G.スミルノヴァ、1990

F.F.エリスマンモスクワ衛生学インスティチュート、
缶詰および野菜乾燥工業全ソ科学研究インスティチュート

食品産業において、品質および生物学的価値の向上をもたらすような、先進技術を生かした処理の開発導入が重要な課題となっている。長期の保存に伴う食品の品質の変化は、食品の内部で生物学的なプロセス、とりわけ発酵プロセスの進行、有機物の分解、無機物化、あるいはその分解による有毒な生成物を作り出す細菌の作用からもたらされる。今日における植物性産品の保存条件では、微生物による損害、発芽、自然劣化が損失の大きな部分をなしている。このような損失を減少させ高い商品価値を維持することが、大きな重要性を持つようになってきている。

ところで果実、野菜、穀物、工芸作物保存における新たな流れのひとつに、強い電場と空気イオンの利用がある。このような方法は「食品電気防腐処理」と呼ばれている。この方法で食品を処理することで、オゾン、マイナスおよびプラスの空気イオンの作用により、微生物による食品の痛みを予防、あるいは遅らせることができる。電気防腐処理の方法が対象となるそれぞれの品種に応じて開発されている。

缶詰および野菜乾燥工業全ソ科学研究インスティチュートにおいて、電気イオン処理のための装置が製造された。その土台となるものは、気体の中を電流が通る際に生じる物理現象である。つまり強い電場、マイナスおよびプラスイオン、そして単分子として存在する酸素の生成である。電気防腐処理を施した食品の生体に対する影響に関するデータも、そのような食品の衛生学的評価も文献中には見られないことを考慮し、我々は、電気イオン処理を施された植物性食品が実験動物の生体に対して、好ましくない作用を示すかどうかということを念頭に置いた研究をおこなうことが不可欠と考えた。そこで我々は缶詰および野菜乾燥工業全ソ科学研究インスティチュートと共同で、電気防腐処理を経たオレンジの衛生学的評価に関する研究を行った。オレンジの電気イオン処理の最良の方法は、同インスティチュートにより定められたものである。

今回の研究における実験環境は以下の通りであった。20～40kV、25～320μAで電界の電圧強度は1.4～3.1kV/cmであった。得られた結果からオレンジをマイナスイオンへ曝露することにより褐色のしみの広がり、硬化、軟化、カビの発現を伴う腐敗の抑制につながることが示された。マイナスおよびプラスのイオンを用いることが効果的であることが明らかにされた。そのようにすることで、糸状菌に対するオレンジの抵抗性の上昇がもたらされた。イオンを用いて毎日処理を行うこと（5日間にわたり、2時間ずつ双方の極性のイオンを交代させる）により規格に合ったオレンジ数量が15～18％増加した。

電気イオン防腐処理を施したオレンジと対照群のオレンジについて、感覚器による評価を17名の被験者が参加した盲検法による風味試験で行った。外観については処理済のオレンジも対照群のオレンジも好ましい評価を得た。オレンジはすべて新鮮で、病気や害虫に侵されることなく物理的な損傷もなかった。検査者のうち9名が、対照群に比べて処理群オレンジの方がより香りが強いと指摘した一方、2名は対照群がより香りが強いとした。味に関しては、大半の者（10名対3名）が、対照群に比べて処理群の方がより甘いとした。実がしっかりしているかどうかという点では両群に違いはなかった。

冷蔵庫で2ヵ月間保存した後、電気イオン処理を施したオレンジと対照群のオレンジの風味試験を再び行った。対照群のオレンジの一部は腐敗しカビに覆われ柔らかく、そして苦くなっていた。それに対して、処理群のオレンジでは、皮がいくらかしなびているのが観察された。電気防腐処理を施したオレンジの化学的組成を検査したところ、電気イオン処理は、製品の食品としての価値を左右するような化学的指標に対して、大きな影響は何も及ぼさないことが示された。すなわち、炭水化物の含有量は、処理群で7.25％、対照群で7.14％、単糖類はそれぞれ、4.18％と4.11％、有機酸（リンゴ酸に換算）は、それぞれ1.40％と1.47％、ビタミンCはそれぞれ、66.72％、67.43％であった。

とくに小児や病人などによってほぼ通年にわたりオレンジが消費されていることを考慮し、60匹のラットを対象とした毒物学的実験の期間を9ヵ月間と定めた。電気イオン処理を受けたオレンジと、受けていないオレンジ（実験群と対照群）を、朝の給餌の前それぞれの個体の1日分の飼料に10g加え、飼料全体量の18％となるようにして与えた。その上で1ヵ月ごとに検査を行った。電気イオン処理を施したオレンジの衛生学的評価にあたっては、ラットの以下のような指標を検討した。すなわち全身状態、オレンジの喫食性、体重の変化、末梢血の形態的組成、粗蛋白質、合計閾指標、血清中のスルフヒドリル基含有量、血液中のヌクレイン酸含有量、および血糖値である。実験開始後のどの時点においても、実験群と対照群のラットとのあいだの生化学的な諸指標の値に、統計的に有意の差異は見られなかった。

生物学的実験において、強度の小さな要因の生体に対する作用を敏感に反映する指標のひとつとして、飢餓を伴う試験がある。このため、実験の最後に2日間の飢餓状態の後における体重回復スピードの検討を行った。飢餓の後、対照群のラットの体重は当初値の92％、実験群では90％であった。体重の増加の仕方は実験群でも対照群でも同じく、飢餓後10日目には両群で体重が当初値まで回復した。生体染色法を用いて様々な内臓器官および腺の吸着特性を検討した。この検討の対象となったのは、脳、甲状腺、膵臓、副腎、腎臓、肝臓、精巣、脾臓、心臓、胸腺である。周知のとおり生体染色法は、生体全体が置かれた諸条件下での、諸器官および内分泌腺組織の状態の相対的な評価、そしてそれらの機能レベルの判断を可能にするものである。

我々の手にしたデータは、対照群のラットと比較しても、電気防腐処理を施したオレンジを与えられたラットの、上記の内臓器官および腺に細胞レベルにおいても機能障害は見られないことが明らかになった（$p>0.95$）。肝臓のプレパラート中のスルフヒドリル基含有量は、実験群のラットで0.476 ± 0.004消衰単位、対照群で0.473 ± 0.006消衰単位であり、一方副腎のビタミンCはそれぞれ、0.620 ± 0.019、0.610 ± 0.014消衰単位であった。ラットの内臓器官の重量係数（肝臓、腎臓、心臓、脾臓、精巣）は多少変化したけれども、統計的に有意の変化にまではいたらなかった。電気防腐処理したオレンジと処理しなかったオレンジを、それぞれ長期間にわたり与えられたラットを解剖したところ、電気イオン処理の作用によると思われる内臓器官の病的変化は、何も観察されなかった。

結論

1. 保存期間の延長を目的としたオレンジの電気イオン処理が、人間の感覚器によって特定される果実の性質および化学的組成に対して、好ましくない作用を及ぼすことはまったくなかった。

2. 電気イオン処理を施したオレンジを、実験動物に飼料として与えても、長期にわたる生物学的試験でラットの生体に対する有毒な作用は確認されなかった。

3. 感覚器を用いた検査、生化学的検査、毒物学的検査のデータから、電気イオン処理を施したオレンジは、人間の食料として用いることが可能であるとの結論が得られた。

4. 衛生学的視点からも、オレンジに対する電気イオン処理の実践的な利用が推奨される。なぜなら今回行った実験から、長期にわたる生物学的試験で、電気防腐処理を施した果実が、動物にとって無害であることが示されたからである。

5. 電気防腐処理の対象となるオレンジは、現行の基準を満たしているものでなければならない。

6. 電気イオンによるオレンジの処理は、かんきつ類に対して定められている標準的な基準に対応しなければならない。

Гигеническое изучение апельсинов, подвергшихся электроионной обработке с целью удлинения сроков хранения
Броникова ИА; Шиткина НС; Смирнова ГГ
Gig Sanit, 1990 Jul, :7, 32-4

ch.3-4

「空気イオンによる『ウマ』の免疫抵抗の向上と血液組成の改善」
（要約）

N.M.フレノフ[1]、V.K.クレティニン[2]、Zh.N.ヴォロビエヴァ[2]、
L.M.カリニチェンコ[2]、P.D.ゴロフコ[2]、1972

1.ヘルソン農業経済インスティチュート　2.ヘルソン　ビオファブリカ

空気イオン化の畜産および獣医学への応用というテーマは、年々その重要性を増してきている。近年、アルテミチェフ、アリカエフ、コマロフ、ヴォルコフ、モズジェリン、フレノフ、セメノフ、ネオノフほかによって行われた研究から、空気マイナスイオンに家禽、ウサギ、ブタ、および大型有角獣の仔の成長および発育を刺激する作用があることが確認されたほか、飼料中の主要な栄養素の吸収の改善、繁殖率の増加、生体の全身的な抵抗力の向上も得られることが分かってきている。

しかし、ウマに対する空気イオンの作用について研究を行った例はない。そこで、ウマの生体に対する人工的な空気マイナスイオンの生物学的作用を研究することになった。実験はヘルソン農業経済インスティチュート「プリオゼルノエ」科学実験農場において実施された。この実験のためにウマを10頭（実験群が5頭、対照群が5頭）用意し、それらを同一の厩舎内の等しく分割された二つのセクションへと置いた。飼料、世話の仕方、屋外での運動などの飼育条件は両群で同じになるようにした。実験群では空気1cm^{3}あたり小マイナスイオン250～300千個、1回あたり15～90分の空気イオン曝露を45日間にわたって実施した。小マイナスイオンの発生源としてはAF3型イオン化装置を使用した。空気イオン濃度はSI−1型イオン計測器によって測定した。ウマに対する空気イオン化の生物学的作用を臨床的、血液学的、免疫生物学的、血液の生化学的指標から検査した。

イオン化された空気の作用下では、ウマの皮膚表面の温度が0.4℃上昇し、心拍数および呼吸数が生理学的範囲内で若干高まったほか、脱毛がより早く生じ、より速く進行することが確認された。小空気マイナスイオンはまた、血液の形態学的および生化学的組成に対しても好ましい作用を示した。実験群のウマでは、赤血球数が1,137個増加（$p<0.01$）、ヘモグロビン含有量が0.8g％増大した一方、白血球は600千個減少した（$p<0.01$）。血液の蛋白像においては蛋白質含有量が増大する方向への変化、そして、蛋白分画ではアルブミンの減少、ベータグロブ

リンおよびガンマグロブリンを主とするグロブリンの増大が生じた。白血球の組成では好中球が増加したのに対して、リンパ球は減少した。赤血球沈降反応は実験群のウマでは遅くなり、最初の1時間では平均3.1mm、24時間では2.8mmであった。

実験群のウマでは対照群に比べて、正常抗体値、好中球の食細胞作用、血清の殺菌特性がより高かったのに加えてリジン、グリシン、フェニルアラニン、バリン、ロイシン、グルタミン酸といったアミノ酸量が若干増大しているのが観察された。また血液中の予備アルカリ、カタラーゼ、コリンエステラーゼ、カルシウム、リン、カロチン含有量が増大する方向への変化も観察された。空気イオン化期間中、厩舎内の空気中では塵埃量が3分の1になり、微生物数も70%減少した。

以上のように我々の行った実験から小空気マイナスイオンによって、ウマに生理学的変化がもたらされること、造血および代謝が強化されること、全身的な抵抗力および免疫反応が向上すること、さらには、塵埃および細菌による空気の汚染の抑制により、厩舎内の空気環境の保健衛生状態の改善が可能なことが示された。産業的な条件下においてもウマの血液組成を改善する方策のひとつとして、空気イオン化を厩舎内で利用することが妥当であるといえる。

Влияние ионизированного воздуха на организм лощадей
Хренов НМ; Кретинин ВК; Воробьева ЖН; Калиниченко ЛМ; Головко ПД
Veterinariia, 1972 Dec, 12:, 24-5

ch.3-5

「人工受精施設における空気マイナスイオンの『種ウシ』に対する代謝および精子生成効果」(要約)

G.K.ヴォルコフ、1968
全ソ実験獣医学インスティチュート

家畜育成用の建物における微気候の改善を目的に、換気装置を増強することによる換気量の増大、温度—湿度条件の管理、糞の清掃の機械化、照明の改善などさまざまな手段や方法が用いられている。空気環境の保健衛生学的状態を改善し、動物の生体の抵抗性を高める物理的要因のひとつが空気の帯電化で、気体状分子のイオン化と呼ばれている。

1961年以来、人工受精施設という環境下において、我々は種牛の生体に対する人工的にイオン化された空気の作用の解明に取り組んできた。モスクワ州マリノおよびカシラ市の国立人工授精施設内の牛舎における微気候を検討したところ、屋内の空気の電荷が屋外とは非常に異なることが確認された。屋外の大気中には小空気イオン（プラスおよびマイナス）は平均して1cm^{3}あたり500個から1,000個、大イオンは20,000～30,000個含まれる。建物の内部では小イオンが50～100個へと急激に減少、大イオンが30,000～80,000個へと顕著に増加し、これら空気イオンの電荷は基本的にプラスイオンとなる。

諸外国および我が国での研究の大半では、マイナスに帯電した酸素分子のみが生物学的活性を持ち、生体の生命機能に不可欠なものであるということが確認されている。一方、大イオンはエアロゾル、塵埃、微生物、炭酸ガスおよびその他の有毒な気体粒子からなる。

我々は過去の研究においてマイナスの電荷を持つように人工的にイオン化された空気を、1cm^{3}あたり250,000個の用量で一日につき8時間、2ヵ月間にわたって曝露すると、種牛における生体内の代謝が刺激され、性的活動性、精子の質、およびその受精能力を向上させる要因として働くことを確認した。同時に、落下により屋内の空気の微生物および塵埃による汚染の度合いも、急激に低下することが観察された。その後、行われた実験（オスの仔ウシ対象）においては、精子および他の器官の組織形態学的検討から、生殖腺の分化の段階が高まり、甲状腺の活性化、副腎の糸球体および網様部の活性化、胸腺の増大が確認された。これらはすべて、内分泌腺機能の向上により、ウシの生体における代謝およびウシの性的活動性が高まったことをあらわしており、また先に行われた我々の観察結果を支持するものである。

1966年、マリンスク人工授精施設において、ウシの収容施設、実験室、調教場、洗浄室の空気イオン化を再び行った。空気イオン化は昼夜を通して、1cm^{3}あたりマイナスイオンが50,000～70,000個という用量で12ヵ月間にわたって行った。実験において実験群、対照群それぞれ3頭のオス牛が用意された。得られたデータはStudent法などの統計的解析を行った。イオン化された空気によって最初の20日から50日の間、血液中のヘモグロビン含有量が1.4g％増加（$p<0.01$）、赤血球が1,390千個増加（$p<0.05$）することが確認された。酵素ではカタラーゼが1.3～2.1単位増加（$p<0.001$）、コリンエステラーゼが18.7％増加（$p<0.01$）することが確認された。また実験群のウシでは最初の15日から70日の間、肺でのガス交換が高まった。これは炭酸ガス排出量の0.51～0.03％の増大、酸素吸収量の0.42～0.79％の増大というかたちで表れた。イオン化を開始した当初、イオンの気流により、皮膚温が0.9～2℃上昇し、血圧が4～6mmHg低下した。

上記のような変化は最初の2ヵ月間において見られたものであり、それ以降はウシの生体がイオン化された空気への曝露に順応し、正常値からのはっきりとしたずれは観察されなかった。実験群のウシではイオン化期間終了時（12ヵ月後）、コリンエステラーゼ活性が顕著に低下したこと（47％　$p<0.05$）は注目すべきことである。これは空気イオンの過剰投与を示すものである。イオン化終了後、コリンエステラーゼ活性は対照群における指標値にまで上昇した。イオン化終了後、後続効果を6ヵ月間にわたって検討したところ、生理学的な変動幅を超えるような逸脱は確認されないどころか、はじめの1ヵ月間ではウシの全身状態の改善が観察された。これは、血液中のヘモグロビン量の2.4g％の増大（$p<0.01$）、そして赤血球の500,000個の増大、カタラーゼの11％の増大というかたちで表れた。

種牛の全身状態の改善と同時に、精子生成に関して、精子濃度、生存率の上昇、pHの低下という方向へ変化するのが観察された。ウシ用の施設、実験室、調教場での細菌による空気の汚染を、肉エキス寒天培地を用いた開放接種法で検討したところ、細菌が5～10分の間に落下することが確認された。空気中の微生物相の数量は、1/12～1/25に減少した。以上の観察結果は空気イオン化を、人工授精施設における屋内の保健衛生状態改善、種牛の生体の代謝向上のために適用することで、家畜育成によい結果が期待できることを示唆する。空気イオン化は獣医師の観察下で行うことが不可欠である。

Влияние ионизированново воздуха на организм быков-производителей
Волков ГК
Veterinariia, 1968 Apr, 45:4, 84-6

ch.3-6

「『仔ウシ』の消化吸収促進と発育成長に対する空気マイナスイオンの作用」(要約)

G.K.ヴォルコフ[1]、I.A.アンドレエフ[2]、1968
1.全ソ実験獣医学インスティチュート 2.アレクサンドロヴォ実験農場

近年、ソ連邦および諸外国において、イオン化をふくめた空気環境中の物理的因子、および生体に対するそれらの影響の研究に対する関心が、日増しに高まっている。そして、獣医学においても、この問題に対する関心が寄せられるようになった。マイナス極性の空気イオンの持つ生物学的作用についての最初の研究は、30年代に始まった。それらの研究では、人工的にイオン化された空気には幅広い生理学的作用があり、また動物の生体に対して好ましい影響を及ぼすということが示されている。

全ソ実験獣医科学インスティチュート動物衛生学実験室ではここ6年間で、家畜および家禽の健康増進、畜舎の空気環境の保健衛生状態改善、いくつかの疾患の予防に応用することの可能な様々な空気イオンの性質を示す結果が得られている。

コマロフ、モズジェリン、ヴォルコフ、フレノフ、その他による研究から、イオン化された空気は用量によっては、動物の代謝を促進し、動物の成長発育を促すことが確認されている。近年、同様の結果が外国でも得られている。例えば、デンフォードは実験群のヒヨコの体重が増加することを確認した。ウォルデンは空気イオンの働きによって、ハムスターの体重が増加するのと同時に、内臓器官に顕著な成長が見られることを観察した。

しかしながら、動物においてこのような成長促進がなぜ生じるのかということは、依然として明らかにはされていない。我々が行った、給餌を様々に変えた仔ウシを対象にした最新の観察結果から、空気イオンの作用下では飼料の質を落とした場合でも、仔ウシの成長は維持されることが示された。また、飼料に追加的な栄養素を加えると、対照群に比べて実験群で仔ウシの成長がより促進される結果になった。このようなことが生じる理由は何であろうか。この問題はオカダ、スタンベルグほかによるイオン化の作用によって、ヒトやイヌの胃液の分泌が促進されることを示した研究から、部分的には説明されている。

このようなことから、我々は人工的にイオン化された空間内に置かれた仔ウシにおいて、栄養素の消化吸収およびそれらの利用の過程に変化が生じるか確認することを試みた。このため、モスクワ州のアレクサンドロヴォ実験農場において、シュヴィツキー種の同じような仔ウシ6頭を検討対象として使用した。仔ウシに対する給餌は、個別に1日あたりの飼料量に厳格に従って行われた。実験前の予備期間を18日間、実験期間を8日間とした。予備期間には、仔ウシが食べた飼料量および食べ残した飼料量について測定し、実験期間には飼料にとどまらず仔ウシの排泄物（糞および尿）についても、化学的な分析用の平均的サンプルを採取し検討した。

サンプルの化学的分析は全ソ畜産インスティチュートと共同で行った。肺におけるガス交換の検討と平行して、総蛋白量および蛋白質の留分、酸素容量、カルシウム、リン、カロチンについても検討を行った。予備期間の5日目から実験終了まで、実験群の仔ウシをマイナスイオン化された隔離室の内部へ置いた。空気イオンの用量は空気1cm^{3}あたり200千個、イオン曝露は給餌中の中断を除いて1日24時間行った。

観察および計量の結果から、実験群の仔ウシは対照群に比べてより顕著な成長を示したことが明らかになった。実験期間の終了時、実験群の仔ウシは対照群の仔ウシよりも体重が7kg重かった。一昼夜平均の体重増加量は実験群の仔ウシで963gだったのに対し、対照群では876g、すなわち実験群よりも87g少なかった。実験群では飼料の摂取率がよりよいことも観察された。実験群の仔ウシでは15kgの緑色飼料（エンバクおよびエンドウ）につき、1日平均の食べ残し量は、No4645は413g、No4655は377g、No4656は341gであった。それに対して対照群では、No4767は667g、No4784は967g、No4794は1319gであり、実験群の2.6倍となった。濃厚飼料は両群の仔ウシとも全て食べた。実験期間中実験群の仔ウシでは、1頭あたり平均5.77kgの糞、8.61リットルの尿が得られたのに対し、対照群ではそれぞれ6.19kg、7.14リットルであった。

飼料、平均的な糞および尿の化学的分析結果から得られたデータは以下のようになる。主要な栄養素（窒素蛋白質、粗蛋白質、粗脂肪、粗繊維、粗灰分）の吸収率は、空気イオン化された隔離室に置かれた仔ウシの方が高かった。カルシウムを伴うリンの吸収性も非常に興味深い。摂取されたリンおよびカルシウムは、両群ともにリンが8136g、カルシウムが29436gであった。実験群により吸収されたのは、リンが1935g、カルシウムが19696gであった。一方、対照群では、リンが1469g、カルシウムが16521gで、実験群に比べてそれぞれ24.09％、16.12％少なかった。

このように実験群の仔ウシでは、飼料の吸収率と同化率の全体的なバランスが好ましいものであった。肺におけるガス交換も実験群の仔ウシでより顕著であった。このことは炭酸ガスの排出が対照群の仔ウシと比べて1.58％、酸素の吸収が0.87％増加したことに表れている。実験群の仔ウシの血清では、ガンマグロブリン含有量が2.36％、カロチン含有量が0145mg％、リン含有量が0.6mg％上昇しているのが確認された。

イオン化された空気は代謝の促進をもたらし、飼料の吸収および同化の改善をもたらす。そして家畜の仔の発育成長に対して好ましい作用を及ぼす。また家畜用施設内の空気をイオン化することは、塵埃および細菌が落下するため、施設の保健衛生状態を顕著に改善する。空気中に空気イオンが豊富に含まれるようにするためには、ソユズグラヴサンテフプロム製の電気イオン化装置、または全ソ実験獣医学インスティチュートおよび全ソ農業電化インスティチュートによる空気イオン換気システムを用いることで可能となる。

Влияние ионизированного воздуха на усвоение кормов телятами
Волков ГК;; Андреев ИА
Veterinariia, 1968 Jan, 45:1, 92-4

ch.3-7

「『仔ウシ』の新陳代謝の強化および強壮作用」(要約)

G.K.ヴォルコフ[1]、I.A.アンドレエフ[2]、1966
1.全ソ実験獣医学インスティチュート　2.アレクサンドロヴォ実験農場

数多くのソ連の研究者らによって、マイナスにイオン化された空気が、動物および家禽の生体に対して好ましい作用を及ぼすことが確認されている。マイナスイオン化された空気によって、動物の代謝が向上するとともに、成長発育が改善されるのである。フレノフは空気イオンに曝露されたメスウシから生まれた仔ウシが、消化不良に罹りにくいと報告している。我々は仔ウシの生体に対する空気イオンの一般生物学的作用を検討する目的で、モスクワ州モジャイスキー地方の実験農場アレクサンドロヴォにおいて､仔ウシ用施設内の空気イオン化を行った。イオン化された空気が生体を強化し、生まれて間もない仔ウシの罹患率を低下させる要因であることを明らかにするためである。

予防診療所内に人工的イオン化を目的として、チジェフスキー教授による放電式空気イオン化装置を２器設置した。これらの装置は空気1cm^{3}あたり、約1,000,000個程度の空気マイナスイオンを生じさせることが可能である。我々は予防診療所内の空気を150千～300千個の用量で、主に夕方から夜間にかけて６～８時間、20日間にわたってイオン化させた。実験群10頭、対照群10頭からなる仔ウシについて、実験期間の20日間とイオン化終了の１ヵ月後に、臨床的観察を行った。血液とガス交換について平行して検討を行った。仔ウシに対する給餌は、この農場で定められた基準に厳格に従って行った。その結果、実験群の方が対照群に比べてより活発であることが観察された。

空気イオン化実施後には、実験群の仔ウシが対照群にくらべて成長がより良かった。さらにイオン化された空気内に15～20日間置かれた後には、実験群の仔ウシで１日あたりの体重増加量が647gだったのに対し、対照群では583gであった。仔ウシの消化不良罹患率が低下したこともまた注目に値する。実験群でこの疾患に罹ったのは2頭のみで、罹患期間も２～４日間だったのに対し、対照群では5頭（50％）が罹患し、罹患期間は３～７日間であった。イオン化空気内に置かれた仔ウシは、消化不良を患い成長に遅れを取ったものの、すぐに健康な仔ウシとの差は全く見られなくなった。その後１ヵ月間の体重増加量は、実験群で平均24.5kg、対照群で平均16.2kgであり、実験群の方が8.3kg多かった。実験群の仔ウシでは対照群に比べて、血液中のヘモグロビンおよびカタラーゼ含有量がより多かった。

肺におけるガス交換を検討する目的で、仔ウシを数日間マスクに慣らせた後、10日目および15日目に呼吸運動、肺の分時呼吸量、呼気中の炭酸ガスおよび酸素含有量を測定した。これらの試験はGBK−1型装置で行った。空気イオンに曝露された仔ウシの外呼吸では、肺換気の改善が特徴的に見られた。このことは分時呼吸量の増大（7.5リットル）、炭酸ガス排出量の増大、酸素消費量の増大というかたちで表れたのだが、これは新陳代謝が強化されたことを裏付けるものである。

1965年2月、再び実験群20頭、対照群13頭で実験を行った。仔ウシの出生時の平均体重は37kgであった。イオン化された空気内に20日間置かれた後、実験群では平均体重が52kgとなったのに対し、対照群では49.7kgであった。1日あたりの体重増加量は、実験群で493g、対照群で422gであった。実験群の20頭の仔ウシで消化不良の見られたものは3頭で、期間は平均2.3日間であった。3頭のうち1頭はやむを得ず屠殺した。対照群では13頭中11頭で消化不良が見られた。そのうちの1頭は死に、もう一頭はやむを得ず屠殺した。消化不良の仔ウシには治療を行った。

イオン化の1ヵ月、実験群の仔ウシの平均体重は71.7kg、一昼夜平均の体重増加量は639gだったのに対して、対照群ではそれぞれ、63kg、442gであった。同年4月、実験群12頭、対照群11頭の仔ウシを対象に3回目の実験をおこなった。実験群の12頭のうち消化不良が見られたのは5頭で、罹患期間は平均1.6日であった。対照群では7頭で罹患期間は2.5日であった。さらに3頭の仔ウシでは鼻炎が観察された。一昼夜あたりの体重増加量は実験群で603g、対照群で503gであった。

生体に対して空気イオンが持つ一般生物学的および治療的作用と並んで、空気イオンには畜舎の空気を顕著に改善するという作用も見られる。予防診療所内の空気を人工的にイオン化することで、細菌および塵埃による空気環境の汚染を急激に低下させることが可能である。イオン化前の5分間ではペトリ皿に800〜2,000個の細菌が落下したのに対して、イオン化1時間後の5分間では40〜130個で1/15〜1/20になった。普通空気中に存在する塵埃は、電界内においてマイナスの電荷を獲得したのちプラスに帯電した壁、天井、床に向かって速やかに引き寄せられ、約1〜2mmの層を形成するに至る。このため、このような塵埃を湿った雑巾で定期的に取り除き、汚れた部分の清掃を行うことが不可欠となる。

このほかにさらにもうひとつ、空気イオン化の持つ衛生学的作用を挙げることが出来る。すなわち、脱臭作用である。予防診療所内に、とりわけ胃腸疾患の見られるときなど、し尿の臭いが生じた場合でもイオン化装置の運転制御盤の電圧を100～110ボルトにまで上げれば、軽度のオゾン化の働きにより空気が清浄化された。以上のことに考慮すると、ここで挙げたような用量での空気のマイナスイオン化は、生体に対する強壮作用を示すと同時に、仔ウシの消化不良罹患率をある程度低下させうるといえる。

Влияние ионизированного воздуха на телят в профилактрии
ВолковГК　Андреев ИА
Veterinariia, 1966 Apr, 43:4, 92-3

ch.3-8

「空気マイナスイオンの『家畜』の呼吸器疾患の予防と治療への応用」(要約)

I.A.アンドレエフ[1]、G.K.ヴォルコフ[2]、1966
1.アレクサンドロヴァ実験農場　2.全ソ実験医学インスティチュート

家畜の仔がかかる疾患の中で、呼吸器疾患は統計データ上では胃腸疾患についで2番目の位置を占めており、農場に対して大きな損害を与えている。ドムラチェフ、シネフ、ツィオン、ダニレフスキーらの論文において、家畜の仔の気管支肺炎に対する予防および治療方法の科学的根拠が挙げられている。気管支肺炎と呼ばれる呼吸器の非特異性疾患においては、細菌の果たしている役割は二次的なものである。ほとんど全てのケースにおいて、疾患の進行の根本的な原因となっているのは、家畜飼育における衛生学的な面（過冷）および、獣医学（保健）的な面における問題である。

気管支肺炎の予防および治療を目的に様々な手段が利用されているが、そこには物理的方法も含まれる。例えば保温用機器、超音波・紫外線照射などである。近年、医学において、空気イオン療法が上部気道の様々な疾患の治療を目的に適用されるケースが増えてきている。しかし、入手可能な文献において我々が見つけることが出来たのは、ブタの気管支肺炎において、空気イオンが好ましい作用を示すことを示す1文献のみに過ぎない。この文献では、気管支肺炎および敗血症が生じたため、助かる見込みがないと思われていたブタが、完全に回復する事例もいくつか含まれている。

仔ウシを対象にマイナスイオン化が示す生物学的作用について行った、我々の観察において興味深い事実が確認された。仔ウシ用の施設内の空気をイオン化すると、仔ウシの上部気道疾患の罹患率が急激に低下したのである。この研究は1963年から1965年にかけて、モスクワ州モジャイスキー地方の実験農場「アレクサンドロヴァ」において実施された。第1回目の一連の試験では、実験群34頭の仔ウシ中、鼻炎の症状が見られたのは2頭に過ぎなかったのに対し、対照群では20頭中14頭で見られたばかりでなく、そのうちの数頭は肺炎を患っていた。しかも、実験群の鼻炎の経過はより良好で、3～4日後には見られなくなったのに対して、対照群では大半が急性鼻炎および気管支炎が、慢性のものへと移行した。

2回目の一連の実験では、仔ウシにおける上部気道疾患の罹患率は実験群で22.5％（罹患期間は8.3日）、対照群では50％（罹患期間は18.5日）となった。3

回目の一連の実験においては、罹患率はそれぞれ33.3％、60％となった。2回目、3回目の実験は1年のうちで好ましくない時期、すなわち12月～4月に行ったものである。このような観察結果から、慢性気管支炎および気管支肺炎の仔ウシの治療に、イオン化された空気を適用すべきとの考えを持つに至った。そこで慢性気管支炎、および気管支肺炎の2～4ヵ月齢の仔ウシ20頭を対象にした一連の実験を、1964年10月から1965年3月にかけて2回行うこととなった。

実験群の仔ウシ（10頭）を針金製のイオン化電極を備えたブロック内へ置き、空気マイナスイオンが空気1cm^{3}あたり200千個～750千個となるようにイオン化を実施した。イオン化期間は1日あたり6～8時間、2～3ヵ月にわたって行った。仔ウシの状態が重症であったため、1日あたりの飼料に2リットルの牛乳を加えた。仔ウシの健康状態が急激に悪化した場合に限って、スルファニルアミド剤および抗生物質による治療を行った。対照群の仔ウシ（10頭）は、施設内でイオン化を除いて同一の条件下に置かれた。

実験が行われる以前、仔ウシは衰弱し体毛は乱れてところどころ抜け落ちていた。また、疾患に関連する激しい咳、眼および鼻からの分泌物があり、食欲が減退していた。体温は39.5～40.5℃であった。このような仔ウシにおいて肺におけるガス交換を検討し、また血液中のヘモグロビン、赤血球・白血球含有量、白血球のタイプ、蛋白質および蛋白質分画、予備アルカリ量、カタラーゼ、コリンエステラーゼ、オプソニン食菌反応を特定した。また1日あたりの体重増加量を比較するために、定期的に仔ウシの体重を計量した。

臨床的観察結果

10～15日の間に、実験群の仔ウシの健康状態に若干の改善が見られた。咳がより少なくなり、軽くなったのに加えて、眼からの化膿性分泌物も見られなくなった。鼻孔からは、粘液状の流出物が分泌されるのみであった。さらに食欲の改善が観察された。対照群では仔ウシの状態に変化は見られなかった。そのうちの1頭に対しては、抗生物質による治療を開始したものの6日目に死亡した。解剖を行ったところ、生存中に化膿性気管支肺炎のあったことが確認された。30日目までに実験群の仔ウシでは、呼吸の頻度がより小さくなりより深くなったのに加えて、鼻からの分泌物が止まった。咳も少なくなりそれも軽いものになった。また皮膚のしわが伸び体毛も伸び始めた。対照群の仔ウシでもやはり健康状態がいくらか改善した。飼育条件が改善されたこと、1頭ごとに世話をしたこと、施設が暖かかったことが、生体の抵抗力の向上を可能にしたものと思われる。しかし頻繁でひどい咳、眼および鼻からの分泌物、肺のラ音などの疾患の症状は依然としてはっきりと見られた。

60～75日目までには実験群の仔ウシはより活動的になり、体毛に完全に覆われ肉付きも平均的なものとなり、食欲も改善された。2頭においてまれに軽い咳、肺のラ音が依然として残った。対照群の仔ウシでは健康状態は改善されたものの、慢性気管支炎および気管支肺炎の症状は依然として観察された。90日目、実験群に対する空気イオン療法を中止し、仔ウシは他のウシの群に移された。対照群のウシでは飼育不適な仔ウシは除かれた。空気イオン療法を実施した仔ウシでは、1日あたりの体重増加量は546.6～1066gで、対照群より大きかった（対照群では410～1000g）。

肺のガス交換

イオン化を行う以前、仔ウシにはガス交換の障害が確認された。これは分時呼吸量の減少、呼気中の炭酸ガス含有量の減少、呼気中の酸素含有量の増大、呼吸係数の上昇というかたちで表れていた。空気イオン療法が進行するにつれ、実験群の仔ウシではガス交換の改善が確認された。これは分時呼吸量の増大、酸素利用の改善、炭酸ガス排出量の増加、呼吸係数の低下というかたちで表れた。

血液の形態学的および生化学的検討

実験開始以前、疾患の見られた仔ウシでは、蛋白質分画に際立った変化が観察された。この場合の変化は、アルブミンの減少、およびそれに呼応するかたちでのアルファおよびガンマグロブリンの増大が特徴的であった。同時に白血球の増加、ヘモグロビンおよび赤血球含有量の低下も観察された。空気イオン療法が進行していくのにつれて、実験群の仔ウシでは血液組成がいくらか改善するのが観察された。とりわけアルブミンおよびベータグロブリン含有量が徐々に増大した一方、ガンマグロブリン量が減少した。全体としてガンマグロブリンの占める割合は高いままにとどまった。

白血球の組成にも顕著な変化が生じたものの、全体としてみればイオン化処置を受けた仔ウシでは、リンパ球量が減少し、分節核好中球が増大した。一方、対照群の仔ウシでは、白血球の増大が観察された。実験群の何頭かの仔ウシでは、はっきりとした好酸球の増加が見られた（16～26％）。実験治療期間の終了時、実験群では血液中のヘモグロビン含有量が1.8～2.9％、赤血球含有量が1.5～2百万個増大し、白血球数は2,000～3,000個減少した。イオン化処置を受けなかった仔ウシではこのような変化が実験群に比べてより小さかった。実験群の仔ウシの食細胞反応は1.48で対照群に比べてより良かった。イオン化期間中施設内の空気では、細菌数が1/2分～1/3まで減少した。

空気イオン療法は、疾患に罹った動物の個体ごとの特性および健康状態を考慮した上で、適用する必要があることを強調しなければならない。顕著な心不全および化膿性肺炎では、高濃度（400千～700千個/cm^3）の空気イオンが様々な好ましくない症状を引き起こす。例えば抑うつ状態、呼吸困難、さらには肺気腫である。このため空気イオン治療期間は、30〜60分間で50千〜100千個/cm³程度の低い濃度で開始した後、疾患の見られる動物の健康状態に応じて、濃度および曝露時間を徐々に増加させていくことが不可欠である。イオン化期間中は新鮮な空気が施設内に充分に流入するようにすることが必要である。

Ионизация воздуха для профилактики и лечения заболеваний органов дыхания животных
Андреев ИА; Волков ГК
Veterinariia, 1966 Feb, 43:2, 103-5

ch.3-9

「『仔ウシ』の免疫抵抗力に対する空気イオンの作用」(要約)

G.K.ヴォルコフ、1971
全ソ獣医衛生学科学研究インスティチュート

外的環境に見られる電気的要因の中で、家畜に対して一定の重要性を持っているのが、空気中の気体のイオン化である。このイオン化は宇宙線、土壌からの放射能の発散、雷雨現象、化学反応などの作用下において生じる。電位計による計測結果から、大気中の空気イオン化に一定の背景レベルが存在することが確認された。それは双方の極性の小イオンが平均600〜950個/cm^3、大イオンが2,000〜5,000個/cm^3というものである。

我々のデータによると、家畜の飼育施設においては、これらの背景イオン化値が顕著に変化する。大気中に比べると小空気イオン数は1/2から1/3であるのに対して、大イオン数は10倍から100倍多い。家畜飼育施設は空気イオンの電荷を取り除く、あるいは変化させる一種の遮蔽物になっているように思われる。呼気中に含まれるイオンも主としてプラスの電荷を持っている。以上のようなことから、家畜飼育施設内の空気を、消失あるいは欠乏した方の電荷を補うために、人工的にイオン化することが不可欠であると考えられる。

文献中のデータから、酸素、一酸化窒素、二酸化窒素の小空気マイナスイオンが最も好ましいものであるのに対して、プラスに帯電したイオン(炭酸ガス、水蒸気、塵埃ほか)は、人間および動物の生体に対して好ましくない作用を及ぼすことが知られている。しかしながら今日に至るまで、プラスに帯電した空気イオンの持つ意味についての統一した見解は存在しない。

1964年以来、我々は仔ウシの生体、とりわけその主要な臨床的—生理学的変化に対して小マイナスイオンが及ぼす影響、そして空気イオン化の衛生学的意義について検討してきた。その結果、大半のケースで、ある特定のイオン化状態のもとでは実験群の仔ウシの食欲、飼料の消化率、体重増加量が増大し、血液の形態学的—生化学的組成および肺でのガス交換が改善され、罹患率が低下することが確認された。これをさらに進めて、我々は免疫生物学的指標について、空気マイナスイオンのみならず、空気プラスイオンの示す影響に関しても検討を試みることとした。

この実験は1969年から1970年にかけてモスクワ州の「アレクサンドロヴォ」実験農場の仔ウシ飼育施設で、アンドレエフ獣医師の協力のもと行われた。空気イオン化源として利用したのは、プラスおよびマイナス双方のイオンを発生させる全ソ農業電化科学研究インスティチュート製のPi−239型装置である。プラスおよびマイナスイオン濃度は平均して60千個/cm³であった。空気イオン化を、1日24時間60日間にわたって実施した。Shvitska種の仔ウシ80頭を観察対象とした。全ての仔ウシにはパラチフスに対する予防接種を行った。仔ウシの体温、心拍数、呼吸数、血液中のヘモグロビン・赤血球・白血球含有量を測定し、抗体価の増加、好中球の食細胞作用、リンパ球におけるリボ核酸の蓄積、総蛋白量および蛋白質分画、脱水素酵素量、コリンエステラーゼ量を検討した。また仔ウシの罹患率、そして空気イオン化の予防的効果についても検討を行った。

実験結果から、マイナスの人工的空気イオン化が行われた施設内に仔ウシを収容すると、実験群では対照群に比べて全体的に健康状態がより良く、生体の抵抗力がより強くなることが確認された。実験群において抗体価の増加、食細胞指数の増加（0.2～0.49%）、リンパ球中のリボ核酸の蓄積（5.2～9.4%）、ガンマグロブリン含有量の増加（3.76～4.04%）、脱水素酵素含有量の増加（28%）、コリンエステラーゼ含有量の増加（9～24%）に、有意な変動（$p<0.05$）が得られた。ヘモグロビン含有量も増加（0.5g%）、赤血球含有量も増加（495千個）した。体温、心拍数、呼吸数には有意の変化は確認されなかった。2ヵ月間の実験期間終了後、実験群の仔ウシの体重は、対照群と比較して平均4.2kg重かった。対照群の仔ウシでは実験群に比べて、鼻炎および気管支炎の罹患率が2倍であった。

プラスに帯電した小空気イオンを仔ウシに曝露したところ、代謝の低下が確認された。血液中のヘモグロビン量の減少（0.6～1.4g%）、赤血球数の減少（654～859千個）、コリンエステラーゼ量の減少（5.4%）、ガンマグロブリン量の減少（2.2%）、抗体価が低下した。リボ核酸含有量、中性球の食細胞作用、体温、心拍数、呼吸数には有意な変化は確認されなかった。2ヵ月後、実験群の仔ウシの体重は対照群に比べて平均3.4kg軽かった。鼻炎の罹患率は両群で同じであった。60日間にわたって空気イオン化の残存効果について検討したが、両群の間に差異は見られなかった。

以上のように仔ウシ飼育施設の空気環境を小マイナスイオン化することで、仔ウシの生体の抵抗力、そして免疫生物学的指標を高めることが可能となる。それに対してプラスに帯電した空気イオンは、反対の作用をもたらす。大半の家畜飼育施設の空気には大量の（数万個/cm³）空気プラスイオンが含まれていることから、効果的な換気装置による充分な換気、あるいはゴーリキー全ソ実験獣医学インスティチュート、あるいは全ソ農業電化科学研究インスティチュート製の機器を用いた空気イオン化と換気を組み合わせて行うことが不可欠といえる。

Влияние отрицательно и положительно заряженных аэроионов на резистентность организма телят
Волков ГК
Veterinariia, 1971 Feb, 2:, 33-4

ch.3-10

「抗体産生『ウマ』の免疫活性と血清に対する空気イオンの作用」(要約)

N.M.フレノフ[1]、E.S.オストレンスキー[2]、V.B.リフトチェンコ[2]、A.A.フェリツィン[2]、L.M.カリニチェンコ[2]、Zh.N.ヴォロビエヴァ[2]、1976

1.ヘルソン農業経済インスティチュート　2.ヘルソンビオファブリカ

現代の免疫学における重要なテーマとして、高度免疫血清◆および特異的ガンマグロブリンをふくめた生物学的薬剤の品質向上が挙げられる。高活性の血清製剤が得られるかどうか、そして抗体生産動物をより充分に利用できるかどうかは、抗体生産動物の全般的な抵抗力、および免疫生物学的反応性に大きく左右される。抗体生産ウマを、年間を通じて施設内飼育するにあたっては、施設内の微気候が最良になるよう整えることが不可欠である。施設内の微気候において看過できない部分を占めるのが、空気のイオン化である。空気イオン化は生体に対して大きな生物学的作用を及ぼすのである。小空気マイナスイオンとは、動物の免疫生物学的反応性を向上させるための、効果的な手段であるということが確認されている。

仔ガモのウイルス性肝炎治療用の血清を生産するために用いる、ウマの免疫反応のメカニズムに対する空気マイナスイオン化の影響について、データを紹介する。実験はヘルソン・ビオファブリカの施設内で行われた。実験対象となったウマは、実験群および対照群へ同一条件になるように割り当てられた（各5頭）。各群のウマは厩舎内の独立したセクションで飼育され、給餌条件および飼育条件は同一にされた。実験群の抗体産生ウマには、実験期間中（70日間）、用量が250～300千個/cm^3の空気マイナスイオンを1日3回、1回1時間から1.5時間にわたって曝露した。イオン化発生装置として使用したのはコロナ放電式イオン化装置であった。

試験に用いる血液は1ヵ月につき2回、朝の給餌前の同一時刻に採取した。実験対象となったウマの免疫反応についての指標として、血液中のヘモグロビン、赤血球・白血球含有量、白血球組成、殺菌作用およびリゾチーム活性、血清の総蛋白量および蛋白分画、白血球の食細胞作用および食細胞指数、血清の特異的活性を用いた。好中球の食細胞作用および食細胞指数は、24時間の黄色ブドウ球菌（209株）培養を用いたニコリスキーによる方法で測定した。血清の殺菌作用は、24時間の大腸菌（11株）培養を用いたスミルノヴァとクジミナによる方法で測定した。血清のリゾチーム活性は、Micrococcus lisodeitecus（2265株）培養を用いた腎測定法により測定した。総蛋白量は屈折計により、蛋白分画は電気泳

◆血清

破傷風、ジフテリアなどのような細菌が出す毒素、ヘビ、サソリなどの動物の毒素などを中和する抗体。治療に用いられるが、このような療法を血清療法という。毒素を出す細菌が原因となる感染症では、毒素により神経・筋肉などの組織が傷害をうけて疾患の原因となる。この毒素を無毒化してヒト、ウマに注射すると、毒素を中和する抗毒素抗体がその血清中にできてくる。この血清から免疫グロブリンを精製したものが抗毒素製剤である。抗毒素は、E.ベーリング、北里柴三郎により1890年に開発され、以来ウマの抗毒素製剤が用いられてきたが、ウマの免疫グロブリンもヒトには異種のものであり、これに対する抗体が治療をうけた患者に生じることが原因となって血清病になることがあるので、抗毒素を多量に含むヒト血清から免疫グロブリンを精製した製剤が用いられるようになってきている。しかし、ヘビ、サソリなどの抗毒素はウマ血清由来のものが多い。

動法により検討した。血清の特異的反応性（specific activity）は、人工的に作られた仔ガモ肝炎ウイルスと血清との混合物を、3通りの希釈度（10^{-1}、10^{-2}、10^{-3}）で8日齢から9日齢のニワトリの胚へ接種し、その中和反応を検討した。

空気イオンを曝露した抗体産生ウマの血液組成の検討を行ったところ、対照群および初期と比較して、実験期間中に赤血球数が710～1520個（平均15.6％）、ヘモグロビンが0.9～1.3g％（8.4％）増加していることが観察された。これらの指標の変化が最も大きかったのは実験2ヵ月目であった。白血球含有量は低下する傾向が見られ、特に実験期間の終了頃に観察された。イオン化実施の最初の1ヵ月間は、白血球含有量に変化は見られなかった。イオン曝露を受けたウマでは、血清の防御的性質がより顕著に表れた。実験群のウマでは、血清の殺菌性が平均8%対照群よりも高かった。最も高い値は観察実験開始後45日目に検出された。血清のリゾチーム活性の指標も、実験群は対照群よりも高かった。

空気イオン化によって、好中球の食細胞作用および食細胞指数の大きな上昇がもたらされた。イオン化開始後45日目頃に、食細胞活動の指標が高くなることが観察された。実験群のウマの血清の蛋白および蛋白分画の検討から、総蛋白量が7.53g％から8.14g％、平均で4.2％増大していることが確認された。総蛋白量の増大が最大となったのは実験開始後45日目頃であった。蛋白分画に関しては、アルブミンが46.14％から40.06％に低下したのに対して、グロブリンが主としてガンマグロブリンの変化によって、20.54％から26.50％へ増加したのが観察された。ガンマグロブリンの指標が最も高くなったのは、実験開始後45日目～60日目（13.1％）であった。以上のことはアルブミン―グロブリン係数が0.87から0.67へ低下したことからも分かる。

抗体産生ウマに対する処置の過程において空気マイナスイオンを曝露することは、高度免疫処置のみに比べて、血清中のベータおよびガンマグロブリンレベルの顕著な増大をもたらすことがわかった。ウイルスと実験群のウマの血清との混合物を接種された75個の胚のうち、生存したのが62、死んだのが13だったのに対して、対照群ではそれぞれ56、19であった。さらに、実験群の胚では、10^{-1}の濃度の混合物の場合、96～120時間後には76.9％のウイルスが死亡し、10^{-2}の濃度では23.1％が死亡した。対照群では、それぞれ57.9％、31.6％で、また10^{-3}の濃度では72～108時間後までに10.5％が死亡した。血清の活性がもっとも高かったのは実験群のウマNo.41で、このウマは14個の胚を肝炎から防御した。実験群では、No.32のウマでも血清の高い活性が観察され、15個の胚のうち13個が防御された。

結論

1. 小空気マイナスイオンは抗体産生ウマの生体の免疫活性および免疫反応を

刺激する作用を持つ。

2. 空気イオン化はグロブリン、とりわけ、免疫活性のある分画（ベータおよびガンマ）の合成を促進する。
3. 空気イオン化の作用下においては、血清の防御性が上昇し、白血球の食細胞の作用が増大する。
4. 空気イオン化を適用すると、血液の形態学的組成が改善される。

Влияние аэроионизации на иммунобиологическую реактивность лошадей-продуцентов
Хренов НМ; Остренский ЕС; Литовченко ВБ; Фелицин АА; Калиниченко ЛМ; Воробьева ЖН
Veterinariia, 1976 Jan, :1, 36-8

ch.3-11

「空気マイナスイオンによる厩舎内空気環境の改善と衛生学的効果」(要約)

N.M.フレノフ[1]、E.S.オストレンスキー[2]、N.P.カリニチェンコ[2]、1977
1.ヘルソン農業経済インスティチュート　2.ヘルソンビオファブリカ

血清製剤の量および質は、抗原の性質のみならず抗体生産動物の免疫反応のあり方にも大きく左右される。リヴォヴァ、ベンデルスカヤ、カガン、ボリク、ルィジョフとマイオロヴァほかは、抗体生産動物としてのウマの生理学的状態、その血清の有効性が、給餌および飼育環境のあり方から直接的な影響を受けるということを観察している。彼らは大量の血清および抗体価が高いグロブリンを得ることが可能なのは、健康なウマからのみであると指摘する。温度と湿度条件が最良で、厩舎の空気環境の保健衛生状態を適切にすることではじめて、ウマの身体状態の改善や代謝の促進だけでなく、抗原注射および血液採取後の合併症発生数の抑制も可能となる。

動物の生体に対する微気候の作用とは、温度、湿度、気流、日照、イオン化、炭酸ガス、アンモニア、塵埃、微生物といった要因が組み合わさったものである。微気候を表す指標間の関係が好ましくないとき◆、動物にはストレス状態が発生する。ストレス状態では充分な給餌であっても、その効果が薄れ高度免疫処置も有効性が低下する。またこのような条件下では合併症、浸潤巣の形成、血栓性静脈炎の発生が見られる。

◆例えば施設内の空気中に水分、炭酸ガス、塵埃、細菌エアロゾルが大量に蓄積される、あるいは電荷のレベルが低下するとき

コヴァレンコ、シドロフ、タタリンツェフは、活性の高い抗原でも免疫を作り出さないケースが存在することを指摘している。彼らはこのような現象の発生が、飼育環境と動物の生理学的状態とのあいだの均衡が乱れるために、免疫発生が抑制されることを確認している。

生物製剤工場においてウマは屋内飼育される。そのようなウマは過度のストレスを強いられ、活発に運動することも外気に触れることもない。これらはすべて全身の抵抗力および免疫学的反応性に変化をもたらす。そのため厩舎内に好ましい微気候を整えることには重大な意味がある。室内の微気候を改善する要因としての空気イオン化は20世紀初頭に知られるようになった。電束の作用下で微生物および塵埃の含有量が低下することをはじめて指摘したのは、チジェフスキーであった。その後、我が国および諸外国の研究者らによって、空気マイナスイオンが微気候の特定の指標に変化を及ぼすことが確認された。

我々は動物飼育施設内の微気候に対する人工的空気イオン化の影響を研究し

た。厩舎はレンガ建てで独立した2つの部分からなり、さらに4つに分けられていた。天井高は3.3 mで木造、屋根は石綿セメント製スレートの切妻型であった。ウマは2列に配置され飼育されていた。床は木造だったが中央の通路はセメントであった。この厩舎には一頭ごとにかいば桶、給水装置、排水設備、電気照明機器、排風扇風機が設置された。照明係数は1：15であった。糞の回収および給餌は機械化されたものではなかった。

アンテナ型の電気イオン化装置を、小マイナスイオン発生源として使用した。作動部はウマの胴体中央部の上、床から2.8 mの位置に厩舎に張りめぐらされた多数の端部をもつ電極であった。イオン化装置の稼動状態はSI−1型イオン測定器を用い、空気イオン濃度250～300千個/cm^3の条件下で実施した。厩舎内の微気候は一般的な動物衛生学に従い、以下の指標について評価した。すなわち温度、絶対湿度、相対湿度、空気移動速度、炭酸ガス含有量、アンモニア含有量、塵埃含有量、微生物含有量である。測定はすべてウマが飼育されているエリアで行った。空気マイナスイオンが厩舎内の微気候に影響を及ぼすことが確認された。

厩舎内で空気イオン化を実施している期間には、温度が平均0.42℃上昇、換気を停止した状態で流速が0.020m/秒増大、絶対湿度が0.56g/cm^3低下、相対湿度が5％低下した。このような変化はイオン化装置稼動後30分後には現れはじめ、実験期間中保持された。空気イオンの作用下において施設内の空気中の炭酸ガス含有量は平均0.025％、アンモニア含有量は0.004mg/リットル減少した。厩舎内の空気中の有害な気体量の減少率は、空気イオン化を実施した時期に高まり、空気イオン化中断後も1時間にわたって維持された。

個別の仕切り内に置かれたウマは、塵埃および微生物という2要因からの影響を常に受けている。これらの要因は厩舎内の空気環境の衛生状態を左右し、空気を介した感染症のリスクをもたらし、また皮膚汚染の源ともなる。このため施設内の空気の清浄度および飼育動物自体の衛生管理が重要な課題となる。皮膚の生理学的機能性は、動物の身体状態だけでなく動物の免疫的反応性までも左右する。皮膚の状態が良く清潔であれば、注射も血液採取も合併症を引き起こすことなく行われ、浸潤も直ちに解消し、膿瘍の発生も稀となる。そのためには生物製剤工場の厩舎内の空気が、しかるべき衛生的水準に沿ったものに維持されることが極めて重要となる。

今日、畜産用施設内の空気の塵埃および細菌による汚染に対する措置として、新しい効果的な方法や手段が用いられるようになっているが、そのうちのひとつが空気イオン化である。

小空気マイナスイオンは諸研究が示しているように厩舎内の空気中の塵埃を1/6.5に軽減する。空気中の塵埃減少率の変化を検討すると、塵埃付着量がイオン化装置稼動期間全体にわたって増大していることが分かる。イオン化中断後は、最初の40分間では厩舎内の空気中の塵埃含有量は増加するものの、当初の量に比べると1/2.3から1/3.1すなわち56.9％から67.4％の水準にとどまっていた。空気イオン濃度を300千個/cm^3にまで上昇させると、塵埃の付着の比率は91.2％になった。空気イオンが塵埃を付着させる作用を持つということは、天井および壁面表面に、塵埃による筋が形成されたということから明らかである。このような筋は定期的に濡れた雑巾により除去し、石灰で漂白しなければならない。

チジェフスキーおよびキセレフのデータによれば、空気イオンが塵埃粒子を荷電ないし再充電する過程において、塵埃粒子の大きさおよび電荷を何十倍から何百倍にも増大させることで、反対のプラスに帯電した床面、壁面、天井へ移動し、付着が速まるということによるものである。小空気マイナスイオン化の作用下ではまた、動物の体毛および皮膚から塵埃粒子および他の汚染物質が除去される。これは動物の飼育管理に携わる人員の作業量の軽減につながる。そのほか空気イオンの流束が皮膚のマッサージ効果をもたらすことで、皮膚への血液供給および栄養補給が改善される。これは皮膚温が上昇することから確認される。

細菌学的研究データからは、小空気マイナスイオンが、細菌による厩舎内の空気の汚染を平均67.7％、すなわち1/3.1に減少させることが示された。空気イオン化の作用下にあった実験用厩舎における細菌数の減少のしかたを検討したところ、空気中の細菌がもっとも良く除去されたのは、イオン化装置稼動後最初の10分から30分の間であった。空気イオン化後30分から60分ののちには、細菌含有量が増大したけれども、当初のレベルまで達することはなかった。空気中からどれだけ細菌が除去されるかは、空気イオン流束の密度に左右される。空気イオン濃度が上昇すると、除去される細菌の割合は86.6％に達し1/7.6となる。空気イオン化が細菌除去作用を示すメカニズムは、小空気マイナスイオンが微生物に吸着することで、微生物に相応の電荷を与えることによる。ある一定の電位まで帯電した微生物の細胞は、反対に帯電した床面、壁面、天井へと移動し、そこに付着する。

厩舎内の空気の微生物相を検討したところ、微生物種としてはMicrococcus albus、Micrococcus flavus、Micrococcus citreus、Sarcina flava、Bacterium proteus vulgaris、Escherichia coli、Bacillis subtilisおよび菌類のPenicilium、Aspergillusが主要なものであることが分かった。空気イオン化前後で空気中に含まれる微生物の比率を検討したところ、桿菌状の細菌および菌類がもっとも顕著に除去されていたことが確認された。

このほか小空気マイナスイオンには静菌作用および殺菌作用もみられた。小空気マイナスイオンの曝露下では、微生物の成長、増殖が抑制されるのである。そのほかの微生物では形状、細胞の大きさの変化、グラム色素による染色結果の変化、コロニー形状およびサイズの変化というものが見られた。空気イオン化実施前、微生物は大きくて形状がはっきりとしたコロニーを形成しつつ成長した。一方、空気イオン曝露後も残存していた微生物は、細かく皺のよった異常な形状のコロニーを形成した。

以上のように、人工的空気イオン化を適用することは飼育厩舎における空気の絶対湿度・相対湿度の低下、空気中のアンモニア濃度、炭酸ガス濃度、塵埃濃度、細菌含有量の低下といった微気候の改善をもたらす。空気イオン化のもつ動物衛生学的価値は、動物に対して小空気マイナスイオンが直接的な好ましい作用を示すということだけでなく、空気環境が顕著に改善されるという点にもある。このような事実に基づき、厩舎における空気環境の衛生状態を改善し、厩舎の生物学的特性を向上させる手段の一つとして、人工的空気イオン化が推奨される。

Микроклимат в помещениях продуцентов при искусственной аэроионизация
Хренов НМ; Остренский ЕС; Калиниченко НП
Veterinariia, 1977 May, :5, 34-7

ch.3-12

「『養鶏』における空気イオン化の経済効果」(要約)

A.B.バイデヴリャトフ、1966
ウクライナ養禽科学研究インスティチュート

空中電気についての研究の進展に伴って、大気は温度、湿度、大気圧という面にとどまらず、電荷という面からも生体に対して作用を及ぼすということが確認された。生物、無生物を問わずあらゆる物体は、絶え間のない微弱な放射性崩壊に曝露されている。そしてこの放射性崩壊には、電気のもっとも基本的な構成要素である電子の放出が伴う。大気中において電子は直ちに空気分子、微小な塵、細菌へ付着し、それらに電荷を受け渡す。このようにして空気中に電気が飽和状態になるプロセスのことを、空気イオン化と呼ぶ。新鮮な空気にはつねに双方の極性の空気イオンが、1cm^{3}あたりおおよそ800～1,200個含まれている。マイナスに帯電したイオン（n^-＝小イオン、N^-＝大イオン）は疾病に対する生体の抵抗力を高めるとともに、生体内の代謝を促進する。

マイナスイオンが不足した場合、動物はすぐに衰弱し体重が減少し元気がなくなり、環境に対して無関心になり餌や水の摂取を渋るようになる。プラスイオン（n^+＝小イオン、N^+＝大イオン）は生体に対して有害な作用を示し、プラスイオンの増大は、施設の衛生状態が好ましくないことの裏づけともなる。

農村部における空気中の酸素小マイナスイオン数は1cm^{3}あたり1,200個、山岳地帯とりわけ川沿いの空気中には数千個にまでおよぶ。一方、都市部の空気中では酸素小マイナスイオン数は50個にまで減少する。チジェフスキーは、最も清浄な空気であっても、マイナスの電荷が欠けていると「致命的」なものとなることを明らかにした。実験ではフィルターでマイナスイオンを除去された空間に置かれた動物は、2～3週間後には死亡したと報告されている。

養鶏の現場で飼育されているヒナやニワトリは、密閉された空間内におかれているが、そのような空間内の微気候はニワトリにとって有益な環境の状態ではなく、太陽や土の上での放し飼いといった有益な要因を欠いたものとなっている。人工的な換気装置によって新鮮な空気が供給されているとはいえ、本来そこに含まれていた酸素イオンはニワトリのいるケージへと至る過程で一掃されてしまう。その結果、養鶏現場の密閉された施設に置かれることで、ヒナもニワトリもすべて「空気イオン欠乏状態」を経験することになるのである。空気イオン欠乏状態の下では、たとえ他の条件が最良のものであっても疾病に対するヒナ、ニワトリの抵抗力が弱まり生産性が低下してしまう。しかし自然のイオン化のかわりに人工的なイオン化をかなりの程度まで利用することが可能である。

産業現場そして医学の現場において、チジェフスキーが完成させ生物学的な評価をおこなったコロナ放電式高電圧空気イオン化装置が、幅広く導入されつつある。このイオン化装置は約50kVの通常の電流を変圧し、ケノトロン（高電圧電流用真空管）で整流、そしてこの整流されたマイナスの電流を放電装置へ供給することで作動する。その結果、イオン化装置と地面との間に、マイナスの極性を持つ酸素小イオンの強力な流れが形成される。現在すでにこの種のイオン化装置は、工場での生産活動に伴う塵や煙の除去を目的に幅広く利用されている。

ブラツェフスキー養鶏場において、1日齢から2ヵ月齢のニワトリに対するマイナスイオンの作用についての研究を行った。1日あたり20分2ヵ月にわたる曝露によって、実験群のニワトリの体重が対照群に比べて7%重くなるという結果となった。60分間にすると実験群ではニワトリの死亡例は見られなくなった。イオン化にかかった費用を1羽あたりに換算すると0.15コペイカであったのに対し、死亡数の2～3%減少および鶏肉生産量の7%の増大は1羽あたり6コペイカの収入増をもたらした。ヴォルコフの観察結果から、空気がイオン化された条件下に置かれたウサギおよび種ウシは、対照群に比べて発育がよく、体重増加量もより大きいことが明らかにされている。

試験終了時、実験群の全てのウサギで400～500g、全ての種ウシで15～30kg、対照群より体重が重くなった。加えて実験群のウサギ、種ウシは、呼吸器疾患の罹患数がより少なかった。サザノフはヒナの飼育施設内でイオン化を行うことで、経済的に非常に大きな効果を得ている。イオン化装置全体の設置費用が1ヵ月も経たないうちに回収できたのであった。キムリャコフ、アルテミチェフ、クドリャフツェヴァらも、鶏舎の微気候および家禽の生理学的状態に対しする好ましいイオン化の作用を報告している。

我々も実験農場「ボルカ」のブロイラー飼育施設内に、飼育条件の改善を目的にチジェフスキーによる空気イオン化装置を設置した。イオン化設備は全て各階のニワトリから隔離された特別な部屋の内部にまとめて置かれた。制御盤のボタン操作を行うことで、空気1cm^{3}あたり100個から200,000個までの範囲に酸素マイナスイオンの用量を設定することが可能となった。バッテリー式鶏舎および厚い敷きわらを用いた鶏舎内に設置されたニッケル製の専用装置に電気を流すことによりイオンを発生させた。オットー―トゥヴェルスキーによるSI−1型イオン測定器を用いて空気イオン数を計測した。

バッテリー式鶏舎では28,000羽のニワトリを1ヵ月齢まで、厚い敷きわらのある鶏舎では24,000羽のニワトリを30日齢から90日齢まで飼育した。これらのニワトリ農場において一般的に用いられている飼料を与えた。試験期間中、飼育施設内における空気イオン分布の特徴、および鶏肉生産量、死亡数に対する空気イオンの影響について検討を行った。

試験によってイオン化の度合いが、ケノトロンの電圧およびイオン発生器からの距離によって、かなり左右されることが示された。バッテリー式飼育施設においては、イオンの分布は均一ではなかった。イオン数は上段にあるケージで最も多く（約200,000個/cm^3）下段で最も少なかった（33,000個/cm^3）。有害な作用を示すプラスイオンは、顕著に減少あるいは完全に消失した。検討結果からニワトリが入れられたケージの内部では、酸素マイナスイオン数が空気1cm^3あたり通常15個、すなわち放し飼い場の1/100、そして鶏舎内部の空気の1/4にまで低下していることが明らかになった。それに対してプラスイオン数は、放し飼い場の27倍であった。つまり空気中の酸素イオンが鶏舎への換気口を経由する際だけでなく、ケージの内部へ入る際にも消滅してしまうことになる。このようなかたちでの酸素イオンの消滅は、新鮮な空気の流入不足、鶏舎およびニワトリのいるケージ内部における空気循環の少なさによってもさらに促進される。

酸素イオンの分布が均一になるのを大きく妨げるものに、施設内にある金属製の構造物がある。例えば暖房装置を通って鶏舎内まで到達する空気は、そこに含まれる酸素イオンが送風管の金属製の骨組みに吸収されてしまうため、酸素イオンをほとんどあるいは完全に失ってしまう。さらにイオンの約75％はケージの金属製の枠に捉えられ吸収される。しかし、我々はケージの金属製の蓋をボール紙製あるいはプラスティック製のものに交換するだけでも、ケージ内において鶏舎内と同様の酸素イオン状態が得られるということを確認した。このような点からも、合成素材製の軽量化されたケージの方が、金属製のものよりも多少優れている。

ニワトリにとって不可欠な空気イオン用量を特定するにあたっては、外気中の空気イオン含有量が主たる判断基準となる。ハリコフ州一帯では、空気イオン数は通常1cm^3あたり1,000個から1,500個の範囲内で存在する。できるだけ自然なイオン化状態を作り出そうとする場合には、これと同様の濃度がケージ内でも見られるようにしなければならない。ケノトロンへの電圧を80kVにすると、ケージ内の空気イオン濃度は2,500個/cm^3に、65kVでは833～1,200個/cm^3に、50kVではおおよそ450個/cm^3となった。以上3通りの電圧のうちもっとも自然に近い用量が得られるのは65kVの場合である。よって以下の試験においては、常にこの電圧を用いることとした。

空気イオン化装置を9時と12時にそれぞれ1時間づつ1日に2回作動させた。イオン化装置の作動後、空気イオンは2時間以上高濃度の状態に保たれていた。その結果、空気は十分に長い時間酸素イオンによって満たされたこととなり、それは鶏舎の微気候の改善につながった。イオン化期間中、鶏舎内の空気中に存在した塵粒子や細菌は素早く滞電し、天井表面に黒い筋状になって付着する。この筋状のものは水で容易に洗い落とすことが可能である。

上述のイオン化装置稼動条件における酸素空気イオンの作用を、7,600羽のニワトリが置かれたバッテリー式飼育設備で検討した。それらのニワトリが30日齢に達した後は、長らく交換していない厚い敷きわらのある施設へと移した。この施設にも同一のイオン化設備を設置しておいた。諸条件が同じ鶏舎の反対側の部分で対照群のニワトリの飼育を行った。

実験群、対照群を同時に３ヵ月齢まで飼育した。空気イオンに曝露されたニワトリの屠殺前重量は、対照群に比べて58g重かったことが分かる。また総計すると実験群では対照群に比べて620kg多い鶏肉の生産高が得られた。さらに上記の飼育期間中、対照群における死亡数は1,013羽だったのに対して、実験群では492羽にとどまった。その結果、空気イオン化利用による経済効果は少なく見積もっても、３ヵ月間で1,300ルーブルに上った。もし施設全体を上と同じだけの期間イオン化するならば、5,200ルーブルの収入増が、１年あたりでは20,800ルーブルの収入増が期待される。したがって、イオン化装置の購入設置に必要な投資額は、イオン化装置稼動初年度において10倍の額となって回収されたことになる。

Кислородные азроионы в птицеводстве
Байдевлятов АБ
Veterinariia, 1966 Aug, 43:8, 106-9

ch.3-13

「空気イオン化による『ニワトリ』の産卵率および孵化率の向上」(要約)

K.P.セメノフ、1979

我々は養鶏における空気イオン化の用量、および曝露条件の検討という課題を取り上げた。そのために空気イオン用量測定法、そして環境生物学単位（BE）の使用を提案した。空気イオン化条件という言葉には空気イオン用量のほかに、1日の空気イオン曝露実施の間隔、空気イオン化クールの期間も含まれる。すなわち、何日にもわたって中断することなく空気をイオン化することもあれば、1日あたり数時間ということもあり、また何週間ということもあれば何ヵ月ということもあり、さらには何週間、何ヵ月間にわたる長い中断期間を設けることもある。ヒナに対しては1週間の曝露と5日～7日の中断という基準、成鶏に対しては1ヵ月間の曝露および同期間の中断という基準を採用した。

ニワトリの産卵率に対する空気イオン化の作用については、チジェフスキーおよびキムリャコフが検討を行っている。彼らの研究ではイオン濃度は発生源付近で50万～100万個/cm^3程度であった。3回の実験ののち、ニワトリの生産性は1.5から8.7%向上した。彼らは30分間の曝露がより効果的であるとしている。プロツェンコ、グネズディロフ、エリセエフらは実験におけるマイナスイオン発生源として放射線を用いた装置を使用した。ノズルから約1mの距離でのイオン濃度は36～60千個/cm^3であった。15～20分間の空気イオン化を毎日行ったところニワトリの産卵率が6～23%上昇した。

近年ニワトリは電荷を遮蔽する鉄筋コンクリート、ないしは他の似たような材質からなる鶏舎に入れられている。そのような環境下では、ニワトリの代謝調整に作用する空気の電気的要素も変化をこうむる。このことに関連して、現代の技術を用い、鶏舎におけるニワトリの産卵率に対する空気イオンの作用についての検討を行うこととした。

最初のものとなる一連の実験はソフホーズ「ゴルキ2」の2,500羽のメンドリを囲いのある放し飼いの鶏舎で行った。鶏舎内部の壁は木製、支柱はレンガ製、換気は自然換気だった。卵の生産性はメンドリ1羽あたり年間150個であった。空気イオン発生源には、針金製のイオン化電極を用いた。稼動条件は、イオン濃度が16～320千個/cm^3、曝露時間が1日あたり4.5～6時間で、これは鶏舎の様々な地点で1～55.2環境生物学単位に相当するものであった。実験群のニワトリの生産性は、10ヵ月間の産卵周期において6.8%上昇した（%の値は各群の生産性の指標)。

2番目の一連の実験は同じ農場の9,000羽のメンドリを収容する、窓がなく放し飼いでない大規模な鶏舎で行った。鶏舎内部の壁はレンガ製で、屋根は鉄筋コンクリートのプレート製、換気は強制流入—排出換気であった。換気量は寒冷期にはニワトリの体重1kgあたり1～2m^3/時、中間期には2～3m^3/時、温暖期には4～5m^3/時であった。室温は12～16℃、相対湿度は53～68%、空気中の炭酸ガス含有量は0.11～0.99%、アンモニア含有量は0.003～0.008mg/lであった。ニワトリへの給餌は全ソ養鶏技術研究インスティチュートの基準に従った。1日分の飼料の栄養価は飼料単位が135g、容量エネルギーが305cal、粗蛋白質が19gであった。

人工的空気イオン化源としては、流入する空気の中を高電圧のケーブルが通り、最終部分にイオン化ノズルのある支管が72本取り付けられた空気イオン換気装置を用いた。この装置の稼動時、実験群のニワトリでは、空気マイナスイオン濃度は空気1cm^3あたり35～75千個にまで上昇する一方、対照群では140～270個/cm^3にとどまっていた。実験群には2ヵ月齢のヒナ4,300羽を、対照群には4,270羽を割り当てた。メンドリは5ヵ月齢から産卵をはじめ、その後2ヵ月間にわたり、産卵の変化、ニワトリの全身状態を観察した。その後、人工的な空気イオン化を開始した。空気イオン化換気装置は5日間稼動させた後、2日間休止させた。このような交替を1ヵ月間にわたり続けた。そしてこの1ヵ月間をイオン化期間とした。1回目のイオン化期間と次のイオン化期間との間には、イオン化期間とほぼ同じ長さ(1ヵ月間)の中断期間を設けた。

1回目のイオン化期間には、イオン化装置を1日あたり4時間稼動させ、平均濃度は50千個/cm^3で環境生物学単位(BE)は8.5であった。2回目のイオン化期間では、曝露時間は1日あたり7.5～11.5時間で、空気イオン用量は15.7～24BEであった。3回目のイオン化期間では、それぞれ10.5～11時間、21.8～24BE、4回目のイオン化期間では、10～12時間、15.1～25BEであった。中断期間を含めて8ヵ月にわたるイオン化期間において、実験群のメンドリでは、対照群と比べて産卵率が平均2.3%上昇した。これは対照群と比べてメンドリ1羽につき5.8個多くの卵を生んだということになる。実験期間終了後の3ヵ月間においては、両群の産卵率はほぼ同一であった。

実験群のニワトリから採取された鶏卵の生物学的、商品的価値をいくつかの指標をもちいて評価した。実験群のニワトリから採取された鶏卵からのヒナの孵化率は、対照群に比べて3.2%上昇したのに対し、鶏卵の重量(30.6～34.3g)、卵黄中のカルチノイド含有量(15.6～18.7)は対照群と同様であった。生化学的検査から、この実験に使用したニワトリの全身状態が実験群、対照群ともに満足のいくものであったことが確認された。すなわち血清中の総蛋白質量は5.63～7.60mg%、グロブリンに対するアルブミンの比率は0.36～0.51、カロチン保有量

◆2,3%の産卵率上昇に伴う増益分とイオン化装置の年間稼動コストとの差額

は0.224mg%、酸素容量は380mg%、リンに対するカルシウムの比率は5.07～7.65であった。

9,000羽のメンドリを収容した鶏舎で、空気イオン化を行った場合の1年あたりの経済効果はおおよそ4100ルーブルであった◆。イオン化装置への出費は、7～10ヵ月で回収可能である。

以上のように1ヵ月間のイオン化期間と、1ヵ月間の中断期間を交互に設け、1日あたりの曝露時間を4時間から12時間へ、用量を8.5から25BEへ段階的に増やしていくというイオン化条件が非常に好ましいことが分かった。このような条件下では、ニワトリの産卵サイクルあたりの産卵率が2～3%上昇する。これはイオン化装置設置費用、およびそのランニングコストを回収するに十分なものである。

Искусственная аэроионизация в целях повышения продуктивноси кур-несушек
Семенов КП
Veterinariia, 1979 Nov, :11, 26-7

ch.3-14

「空気イオン化による『ブロイラー』の成長促進と肉質の向上」(要約)

P.ストヤノフ[1]、G.ペトコフ[2]、B.D.バイコフ[2]、1983
1.獣医科学研究中央インスティチュート、ソフィア　2.ブルガリア科学アカデミー

空気イオン化は、産業的養禽技術の有効性向上のために、効果のある方法のひとつである。酸素のマイナスイオンのもつ好ましい作用は、生体内の同化作用に対する刺激作用と、飼育施設内の衛生状態の向上に分けられる。人工的な空気イオン化の作用下では家禽の成長、性的活動性、生産性が顕著に向上する。

マルシェンコほかは、ニワトリの実験的喉頭気管支炎の経過に対して、小空気マイナスイオンが好ましい作用を示したと報告している。室内において人工的空気イオンを持続的に用いたところ、罹患率がほぼ半減したという。チジェフスキーのデータによると、空気マイナスイオンによって、ビタミン欠乏症に起因する疾患に対するニワトリの抵抗力が向上したという。一方、セメノフは卵用鶏の生産性が約10%向上すると報告している。

レペシュコフほかは、空気イオン化がニワトリの胚の成長に対して好ましい作用を及ぼす結果、対照群と比べて孵化率が4～5%上昇し、胎児の死亡数が半減することを明らかにした。同様の結果はバイコフ他によっても得られている。ハメトフほかは、孵化器内において空気を人工的にイオン化することで細菌による空気汚染が抑制されるものの、孵化器内の空気からの細菌の完全な除去は観察されなかったと報告している。

これらの報告に対して、ブロイラーの産業的飼育における空気イオン化に関連したデータは依然不充分である。人工的空気イオン化についてソ連等で研究された方法は、我が国のブロイラー生産に適用することは不可能である。というのも、それらの方法は、その地域の在来種を対象に実験が行われたものだからである。また空気の人工的イオン化で家禽の生体に生じる変化についての研究も、不充分なものでしかない。このような理由から、我々は微気候的指標に対して、そしてブロイラーのヒナの生理学的状態、発育、成長に対して、さらに肉質に対して、空気イオン化がどのような作用を示すのかを検討することとした。それに基づき、ブロイラーの産業的飼育現場に、空気イオン化を利用することの妥当性についての評価を行った。

実験器具および方法

今回の研究では、産業養禽コンビナートに沿って環境的要因が規定された人工

気候室の内部で行った。このような条件下においてブロイラーの生体に対する人工的空気イオン化の作用の評価が可能となるとともに、鶏肉の産業的生産にあたっての技術的必要条件となる環境要因の検討を通して、産業現場での空気イオン化の効果について予測することも出来るのである。

白色プリマスロック種とコーニッシュ種との雑種400羽を対象にした56日間にわたる試験を3回行った。試験に用いたのは健康で、体重および系統が同じ1日齢のヒナであった。ヒナを同等の2群にわけ、諸環境要因は空気イオン化実施の有無を除いてふたつの部屋（実験群用と対照群用）で同じにした。実験群は実験計画に基づくイオン化が実施された。対照群は自然のままのイオン化条件下にあったが、その程度はブロイラー飼育施設におけるイオン化状態◆と変わるものではなかった。

◆金属製の送風管を備えた換気装置では、イオンの再結合に適した条件が生まれてしまう

両群のヒナに蛋白質、熱量、ビタミン、ミネラル分のバランスの取れた標準的な顆粒状配合飼料を与えた。3回の試験のたびごとに両群のヒナ15羽を屠殺し、血液学的検査、生化学的検査、およびその他の検査を行った。血液中のヘモグロビン含有量、血清中の総蛋白質量、肝臓中のカロチン・ビタミンA・E含有量を、TsNIVMIにおいて標準化された検査方法によって測定した。全ての試験の終了時には、肉についても検討を行った。屠殺時重量、内臓の重量、白身肉と赤身肉の重量、白身肉と赤身肉における総蛋白質について測定を行った。アミノ酸組成をChSSR製の自動アミノ酸分析器を用いて検討した。肉質についてはBDSに基づいて評価した。実験結果はStudent－Fischer検定法に基づき評価した。

結果

得られたデータを分析したところ､気候室内の空気を人工的にイオン化しても、温度―湿度条件に変化が生じないことが明らかになった。有毒な気体であるアンモニア、硫化水素、二酸化炭素は、養鶏技術上の標準値の範囲内であり、小マイナスイオンの存在による影響は見られなかった。空気中の細菌総数の検討結果では、人工的イオン化により細菌による汚染が有意に低下したことが分かった。とりわけ実験開始当初のデータが注目に値する。空気イオン化装置の稼動初日までは、双方の室内において細菌含有量がほぼ等しかったのに対して、5日目には既に実験群の室内の細菌含有量が、対照群の室内に比べて12%低くなったのである。このような傾向はその後も続き、試験期間の終了時には、実験群における細菌による汚染が、対照群に比べて30%以上も減少した。

体重増加、飼料消費量、ヒナの死亡率についての検討結果は以下のようである。56日目において実験群のニワトリの体重増加は、対照群に比べて19g重いことが分かる。一定の体重増加量と飼料消費量の関係については、実験群においては体

重1kgの増加あたり2,680gの飼料摂取となっており、BDSの基準を満たしている。それに対して対照群のニワトリでは、実験群と同様の体重増加のために同じ飼料を2,850g摂取している。実験群のニワトリの死亡率はより低く、対照群が7.5%だったのに対して3.5%にとどまった。

血液学的検査および生化学的検査の結果では、実験群のニワトリのヘモグロビン含有量は6.2%多く、赤血球数は約4%多いことが分かる。これは環境要因としての空気イオン化が造血作用を刺激し、それが生体内の酸化プロセスを最高の状態にしたのではないかと考えられる。

空気イオンの作用下では、血清中の総蛋白質量も11%高く、その差異は統計的に有意である。カロチン含有量には、実験群と対照群のヒナとの間に顕著な差異は確認されなかった。人工的空気イオン化によって実験群ではさらに対照群と比べて、肝臓中のビタミンAおよびE含有量の増加が見られ、増加幅はそれぞれ19%、15%であった。実験群および対照群のニワトリの肉質を評価したところ、それぞれBDSに合致していることが確認された。肉のアミノ酸組成に関しては、実験群のニワトリの白身肉ではリジン、ヒスチジン、アスパラギン酸、グルタミン酸、グリシン、バリンの含有量が対照群より多いことが明らかになった。一方、チロシン、フェニルアラニン含有量が少ないことも確認された。

実験群の鶏肉の赤身肉を検討すると、リジンの含有量が顕著に多いことが確認されたが、残りのアミノ酸における差異は統計的に有意ではなかった。実験群のニワトリの白身肉および赤身肉における蛋白質類含有量も、同様に有意により大きいことが確認された。このようなデータは、血清中の蛋白質類に関して得られたデータと合致するものである。このことは人工的な空気イオン化によって、生体内の蛋白質類の合成が刺激されたことを示している。実験群のニワトリの骨重量も、対照群に比べて有意により大きかった。

考察

今回得られたデータから、ブロイラー用の施設における空気イオン化によって、非生物的因子に変化は生じないことが示された。一方、微生物による汚染に関しては予想された通り変化が生じ、汚染の度合いが有意に低下した。このことは、特定の濃度の酸素小マイナスイオンを、ブロイラーの生体に対する細菌のリスク、そして全身的な抵抗力が低下するリスクを軽減するための手段として利用することが可能であることを示唆している。空気イオン化実施のための科学的な裏づけのある方式を完成させることによって、空気中の細菌がもたらす好ましくない作用を軽減することも可能なのである。周知のとおり産業用の畜舎においては、その空気の1/3が循環利用されている。これは畜舎内の空気に含まれる細菌のおおよそ3割が、供給される空気の中に再び入っているということに他ならない。供給される空気は、あらかじめイオン化を行っておくことが妥当であるように思われる。そのための設備は、小さな投資額で比較的簡単に設置可能である。ブロイラーの成長発育に対して今回確認された空気イオン化のもつ刺激作用は、鶏肉の産業的生産における非生物的因子の最適化に関して、まだ完全に利用し尽くされてはいない手段の存在を示すものである。

結論

空気イオン曝露下では造血作用が活性化し、血清および筋肉中の蛋白質含有量が有意に増大し、肝臓中のビタミンAおよびE量が増大する。空気イオン曝露のもとで飼育された鶏の肉は、BDSに適合するものであった。また、屠殺後重量、内臓取り出し後の重量、白肉および赤肉の重量も、対照群に比べてより大きく、筋肉中の蛋白質類含有量もより大きかった。空気イオン化は生理学的プロセスに刺激をあたえる。これはニワトリの成長が促進されること、単位あたりの肉の生産高に対する飼料の摂取量が減少することに表れている。空気イオン曝露下においては細菌による空気の汚染が有意に軽減される。

Влияние на искуствената йонизация на въздуха върху бройлери
Стоянов П　Петков Г　Байко БД
Vet Med Nauki, 1983, 20:8, 28-35

ch.3-15

「空気イオンの『養豚』への応用――発育成長促進、産肉量の向上」
（要約）

V.I.モズジェリン、E.P.デメンティエフ、F.A.カリモフ、1974
バシキール農業インスティチュート

バシキール共和国ビルスキー州ザレチヌゥイソフホーズにおける養豚場での空気イオン化についての実験から、仔ブタの一昼夜平均の体重増加量が７～19％増加し、飼育原価が10～15％抑制されることが確認された。用量が空気1cm³あたり300～400千個の小マイナスイオンを用いて、一日あたり２回30分間の空気イオン曝露を１ヵ月間行ったところ、酸素消費量が４％、炭酸ガス排出量が２％、肺換気量が16％、呼吸深度が13％増大した。30日後には実験対象となったブタは、消化が改善されることが確認された。すなわち対照群のブタに比べてタンパク質消化率が8.9％、脂肪消化率が9.4％、セルローズ消化率が13％向上した。これらの実験データは、空気イオン化の作用により生体に大きな変化が生じること、また内分泌腺に作用を及ぼしていることを示すものである。

副腎皮質刺激ホルモンと皮質ホルモンとの間には密接な関係が存在する。我々は生体に対する空気イオン化の作用の検討対象として、視床下部—腺下垂体系を取り上げた。このため離乳させた仔ブタ６頭を対象にして実験が行われた。小マイナスイオンの発生源としては、空気1cm³あたり毎秒350千個の空気イオンを発生させるAF−3型装置を使用した。実験群のブタは10日間にわたって朝夕空気イオンを曝露された。実験の初日および６日目に、体重3kgあたり１単位の副腎皮質刺激ホルモンを実験群、対照群双方のブタに投与した。副腎皮質刺激ホルモン投与前、投与３時間後、６時間後、および実験３日目、６日目、７日目、９日目に、通常用いられている方法に従って、血液中の好酸球含有量、ヘモグロビンレベル、赤血球数、白血球数、血清中の総タンパク量を測定した。その結果、空気イオン曝露により脳下垂体の機能、それに続いて副腎の機能が強化されることが確認された。

対照群のブタでは１回目の副腎皮質刺激ホルモン投与後、血液中の好酸球が増加したのは、実験３日目と６日目においてのみだったのに対し、実験群のブタでは好酸球数ははじめのうち増加し、その後含有量を表す曲線は波状に推移した。白血球含有量、総タンパク量も、同様の推移を示し、ヘモグロビンレベルおよび赤血球数は、１回目の副腎皮質刺激ホルモン投与後顕著に低下した。

２回目の副腎皮質刺激ホルモン投与後には、これとは反対の推移が観察された。

すなわち血液中のヘモグロビンレベルと赤血球含有量は増大したのに対し、白血球数および総タンパク量には大きな変化は見られなかった。対照群のブタの血液中では、好酸球数が当初値と比べて46％顕著に増加したが、実験群では10％の増加であった。このようなことが起こっている期間、仔ブタは成長が止まり体温の上昇、食欲の消失がみられた。副腎皮質刺激ホルモン投与前、実験群のブタでは栄養培地上での細菌繁殖に対する血液の抑制力がより高かったが、ホルモン投与後、血液のこのような能力は約1/2にまで低下した。2回目のホルモン投与後には血液の殺菌作用にさらに大きな変化が生じた。

ブタの成長、体重、内分泌腺の組織形態学的変化に対する空気マイナスイオンの作用を調べた結果、実験群のブタ（4頭）の体重は対照群（4頭）に比べて1.5kg重く、産肉量は1.4％多かった。肺、心臓、膵臓、副腎、腎臓などの器官は、体積という点でも重量という点でも、実験群の方が若干大きかった。器官の大きさが常にその機能を反映するとは限らないことを考慮し、甲状腺および副腎の組織標本92点の検討を行った。標本は固定しパラフィンで処理し、厚さ5～7μgの切片をヘマトキシリン―エオジンで染色した。

実験群のブタの甲状腺では中程度の小胞および細かい小胞が数多く見られ、その大半においては、液状で多泡状のコロイドをもたらしている吸収液胞が大量に存在した。小胞の大半において、小胞上皮細胞の形態はプリズム状であった。小胞の一部の細胞が均等に乳頭状に内腔へ隆起していた。このような部分の近くではコロイドは少なかった。このことは小胞壁のこのような部分に著しい活性のあることを示している。静脈、動脈は、比較的よく血液で満たされていた。

対照群のブタにおいてはクループ性の小胞が多数見られ、小胞中のコロイドは密度が高く、あちこちにひび割れが見られ均質であった。小胞の上皮はその大半が扁平であり、多血質の脈管の密度が比較的低かった。多数の中程度の小胞および細かな小胞の存在、甲状腺細胞の大きさ、コロイドの状態は、対照群のブタに比べて実験群のブタでは、甲状腺の機能が向上していることを示すものである。

実験群のブタの副腎では糸球体部分の細胞核が、対照群に比べてクループ性がより顕著で、大部分は楕円状を呈し、クロマチン顆粒が細かく、かつ疎らに並んでいるためにより明るく見えるのに対し、対照群のブタでは糸球体部分の細胞核は円形の形状を呈し色あいは暗かった。対照群のブタに比べて実験群ではピクノーゼの核が、糸球体領域、線維束領域、網様領域においてより頻繁に見られた。網様領域の細胞は肥大しており、その液胞から判断するに、内部に大量の脂質が含まれている。実験群のブタでは、髄質が副腎皮質細胞のために肥大していた。髄質の機能は顕著に増大していた一方で、皮質は若干機能が低下していた。

以上のように、3×10^5～4×10^5/cm^3/秒の用量の空気マイナスイオンは、仔ブタの発育成長を促進し、内分泌腺の機能の活性化を通じて、生体における代謝プロセスを高める作用を示す。

Морфологические изменения в организме поросят после аэроионизации
Мозжерин ВИ; Деметьев ЕП; Каримов ФА
Veterinariia, 1974 Dec, :12, 85-8

ch.3-16

「空気マイナスイオンによる『雄ヒツジ』の精子の質および受精率、出生率の向上――繁殖プログラムへの活用」(要約)

D.I.マリコフ、P.N.ヴォロンコフ、1970
全ソ牧羊および牧山羊インスティチュート

牧羊という分野においては、空気イオン化はほとんど研究されていない。そのため我々は、種ヒツジに対する人工的な空気イオン化の作用を検討することにした。1968～1969年にかけて全ソ牧羊インスティチュートの実験室および実験農場で、コーカサス種の雄ヒツジの成体を対象に、実験室での試験および飼育現場における科学的な試験を行った。実験室での試験では精子生成、および精子の質と血液学的指標に対する空気イオン化の作用を検討した。現場試験では雄ヒツジの精子の受精能力、および雌ヒツジの受精率に対する空気イオン化の作用を検討した。

空気イオン曝露のために雄ヒツジを3×4mの囲い場の中央に設置された、地面から120～130cmの高さにつるされたイオン化装置の下へ収容した。イオン化装置へはAF3型装置から45,000～50,000ボルトのマイナスの電圧、約3マイクロアンペアの電流が与えられた。SAI−TGU−66型イオン測定器により空気イオン化状態を測定したところ、針金製のイオン化電極の下で、1cm^{3}あたり400,000～600,000個という最良の小空気マイナスイオンが得られることが示された。雄ヒツジへの給餌は管理されるように配慮した。夏季、および秋季の日中、5～7時間は放牧地に開放し、残りの時間は屋内に置かれた。毎日ないし1週間に3～4回精液を採取し、最初の射精による精子について検査を行った。プレドテチェンスキー法による血液学的検査のために、頚静脈から血液を採取した。またコリンエステラーゼ活性はミシェル法により検討した。

10日間にわたって毎日25～30分間、50キロボルトの電圧による空気マイナスイオンへ雄ヒツジを曝露し、曝露前（9回の検査）と曝露後（6回の検査）に精子を採取した。その後、空気イオン曝露を中止し、50～60日後のコントロール期間で、10日間につき2～3回づつ精子を採取した。この期間中に、空気イオン化が行われている最中に生成された精子を含む精液を、6回にわたって採取したことになる。空気イオン化開始前、当初の精液量は平均1.64ml、空気イオン化実施後は2.06mlだった。一方コントロール期間となる第5の期間（10日間）中は1.74mlだった。

空気イオン化実施前後の精子の活動性は、それぞれ9.55～9.80ポイントおよび10ポイントで、濃度はそれぞれ1mlあたり3.63～4.22×10億個および3.53×10

億個で、＋38℃のリン酸緩衝液中の精子生存率は、それぞれ3.52～3.80および4.28環境単位であった。半時間の空気イオン化によって、精子の質を表す指標は3～37％、2時間では11～47％、4時間では11～41％上昇した。したがって7日から10日おきに1～2日の中断をはさんで、毎日2時間の空気イオン曝露を行うのが最適である。

様々な方法で空気イオン曝露実験を行った。血液学的な変化については、半時間の空気イオン化（8回の検査）では赤血球が1mm^{3}あたり6.3×百万個から6.7×百万個へ（6％）、白血球は11.8×千個から12.9×千個へ（9％）、ヘモグロビンは11.5g％から12.0g％へ（4％）、血清コリンステラーゼは0.33環境単位から0.61環境単位へ（5.4倍）増加した。2時間の空気イオン化（23回の検査）では上記の指標値がそれぞれ6.0×百万個から7.4×百万個へ（23％）、10.8×千個から13.1×千個へ（21％）、9.9g％から10.5g％（6％）へ、0.39環境単位から0.75環境単位へ（92％）上昇した。血清中の総タンパク質含有量は5.9％から6.7％へ増大した一方、アルブミンの相対量は55％から53％へ減少した。4時間の曝露では（16回の検査）以上の大半の指標において15％～29％の上昇が得られた。

後のふたつの曝露時間については、変化の値は統計的に有意であった。さらに2時間の空気イオン曝露の際には、精子においても変化が見られた（4頭のヒツジを観察）。精子の質の向上は空気イオン化の実施過程で始まり、それが空気イオン化終了後4時間にわたって持続された。精液量は空気イオン化前平均1.3m*l*だったのが、空気イオン曝露後5～30分では1.5m*l*へ増加し、2～4時間後でも1.5～1.6m*l*のままであった。精子の濃度は曝露前3.6×10億個から、曝露後5～30分で3.7×10億個へ、2～4時間で3.9～4×10億個へ、精子の生存率は曝露前2.7環境単位だったのが、それぞれ3.5環境単位、3.7～3.8環境単位へと上昇した。

二つの季節で、空気イオン曝露に際しての精子の受精能力の変化を検査した。1968年秋、それぞれ0.5時間、1.5時間、2時間の空気イオン曝露後に種ヒツジから採取した精液を用いて、雌ヒツジの人工授精を行った。出産状況について調べたところ、コントロールでは受精率が平均77.4％で、生まれた子ヒツジ数は129％だった（雌ヒツジ84頭）。30分の空気イオン曝露ではそれぞれ85.4％、131％（雌ヒツジ41頭）、1.5時間ではそれぞれ86.2％、132％（雌ヒツジ29頭）、2時間ではそれぞれ90.9％、130％（雌ヒツジ91頭）であった。1.5および2時間の空気イオン曝露により、受精率はコントロールに比べて8.8％から13.5％、生まれた子ヒツジ数は1～3％増加した。

1969年秋に行った2回目の実験では、1週間につき1～2日間の中断期間を設けて、繁殖用の雄ヒツジ2頭に2時間の空気イオン曝露を20日にわたって行った。採取した精液（毎日2～3回）は標準的な卵黄クエン酸培地で希釈し、雌ヒツジの受精用に4時間後（2～4℃で保存）に使用した。空気イオン曝露なしの日と比べると、空気イオン曝露のあった日には、1回目の射精時の精液量が1.2～1.3mlから1.5～1.8mlへ増加、精子の濃度は、1mlあたり2.6～2.7×10億個から3.3～3.4×10億個へ上昇、精子の生存率は、2.9～3.1環境単位から4.0～4.2環境単位へと上昇した。

1970年春の出産時には、空気イオン曝露後の精子で受精を行った雌ヒツジ（260頭）の受精率は73.5％、子ヒツジ数は116.7％であった。空気イオン曝露なしの日に雄ヒツジから採取した精子を用いたコントロールにおいては、雌ヒツジ（171頭）の受精率は62.6％、子ヒツジ数は114％であった。2回目の実験における雌ヒツジの受精率、子ヒツジの出生数は、コントロールに比べてそれぞれ10.9％、2.7％高かった。今回入手できたデータから人工的空気イオン化を、繁殖用のヒツジ農場および飼育施設に導入することが求められる。

Фактор, повышающий качество спермы баранов
Маликов ДИ; Воронков ПН
Veterinariia, 1970 Dec, 12:, 79-81

ch.3-17

「空気マイナスイオンによる『雄ウシ』の性的活動性と精子の活動性の向上」(要約)

G.K.ヴォルコフ[1]、N.V.シェステルキナ[2]、
N.E.オグロブリン[2]、I.I.カシュク[2]、1963

1.モスクワ獣医学アカデミー
2.モスクワ州ストゥピンスキー家畜人工授精場

国内および国外の文献から、屋内の空気イオン曝露後、動物のオスの性的活動性が高まることが明らかにされている。我々がウサギを対象に行った実験においても、空気イオンの影響について同じような結果が得られている。また、精子の質が向上することも確認された。

我々は1962年、屋内の空気を人工的にイオン化することの生物学的作用についての実験を、ストゥピンスキーの畜産動物の人工授精施設において実施した。牛小屋の内部にマイナスイオン発生器を設置し、その針金製の電極へ高電圧の電流を流すと空気のイオン化状態が生じる。空気イオンの数量および性質の測定にはIS−1型測定器を使用した。

屋内を厚い木製の仕切りで二つの部分に分割し、それぞれに実験群と対照群の牛を入れ（黒ぶち種およびジャージー種）、牛一頭ごとに適切な一日分の飼料を定め飼料の摂取量を算出し、日程表にしたがって綿密に精子を採取した。最初の実験（4月1日から8月1日）のために、黒ぶち種の牛4頭を選び、そのうちの2頭を実験群、2頭を対照群とした。その後の実験（8月1日から10月1日）では、ジャージー種の牛3頭を実験群に、2頭を対照群とし、屋内のマイナスイオンの用量は1cm^3あたり25万個で、空気イオン曝露は毎日10時間行った。

これらの実験においては性的活動性（反射作用）、血液の物理—生化学的指標、精子の質の検討を行い、血液は通常用いられている方法で検討し、精子は畜産現場における精子の検査法にしたがって検討した。

空気イオン曝露下では、牛の性的活動性が増大したほか、血液の生化学的指標が改善することが確認された。ヘモグロビン量は平均で10.5％、赤血球は1119千、アルカリ予備量は78.3mg、カタラーゼの指標は1.06増大した。好中球群細胞の増加、微量の好酸球・単球増加、リンパ球数の減少、中程度の白血球増加が観察された。精子の質の検討においては顕著な変化が観察された。実験群の牛の精子における活動性は0.94ポイント、生存期間は5日間、濃度は1mlあたり128万個に達した◆。

動物に対する生物学的作用に加えて、空気イオン化は屋内の塵埃を1/3に、細菌量を11.5〜67％に低下させた。牛への空気イオン曝露の後に行われた観察か

◆対照群ではそれぞれ、活動性は0.8ポイント、生存期間は3日間、濃度は1mlあたり90万個。

ら、血液および精液の生理学的指標値は１ヵ月間安定した状態のままに保たれた後、当初の値にまで戻るということが確認された。

Ионизация воздуха повышает половую активность быков
Волков ГК;; Шестеркина НВ; Оглоблин НЕ; Касюк ИИ
Veterinariia, 1963, 40, 47-48

Chapter 4 医療

ch.4-1

「空気マイナスイオンの疾病治療と予防効果」(要約)

G.ボッコーニ、G.カジローラ、R.グァルティエロッティ、
A.レ、G.ヴェルチェリーノ、1969
パヴィア大学医学水文学研究所

1. 大気イオン化

空気がイオン化されたというときは、空気の気体状分子がたとえ少量であっても、マイナスないしプラスの電荷を帯びた状態にあるということを指す。空気中にイオンをもたらしうる気体としては次のようなものがある。マイナスイオンを多くもたらす酸素、プラスイオンを多くもたらす窒素および二酸化炭素、プラスイオンをもたらす水素および炭化水素である。大気中の空気は、地表近くあるいは高地において様々なかたちでイオン化される。大気の下層部では、土壌中の放射能からの影響が指摘されており、上層部ではなぜイオン数が1/1,000から1/10,000になるのかということをうまく説明してくれる。実際には、イオン化の原因となるものは、放射能以外にも数多く存在する。海水中のラジウム含有量は、岩石中の含有量に比べて1/1,000に過ぎないにもかかわらず、海面上の空気イオン化の度合いは、地表で観察されるものよりも高いということからもこのことは理解されよう。

同一地域内の様々な箇所での比較データを検討してみると、以上のように指摘してきた空気イオン化の他に、電気機器の使用、摩擦が電気を生み出すような機器の使用、あるいは大気汚染などに代表されるような人間の活動にともなう要因も付け加わってくるのである。このように気象を構成する「空気イオン化」が、空気中の放射能の問題に密接に関わる要因としても、気象状態を変化させる要因としても、有用な治療的要因としても重要なものであるのは疑いない。

イタリアにおいて空気イオンの影響や問題に関心を持った数名の研究者を中心に医師、気象学者および温泉学者が集まり、イタリア空気イオン生物学および空気イオン療法学会が誕生した。本稿では、空気イオン化についての基本的なポイント、そして労働現場の微気候にとどまらず、人が普段生活するところの気候および微気候にも関わる研究者らの功績について説明を試みると同時に、世界中で実施されている治療的予防的試みから得られた結果の整理評価を行う。今日の工学的技術によって生み出される密閉空間（宇宙カプセル、長期間潜行する潜水艦など）には、マイナスのイオン化がある程度必要である。

2. 脱イオン化された空気、生物学的作用

まず、空気イオン化と生命との関係についてである。「フィルターの繊維のふさふさした綿毛の内部の狭くて曲がりくねった部分」を空気が通りぬけると、その空気中からマイナスイオンが失われる。脱イオン化をもたらす繊維製のフィルターを介して空気が入ってくる、密閉された金属製のカゴの内部に実験動物が置かれると、一連の生物学的作用が観察される。

２日間の脱イオン化を実施した環境になんとか順応した実験動物では、多渇症および尿量の増加が見られるようになった。尿中の電解質の用量からカリウム、そして量はカリウムより少ないもののナトリウムが体内に保持されることが明らかになった。餌を細かくばらばらにするという（大半は摂取されないままだった）行動面での変化も観察された。脱イオン化実験開始後８日で実施した剖検においては、対象となった動物に肉眼で見える目だった変化は観察されなかったものの、いくつかの器官の重量にははっきりとした変化が現れた。

副腎は、コントロールに比べて重量が半分にまで減少した。これに関連して、我々を含め多くの研究者が、空気イオンへ曝露したラットの副腎重量が50％まで増加するのを観察している。心臓は、その重量がおおよそ10％増加した。腎臓および肺には目だった変化は観察されなかった。

脱イオン化された空気中においても動物の生存はいぜんとして可能であるけれども、空気マイナスイオンが不充分だと、生物学的に最も重要なパラメーターに変化が確実に生じる。実際、このような空気中においては、実験動物の副腎の活性が低下し、水—電解質の代謝に顕著な変化が生じ、行動面の変化も起こったのである。

以上のような実験結果は、日常において、とりわけ衛生学の領域で観察されることと合致するものである。住居および労働環境、なかでもマイナスイオンとプラスイオンとの比率を大きく変化させるような、産業用機器や空調装置が作動中の場所に長期間滞在することによって、広範な種類の不快感、障害を持つようになる。こうした事実は、最良の一般感覚そして最良の健康状態を回復させることを目的に、適切な空気イオン発生器を用いた空中電荷の補正の必要性を示唆する。

3. 空気イオン発生装置

空気イオン発生用の機器をはじめて製作したのは、チジェフスキーである。彼は、空気イオン化研究の先駆けとなった一連の実験を、はやくも1919年には開始していた。人工的にイオン化した空気を供給するこの静電発生器は、特定の単極的なイオン電荷の作用下に人間を置くことを可能にする。処置を受ける人間が中に入るための単極的なイオン場は、電極を備えた装置が持続的に生み出す放電によって得られた。近年、構造がより単純で携帯型も含めてサイズも様々なイオン発生装置が製作されている。衛生的目的および治療的目的で広く利用されてい

る機器は以下の通りである。

1　温熱イオン化装置：陰極フィラメントが、800℃以上の温度になり電子を発生させる。このような発生装置にはふつう、任意の方向へマイナスイオンを放出させるための送風機が搭載される。

2　放射能イオン化装置：ラジオアイソトープを用いた発生源からの、イオン化をもたらす放射線、とりわけα線およびβ線の放出を利用するもの。選択的なフィルターによって、マイナスイオンのみを利用することが可能となる。治療用に用いられる放射線イオン発生器は、ポロニウム（^{210}Po）およびトリチウム（^{3}H）を使用したものである。

3　水空気イオン化装置：水エアロゾルを利用するもの。ソ連で非常に幅広く使用されているこの装置は、サイズがかなり小さく使用も容易である。装置は、気体イオンを放出する小さな穴が4つ開いた、プラスチック製の箱から構成される。装置内部に蒸留水を入れると（容量はおおよそ800ml）、その水が、小さなタービンの働きで霧化し、そして水空気イオン化する。遠心力の作用に従って円錐の内側表面を水が上がっていく一方、装置上部の開口部より外の空気が吸入されるのに伴って、エアロゾルが生じる。

電気エアロゾル

電気エアロゾル療法は、物理、温熱療法におけるあたらしい手法である。電気エアロゾル療法は、薬剤溶液およびミネラル水が空気あるいは酸素のジェットから、そのジェットそのものにより、あるいは霧化後に、電荷を受け取るかたちで散布されるような機器を用いて利用されるという点で、従来のエアロゾル療法および空気イオン療法とは異なる。

実施法

空気イオン療法は、換気が良く温度が18℃～20℃で塵埃がなく、湿度が充分に高い場所で実施される。患者は、イオン発生器の前、装置の種類に応じた一定の距離に腰をかける。装置からの距離は毎回同一にし、深い呼吸がしやすい姿勢になるようにする。患者の身体上でイオンが離れたり、静電気が蓄積されるのを防ぐために患者は接地し、髪および着衣を綿製の布で覆うように注意する。気体イオン吸入セッションは、装置のイオン出力に応じて時間が変わる。イオン用量は、単位時間あたりに実質的に吸入されるイオンの濃度から特定される。有効なイオン用量については、研究者間で見解が分かれるが、それは患者が実際に吸入する用量を左右する要因があまりに多いためである。市販の一般的な装置では、1回のセッションあたりの時間は30分から60分で充分である。1回の治療期間は、15回から20回のイオン曝露からなり、1ヵ月の間を置いて、2ないし3回実施することが可能である。

4. 空気イオン療法の作用機序

A）基礎的な作用

既に触れたように、生体の様々な機能に対してマイナスイオンが関与を示すとする臨床的─経験的な事例がかなり文献中に見られる。このような報告からマイナスイオンの作用機序についての明確なモデルを導き出すことは難しい。というのも、この領域については不明な点が依然として数多く残されているからである。マイナスイオンの作用機序として基本となるものは、基質における酸化過程の促進であるように思われる。この点については非常に多くの研究が参考となるが、そのなかでも何よりも重要なのは、酸素が存在しないとイオン化された粒子の生物学的作用は得られないとするクルーガーの指摘である。

それによると切除されたウサギの気管の繊毛運動は、マイナスにイオン化された酸素で運動が亢進させられるのに対して、プラスにイオン化された二酸化炭素イオンは繊毛の運動を抑制すること、さらに窒素は何の働きも示さなかったという知見である。マイナスイオンによって酸化過程が促進されるということは、我々自身、ピロガロール◆を用いて確認した。ムギの発芽は、条件的嫌気生活において生じる。ムギの殻果をマイナスイオンが豊富な環境中で発芽させると、発芽は抑制されるか、顕著に遅くなる。文献中には、酸化酵素の触媒作用についての言及も見られる。

◆フェノール化合物の一種。白色、水溶性、有毒結晶。写真現像液、分析試薬、ガス分析における酸素定量などに用いる

マイナスイオンへの曝露によって、組織のホモジェネートにおけるコハク酸からフマル酸への変化が促進される場合、触媒型の酵素に対する影響を考慮することなく、マイナスにイオン化された酸素の利用可能量と酸化過程に必要な酸素の量とが等しいと考えることが可能であることから、これは酵素に対する作用に関係するのだろう。ギィエルム他は、マイナスイオンに曝露された被験者の肺胞内の空気における酸素分圧が上昇することを示している。この点については、呼吸器官に対する空気イオンの作用について述べるときに再び触れる。デ・ポンティとヴィーニャは、動物（ネズミ）に対して予防的な空気イオン化を実施することによって、酸素欠乏症における生存期間が増大することを確認した。

この研究は空気イオン化が、被験者を自らの身体組織によって固定された酸素をより多く利用できるような状態にすることを確認する。酸素をよりうまく利用する作用の結果として、何種かの麻酔薬の50％致死量の増加、内分泌系の刺激、血液循環に対するある種の刺激作用などの、身体器官に関係する影響が得られる。空気イオンの作用に関わるもうひとつの視点として、神経系に対する影響に関連したものがある。空気のマイナスイオン化は、少なくとも直接的な作用は持たないことが示唆されている。実際、切除された心臓を対象とした研究において、カリウムイオンへの感受性の増大は確認されたものの、迷走神経への刺激は確認さ

れなかった。

また、ギーニの研究は、空気イオン療法が自然の放射能のようにアナフィラキシー性ショックに対して変化を及ぼすことはないということを示した。放射能がアナフィラキシー性ショックに影響を及ぼすのは、アドレナリン作動系を刺激することによるものであることが証明されていることから、空気イオン療法は、自然の放射能と多くの類似点を示すとはいえ、神経系に対して放射能と同じようなかたちで働くわけではない点は疑いなかろう。このような点は、ラドンやエックス線が、作用の対象となる基質のイオン化をするということに関わるものであることは間違いない。イオン化された気流は、なんらかの部位に達して自らの電荷を交換することで作用するのである。

最後に、セロトニンに関する研究について言及する。クルーガーとスミスは最近、実験動物にセロトニンを静脈内注射すると、プラスイオン吸入の際と同様の現象が見られることを確認した。一方、マイナスイオンによってそのような作用が逆転するのは、マイナスイオンが、セロトニンを分解する酸化システムの活性化をもたらすということで説明可能である。

B）肺に対する作用

次に引用するギィエルムほかの研究は、極めて意義深いものである。彼等はマイナスイオン、プラスイオンを吸入させた被験者グループおよび何の処置も行わなかった被験者グループの酸素分圧の変化を調べた。実験の7時間後の時点で、マイナスイオン群の酸素分圧の増大が、コントロール群に比べて有意なものとなった。マイナスイオンが、なにも手を加えていない環境に比べてPAO_2を約1トール増大させたのである。

$PACO_2$に関しては、これとは全く反対の変化が見られた。肺に関しては、空気イオン曝露を行った動物の肺におけるカタラーゼについての研究で得られた観察結果が存在する。空気イオン化された環境内で飼育された動物の肺組織において、この酵素レベルは半減した。酸素がより良く利用されることで過酸化水素が発生せず、その結果、過酸化水素に対する防御的な酵素の必要量も減少した。前述したクルーガーの研究も、空気マイナスイオンによって肺の生理的な防御プロセスが刺激されるという意味で重要である。

最後に、空気マイナスイオンがオゾン吸入によって誘発される急性肺気腫の発現を遅らせうるということを指摘しておく。空気イオン療法の実践的な試験に際する臨床的経験的な関心は、肺に対して重点的に向けられている。これは、空気イオンが吸入されるものであるという理由、あるいは、気管支喘息が重篤ではないことが多いとはいえ、広く見られるやっかいな疾病である一方、空気イオン療法によって喘息患者の空気不足感が鎮静されるという理由に基づくものである。空気イオンの持つこのような作用は明らかに、非特定的な細胞メカニズムに起因するか、肺器官の特定的なメカニズムに起因することは間違いない。複数のメカニズムが入り混じっていることは、グァルティエロッティの示した気管支—肺の病巣のレントゲン写真において、肺の肝変がより速やかに進行していることから理解されると同時に、空気イオンの作用の解釈という観点からも興味深い。

呼吸器という領域ではまた、肺を介した物質の吸収に際して空気イオンが有する重要性も忘れてはならない。ボッコーニとギーニは、有毒なアルカロイドのイオン化されたエアロゾルが、血液循環の内部へより速やかに入り込むことにより、コントロール群に比べて25％短い時間で動物を死亡させるということを確認した。このような観察結果から、エアロゾル療法を実施するのに際して、イオン化された空気を利用することで、エアロゾルに曝露された粘膜による薬剤の吸収が促進されるということを強調できよう。

C）神経系に対する作用

マイナスにイオン化された空気は、神経系に対して多面的で複雑な作用を及ぼす。そのような作用は、今日までに実施された臨床—実験的研究によって実証されたもの以上に数多く存在することは疑いなく、また、神経活動の大半の部分に関わるものでもある。このような見解は、電荷および細胞電位の変化が、原形質一般の活動、とりわけニューロンの活動において果たしている重要な働きを考えれば理解も容易となろう。神経系に対してマイナスイオンが顕著な影響をおよぼすということを示すような、実験的に立証された事実がいくつか存在する。30年以上も前に早くも、マイナスに帯電した空気が運動神経の筋クロナキシーを短縮するということが示されている。つづいて、マイナスイオンの作用下で、毎秒0.5サイクルから1.5サイクルのα波のリズムがゆっくりとなり、それに伴って眠気、リラックス等の主観的感覚が観察された。

マイナスイオン作用の一般的機序として指摘されている諸要因のなかでは、マイナスにイオン化された酸素によって獲得される酸化能力の上昇がとりわけ重要である。というのも、神経細胞の活動は、酸素の非常に小さな変動に対しても敏感であるからである。麻酔薬を用いた動物実験において、マイナスイオン化の下では、神経細胞が利用可能な酸素をより上手に使うことで生命活動の促進を示すとともに、鎮静薬に対してより大きな抵抗力を持つようになることが観察された。

マイナスイオン化の影響下における神経細胞の活性の上昇は、麻酔状態を引き起こすのにより多くの麻酔薬が必要となるほどのものであった。また、同じ用量の麻酔薬では、マイナスイオンを曝露した動物では、より早く覚醒がおこった。すなわち、ニューロンが、より速やかにこの薬物を代謝、放出することで、その鎮静作用をよりうまく中和したということである。マイナスイオン化によって神経細胞がよりうまく働ける状態に置かれると言うことができるとともに、マイナスイオンが豊富な場所に置かれた被験者が感じる一般感覚の改善も、少なくとも部分的には以上のような現象に起因している可能性がある。

近年クローズアップされてきたもう一つの非常に重要な因子として、マイナスイオンがセロトニンに対して示す拮抗作用がある。5-ヒドロキシトリプタミン（セロトニン）のレベルの高いことが、ある種の疾病形態および疼痛過敏性の亢進の原因となっていることが知られている。マイナスイオンの働きによって5-ヒドロキシトリプタミンが遮断されるということから、ある種の頭痛、緑内障の疼痛、最新の外科手術に伴う創傷の痛みに対する空気イオン療法において、そして気管支喘息などにおいて好ましい臨床結果が観察されることの説明がつく。セロトニンに対する拮抗作用が示されたことで、ニューロン間シナプスのその他の化学伝達物質に対しても、マイナスイオンが影響を及ぼしているのではないかと考えられるようになった。

このような仮説は、いくつかの酵素の活性に対してマイナスイオンが作用を及ぼすと示した近年の研究によって立証されたように思われる。現在の研究状況では、神経系に対してマイナスイオンが及ぼす多面的な作用に関して、依然として多くの点が明らかにされていないままである。しかし、そのような作用が直接的であれ間接的であれ、神経系全体の活動をより高く、より良いものにしているということは確かに言えるのである。

D）内分泌系に対する作用

イオン化された空気の持つ生物学的作用のなかでもとりわけ重要なのが、内分泌系に対してマイナスイオンが示す作用である。マイナスのイオン気流の働きに対する内分泌系の反応について我々は多くの観察を行ってきたが、そのなかから以下のような図式を導き出した。

甲状腺

2日間のマイナスイオン曝露の後、甲状腺上皮のコロイドが急激に増大した。その後、動物が吸入するイオンの用量が増えるのにつれて減少に転じた。甲状腺コロイドの増大が目立ったというのは、甲状腺機能の抑制を示唆するものであるけれども、甲状腺を組織学的に直接検討してみたところ、機能の抑制ははっきりと否定された。実際、細胞核の平均化は甲状腺コロイドの顕著な増加に対応するものではなく、また、再吸収小胞は現れてはいないものの上皮は充分に活発であることが見られた。気象学的な実験から、マイナスイオンを曝露された動物の甲状腺の状態は、海洋性気候において観察されるものと似通っているということが示された。

副腎

副腎についても、全ての研究者が空気イオンによる刺激作用の存在を明らかにしている。例えば、線維束部の細胞核が顕著に大きくなる。このような拡大は、副腎皮質機能が亢進した証拠である。マイナスイオンを曝露された動物の副腎を使った実験について報告しているが、その中で、身体内の水―ミネラル平衡の変動を伴うような顕著な重量の変化、および組織学的変化が示されている。副腎重量の変動および各部分の計測結果から、気体状イオンによってもたらされた刺激に対して、副腎皮質が糸球体部も線維束部も、はっきりと反応を示したということが確認された。以上のように、イオン化された空気は副腎を刺激すると結論づけることが可能である。

性腺

空気イオン化は、性腺への刺激ももたらす。この現象は睾丸において特に顕著であると思われ、成熟途中にある細胞がより数多く見られるようになる。ネズミのメスの卵巣もイオン化された空気の作用下に置かれると、刺激を受けた様相を組織学的に呈する。すなわち成熟した活動状態にある卵胞数が増大するのである。さらに、マイナスイオンは、プラスイオンによって抑制された副腎に対して刺激を与えうる。これは、グァルティエロッティが、合成繊維の織物工場という環境下で飼育した動物に対して、マイナスイオン曝露を行うことから示した。

E）循環系に対する作用

空気イオン療法と心臓血管系との関連については、それほど研究が行われておらず、ポンターニもイオン化された空気に関する著書の中で、マイナスイオンおよびプラスイオンに対して心臓血管系が相異なる反応を示すことを漠然と示しているに過ぎない。その一方で、文献をあたると、心臓血管系を対象とした空気マイナスイオンの治療的可能性についての展望を与えてくれるデータも、少数ながら存在する。ロシア人研究者は、本態性高血圧症および更年期の高血圧症に対する治療で、非常に好ましい結果が得られたと報告している。その一方、彼はこの文献の中で、心臓血管系疾患に空気イオン療法を適用するにあたっての禁忌についても触れている。そのなかには、重度の心不全、悪性高血圧症および合併症を伴う高血圧症、重度の冠血流不全、心筋梗塞が挙げられている。

しかしながら、上述のようなデータには我々は戸惑いを覚えざるを得ない。というのも我々の研究所は、確かな実験データに基づき、マイナスにイオン化された空気中の酸素が、イオン化されていない空気中の酸素と比べて、活性がはるかにより高いということを示しているからである。そのような理由から、我々の研究所は文献中の相反する臨床的データ、そして我々の空気マイナスイオンに関する最初の実験結果をすこし整理する目的で、心臓血管系とマイナスイオンとの関係の検討にとりかかった。

我々はもともとメッセンの用いた手法を利用するかたちで実験を開始した。完全に垂直の姿勢に置かれたウサギは、起立性虚脱のために遅くとも60分から90分のうちに死ぬという。我々は、心筋レベルにおけるO_2のより良い利用について、興味深いことを見出せるかもしれないとのねらいから、起立位のウサギが死ぬという現象の各過程を心電図を用いて観察、追跡することにした。

実験の最初の期間（約20分）において実際に興味深いことが観察された。すなわち、起立位に置かれ空気マイナスイオンを曝露されたウサギの心電図では、再分極段階において虚血性の大きな変化が現れることはなかったのに対して、コントロール群のウサギにはそれが見られたのである。それに続く期間には、心筋虚血に見られるような変化が、コントロール群でも実験群でもほぼ同じように観察された。しかしさらに次の期間では、速やかに死んでしまうことに対して実験群のウサギが抵抗を示したのに加えて、伝導における大きな障害が観察されたのである。すなわち、除脈、心房内伝導、心室間伝導、房室伝導の障害を示す心房および心室の波形の重大な変化、完全な房室ブロック、そしてその直後の心停止である。

一方、コントロール群では、心臓リズムの乱れの発現を伴う心筋の障害という現象が優勢に見られた。死の前に伝導の障害というような重大な現象が観察されたことから我々は、空気マイナスイオンがK^+イオンに対する心臓の受容器の感受性を高めるのではないかと考えるようになった。我々はこの仮説を、非常に信頼できるかたちで実験的に証明するに至った。カリウム溶液に浸したカエルの心臓の心電図を観察したところ、切除され空気マイナスイオンに曝露されたカエルの心臓と極めて似通った心電図が得られたのである。このように、空気マイナスイオンは、カリウムイオンに対する心臓の受容器の感受性を高める。そして、それに付随してカリウムによる迷走神経への間接的な作用が生じることを考えると、心電図上で観察された変化を、空気マイナスイオンによる末梢レベルにおける迷走神経への直接的刺激に起因するものとはできないように思われる。

起立位に置かれたウサギにおいて、マイナスイオン曝露後、心筋の細胞呼吸が確かに改善されたことが明らかになった。このような現象は、実験の最初の20分までに生じたものである。その後、状態はコントロール群と同様に悪化していったが、これはおそらく高カリウム血症のもたらす好ましくない現象が、より良い酸素の利用という当初の好ましい現象よりも優勢になったためであろう。これに関連して、組織が低酸素状態になると血液中のカリウムの増大が生じるということに注意されたい。実際、デ・カンディア、ズバリジャ、タルターラとカジローラは、慢性冠血流不全および心筋梗塞に際してカリウム血症が増加することを観察している。

以上のようなことから、空気マイナスイオンのもつ治療的可能性について決定的な判断を下すことは不可能であるとはいえ、カリウムイオンに対する心筋線維の感受性の上昇をもたらし、酸素の利用を改善する空気イオン療法のような理学療法を、うっ血性心不全、慢性肺性心、合併症を伴わない高血圧症といった疾患に対して、好ましいかたちで適用可能であると結論づけるべきであろう。冠状動脈疾患および心筋梗塞については反対に既に挙げた理由から、最大限慎重さを持つべきである。というよりも、これらのケースでは、空気イオン療法が禁忌そのものであるように思われる。

5. マイナスイオンの治療的利用

A）臨床的経験

肺結核に関しては、チジェフスキーにより1926年以来非常に満足の行く結果が、とくに線維形成型において得られているほか、ロシア人研究者によって自律神経系および内分泌系のいくつかの疾患に関しても、素晴らしい結果が得られている。マイナスイオンを適用することで、複数のタイプの蕁麻疹の治癒が得られている。気管支喘息では、適用開始早々から、非常に素晴らしい結果が得られた。特にこの場合、チジェフスキーは、以下に挙げるような実際的な視点から、マイナスイオンの利用を推奨している。

1）呼吸機能に対するマイナスイオンの作用は、呼吸リズムの乱れの消失および呼吸深度の増大というかたちで表れる。

2）空気が高度にイオン化されている高地での滞在は、好ましい効果を生み出す。

3）滝、および海岸の近くで生活する患者では、喘息発作の回数が少なくなる。

これは、間違いなく微細な霧化による高度の空気イオン化（レナード効果）に関連している。

ロシア人研究者によって得られた結果を検討してみると、空気イオン療法が適用された気管支喘息患者の84％において、目に見える改善ないし完全な治癒が得られていることが分かる。このほか、チジェフスキーらによって得られた興味深い結果として、高血圧症に関するものがある。マイナスにイオン化された空気の吸入によって、本態性高血圧患者あるいは更年期の高血圧患者の62％において血圧の低下が確認されたのである。なかでも、とくに結果が素晴らしかったのは更年期高血圧患者の場合であった。

これらのロシア人研究者らによる詳細な報告から、彼らは、患者によって感じられた主観的な改善に加えて、55mmHgに達するまでの血圧の低下を得たことが分かる。さらに、乳房の機能不全に対するイオン化された空気の作用についても研究が行われ、授乳期間に空気イオンへ曝露した女性において、１日あたりの平均母乳量が10％から50％増加することが確認された。

また、空気イオン療法によって、創傷の瘢痕化過程の促進がもたらされることが実験的に確認されている。しかし、全体としてみるとパヴリックも指摘しているように、最も目覚しく興味深い結果は、呼吸器疾患、わけても慢性肺炎および気管支喘息において得られたものである、今日では以上のような経験的な処方の事例は、近年とりわけパヴィアで実施された実験の結果において、その確認が得られている。パヴィアで実施された実験は、空気イオンの作用機序をはっきりと明らかにした上で、上述の処方例に合理的な裏づけを与えてくれる。

ポンターニは、複数のタイプの気管支喘息、動脈性の高血圧症および低血圧症、複数のタイプのリウマチに対する治療を行い、素晴らしい結果を、とりわけ気管支喘息において得た。パローディは、線維形成段階にある肺結核患者60名において自ら得た結果を検討し、それらが、客観的な指標からも主観的な全身状態からも非常に良いものであったとの結論を下している。スポルヴェリーニは、乳児の栄養不良について数多くのケースを検討した。そして、マイナスイオンによる治療を受けた乳児に、体重増加、食欲、血液性状その他の明らかな改善を観察した。

グァルティエロッティは、ミラノ大学物理学研究所によって適切に調整された機器（1秒あたり7×10^9のマイナスイオンを発生する温熱イオン化装置を1日あたり12時間稼動、夜間は不眠の原因となるのを避けるために除外）を用いた空気マイナスイオンを適用して様々な疾患の患者の治療を行った。イオン発生源は、空気のマイナスイオン化が段階的に環境中に生じるようなかたちに、患者から距離をおいて設置された。一方、気管支喘息および肺炎の場合は、患者の口のすぐ前にイオン化装置を設置し、2時間の治療を、1日3回繰り返し行った。

全ての患者に対して、マイナスイオン療法の前後に通常の臨床検査を実施したところ、血圧、心電図、白血球の特性、赤血球沈降速度になにも変化は現れなかった。はっきりとした治療的成果が、不安症候群、抑うつ症候群、気管支喘息、ある種の疼痛（頭痛、緑内障）において得られた。とりわけ興味深かったのが気管支肺炎および肺炎のケースで、肝化が非常に速やかに進行したが、これは炎症病巣の周辺の組織が改善したこと、および治癒において間充組織が関わるプロセスへの刺激を伴った細胞呼吸の改善によるものと思われる。肺気腫患者も、空気イオン療法に対して好ましい反応を示した。

フランチェスケッティは、気管支喘息患者21名うち8人がアレルギー性、10名が感染性、3名が原因不明に対して治療を行った。治療に対する患者の許容度は非常に良く、患者の大半で素晴らしい結果が得られた。とりわけ指摘したいのは、コルチゾンによる治療を受けていた患者が、マイナスイオン治療の間、ステロイドの摂取を中断できたということである。パドゥーラは、温泉環境下において様々に異なる疾患（神経症、胃痛、気腫、めまい、頭痛、悪心、気管支喘息、不全を伴わない心筋硬化症）の患者135名の治療を行い、治療対象となった疾患の形態に応じて70％から100％のケースで好ましい結果を得た。このような結果の一部は、マイナスイオンの持つ生物学的作用について確認されたことと合致するものであるとともに、外国の研究者らによって示された適用例を裏付けるものでもある。

ミグリオラッティは喘息患者を対象に、硫黄泉による温泉療法と平行した治療を行い、空気イオン療法が最良の補助的治療法であるとの感想を報告している。ロムバルドは、数年前から、電気エアロゾルを利用して好ましい結果を得ている。以上のような観察結果はすべて、細胞レベルでの酸素の利用が改善されるということ、そしてそれが生体全体にとって好ましいことであるということを裏付ける。

B）治療における新たな可能性の生物学的基礎

パヴィアの水文学研究所による数多くの研究、ならびに諸文献の注意深い検討から我々は、マイナスイオンをヒトの幅広い疾患に対して適用することが大いに可能であると理解するに至った。ボッコーニは信頼の置ける実験データに基づき、マイナスにイオン化された空気中の酸素が、イオン化されていない空気中の酸素に比べて、基質での酸化というレベルにおいてより活性が高いと考えている。つまり、マイナスのイオン化が示す作用の主要な機序の一つは、細胞の酸化過程が促進されることに関係したものなのであろう。

マイナスイオンの作用機序についてのこのような基本的な前提は、細胞膜の浸透性に対する作用として確認されたこと、さらに、カリウムなどのある種のイオンに対して心筋の細胞がより大きな感受性を持つということと合わせて、充血性不全肺性心などのいくつかの心臓血管疾患において、空気イオン療法を適用するための生物学的論拠を構成する。また、それと同時に重度の冠状動脈疾患心筋梗塞に対して、マイナスイオンをむやみに適用することを戒めるものでもある。

その一方、イオン化された酸素の酸化能が上昇するということは、細胞（なかでも、酸素に対して敏感な神経細胞）の活性および生命力の増大へとつながる。ヴェルチェリーノは、麻酔をかけた動物において導入時間が増大するとともに、覚醒が早まったことを示している。麻酔薬によってもたされる細胞の酸化過程の抑制が、空気イオンへ曝露された動物ではより速やかに取り除かれたのだが、これは細胞の酸化活動への直接的刺激、あるいは酸素のより有効な利用、そしておそらくは薬物の代謝排出過程を活性化する複雑な作用によるものと考えられる。

このような実験結果は、神経疾患においてマイナスイオンが影響を及ぼしうるとの考えの裏付けとなるとともに、グァルティエロッティの手にした、不安および抑うつにおける空気イオン療法適用の臨床的結果に対する根拠を与えるものでもある。呼吸器疾患なかでも気管支喘息において見られた好ましい結果は、喘息発作の発現を促しうる体液的要因（セロトニン、血漿シトキニン）の重要性を明らかにしてみせた近年の実験を参考にすると、さらによりよく理解することができる。実際、セロトニンは、マイナスイオンによって阻害されるのである。これに関連して、マイナスイオンが副腎に対して刺激作用を及ぼすということも指摘しておく。そのような刺激作用は、気管支喘息においてはコルチゾンの作用に似たような作用として表れるのである。外傷学および外科学の領域においてジルヴァーマンらによって得られた弛緩効果、催眠効果、鎮痛効果を土台にして考えると、空気イオン療法がさらに大きな可能性をもつことが予想される。

例えば、ディビッドは、マイナスイオンを利用することによって、熱傷患者の激しい疼痛が速やかに緩和されるのを確認しているのである。さらに、パヴィア水文学研究所のグァルティエロッティによる生殖腺、乳腺、甲状腺、副腎に関する興味深い研究を考えると、内分泌系および自律神経系のいくつかの疾患についても、マイナスイオンに無視できない治療的可能性のあることが理解される。マイナスイオンに曝露された動物では、上のような腺が、それぞれの器官に対する強度の刺激の存在を裏付けるような形態的機能的状態を示すに至ったのである。

最後に、最近の研究でヴェルチェリーノは、あるグループの酵素に対してマイナスイオンを曝露した結果について報告している。あるひとつの器官、そして生体全体のバランスにおいて酵素の活動が果たしている役割の重要さを考えると、このような方向の予備的研究は今後大きく発展する可能性があるとともに、空気マイナスイオンのこれからの実際的な適用という観点からも、非常に興味深いものと思われる。

6. 予防医学におけるマイナスイオン

医学の領域のなかでも、病的な状態に陥ることを未然に防ぐために必要かつ充分な対策を目的とする分野が、特別な関心の対象となっている。このようなことを背景として、医学領域において、空気マイナスイオンの適用を予見してきたイタリア人として、誰よりもまずスポルヴェリーニの名が挙げられる。スポルヴェリーニは、もともと別の目的で治療に空気イオン療法を導入してみたところ、器官の発育に関する研究領域において好ましい作用を示すことに気づいた。しかし、スポルヴェリーニは、単なる臨床的観察より先に進むことはなく、科学的根拠の解明を試みることはなかった。

スポルヴェリーニのこのような観察結果をはっきりとした根拠を示して裏付けるような、実験に基づく充分な知識が存在しなかったことこそ、空気マイナスイオンが、少なくともイタリアにおいては、科学的研究の対象からはずれてしまったことの一因となってしまったのであった。その後、アメリカ人、ロシア人研究者らによってマイナスイオン領域における臨床的—実験的研究が再開され、それが実を結んだこともあって、イタリアでも、マイナスイオンにおける作用機序の諸側面よりもまず先に、その生物学的、臨床的効果を解明しようとする集中的な研究が再び活発に行われるようになった。

あらたな実験データの収集を短期間に行うということで、研究方針の一致を見た結果、この分野に関して外国においてすでに確認されたデータも参考にすることで、極めて重要な知見に達することが可能となった。総じて言うならば、もっとも初期の研究に基づいたとしても、より最近の研究に基づいたとしても、マイナスイオンは、プラスイオンとは反対に、健康なヒトの生体に対して好ましくない作用を示すということは全くないとの結論を導き出すことが可能である。さらには、程度の差はあれ障害の見られる生物学的機能に対して、空気マイナスイオンが作用を及ぼすことにより、確認される効果の主な部分についても見解の一致が見られる。このような所見こそ、薬理学的視点から見た場合の重要性をひとまず置いたとしても、予防領域においてマイナスイオンが実際にはどのような特性を持つのかを明らかにしようとする試みに際して湧き上がる問題点を解決しうるものなのである。

事実、器官の機能変化の予防という観点でも、ボッコーニ、グァルティエロッティ、フランチェスケッティ、ヴェルチェリーノほかが、動物を対象に実施した実験的研究から、空気マイナスイオン吸入によって生理学的な範囲内において甲状腺、生殖腺、副腎が糸球体レベルでも線維束レベルでも刺激されうるということ、さらにその他の非常に重要な器官も刺激されうるということを、極めてはっきりとしたかたちで証明するに足るだけのデータが得られている。筋肉活動の諸側面も考慮の対象に含めれば、マイナスイオンは予防医学という領域において特に興味深いものとなろう。

筋収縮に引き続いて、アシドーシス状態が生じることが知られている。このアシドーシス状態には、細胞内部からのカリウムイオンの放出が伴う。このような放出は、細胞膜の浸透性の変化が原因となるものか、あるいは糖質の代謝を主に利用して行われる活発な輸送、すなわち細胞内および細胞外の液体の恒常性を保つようなかたちでの水—電解質の移動において生じる活発な輸送が原因となる。後者のような解釈においては、生物的活性は膜の脱分極によって左右されるものであるから、マイナスイオンが少なくとも電荷が与えられた細胞表面に対しては脱分極をもたらす結果、その細胞の活性化を引き起こすと考えるのが合理的である。

しかし、ひとつないしは複数の細胞がすでに最良の働きを示している部分では、興奮をもたらす刺激がどのようなものであったとしても、それら細胞の活動の変化は、好ましくない方向へのものでないかぎり確認することは不可能である。このような前提を据えることによってはじめて、臨床領域において空気マイナスイオンについて多くのデータが得られているということと、健常者においてあるいは予防領域において、マイナスイオンが影響を及ぼすということに関わる観察結果が比較的少ないということとの間に存在する明らかな隔たりも、説明がつくように思われる。一方、ある組織中の細胞の生理的機能を通常レベルを上回るようなレベルにまで変化させることによって、呼吸器としての生命組織全体の機能を最良の状態に達することが可能となるが、このような間接的な効果は、目に見える変化として臨床的に確認することは不可能である。

安静状態の健常なヒトを対象に行われたいくつかの調査から、マイナスイオン空気吸入後の動脈血中の酸素のパーセント体積が、CO_2分圧と含有量に関する値と同様にほとんど変化しないままであったのに対して、ヘモグロビンの酸素飽和度に関する値は、顕著ではないとはいえ一貫したかたちで飽和度が最大限にまで上昇する傾向をしめした。

このような観察結果から、空気マイナスイオンの作用は、健常者においては、ただひとつの機能において確認可能になるものであり、呼吸自体の機能的変化は確認できないということが裏付けられる。

我々はいくつかの研究のなかで、蒸留水中でマイナスにイオン化させたエアロゾルを用いたのだが、これは、ボッコーニとギーニによる動物実験において、マイナスにイオン化されたエアロゾルの肺による吸収量は、イオン化されていないエアロゾルに比べてより大きいことを示した結果を考慮した。この方法によって、一定の運動を行い、一定の機能回復期間を置いた後安静状態にある被験者の心拍数および酸素脈を、空気マイナスイオン曝露の前後で検討した。この研究において健常者で得られた結果もまた、酸素脈（1回の収縮につき、末梢組織によって利用可能な状態となる酸素の量）が改善されるというはっきりとした傾向を裏付けるものであった。同様の数値は他の研究でも確認された。この研究においてはなによりも末梢による酸素の明確なより好ましい利用、そして心臓呼吸器のいくつかの指標にみられる負担がより小さくなるという一般的な傾向が確認された。

以上のように、様々な状況（例えば筋肉の活動などによってもたらされるもので、生体自体の主要な機能に関するいくつかの指標を、生理学的限界から逸脱させるようなもの）に対する健常な生体の耐性がマイナスイオンによって上昇することが、満足いくべきかたちで確認されたのである。マイナスイオン領域においてイタリア人研究者らが手にしたこのような所見は、フランス人研究者による最近の研究結果からも支持されている。しかし、予防医学領域においてマイナスイオンに確かな可能性があるということは明らかになったが、それぞれの要求に答えるような最良の用量を特定するためには、有機的な研究が依然として必要とされていることには変わりない。

Prospettive terapeutiche e profilattiche della ionizazzione negativa dell'aria
Bocconi G; Casirola G; Gualtierotti R; Re A; Vercellino G
Recenti Prog Med, 1969 Nov, 47:5, 451-79

ch.4-2

「空気マイナスイオンによる多動症および自閉症へのアプローチ」(要約)

A.イェーツ、F.グレイ、L.E.バトラー、
D.E.シャーマン、E.M.シーガーストロム、1987
アリゾナ大学健康科学センター

セロトニンは、身体全体に対する神経的、内分泌的、代謝的な深い作用を有する神経ホルモンである。セロトニンの変化は、睡眠、気分、活動性レベル、不安に関連する。動物実験ではマイナスイオンへの曝露が、セロトニンの酸化的脱アミノ化を促進することで、脳内のセロトニンを減少させている。マイナスイオンへの曝露によって、ラットの前脳内ニューロンのセロトニンに対する反応性が増大したほか、豊かな環境内で飼育したラットを長期間にわたって空気マイナスイオンに曝露したところ、脳内セロトニンおよびサイクリックAMPの有意の減少が観察された。

自閉症児、重度の精神遅滞児、注意力欠如障害の小児のある者においては、血中セロトニンレベルの上昇が見られる。モートンとカーシュナーは、増量させた空気マイナスイオンへの曝露によって、学習障害児および精神遅滞児の記憶と注意力が改善されることを明らかにした。ゲラーほかは、血中セロトニンの減少を引き起こすフェンフラミンを投与した自閉症児３名において、適応力および作業成績に驚くべき改善が得られたと報告している。以上３件の研究を鑑みると、マイナスにイオン化させた大気への曝露が、脳内のセロトニンを減少させることを通じて、注意力欠如障害および自閉症の小児の活動過多を軽減し、認知的作業能力を改善するとの仮説を立てるのも妥当であると思われる。

実験方法

多動を伴う注意力欠如障害の小児21名および自閉症児７名を、遊戯室内において45,000個/cm^3のマイナスイオンへ曝露した。小児は全て、５歳から10歳で、それぞれの障害に関してDSM Ⅲ基準に合致する者であった。実験時に投薬を受けていた者はいなかった。実験計画法は被験者内比較デザインをとり、無作為的に、実験の１回目あるいは２回目のセッション時にマイナスイオンへ曝露するよう割付けた。小児は一人で遊戯室へと入室させ、マイナスイオンが存在する、あるいは存在しない条件下で、20分間環境に対して順応させるようにした。その後、自由に遊んでいるときの５分間、および簡単な選別課題（ビー玉を一つずつ、２つの壜のどちらかに入れる）の間、ビデオで撮影した。このビデオを２人の判

定者にそれぞれ別個に見せ、活動性、衝動性、注意力、現実への方向付け、破壊的/建設的、課題行動について、それぞれの小児を評価するよう依頼した。この実験は、二重盲検法で実施され、実験結果の分析は2段階に分けて行った。第1段階は予備的な分析であり、評価手続きの信頼性を検討し、マイナスイオンと通常環境中の大気の曝露順序が、結果に対する有意の要因になっていないことを確認するためのものである。メインとなる分析は、3つのそれぞれの段階で主となる変数（通常の大気とマイナスイオン化大気）の作用、診断結果（多動症および自閉症）との単純交互作用、診断結果と被験者の性別との間の混合交互作用の評価を実施した。

予備的分析

小児一人一人について自由に遊ぶ場面、および課題場面に関して観察を行った。行動の次元を遊戯場面では5つ、課題場面では4つ設定した。イオン条件および通常の大気条件に関して、独立した信頼性値を算出した。通常の大気条件下での2人の評定者間の信頼性は、遊戯場面で0.75から0.82であった。選別課題場面で0.72から0.81であった。信頼性値は、容認範囲内と判断された。一つの例外を除き、マイナスイオン条件下における評定者間の信頼性値は、通常の大気条件下とほぼ同じだった。マイナスイオン条件下における遊戯場面での評定者間の信頼性値は、0.37から0.72であった。活動過少—活動過多という次元の信頼性値がもっとも低かった。マイナスイオン条件下において、選別課題場面での評定者間の信頼性値が顕著に高く、0.71から0.91であった。評定者間の信頼性値は2人の評定がほぼ同じような判断で行われることを示唆するが、マイナスイオン条件下での遊戯場面に関しては2人の評定の信頼性はやや低かったといえる。

順序効果の分析

予備的分析の後半は、マイナスイオン曝露の順番のもたらす効果が、充分に制御されていたかどうかを検討するためのものであった。順序効果の分析は、連続平方和の手続きによって実施した。この分析については3つの従属変数に主な関心があった。すなわち、空気の種類（イオン化対通常）、場面のタイプ（遊戯対選別課題）、評価次元（遊戯場面で5つ、選択課題場面で4つ）である。これら3つの変数に関しては有意な順序効果は何も観察されなかった。空気の種類では、F値（df=1.486）が0.42、場面のタイプではF値（df=1.486）が1.67、評価次元ではF値（df=7.486）が1.07となった。これらの値はみな、$p<0.10$のレベルである。以上のことから、順序効果は適切に制御され、従属変数に対して有意な影響を及ぼすこともなければ、マイナスイオン下での各課題場面への影響もないと示唆された。

主たる分析

主たる分析の第１ステップとして、イオン化された空気対通常の大気の主効果を検定した。この分析のために診断によって分けられたグループをまとめ、遊戯場面の５要因、選択課題場面の４要因についてそれぞれpairewise-t検定を行った。自由度27で、t値は0.10から0.84になった。確率が0.10レベルに近づいたものはひとつもでなかった。主効果についての２番目の分析は、２つの診断グループに関して別々に、イオン化条件下と通常の大気条件下との間での差異を検定した。ここでもまた、pairwise-t検定を、両条件間の差異を評価する目的で実施した。

多動の被験者では（df＝20)、pairwise-t検定でいずれも1.0未満の値が得られた。0.05レベルの有意性に達するにはt値2.086が必要であり、したがって、すべての値が有意でなかった。自閉症の小児では（df＝6)、t値はすべて1.89未満であった。この自由度で有意差が出るにt値は2.447が必要であり、このため有意差はまったくでなかった。したがって、空気イオンの効果による遊戯場面と選別課題場面での差異はなかったことになる。

小児全体では、21名が男子、７名が女子であった。診断によるグループ化（自閉症対多動症）と性別によるグループ化（男子対女子）から４カテゴリー分けを行い、イオン化条件と通常の大気条件との間の差異を評価する目的でpairwise-t検定を実施した。t値はすべて1.9未満であることから、イオン化条件に対する性別と診断との間の交互作用効果がないことが分かった。

空気イオン化の作用についての研究で現在、確固とした所見がいくつか得られつつある。過去においてこの研究領域は、矛盾や実験方法上の欠陥による混乱が見られたものの、今ではプラスないしマイナスイオンへ長期にわたって生体が曝露されると、なんらかの生理学的作用が見られると述べてもよいであろう。クルーガー、フレイ、チャリーが指摘しているように、実験チェンバー内におけるイオン濃度を測定すること、そして電界強度、背景イオン、イオンの極性、イオンの移動度を評価することが不可欠である。

イオンを撥ねつけるような素材は避けなければならず、また、行動的および生物学的機能の多くは周囲の環境の状態から影響を受け得るため、温度、湿度、気流、大気圧もまたきちんとすべきである。気体状の汚染物質、オゾン、窒素酸化物は、行動上の変化をもたらすことが知られており、それらは測定制御する必要がある。空気は濾過したうえ、被験者は適切なかたちで準備、接地をしなければならない。このような基準に合致する研究は、現在非常に少ない。本実験では、上述のすべてのパラメーターに関する測定を行い、適切に制御が行われた。

本実験においては、マイナスイオンへの曝露が、多動症ないし自閉症の小児の活動レベル、衝動性、現実への方向付け、破壊的か／建設的か、注意力、課題成績に作用を及ぼすことはなかった。本研究において空気マイナスイオンの効果について、否定的な結果が出たことは、不適切な制御、気体状の汚染物質、被験者の準備の不適切さ、周囲の環境の変化に原因を求めることはできない。このような否定的な結果が得られたのは、注意力欠如障害あるいは自閉症の小児の認知的／行動的な症状の発現が、セロトニンの変化に関連するものではないからなのであろう。

しかしながら、両疾患において高セロトニン血症を示すのは一部分に過ぎないため、有意な効果が示されるためには高セロトニン血症の小児を特定したうえで、そのような小児をより長期にわたってマイナスイオンに曝露することが必要であろう。さらに、本研究で使用した認知に関する測定は、比較的おおまかなものであった。今後研究を行う者は、反応時間、自律神経機能、両耳分離聴、フリッカー融合弁別の測定を考慮に入れるべきであろう。セロトニン作動系とアドレナリン作動系は認知的、行動的変化の仲立ちとなるものであるため、小児を対象に神経ホルモンの変化のチェックを、素早く行うのはしばしば困難であるとはいえ極めて重要といえる。

Effect of negative air ionization on hyperactive and autistic children.
Yates A; Gray F; Beutler LE; Sherman DE; Segerstrom EM
Am J Phys Med, 1987 Oct, 66:5, 264-8

ch.4-3

「空気マイナスイオンによる学習障害および精神遅滞児の記憶と注意力の改善」(要約)

L.L.モートン[1]、J.R.カーシュナー[2]、1984
1.ニューカッスル教育局　2.オンタリオ教育インスティチュート

空気イオン関連文献についてのコタカのレビューは、大気中の空気イオンが様々な生物学的基質に対して作用を及ぼすということに対する、しっかりとした論拠を与えてくれている。本研究にとって興味深いのは、小児の学習能力に対して空気マイナスイオンが好ましい影響を示す可能性があるということである。このような可能性が想定される背景には、まず第1に、空気マイナスイオン下で、さらには、プラスでもマイナスでもどちらのイオン下でも、オスの老ラットの迷路学習能力が向上したとする動物実験、そして第2に、神経伝達に対して空気マイナスイオンが作用を示すとの報告がある。

イオンの作用についてのセロトニン仮説によると、マイナスに帯電した空気を吸入することは、酸化的脱アミノ反応の促進により、中枢および末梢におけるセロトニンレベルの低下をもたらすという。学習過程においてセロトニンが重要な役割を担っているということは、文献から理解できる。まず、プリブラムとマックギネスは、「注意」および「記憶のプロセス」の背景にある覚醒と慣れのメカニズムの調節において、セロトニンが鍵となる役割を果たしていると提案している。「注意」についての彼らの神経心理学的モデルは、3つの独立した神経システム間の相互作用を想定する。彼らのモデルでは扁桃核を中枢とするひとつのシステムが、ノルアドレナリン操作子がセロトニンの状態を調節するかたちで、不随意的な位相のタイプを制御しているのである。

エスマンは中枢のセロトニンレベルが高いと、マウスの記憶および蛋白質の生合成に障害が生じることを示している。彼は海馬内への注射によってセロトニン量を増やしたところ、時間勾配にそって逆行性健忘症が生じることを確認した。すなわち、学習の2分後にセロトニンを増加させた場合は、健忘症の発生率は80%であった一方、8分後に増加させた場合の発生率は、およそ30%だったのである。彼はまた、このようなセロトニンの注射が蛋白質の生合成を抑制し、なかでもシナプトソームにおいて、そのような抑制が最も顕著であることを確認した。これはセロトニンによって、シナプス前終末における機能が低下することを示唆するものである。

最後にロガウスキとアギャニアンは、セロトニンによってラットの外側レフ状核における神経発火が減少することを明らかにした。これらの核の担っている機能は視覚情報のリレー基地のようなものであるため、セロトニンのレベルが高いことによって、より上位の皮質レベルへの情報の流れが、間脳レベルにおいて抑制されるとも考えられる。

さらに説明的な研究においてしばしば血小板中のセロトニンレベルの高い状態が、学習障害とりわけ精神遅滞や注意欠如障害と関連付けられている。このような所見は互いに矛盾するところもあるが、セロトニンレベルの高いサブグループの存在が示唆されていることには変わりない。最後に、少サンプル数の自閉症児を対象に、セロトニン低下剤であるフェンフルラミンを用いた近年の治療的研究において、IQ値がセロトニンの減少とともに上昇したとの報告がなされた。したがって、空気マイナスイオン化もセロトニンを減少させることで、セロトニンレベルの上昇が疑われる小児の知的能力の向上において治療的価値を持っていると考えられる。

我々によるパイロット研究を除けば、小児ないし大人の記憶および選択注意に対するマイナスイオンの作用を検討した先行研究は、我々の知る範囲では存在しない。本研究は二重盲検法を用いて、正常な小児および学習障害の小児の双方に対する空気マイナスイオンの作用を検討した。空気マイナスイオンによって、セロトニンレベルの上昇が疑われる被験者の「記憶」および「注意」が改善されることが予想された。指標としては視覚的な偶発記憶および聴覚的な選択注意を選んだ。学習障害の小児はこれらの情報処理機能において、特に障害があると考えられているとの理由からである。

実験方法

被験者

オンタリオ州にあるトーマス・ギルバード・パブリックスクールの3つのクラス全体を対象とし、36名の小児が被験者となった。被験者には、学習障害児が8名（男児5名、女児3名、平均年齢12.6歳、標準偏差1.4）のグループ、軽度の精神遅滞児が8名のグループ（男児3名、女児5名、平均年齢12.5歳、標準偏差0.5）、4年生の健常児20名のグループ（男児10名、女児10名、平均年齢10歳、標準偏差0.38）が含まれた。学習障害児は知能は平均かそれ以上で、感情面でのトラウマないし身体障害はなく、また特別な投薬を受けている者もいなかった。精神遅滞児は、病因不明のものであり知能指数は55～77、また特別な投薬を受けている者はいなかった。健常児は、すべての知的領域で少なくとも平均的な能力を持つとみなされた。性別にレベル化ののち、小児らを、高レベルの空気マイナスイオンへ曝露する実験群（n=18）と、何も手を加えていない教室内の空気を呼吸しながら検査を実施するプラシーボ対照群（n=18）とに割付けた。

実験機器

視覚的な「偶発記憶」の検査は、単純な類推問題（3単語からの択一）からなるものであった。この3つの単語は、記憶処理における3つの異なるレベルを表すものであった。単語のうち1つは正解、もう1つは意味的には関連するものの正しくなく、残りの1つは論理的にも意味的にも間違ったものからなる。例えば、「赤は止まれ、緑は……。」という類推問題が提示され、被験者はそれを大きな声で読み上げる。次に提示されるスライドには「草」という単語が書いてあり、2番目は「進め」、3番目は「ぬれた」である。この3番目の単語が提示され、被験者がそれを大きな声で読み上げた後、被験者には解答用紙に記された「1番目」、「2番目」、「3番目」の中の1つに丸をつけ、正解を示すように求められる。

以上のような記憶検査においては、小児は、それぞれの単語を意識的に記憶にとどめようとしているのではなくて、類推問題そのものおよび正しい単語が出現する順序を、短期的な作動記憶に保持するのである。偶発記憶検査のこの段階が終了すると直ちに、小児が全く予期しないかたちで、各被験者に40語の単語リストを与えた。このリストは、それぞれ3つの単語群から無作為的に選び出された15単語と、任意に選ばれた25個の新しい単語からなるものである。小児は、この40語のなかから、先にスクリーン上で見たことで、記憶しているもの全てに丸をつけるよう求められる。

聴覚的な「選択注意」の検査では、コンピュータで合成された数字（0〜9）が右耳左耳それぞれに、1秒あたり3つのペアとなるように提示される。1秒間に小児が左右それぞれの耳で3つずつ、合計6つの数字を聴くようにした試行30回からなるものであった。数字提示の直前に、毎回注意を促す発信音を鳴らした。これは、あらかじめ合図の与えられた耳の方で聞こえる数字を、出来るだけ多く報告する準備をさせるためである。

両耳分離聴用テープは、Craig社製のステレオリール式録音機上で、AKG社製K41型ヘッドフォンを介して流された。各チャンネルの信号の平均振幅は、おおよそ65dBに設定した。空気マイナスイオンは、Biotech社のBionaire2000型発生器を用いてコロナ放電方式により発生させた。イオン濃度の測定は、Biotech-Electroscope社製BT400型測定器を用いて行った。

実験手続き

被験者の検査は、8.5m × 2.5mの自然採光の室内で二重盲検条件下で個別に行った。イオン発生器は、被験者と実験者が向かい合って座る机からおおよそ3mの距離に、机の高さに設置した。イオン発生器の制御盤には覆いがかけられ、実験者にも被験者にもファンのみが稼動しているのか、それともファンとイオン発生器が稼動しているのか分からないようにした。

以上のような二重盲検手続きは、この学校の教員によって行われた。両条件への小児の割付け、およびイオン発生条件とプラシーボ条件のどちらが行われているのかを常に分かっていたのは、この教員のみであった。この教員が朝、機器のスイッチを入れ、1日の終わりにスイッチを切った。二重盲検の実施形式が明らかにされたのは、実験終了時であった。空気マイナスイオン濃度は、被験者の顔の高さで小マイナスイオンがおおよそ10,000個～12,000個/cm^3というものであった。プラシーボ条件では、空気マイナスイオン濃度は低すぎたため、我々の測定機器で記録することは出来なかった。

検査に先立って、小児を安心させるために検査についての簡単な説明を行った。濃度を上げた空気マイナスイオンへの曝露の約6分後にα波が減少するとの報告があることから、被験者にはアンケート（ダイエット、TV、癖）に回答させることで、順応を目的とする時間がさらに5分間与えられた。

選択注意課題

聴覚課題はまず、最初に聞こえた数字について自由に報告するという条件で与えられ、続いてそれぞれ10回ずつ、2種類の指示あり条件で与えられた。指示あり条件においては半数の小児に対して、最初の10回の検査では右耳に注意を払い、右耳の数字を左耳の数字より先に報告するように指示し、残りの半数にはこの逆の指示をした。

以上のような選択的聴取の順序は、次の10回の検査においては2グループ間で逆にされた。ヘッドフォンは、各条件下で5回の検査毎に左右を逆にしてつけるようにし、両チャンネル間のSN比におけるあらゆる差異を相殺した。小児は数字を聞いたら直ちに答え、実験者がその答えを記録した。この検査はおおよそ10分間にわたるものであった。

偶発記憶課題

「偶発記憶」の検査では小児に、最後の単語が抜けている類推問題を見て読み上げること、つづいて、3つの単語を次々に見せられること、それらの単語を大きな声で読み上げること、そして解答用紙にある、「1番目」「2番目」「3番目」というところに丸をつけることで、どの単語が正しい単語であるかを示すこと、以上について話した。単語の読み方を間違えたとき、あるいはある単語を知らなかったときには実験者が手助けをした。10問の類推問題の提示直後（1ないし2分後）、小児に40語のからなるリストを与え、スクリーン上で見た記憶のある単語すべてに丸をつけるように求めた。類推問題の答えとして正しくない単語、正しい単語の双方とも見た単語には全て丸をつけなければならないことを強調した。この検査は、15分から20分間にわたって行われた。

実験結果

選択注意

両耳分離聴に関するデータは、再生された数字の総数、左耳あるいは右耳に注意を向けた順番、チャンネル・クラスター（同じ耳から正しく最初の3つの数字が報告できた試行数）、注意を払っていなかった方の耳からの割り込み、といった要因にもとづいて分析された。2因子分散分析から、右耳および左耳から正しく再生された数字の総数に対する「グループ」の効果、「イオン条件」の効果、「グループ」×「イオン条件」の相互効果のいずれも有意はでなかった。2通りの順番による選択的聴取条件間（左耳→右耳：右耳→左耳）の比較を可能にするために、学習障害児と精神遅滞児を一緒にし、ひとつの学習困難児群とした。「耳」を被験者内変数とした4因子分散分析（「グループ」、「イオン条件」、「順序」、「耳」）を、小児のチャンネル群スコアに対して行った。

全ての小児において有意な結果となったのは、左耳に比べて右耳の方が3つの数字を連続的に再生しやすいということのみであった（$F(1,28)=49.58$、$p<0.001$）。同様に、注意を向けていない耳からの数字刺激の割り込みに対しても、4因子分散分析を行った。有意となったのは、右耳が注意対象外であったときの右耳に提示された数字刺激の割り込みだった（$F(1.28)=66.94$、$p<0.0001$）。以上のような結果は、健常児、学習困難児双方ともに、言語情報処理に関して左半球が優位であること、そしてマイナスイオンが、小児の右脳左脳分化の度合いに対して、あるいは小児が左耳と右耳からの入力を分離する能力に対しては、有意な作用は何も持たないことを示した。

「耳」を被験者内変数とした4因子分散分析（「グループ」、「イオン条件」、「順序」、「耳」）から、主効果が右耳からの報告で成績がより良くなるかたちで「注意を払った耳」について存在すること（$F(1,28)=29,3$、$p<0.001$）、「イオン条件」×「先にくる方の耳」の交互作用が存在すること（$F(1,28)=5.05$、$p<0.04$）、「グループ」、「イオン条件」、「先にくる方の耳」、「注意を払った耳」について相互効果が存在することが明らかになった。4way交互作用は、学習困難児において、「左耳に先に注意を払う」＋「プラシーボ条件」、そして「右耳に先に注意を払う」＋「イオン条件」の両方で右耳優位性が存在しないことによってもたらされたものである。精神遅滞児と学習障害児とのあいだで、成績の差は何も認められなかった。しかし、今回の被験者数は小さいものであるため、統計的な評価として意味のあるものを行うことは不可能である。

以上のようなデータは、精神遅滞児および学習障害児を含めた学習困難児の両耳分離聴の成績が、選択的聴取条件の順番に大きな度合いで影響を受けるということを明確に示す。しかし、「左耳が先」条件に対して強調されたプライミング効果（先行の刺激が後方の刺激認知に影響を与えること）が見られたのに対して、右耳の再生に対してはイオンの効果、あるいは順序の効果が存在するとの証拠は得られなかった。マイナスイオンおよび選択的聴取の順序は、双方とも学習困難児の左耳の成績に対してのみ作用を及ぼしたのである。むしろ学習困難児が最初に左耳に注意を払うように指示された場合、左チャンネルへの注意は阻害されるが、右チャンネルに最初に注意を払うように指示された場合には、左チャンネルの再生がマイナスイオンによって改善するという結果が得られた。

偶発記憶

「偶発記憶」課題については、グループ（4年生、学習障害、軽度の精神遅滞）、イオン条件（マイナスイオン条件、プラシーボ条件）、単語のカテゴリー（正しい単語、正しくないが関係のある単語、正しくなく関係もない単語）を、それぞれ独立変数とする3因子分散分析から、空気マイナスイオンによって、3つの小児グループ全てにおいて全ての単語カテゴリーで、「偶発記憶」の改善がもたらされることが明らかになった（$F(1,30)=7.17$、$p<0.01$）。残念なことに、正しい単語というカテゴリーにおいて天井効果が見られたために、浅い記憶処理しか受けていない2通りの「正しくない単語」というカテゴリーに対する空気イオンの作用と、より深い記憶処理を受けた「正しい単語」に対する空気イオンの作用は異なっているのかどうか、についての確認は不可能であった。

健常児では8.4%、学習障害児では23.6％、軽度の精神遅滞児では54.8％、検査成績が向上した。主効果があったのは「単語カテゴリー」についてであり、類推問題に正しく適合する単語に対して、より良い再認率を示した（$F(1,30)=23.3$、$p<0.0001$）。大きな相互効果はなく、性別に分析してもマイナスイオン効果に性差がないことが分かった。同様に、新しい単語ないし誤答を「単語カテゴリー」に含めたうえ、ANOVA（3×2×4）にかけたところ、イオンの主要効果がないこと（$F(1,30)=1.78$、$p<0.05$）、および「単語カテゴリー」×「イオン」の相互効果が存在しないこと（$F(1,30)=3.18$、$p<0.03$）が示された。

単純効果の検定から、新しい「単語カテゴリー」においては、マイナスイオンの主要効果なしで且つ有意に誤答が減少した。新しい語をより選択したという傾向もないうえで、有意な相互効果が生み出されていることがわかった。したがってマイナスイオン効果は、反応要因よりむしろ記憶の改善ということによって生み出されたわけである。「グループ」×「イオン条件」での2因子分析では、推論テストの得点においても、語再認テストで丸をつけた語の数においても、「グループ」による効果も「イオン」による効果も有意ではなかった。こうしたことはマイナスイオンが、子供達の様々な能力レベルにおいて起きる、「偶発記憶」の符号化の初期に影響を与えるものと考えられる。

考察

マイナスイオン下で偶発記憶が改善されるであろうとの予想が、データによって裏付けられた。「偶発記憶」課題では、空気マイナスイオンへ曝露された小児が、プラシーボ条件下の小児と比べて、3つのカテゴリー全ての単語において、よりよい単語の再認数を示した。「偶発記憶」課題は、三つの異なる文脈からのサポートに対するイオンの効果を調べるためにデザインされており、これは課題を行う中で、単語が三つの異なるレベル、ないし強度で処理されることにかかわる。マイナスイオンは、無関連で間違った単語も含めた三つの偶発記憶カテゴリーすべてにおいて、単語の記憶を向上させた。このことはマイナスイオンが視覚―言語情報処理における前意味段階に影響を与えることを示唆する。意外にも正常な子供もマイナスイオンによって記憶を向上させている。このことはセロトニンレベルの上昇が、マイナスイオン効果を生起するための前提要因ではないことを意味するのかもしれない。

予期しなかったことであるが、イオン条件下で健常児の記憶がよりよくなった。これはセロトニン濃度の上昇が、記憶に対するマイナスイオンの上のような作用にとっての素因ではない可能性を示唆する。

イオン条件において精神遅滞児の成績が改善したことは、精神遅滞児が「偶発記憶」の慢性的な不足に苦しんでいることを考えると、とりわけ期待を抱かせるものである。精神遅滞児において「偶発記憶」がこのように不充分であることに対する説明としては、ふたつのものが存在する。ひとつは、頻度理論に由来するもの、もうひとつは処理のレベル理論に由来するものである。頻度理論によると、精神遅滞者は、偶発的な情報の処理に際して頻度の手がかりを利用することが出来ないという。頻度の手がかりは、意識的に活性される語彙連合であり、その累積的な強度は、課題実施の間に物事が頭の中で表象された回数によって決定される。健常者は、処理した刺激が何回再起したか、その回数を銘記することがよく知られている。したがって、知覚的世界の偶発的側面を、思い出す、あるいは忘れるということは、頻度の手がかりに左右されると考えられる。処理のレベルモデルでは、健常者は偶発的事項をかなり深く意味的に、かつ入念なレベルまで処理するとみなされる。一方、精神延滞者の処理の度合いは、課題の要求度に制限されるとみなされる。今回の実験では精神遅滞者は健常者と同じようには頻度の手がかりを使ったり、深いレベルへの銘記を出来ないのにもかかわらず（正しい単語についての天井効果のためにこれに関する分析は不可能であった）、すべての小児が、正しい単語の再認においてすぐれた成績を残した。正しい単語は、正しくない単語と比べると、頭の中での処理の頻度がより高いのが常であった。このことは、精神遅滞児を含めた全ての小児が、頻度の高い偶発的な単語を、異なるかたちで銘記していたことを意味する。おそらく、彼らは、頻度の手がかりあるいは深さの手がかりを利用していたのであろう。いずれの場合にせよ、精神遅滞児の単語の再認において、明らかにマイナスイオンによってもたらされた大きな向上が見られたということは、精神遅滞者の「偶発記憶」の不充分さを解明するにあたって、生物学的因子が果たしている役割の重要性を再確認することを促すものである。

両耳分離聴に関するデータは、学習障害児および精神遅滞児における注意を払うという行動の特定の一側面が、マイナスイオンによって改善されることを示唆するものである。最近の研究から、学習障害児は、右耳に注意を払っていた場合、左耳で入力した数字を再生することが困難であり、また、左耳に注意を払っていた場合、通常の右耳優位性を維持することが困難であると示されている。本研究では、先に左耳に注意を払うようにした場合、マイナスイオン下で学習困難児も右耳優位性を維持することが可能であったのに対し、イオン化されていない空気を呼吸した場合は、右耳優位性の喪失が予想どおり見られた。また、マイナスイオン下で先に右耳に注意を払うようにした場合、学習困難児で、左チャンネルの再生が向上するのが見られた。

これらのことから、マイナスイオンが、学習困難児の右半球の機能に対する好ましい抑制効果、および好ましい促進効果を強めると思われるのである。さらには、マイナスイオン下では右耳を先行させた場合には、逆プライミング◆効果がみられ、左耳を先行させると右耳優位性が回復することから、子供たちにみられる学習障害は、イオン感受性と、右脳と左脳のコーディネートの機能障害による注意のコントロールの根本的な異常と関連があるのではないかと考えられる。

◆プライミング
先行刺激（プライム）が後続刺激（ターゲット）の認知に対して促進的な効果を現すこと

以上のような結果は、プリブラムとマックギネスによる、覚醒—慣れモデルと関連するものである。このモデルでは、扁桃核を中枢とする第1次覚醒—慣れシステムが、情報処理の非常に早い段階において、注意と記憶の制御を助けているとする。マイナスイオンは、扁桃核レベルにおけるセロトニンの減少を引き起こしうると考えられ、それに引き続いてノルアドレナリン作動性の作用因子とセロトニン作動性の状態との間のバランスに、変化をもたらすと考えられる。セロトニンの減少は、理論的には、扁桃核系の覚醒と機能性を高めることになる。

カテコールアミン作動系とセロトニン作動系とは、お互いに逆の方向に関連しあうかたちで機能していること、自律神経系の低覚醒状態はセロトニンレベルの上昇、およびノルアドレナリン（NA）の減少に関係する証拠が報告されている。さらに、ＮＡの枯渇は慣れの能力を低下させて、注意のプロセスを乱し、増大する代謝要求への反応性を妨害するようになる。一方、セロトニンの枯渇はＮＡの量を増大させ、これに付随するメリットをもたらす。

以上のような理論の代わりになりうるもの、ないし同時に生じていると考えられるものとしては、海馬におけるセロトニンの不足が記憶のより良い統合をもたらすとする考え方、あるいは間脳におけるセロトニンの減少が情報のより効率的な流れに結びつくとする考え方がある。これらの考え方に共通しているのは、セロトニンの減少を介するかたちで、マイナスイオンが中枢神経系に対して好ましい作用を及ぼしうるということである。最後に、被験者数の少なさ、被験者間という実験計画、この種の検討が目新しいものであることを考えると、何らかの推論を行うのには注意が必要であり、また、独立したかたちでの追試が実施されるまでは、結論を導くのは控えるべきであろう。

Negative air ionization improves memory and attention in learning-disabled and mentally retarded children.
Morton LL; Kershner JR
J Abnorm Child Psychol, 1984 Jun, 12:2, 353-65

ch.4-4

「躁病患者に対する空気マイナスイオンの鎮静効果」(要約)

J.ミシャシェク[1]、F.グレイ[2]、A.イェーツ[2]、1987
1.アリゾナ大学医学部精神医学科　2.同 麻酔学科

序論

不安状態、あるいは興奮状態にある被験者が、空気マイナスイオン曝露後、それらの症状の軽減を得たとする研究が数多く存在する。今回のパイロット研究は、精神病患者のうちのある特定のサブグループに対する空気マイナスイオンの作用の評価を目的とするものである。活動過剰および興奮がみられるということから躁病患者を実験対象に選択した。

実験方法

年齢が22歳から49歳、躁病向け「DSM－Ⅲ診断基準」に合致する入院患者8名（男3、女5）が被験者として、今回の2段階からなるパイロット研究に参加した。神経弛緩薬およびリチウムは、2名の患者を除いて実験開始2時間前以降には投与されなかった。2名には、実験開始の0.5時間以内にリチウム（それぞれ300mgと600mg）を投与した。実験は8：00AMと2：00PMのあいだに実施された。

実験の第1段階にあたる開示的段階では、4名の被験者を空気1cm^{3}あたり、小イオン40,000～60,000個、中イオン50～1,000個、大イオン50～4,000個の濃度の空気マイナスイオンに1時間曝露した。小マイナスイオンは顕著な生物学的活性を示すものである。精神科医が、「DSM－Ⅲ」に略述されている躁病の症状の有無、および程度を評価することを目的に、処置前後に臨床的面接を行った。また、イオン曝露の前、最中、後に、被験者の行動を観察窓から観察した。

実験の第2段階では、4名の躁病患者を対象に、二重盲検法により3時間にわたって空気マイナスイオンを曝露した。各被験者はランダムな順序で、空気1cm^{3}あたり小イオン50,000～70,000個、中イオン50～3,200個、大イオン50～7,000個の空気マイナスイオン曝露、および疑似イオン曝露をうけた。1回のイオン曝露、ないし疑似イオン曝露の長さは1.5時間であり、合計3時間にわたって被験者の観察を行った。各曝露の前後に、被験者は、自己評価アンケート「TAI FORM X－1」に記入してもらい、さらに被験者への面接、およびMultidimensional Psychiatric Scale（IMPS）を用いた精神状態の評定を行った。

本研究の2段階どちらにおいても、イオンは天井に設置されたイオン放出電極を持つコロナ放電式のイオン発生器によって発生させた。イオン分布の均一性、電極の配置、イオンを反発させるマイナス電荷の獲得を排除するための適切な電気伝導性、および接地に注意を払った。イオン化装置は、患者の頭がくる場所に置かれ、接地されたBeckett型イオン検出計測器を用いた測定によって、曝露の前に望ましいレベルに設定した。接地していない金属ないしプラスティック製の物品を取り去ることにより、マイナス電界の除去を行った。接地していない金属ないしプラスティック製の物品は、マイナスの電荷を獲得することにより、被験者へイオンが届くのを妨げるのである。

旧式のイオン発生器が生み出す好ましくない副生成物であるオゾンは、10億分の50未満であった。背景マイナスイオンは、150個～2,200個/cm^3の範囲内でその平均は760個/cm^3だった。温度は、実験の双方の段階ともに23.3℃～25.6℃で、相対湿度は、43％～73％で、平均55%だった。本研究における測定および物理学的な側面の計画は、共同研究者である物理学者が行った。機器は、熱、臭い、音は何も発しないため、それが作動しているかどうかを物理的に示すものはない。研究の第2段階においては、イオン発生装置を箱の中に格納し、実験者から見えないようにされた。

実験結果

実験開始直前、8名の被験者のなかで、鎮静状態にある者はいないように思われた。実験開始前彼らは、躁病にみられる熱狂的な話し方、早いテンポの運動、注意の欠如、気分の高揚、睡眠障害、誇大妄想を示していた。しかし、マイナスイオン曝露開始後15分以内には、実験第1段階の4名の被験者はみな入眠した。そのうちの3名の被験者では、この睡眠が自発的覚醒によって妨げられることはなかった。1時間ののち覚醒すると、4名の被験者は気分が静まったと報告し、また興奮が弱まったように見えた。しかし、曝露終了後5～10分以内に、被験者は曝露前の行動を再びとりはじめた。誇大妄想に関しては、曝露中に変化は観察されなかった。

実験の第2段階では、マイナスイオンに曝露された被験者のうち2名は、第1段階のときと同様に15分以内に入眠し、他の1名は暴露30分に入眠したのに対し、残りの1名は興奮が小さくなり曝露中は本を読んでいた。第1段階と同様に上のような鎮静効果は、曝露終了5～10分後には消失した。擬似イオン曝露では、被験者全員が覚醒状態にあり、前述したような諸症状を曝露中も曝露直後にも示した。

考察

8名の躁病患者のうち7名がマイナスイオン曝露の最中に入眠し、そのうち6名が終了後目がさめてしまったというのは、今回の2段階からなる実験において予期していなかったことである。短時間のあいだ観察された鎮静化された行動、および覚醒後の快適感は、睡眠とならんでマイナスイオンによる直接的なメリットと考えられ、投薬が原因となって興奮が小さくなったとは考えにくい。第2段階の実験で、被験者4名のうち3名で、STAIおよびIMPSの値が臨床的に観察された改善を反映するものとなった。ただし、被験者数が少ないため、数値の統計的な分析および解釈は不可能だった。

臨床的観察およびIMPSから、イオン曝露によって躁病に特徴的な諸症状が、他にもまして変化を被ったことが示唆された。例えば、睡眠障害、活動過剰、さらには少なくとも1名の被験者では被転導性に改善がみられたようであった。しかし、誇大妄想あるいは思考過程障害には顕著な変化は確認されなかった。

どのような理由から空気マイナスイオンによって鎮静状態が誘発されるのかの解明を目的に、動物実験において、セロトニンの介在する覚醒メカニズムに対するマイナスイオンの作用を研究した者がいる。これらの研究から、マイナスイオン曝露が、ラットの脳内セロトニン濃度を、おそらくはセロトニンの5−ヒドロキシインドール酢酸への酵素酸化を促進することによって、低下させることが明らかにされた。さらに、ダウドールとモンティグニーは、マイナスイオン曝露後に、セロトニンに対するラットの前脳ニューロンの感受性が高まること、および感受性の日内変動が小さくなることを示した。

結論

今回のパイロット研究における躁病患者の被験者数はあまりに小さいため、躁病に対するマイナスイオンの作用について何らかのはっきりとした結論を導き出すことは出来ない。しかし、この予備的観察結果は興味深いものであり、情緒障害患者の治療におけるマイナスイオン使用の有用性について、更なる研究の実施を促すものである。この手法は、非侵襲的なものであり、また、空気マイナスイオンに対する長期間の曝露でも、有害な作用は何も報告されていない。投薬を受けていない患者に対するイオン治療の有効性、および躁病患者のマイナスイオンへの長期間の曝露についての評価を試みる研究は、興味深いものとなろう。

The calming effects of negative air ions on manic patients: a pilot study.
Misiaszek J; Gray F; Yates A
Biol Psychiatry, 1987 Jan, 22:1, 107-10

ch.4-5

「水破砕式空気イオンによる精神神経疾患の改善」(要約)

M.ドゥレアヌ、C.スタマティウ、1985
公衆衛生インスティチュート、精神衛生ラボラトリー

第1回国際生気象学会議において、ディビッド、ミンハート、コーンブルーらは、熱傷患者に対して空気イオン療法が好ましい結果をもたらすとの報告を行った。空気マイナスイオンには、鎮静作用、リラックス作用、睡眠作用、鎮痛作用があるとされた。1961年以来我々は、いくつかの種類の精神障害患者に対して、空気イオン療法の適用を行ってきた。そして、慢性のきわだった不眠症の見られる神経症に対して、空気マイナスイオンが好ましい作用を持つことを報告した。グァルティエロッティは、ある種の神経症患者への空気イオン療法の適用を勧めている。ウチャ・ウダベほかは、不安症に対して空気イオン療法を適用している。スルマンほかは、この方法による治療を受けた患者において、頭痛および緊張状態が改善されたと記している。ラジェは、空気マイナスイオン療法を行った心臓血管障害患者のほとんどにおいて、不眠症が消失し不安が軽減されることを観察している。

空気イオン療法適用における我々の試みは、胃および十二指腸潰瘍、小児の気管支喘息、若年患者の高血圧および低血圧などの疾患だけでなく、精神病理学の様々な側面を対象にしている。本論文では、神経症を中心に精神疾患の進行に対する空気イオン療法の作用について報告する。我々の治療の目的は、向精神薬を用いることなしに、たとえ一時的にせよ症状を緩和することである。以下に、空気イオン療法下における精神症状の進行についての記述を挙げる。もちろん、基底となる精神疾患の治癒に伴う症状緩和を確認したわけではない。そのような精神疾患には、空気イオン療法による作用は受けないような数多くの要因が関わっているのである。

実験方法

我々は、精神衛生ラボラトリーの外来部門から選ばれた精神疾患患者、および同ラボラトリーの病院へ入院中の精神疾患患者112名を対象に治療を行った。

精神疾患が精神的障害の主要な要因であるとの診断を下された患者を、治療の対象とした。そうすることで我々は、臨床的および実験室的な試験から、器質的疾患を可能な限り除外した。精神医学的診断から、112名の患者を以下の3つのグループに分けた。

a．神経衰弱（神経症、および神経衰弱型の反応）――73名（65%）

b. 心因性精神疾患（寛解期の精神分裂症、および躁うつ病）―― 22名（20％）
c. 人格障害―― 17名

神経衰弱患者における主要な症状は、無力症、頭痛、感覚過敏、被刺激性、不眠症、全身的な不快感、不安に関係したあるいは関係しない抑うつであった。残りの2グループの（寛解期の心因性精神疾患、人格障害）患者では、標的となった神経衰弱様の症状の緩和を特に治療の目標とした。このような症状に対しては、空気イオン療法が作用しうると考えたのである。

空気イオン療法は、1日あたり1回、10～30日間行った。最初の治療は15分で、その後標的となる症状の進行状態にあわせて曝露期間を個別に設定した。症状の改善が認められた場合には、前日の曝露時間のままとし、改善が見られない場合には、我々が確認できるような主観的改善が得られるまで、1日あたりの曝露時間を5分ずつ延長した。必要とされる曝露時間で最長のものとなったのは、40～50分であった。最後の2～3回の治療では、曝露時間を段階的に短縮した。空気イオン治療を行っているあいだは、いかなる神経弛緩薬の投与も行わないようにした。

空気イオン発生器は以下の3種類を利用した。

a. 電気放電（コロナ作用）式発生装置―― 25名の患者に適用
b. 水エアロゾルを保持しつつ、遠心分離により蒸留水を散布する
「水―力学的」発生装置―― 62名
c. 蒸留水エアロゾルでありながら電気エアロゾルへの曝露を行なう
遠心分離―水―力学的発生装置―― 25名

患者の呼吸が行われる高さで、Ebert型測定器を用いて測定した、移動度1cm/秒以上の小空気イオン濃度は以下の通り。

n^- = 10,000～15,000個/cm^3、 n^+ = 約1,000個/cm^3、$q = n^+ / n^-$ = 約0.1

患者本人が記述した主観的状態、および我々が観察した、主観的な状態に対する患者個々の記録というかたちで、実験結果が記録された。患者個々の記録には以下のことを記した。

a. 個人情報、病歴、診断結果
b. 最初の治療時における空気イオン療法への適応性
c. 主要な症状の治療時毎の変化、および治療中に表れた症状の変化
d. 空気イオン療法の最終的な評価

症状の変化は普通は3日毎に記録し、特別な観察記録が求められる際には毎日行った。実験結果は、患者の絶対数およびパーセンテージで表した。ある症状を示した患者数を検討対象となった患者総数（112名）と比較すると同時に、改善ないし失敗した割合を、標的となった各々の症状を示した患者数との関係から表

した。プラシーボ効果の可能性は排除することを試みた。稼動していないイオン化装置（電気的には接続されているものの、イオンは発生させていないもの）で曝露を行った患者では、精神状態に何の変化も見られなかった。

実験結果

標的となった諸症状の変化を以下に記す。これらの症状は、既に指摘したように、様々な疾病分類学的枠組み内において観察されたものである。

1. 無力症は、17名（全体の15%）の患者のもつ主症状であった。このグループに入れたのは、無力症が主たる精神徴候であったケースのみで、無力症が不眠症頭痛などの他の症状に付随するものと考えられる患者は含まれない。これらの患者には水―力学的発生装置が用いられた。大半のケース（16名）において、空気イオン治療開始当初から好ましい変化が観察された。失敗とみなされたのは１例であった。この患者は、初回の空気イオン治療に適応することすら困難であった。14回の治療を受け入れ、30分間の曝露にまで達したものの、はっきりとした結果は何も得られなかった。

2. 顕著な抑うつは、45名の患者で見られ、それは他の神経症的な現象を背景に現れたものであった。これらの患者に対して我々は、電気放電式および電気エアロゾル式装置を用いた。もっとも好ましい結果をもたらしたのは、後者であるように思われた。抑うつ患者の空気イオン治療への適応は、治療初回から好ましいものであった。24名（50％以上）の患者において、抑うつ状態が明らかに改善された。

3. 主要な、そしてはっきりとした症状としての不安は、11名の患者に見られた。他の患者は、混合反応型の不安を示した。水―力学的およびコロナ放電式のイオン発生器を使用した。これらの患者はみな空気イオン療法に対して好ましい反応を示した。すなわち不安は、２回ないし３回の治療の後には消失したのである。ほとんどのケースにおいて、空気イオン療法実施以前は、夜半にかけて睡眠が大きく妨げられるような不安が存在した。しかし、空気イオン曝露が午前中に行われたのにもかかわらず、夕方ないし夜間に見られた上述のような現象も改善したのである。このことは特筆に価する。

4. 高い興奮性および病的短気が主要な症状として見られたのは、17名（15％）の患者においてであった。水―力学的イオン発生器の利用によって、よりよい結果が得られた。この症状は、空気イオン療法に対してなかなか適応しにくいというのが特徴的であった。すなわち、鎮静作用が現れたのは７～８回の治療後が普通で、その後はその作用が持続的に高まっていった。このように比較的適応しにくかったということはおそらく、水による空気イオン発生器が発する中程度の騒音にその一因を求めることが可能であると思われる。空気イオンへの毎日の曝露を継続することで、期待された鎮静効果が最終的には得られた。

5. 頭痛は、58名（50％以上）の患者において、主要な症状あるいは障害の原因となる随伴症状として見られた。治療にあたっては、正弦的な変化が記録された。すなわち、2～3日間の寛解期ののち、2～3日間程度の弱い頭痛が続き、その後再び新たな寛解期となるというものである。治療終了時には頭痛は消失し、好ましい結果となった。

頭痛に対する治療を初めて受けた45名の患者（75％以上）の症状は、我慢できる限度まで緩和あるいは消失した。13名の患者においては治療の失敗が認められた。好ましい結果が何も得られなかったこれら患者の割合は、その他のいくつかの器質的な随伴疾患（胆嚢疾患、頚関節症）を持つ者の割合を表すものであった。これらのケースを我々は失敗と解釈したのではあるけれども、これら患者もまた、空気イオン療法の影響下で頭痛が弱まったことには触れておく必要があろう。

6. 不眠症が最も大きなトラブルをもたらしていると考えられたのは、67名の患者においてであった。不眠症の形態は様々であった。すなわち、寝付きにくい、早く目がさめる、リラックスした眠りにならない、といったもので、職業上の能力の低下とりわけ知的能力の低下が同時に見られた。

複数のイオン発生法のなかでも、水エアロゾルは保持したままの、水―力学的発生装置が最も有効であるように思われた。空気イオン曝露中および毎日の治療後約20分間に、嗜眠状態と疲労が見られたものの、これらの症状はすぐに消失し、通常の活動が可能となった。通常3～5回の後には、正常な夜間の睡眠が回復した。あるいは、睡眠状態が徐々に改善され正常に達した。寝付きにくさはもっとも簡単におさまった。浅い睡眠を背景とした早朝覚醒をともなう不眠症の改善は、難しかった。このような症状の患者は、治療期間のほぼ半ばに至るまで、治療に対する抵抗を示したが、その後は、徐々に改善した。睡眠がすっきりとした自発的な覚醒と、覚醒時の好ましい精神的緊張を伴う、より休まるものとなるのが通例であった。

好ましい結果（睡眠の正常化）が53名の患者（約80％）で得られた一方、残りの患者でも明らかな改善が生じた。以上のような結果は、我々による先に得られたデータと同様に、神経症性不眠症に対する主要な治療方法として、空気イオン療法の適用が待たれると述べておく。

7. 全身的な不快感は、空気イオン療法の対象となった精神疾患患者の多くに見られる病訴であり、その数は96名（86％）に及んだ。患者らは自らの状態を知的および精神的疲労、高い集中力の欠如、作業能力および作業成績の低下、無力症、様々な疼痛を伴う好ましくない感情と記述した。そして、患者の多くは、そのような不快感を、季節あるいは気象の変化に関連づけていた。大半の患者は、他の様々な専門医療部門を既に訪れており、そこでも気象過敏症について言及していた。

彼らは、精神衛生ラボラトリーに紹介されてきた者であり、このラボラトリーにおいて我々が空気イオン療法を実施した。空気イオン治療の間、このような不快感は、気象の変化とは無関係なかたちで62名（65％）の患者で消失した。治療終了後もなお約１ヵ月間にわたって、症状が改善された状態が持続したが、それ以降は中程度の症状が再び現れた。多くの患者が我々のアドバイスに従って、全般的に調子が悪くなり始めた際に、空気イオン療法を受けにやってくるようになった。また、我々のアドバイスに従って、コロナ放電式イオン発生器を自ら購入し、中程度の不快症状が現れたときに空気イオン治療をした者もいた。34名（34％）の患者では、症状に対する空気イオン療法のはっきりとした好ましい作用は何も得られなかった。

スルマンほかが、空気イオン療法の作用下において、気象に関連する現象が減少し、熱によるストレスが低下すると報告しているのは注目に値する。不快感の治療において得られた上述のデータは、空気イオン療法によって精神疾患患者における気象の変化に対する過敏性が低下しうること、そして、そのような目的のために空気イオンを予防的に利用しうることを示唆するものである。

以上のように、空気マイナスイオン療法により、ある種の症状の緩和あるいは消失が、治療を受けた大半の精神疾患患者に見られた。我々が空気マイナスイオンによる治療を行った患者の中で、精神症状が悪化するような現象は全く観察されなかった。この治療方法は、異物としての化学物質を生体内に入れることはなく、依存性も生じさせず副作用ももたらさない。この治療法は、必要な際には繰り返し行うことが可能である。このような好ましい結果が得られたことは、上に挙げた精神症状の改善を目的とした、空気イオン療法の適用を促す追い風となるものである。

Influence of aeroionotherapy on some psychiatric symptoms.
Deleanu M; Stamatiu C
Int J Biometeorol, 1985 Mar, 29:1, 91-6

ch.4-6

「空気マイナスイオンによる更年期神経症の治療」(要約)

S.I.ポツェルエヴァ、1964
ソ連邦医科学アカデミー産科婦人科研究所物理・運動療法部門

空中電気の生物学的作用に関する研究の端緒となったスクヴォルツォフの著作が出て以降、空気がもつ電気的性質の生物学的意味についての探究は生物学者、生理学者、医師たちの大きな関心を集めてきた。ソコロフは、幾つかの保養地での空気イオン化の研究から、山地や沿海地方の気候が健康に最も良いことを初めて指摘し、それを空気イオン化の度合いが高いことと結びつけたほか、空気イオンが肺を通して生体に作用することを初めて唱えた。

1930年には、ヒトに対する空気イオンの作用についての研究が、デサウアーと弟子たちによって始められ、白熱した物体（酸化マグネシウムないし酸化カルシウム）のイオン化能力を利用した電気イオン化装置が製作され、プラスに帯電した空気の吸入が、疲労感、頭痛、気分の悪さ、悪心、嘔吐を引き起こし、マイナスに帯電した空気の吸入は、活力感、高かった血圧の長期的な低下、気分の改善をもたらすことが確認された。シュトラスブルガーとハッペルは、更年期障害をはじめとするさまざまな疾患に、イオン濃度10^{10}個/cm^3のマイナスに帯電した空気の作用を検討し、高かった血圧が治療後81％の患者で顕著にかつ長期間にわたって低下したと報告しており、更年期性高血圧症の治療において最も大きな成果を得ている（患者の91.5％）。

1932年には、ヴァシリエフと共同研究者たちが着手した空気イオンの作用に関する研究によって、治療的効果を得るには空気イオンが単極的であることが不可欠で、吸入空気中にそれらが充分な量（1cm^3あたり数十万個）含まれていなければならないことが確認され、中程度の大きさのイオンが気道を通過して、そこに電荷をもたらす作用を最も顕著に現すことも明らかにされた。ブラトフによれば、空気マイナスイオンは過剰投与した場合も好ましい作用をすることに変わりがない。ヴァシリエフ、チジェフスキーは、空気イオンの作用は機能上の異常、反応性の亢進、とくにアレルギー性反応を伴う気管支喘息や高血圧性疾患などに最もはっきりと現れ、健康な生体では、大用量の空気イオンでもその作用を及ぼさないと指摘しており、ベリツキンとミャシシシェフは神経系の機能的疾患の治療への空気イオンの適用を推奨している。

水空気イオンの適用については、1935年すでにチェルニャフスキーが提唱していたが、空気イオンに比べると、開始はかなり遅れている。ファイブシェヴィッチの指摘によれば、水空気イオンは主として、大脳皮質の調節障害に関連した疾患患者の治療に好ましい作用を及ぼし、空気イオンと同様の作用、なかでも鎮静作用、催眠作用、血圧降下作用を示すという。

新陳代謝と主要神経プロセスに対する空気イオンの好ましい作用を検討したところ、産科・婦人科では1959年まで、空気イオンも水空気イオンも適用されていなかったので、同年ソ連邦医科学アカデミー産科婦人科研究所物理療法部門では、これらの方法を用いた更年期性神経症に対する治療の有効性について研究することにした。

更年期性障害の症状は、大脳皮質のさまざまな機能障害として発現し、なかでも最も頻繁に見られる症状として精神的興奮、刺激感応性の高まり、顕著な短気、気分の変化、抑うつ状態、睡眠障害、記憶の衰えなどがあげられる。皮質下の中枢の機能障害に最も特徴的な症状としては、顔、頸、ときには胸郭の皮膚に熱い感覚とほてりの発作（ホットフラッシュ）が突然起きることが挙げられ、これに立ちくらみ、頭が脈打つ感覚（のぼせ）、めまい、“胸の圧迫感”を伴うことが少なくない。

本研究では、更年期性神経症患者110名中、52名に空気イオン療法を、58名に水空気イオン療法を施し、他の治療は何も行わなかったが、45名は病院や医療相談所でホルモン治療を定期的に受けていた。使用したα線イオン化装置は、20cmの距離で空気1cm^{3}あたり1.6×10^6個の空気イオンを発生する。イオン化装置と患者の距離は、空気イオン化装置付属の小さな台に取りつけられた特別な支えに患者の顎を固定することで、一定に保たれた。1回の治療は平均5分の中断をはさんで毎日10分行い、中断中もイオン化装置は稼動させたまま患者はその近くに腰をかけて休憩を取り、1治療期間中にイオン治療を10回受けた。

他方、水空気イオン療法では、20cmの距離で空気1cm^{3}あたり200,000個のイオンを発生させるレニングラード型水空気イオン化装置を用い、1回の治療は20分間で、1治療期間中の治療を15回とした。詳細な臨床的検討に加えて、イオン治療の前後に、充分な血液分析、運動失調測定法による静的平衡感覚の測定、ミシュク装置による胸部・ひじ関節・手のひらの保湿度の測定を行ったほか、各治療の前15～20分間休息してから、患者の血圧と脈拍を測定した。女性患者110名の年齢は35～57歳で、50歳以上が59.1％、閉経および更年期障害の経過期間は数ヵ月から6～8年であり、5名は更年期障害が40歳以前、性腺摘除後に現れていた。

イオン治療の好ましい成果は治療2～4回目で現れ始めたが、5～6回目で一定の患者に認められ、睡眠の改善が最も顕著に現れた。睡眠障害は77名に見られ、不眠や“ホットフラッシュ”時における頻繁な覚醒ないし著しい夢を伴う睡眠の乱れとして現れており、うち25名が空気イオン治療を、52名が水空気イオン治療を受け、70名（91％）に睡眠の正常化ないし顕著な改善が見られた。空気イオン治療でも、水空気イオン治療でも、ほぼ同様の好ましい治療結果が得られたが、差異は有意でなかった。

睡眠は自律神経機能の正常化に不可欠な防御的抑制であるという考えから、睡眠の調節には、さまざまな自律神経系—栄養障害に対する空気イオンの正常化作用のメカニズムが、かなりの程度関わっているのではないかと仮定した。イオン治療前には、“ホットフラッシュ”が82名に認められ、その程度は1日あたり30～40回に及んだ。うち36名は空気イオン治療、46名は水空気イオン治療を受け、前者で22名（61％）、後者で16名（35％）が治癒ないし顕著な改善を得た。

頭痛やめまいを訴えた患者は60名で、大半の頭痛は、こめかみのドクドクする痛みを伴う偏頭痛か、後頭部の絶え間ない鈍痛を特徴としていた。身体的労作や精神的疲れの後には、これらの痛みが強まった。めまいを訴える患者は、更年期神経症が長年にわたっていたり、“ホットフラッシュ”が頻繁かつ長時間生じたり、刺激感応性が急激に顕著になる者が多く、めまいは“ホットフラッシュ”前か“ホットフラッシュ”後に始まるのが一般的であった。めまい患者25名には空気イオン治療を行い、21名（84％）で回復ないし症状の顕著な改善が観察された。残り35名には水空気イオン治療を行い、28名（80％）に回復および症状の顕著な改善が得られた。

一定数の患者はめまいが強いために、悪心や平衡障害を起こしており、73名の患者に運動失調計測法を用いて静的平衡感覚を検討したところ、16名に静的運動失調型ないし様相的運動失調型が、1名に線形に近い運動失調型が認められ、残り36名に様相型、20名に振戦型が認められた。イオン治療後には、振戦型かそれに近い型が30名、様相型が27名、運動失調型は3名のみとなり、線形に近い型は振戦型へ変化した。

頻脈（1分あたり80から100～120拍までの心拍数の上昇）が観察された患者38名中、36名は器質的変化は何もないのに、頻脈と同時に心臓にチクチクするような痛みを覚えていたが、空気イオン治療後、痛みの感覚と頻脈は原則として消失した。顕著な徐脈（心拍数が50拍/分）が観察された1名の患者は、治療後心拍が正常化した（60～80拍/分）。頻脈を伴わない心臓部のさまざまな種類の痛みを訴えた患者26名中、16名に空気イオン治療を、10名に水空気イオンによる治療を行った。前者では、12名に痛みの消失が、4名に顕著な軽減が観察され、後者では、2名に痛みの消失が、6名に顕著な軽減が観察された。

発汗の亢進が見られた患者60名中、35名に皮膚電気抵抗試験を行ってその度合いを記録した。治療期間終了後、8名は主観的感覚において亢進した発汗に変化は見られなかったが、主観的改善が見られたそのほかの患者では、客観的データが非常に激しい変化を示した。高血圧症状（140/90mmHg以上）が見られた患者38名中、12名に空気イオン治療を、26名に水空気イオン治療を行った。血圧のこのような上昇は、更年期性神経症のそのほかの諸症状の発現と同時に初めて現れた患者が大半で、更年期障害の発現以前に高血圧疾患が悪化していたのは14名にすぎなかった。イオン治療による高かった血圧の低下は、高血圧患者でも、一過性の血圧上昇患者でも同様に見られ、高血圧患者では10名（83％）で血圧が正常化ないし顕著に低下し、一過性の患者では16名（61％）において正常化ないし顕著な低下が観察された。

刺激感応性の亢進が観察された患者71名中、21名に空気イオン治療を、50名に水空気イオン治療を行い、前者では14名（67％）に、後者では35名（70％）に好ましい治療成果が得られた。夕方、あるいは軽い身体的負荷後に強まる全身衰弱や不快感を覚える患者27名では、12名に空気イオン治療を、15名に水空気イオン治療を行い、前者では6名（50％）に、後者では7名（47％）にそうした症状の消失ないし顕著な軽減が観察された。

さまざまな感覚異常（指のしびれ、“虫が這う”ようなムズムズ感）や、関節の痛みを訴える患者18名では、10名に空気イオン治療を、8名に水空気イオン治療を行い、前者では8名（80％）に、後者では3名（37％）に、症状の消失ないし顕著な改善が見られた。空気イオン治療を受けた女性52名、水空気イオン治療を受けた女性40名の治療後を、6ヵ月～1年後まで継続的に観察したところ、症状の臨床的消失および顕著な改善は、観察期間中46％の患者で保たれていたほか、34％の患者ではさらなる改善が見られた。今回イオン治療を施した患者110名中、状態に変化がなかったか、不安定な結果を示した患者は20％で、これらの患者は基本的にはさまざまな身体的疾患（肝臓・腎臓疾患、慢性扁桃腺炎）を訴える患者であった。

結論

①更年期神経症の治療には、空気イオンおよび水空気イオンによる治療も含めるべきである。

②達成された成果の安定性、および更年期神経症の特定の症状に対するイオン曝露の有効性という点では、水空気イオンよりも、空気イオンのほうが多少優れていた。

Лечение климактерических неврозов аэроионизацией и гидроионизацией
Поцелуева СИ
Vopr Kurortol Fizioter Lech Fiz Kult, 1964 No,6 519-522

ch.4-7

「空気マイナスイオンによる口腔疾患の治療」(要約)

I.N.マルシェヴァ、1968
モスクワ医学口腔病学インスティチュート衛生学・口腔外科予備講座

治療の成功には、患者の全身的生体反応を高めることが重要であり、生体反応の向上には、さまざまな特異的・非特異的手段として、薬剤、物理療法、運動療法などが適用されている。好ましい作用を幅広くもつ非特異的手段の1つとして、生体の防御メカニズムに刺激を与える空気イオンがあり、マイナスの電荷を持つ人工的にイオン化した空気を短時間吸入する治療によって、全身的反応および免疫学的反応が促進されるほか、酸素欠乏、寒冷、イオン化を生じさせる放射線その他の有害因子に対して、抵抗力が向上することが近年の論文で示されている。

口腔病学の現場では、ミンフとその共同研究者らが、初めてイオン化した空気を適用して以降利用者が増え、希望の持てる結果が再発性アフタ性口内炎、歯周炎、多形成滲出性紅斑、舌痛、顎—顔面部などのなかなか治癒しない創傷、および潰瘍の治療で得られている。ミンフらはレシンスキー—カヴェツキーテストを基準として、生体反応に対する空気イオン療法の影響を検討しており、顎—顔面部の創傷および潰瘍のある少数の患者では、患者の全身的反応に空気マイナスイオンの好ましい作用が認められたことを中間結論とした。

潰瘍および術後の創傷の治癒促進は、空気マイナスイオンのこのような作用からかなり説明できるようになり、度重なる外科的処置を必要とする多くの患者では、空気イオン療法によって、外科的処置の間隔が顕著に短縮された。

歯周炎の治療で、生体反応に関する上記テストを用いたブシギナは、空気イオンではなく、少量のプラスイオンと一緒に作用する水空気イオンを用いた療法を行い、生体の防御能力が向上することを裏づけた。この結果は関心を集めるとともに、人工的空気イオンを幾つかの疾患に対する治療手段としてのみならず、生体の全身的反応を向上させる物理的因子として、その治療的作用を口腔病学の現場で利用する合理性を明示した。

空気イオン療法を幅広い治療現場で、生体反応を向上させる療法として推奨するには、個々の事例に必要とされる一定の治療期間の最適回数を定めることが不可欠であり、上記2つの研究ではなされていなかった。さらにまた、ミンフらの研究では、少量とはいえラドンなどの活性の高い生成物も同時に発生させてしまう、放射線によるイオン発生器を用いていた。他方、ブシギナの研究では、水イオンの気流が極めて不安定な初期の水空気イオン化装置を用いていただけに、今日のより完璧な物理機器を用いて、これらの結果を追認することが望まれた。

以上のような判断に基づき、すでに着手されている生体反応に対する空気イオン療法の研究をさらに推し進め、多くの問題点を明らかにすることにした。小空気マイナスイオン発生源として、現在の最良の治療用卓上機であるラヴィチのコロナ放電式イオン化装置を利用した。さらに、新しい文献上のデータから、空気イオン療法の各期間中に与えるイオン用量を減らして、上述の共同研究者を含めて使用されてきた用量の1/4、10分間の空気イオン吸入１回につき平均350億個とした。空気イオン療法を実施する患者数はミンフの場合とほぼ同数の30名にし、以前のデータとの比較および確認をある程度意図した。患者の年齢は19～46歳、顎―顔面部の瘢痕性変形、鼻・口蓋・口唇・耳殻の変形、外傷後の顔面変形の患者を観察対象とした。

生体反応の測定には、1932年レシンスキーが提案し、カヴェツキーが改訂した皮内テストを用いた。このテストは生体染色にトリパンブルーを使用し、結合組織の主要物質であるコロイドおよび細胞構成要素、すなわち皮膚そのものの機能的状態を反映するため、その生理的システムの吸着―食菌能力が明らかになる。また、生体の全身的反応をかなりの部分特定できるのは、このテストで生じる生理的変化が、中枢神経系によって調節されているからである。レシンスキー―カヴェツキーによるテストは、幾つかの疾患治療で用いられており、疾病の過程、とくに疾病の極期および回復期にはこのテストの数値が法則的に変化することが確認されている。したがって、このテストは患者の臨床的検討を行うための通常の方法を補う上に、特定の治療的措置の有効性を観察する手助けとなる。本治療では、このテストを以下のように実施した。

前腕の内側表面に、煮沸殺菌した0.25％のトリパンブルー溶液0.2mlを皮内注射し、注射後ただちに現れる青斑の半径の最大値と最小値を測定し、その合計を２で割った平均半径を算出する。24時間後、同じ測定と算出を再び行い、２回の半径平均値をそれぞれ２乗する。トリパンブルー注射直後の青斑平均半径の２乗に対する24時間後の同数値の比率が、“トリパン指数”と呼ばれている。半径の替わりに、青斑の最大および最小直径でもよいが、この場合、半径平均値を算出するために、直径の測定値の合計を４で割らなければならない。

例：最初の青斑直径が10mmと6mmの場合、(10＋6)/4＝4となり、4の２乗＝16。
24時間後の青斑直径が20mmと12mmで、(20＋12)/4＝8となり、8の２乗＝64。したがって、この皮内テストのトリパン指数は64/16＝4となる。

この皮内テストの係数は、皮膚の結合組織におけるトリパンブルーの拡散状態を示し、細胞の構成要素が活発であればあるほど、この染料は皮膚内でより速く拡散し、係数も大きくなる。カヴェツキーの見解によると、皮内テストの係数の正常値は12～18（平均15）で、10以下は皮膚の結合組織における機能状態の低下を、18以上は活性化を示している。口腔科医はこの皮内テストを口腔の結合組織における機能状態を検討するために利用しており、バザルノヴァによると、口腔の皮内テストの係数の正常値は4.5～7で、この場合2回目の測定は皮膚の場合のように注射の24時間後ではなく、3時間後に行うよう推奨している。以下は本研究による一連の観察結果である。

皮内テストを空気イオン療法実施直前に行った後、何らかの理由がないかぎり、原則として毎日イオン療法を行い、5～20回の空気マイナスイオン吸入の後に、このテストを繰り返した。患者30名中、5名は退院が早かったため、5回の治療後しかこのテストを行えなかった。空気イオン療法の開始前と開始後のトリパンブルー皮内テスト測定係数から、統計的処理によって結果が有意か否か見極めたところ、30回の空気イオン療法後のデータを除いて、すべてのデータが統計的に有意であることが明らかになった。

観察結果の分析から大多数の事例で、とくに最初の皮内テストの係数が正常値の下限を下回っている場合、空気イオン療法によってその係数が顕著に大きくなることが示された。空気イオン療法前のトリパン指数（平均10.65 ± 0.99）は、5回の治療後は12.93 ± 0.82、10回の治療後は19.25 ± 1.2、20回の治療後は20.55 ± 1.06であった。この皮内テストの係数の上昇は統計的に極めて高い有意性を示し、5回の空気イオン治療後は4.1、10回の治療後は6.25、20回の治療後は6.4であった。

以上のように、上述の用量で、毎日のマイナスイオン吸入10回での空気イオン療法は、患者の皮膚の結合組織の機能状態を改善し、その活性化を示す値まで上昇させるのに充分であった。治療期間を20日間まで延長して、トリパン指数の平均値はさらに上昇したが、前述の比較データからも分かるように、この上昇は有意ではなかった。トリパン指数が生体の状態（反応力）を示すという考えに基づくなら、今回の検討結果は、生体の全身的反応の向上を目的として、治療の成功の手助けとなる空気イオンを使用することの根拠を明示していると同時に、口腔病学の現場における空気イオン利用の今後の展望を示していると思われる。

О влиянии аэроионотерапии на реактивность организма
Малышева ИН
Stomatologiia 1968 No,5 47-50

ch.4-8

「水破砕式空気イオンの小児の再発性呼吸器疾患および健康増進への適用」(要約)

I.P.グレホヴァ、1968
ゴーリキー小児科学研究インスティチュート

ゴロヴァノヴァ、グラチェヴァ、スニグルほか多くの研究者によって、予防的な水空気イオン化は、小児の生体における生活機能の基本的プロセスに刺激および正常化作用を示し、小児用施設における水空気イオン化の利用は、疾患とくに感冒への小児の抵抗力を高めて、健康を増進させることが明らかにされた。本論文では、予防的水空気イオン化が、託児所の小児51名（1年に３～５回以上の呼吸器疾患の病歴をもつ小児）の健康状態に及ぼす影響を検討した。

最初の検査では、小児の90％に呼吸器および鼻咽頭領域のさまざまな病的異常（上部気道炎、扁桃腺肥大、急性気管支炎、肺炎、それら再発後の後遺症など）が少し認められ、血液では赤血球沈降速度が少し上昇しており、白血球増加症も見られ、事実上健康と認められたのは9.9％の小児にすぎなかった。小児の12名は１～３歳、39名は３～７歳であった。これらの小児を対象に１年間にわたって、予備的少量を用いた水空気イオン治療を１ヵ月間、２週間の間隔を置いて実施した。

空気のイオン化にはGAI−59型とGAI−4y型水空気イオン化装置を使用し、装置から距離50cmの地点で１回の治療に、３歳までの小児で10分間、３～７歳までの小児で15分間のイオン浴を施した。この条件下ではイオン化した空気$1cm^3$あたりに小マイナスイオン2,800～3,300個、小プラスイオン180～500個、大マイナスイオン26,000～32,800個、大プラスイオン12,000～16,000個含まれていた。イオン状態はトヴェルスキー教授の製作になるイオン計測器によって観察した。

小児の健康および発育状態における変化を、１ヵ月半ごとの徹底した臨床的観察によって身体的発育、健康状態、血液組成（ヘモグロビン、赤血球、赤血球沈降速度）の諸指標、血清の補体活性、血管反応、罹病率の程度から検討した。血清の補体活性は非特異的免疫指標の１つで、ヴァグネルの微量比色法で検討、80％以上の溶血を伴う場合は補体価が高いとみなし、79～60％は中程度、59％以下は低いとした。ヴァグネルによるデータにしたがって、補体価が高いことは小児の免疫反応が好ましいことを表し、補体価が低いことはアレルギー化の度合いが進行する生体の防御力の低下を表していると考えた。

小児の血管反応はヘインズとブラウンによる手法に従って、皮膚寒冷昇圧テストを行い、皮膚温、脈拍数、血圧の変化（局所的冷却の間とその前後）を指標として、その数値が当初値へ戻るまで1分毎に測定した。局所的寒冷刺激には4～6℃の水を使用した。

データの比較分析から、他の一般的健康増進措置と組み合わせて予防的水空気イオン化を適用すると、検討した指標の大半が統計的に有意な差異が見られ、観察対象の小児の健康と発育状態が改善したことが明らかになった。以下に結果を要約する。

A. 観察対象の多くの小児で脈拍数、呼吸数、血圧の指標が正常化した。鼻炎を患う小児数が減少し（観察前17.6％、イオン療法適用後5.9％）、上部気道炎（同前25.5％、同後1.9％）、肺炎の後遺症（同前9.8％、同後1.9％）の割合も同様に減少した。

B. 小児の罹病率が低下した。観察期間中は空気イオン化前の同等期間に比べ、呼吸器疾患の頻度が1/1.6に低下したほか、この種の疾患に関連した小児の授業欠席率は1/2.7に減少した。

C. 正常なヘモグロビン含有量の小児数が増加し（観察前52.9％、イオン療法適用後66.7％）、赤血球含有量についても同様に増加し（同前47％、同後56.8％）、赤血球沈降速度の速い小児も、白血球増加症の小児も数が減少した。

D. 血清の補体活性は63.6％の小児で上昇し、補体価の高い小児数は観察開始時15.9％が、43.2％に増加した。

E. 大部分の小児で寒冷刺激に対する血管反応が改善された。皮膚温度調節器官の適応力指標が良いか満足できる価を示した小児数は、観察開始時48.9％が91.4％となった。

F. バランスの取れた身体的発育状態の小児数は、開始時46.9％が60.7％に増加し、身長が高いか中程度の小児数も90.2％から96.1％へと増加傾向を示したが、この増加幅は有意ではなかった。

本研究によって、予防的水空気イオン化の利用が、小児の健康および発育状態に好ましい変化を及ぼすことが明らかになった。この結果は、本研究で用いられたような治療方法を、就学前のすべての小児を対象とした施設で、とくに呼吸器疾患を頻繁に患う小児の健康増進を目的にした一般的複合的鍛錬措置とともに、使用することが望ましいと示唆する。

Применение гидроаэроионизации в яслях——саде с целью оздровления детей, перенесших повторные респираторные заболевания
Грехова ИП
Pediatoriia, 1968, :4, 77-79

ch.4-9

「マイナスイオン化した薬剤エアロゾルによる気管支炎および慢性肺炎の治療」(要約)

N.H.ベスパリコ、R.A.スルタノヴァ、1973
モスクワ州転地療法物理療法学中央研究所　小児臨床部門付属小児療養所「ズヴェズドチカ」

近年、成人や小児の気管支と肺の疾患を治療するために、電気エアロゾル療法が利用されている。電気エアロゾル療法では、電荷のもつ生体への作用が、電荷の担体が持っている薬学的作用に加わる。電気エアロゾルが外呼吸機能および生体調整システムに好ましい作用を及ぼすことは、すでに何名かの研究者が明らかにしており、こうしたデータを基礎として、ズヴェズドチカ小児用療養所で、慢性の非特異性気管支・肺疾患の児童に対する複合的治療において、さまざまな薬剤電気エアロゾルを利用する有効性を検討した。

対象となった児童は85名、年齢5～12歳、病歴は第1～2期の慢性肺炎、気管支喘息、腺副鼻洞肺疾患などで、66名は寛解期の良い状態でこのズヴェズドチカ療養所に入所してきたが、11名は気管支喘息の発作で、8名は慢性肺炎の悪化で入所していた。臨床的観察の他、外呼吸の機能を調べるためすべての児童に呼吸流量計を用い、48名には呼吸運動記録器を用いた計測も行った。呼吸流量計のデータから、臨床的には明らかに平穏状態でも、開通性の気管支障害が見られる児童が46名いた。

呼吸運動記録器のデータからは正常値に比べて、呼吸頻度の10～45％増大(19名)、肺機能の指標の15～50％低下（14名)、肺の最大換気量の18～70％低下（29名)、呼吸検査値の20～29％低下が確認された。治療開始前42名は、1分あたりの呼吸量を14～11％増大しており、これは呼吸機能低下の代償作用と考えられた。正常値から最も大きく逸脱していたのは、気管支・肺の病状悪化期にある児童であった。

児童すべてに対して、規則正しい日課、きちんとした食事、複合ビタミン、運動療法、鍛錬のための処置など、療養所による複合的治療下で、国産の1型電気エアロゾル発生器を用いたマイナス電荷の薬剤電気エアロゾルの吸入を施した。個々の粒子の電荷は素電荷1,000～10,000個に等しく、平均直径3～5μmである。粒子は単極性が高いため電気エアロゾルが安定して、気管下方の領域（肺胞）まで到達できる。電気エアロゾル発生器はAI−1型ないしAI−2型エアロゾル吸入器付属の圧縮機で稼動し、エアロゾル吸入はマスクを介して腰かけた状態で1日1回10～15分、1回の治療期間に15～20回行われ、吸入用薬剤混合物の量は5

〜7歳には5m*l*、8〜12歳には7m*l*とした。疾患の特性と段階等に応じて薬剤を変え、喘息症状のある慢性肺炎患者（15名）の他、発作と潜在性気管支痙攣を伴う寛解期の気管支喘息患者（29名）に、鎮痙剤混合物の電気エアロゾルを処方した。

混合物の組成は5％のエフェドリン溶液0.5m*l*、2.4％のアミノフィリン溶液1m*l*、5％のアスコルビン酸溶液1m*l*、0.5％のノボカイン溶液1m*l*、1％の塩酸ジフェンヒドラミン溶液1m*l*、蒸留水5m*l*とした。肺に炎症が見られる患者（8名）には、年齢に応じた用量の抗生物質を混合物へ加えた。慢性肺炎が悪化した患者の治療には7〜10日間毎日抗生物質の吸入と、それに引き続く鎮痙剤混合物のみの吸入（10回）を行った。マイナス極性の電気エアロゾルは全身強壮作用および脱感作作用を示すため、寛解期の開始段階にある慢性肺炎の患者（10名）および腺副鼻洞肺疾患の患者（12名）には、5％の塩化カリウム溶液5m*l*、5％のアスコルビン酸溶液1m*l*、0.5％のノボカイン溶液2m*l*からなる薬剤混合物を処方した。

療養所での電気エアロゾルを含めた複合的治療によって、児童85名すべての全身状態が改善され、咳、肺の乾いたラ音も湿ったラ音も消失し、外呼吸の機能が回復あるいは改善した。呼吸流量計データの分析から、電気エアロゾル療法後、72名の呼気速度が年齢に応じた正常値に達した。中程度から重度の気管支喘息患者では、13名だけ呼気速度が15〜40％増大したが、年齢相当の基準値には達しなかった。最初の1回の電気エアロゾル吸入だけでも、当初値と比べて呼気速度が20〜30%増大することが観察された。

呼吸運動記録器の指標もまた、電気エアロゾル療法での外呼吸機能の回復を反映しており、第1回目の処置後に早くも肺機能が増大し、1分あたりの呼吸量が増えた。鎮痙・脱感作作用のある混合物による電気エアロゾル治療後、46名の肺機能の指標が正常値を示したが、2名はこの指標が低下した状態のままであり、これは急性呼吸器疾患を併発したことに関係するものと思われる。肺機能を示す指標が当初から正常値にあった患者では、その値がさらに増大した。1分あたりの呼吸量は電気エアロゾル療法後、48名中34名が正常値を示したが、残りの者の呼吸量は、正常値に達しなかったものの、15〜30％増大した。また、呼吸亢進は電気エアロゾル療法によって減少したが、12名では1分あたりの呼吸量が治療後もなおかなり大きいままであり、これはおそらく代償作用であると思われる。

電気エアロゾル療法で、呼吸流量計および呼吸運動記録器の指標値が好ましい方向へ変化した本研究結果は、成人および小児のさまざまな疾患にマイナス電荷の電気エアロゾルを適用して、外呼吸の機能を改善させた諸文献中のデータと一致した。電気エアロゾル療法が高い有効性をもつ一例として、次のような観察結果が挙げられる。

レナ

診断：第1段階の慢性肺炎、慢性扁桃炎。この女児は出産予定日に2,500gで生まれ、3ヵ月齢まで母乳で育った。6歳の時、しょう紅熱と水疱瘡に罹った。呼吸器の疾患は、最初が1歳半の時の経過が長引いた両肺炎で、その後肺炎を8回患い、気管支炎と急性呼吸器疾患となり、慢性肺炎が最後に悪化したのは、療養所入所の1ヵ月前であった。入所時には、咳、肺での激しい呼吸、両肺からの乾いたラ音とごくわずかな湿ったラ音が認められた。

血液分析結果：ヘモグロビン74gHb、白血球数9,900個/mm^3、リンパ球49％、単球30％、赤血球沈降速度4mm/時間。レントゲン撮影では、胸部が樽形状に近づいており、肺の透過率が高く気管支の輪郭は変形しとくに右側が強く現れ、基部は広くわずかに構造を見分けられた。心臓は正常で、入所時における呼吸流量計の指標値は正常よりも低く、吸気1.6l、呼気1.8lであった。呼吸運動記録器のデータでは、肺機能の低下（−5％）、肺の最大換気量の低下（−70％）、年齢相当の正常値と比べて、顕著な息こらえの低下（吸気−81％、呼気−38％）が認められた。

この女児は療養所での複合的治療に加えて、10日間ストレプトマイシン（250,000単位）と鎮痙剤混合物7mlの電気エアロゾル吸入を受けた後、さらに10日間は抗生物質抜きで鎮痙剤混合物の吸入を受けた。ストレプトマイシンを用いた吸入8回終了後には、すでに肺の乾いたラ音と湿ったラ音は消失し、12回の吸入後には咳が止まった。電気エアロゾル療法による治療期間後、この女児はより丈夫になり、体重が増加し食欲が改善し、赤血球沈降速度は8mm/時間となった。臨床的データの改善と同時に、呼吸流量計および呼吸運動記録器の指標も正常化した。

肺の炎症性の病変に電気エアロゾルの吸入がすばらしい治療効果を示すのは、電気エアロゾルの吸入によって、抗生物質が気道の奥深くまで浸透し、疾患の病巣に高い濃度で長くとどまるからである。電気エアロゾルを生体へ導入すると、血液およびさまざまな器官の組織中の薬剤濃度が、電荷をもたないエアロゾルと比べて顕著により高くなることは多くの論文で指摘されている。電気エアロゾル療法の副作用は何も観察されず、患者は吸入をよく受け入れ、全身状態を改善し、活力を高め食欲も改善し体重が増加した。これらはマイナス電荷が生体に及ぼす好ましい作用から説明できると思われる。周知のように、空気マイナスイオンおよび電気エアロゾルの好ましい作用には、酸化還元過程の強化、酸とアルカリのバランス調節、生体の全体的抵抗力の増進、脱感作作用があるからである。

結論

①疾患の特性と段階に応じた薬剤の電気エアロゾルの利用は、患者の全身状

態の改善、咳の消失、気管支喘息発作の頻度の減少、肺の炎症性の病変の消失をもたらす。

②呼吸流量計と呼吸運動記録器の指標から、薬物電気エアロゾルによって、外呼吸の機能が改善されうることが示された。電気エアロゾル療法の作用によって、気管支の透過性が改善し、肺機能とその最大換気量が増大し、1分あたりの呼吸量が正常化する。

③電気エアロゾル吸入の実施方法は簡単であり、小児は電気エアロゾル療法をよく受け入れるだけに、療養所で気管支喘息および慢性気管支炎を患う小児にこれを適用することは有効と言える。

Применение отрицательных электроаэрозолей лекарственных веществ в комплексном санаторном лечении детей, страдающих бронхиальной астмой и хронической пневмонией
Беспалько НН; Султанова РА
Vopr Kurortol Fizioter Lech Fiz Kult, 1973, 38:2, 140-3

ch.4-10

「水破砕式空気イオンによる百日咳の臨床効果」(要約)

L.N.カヤリナ、1968
レニングラード医学インスティチュート感染症疾患講座

百日咳の臨床的経過に対する空気マイナスイオンの効果を検討するため、入院設備のある病院でミクリナ考案の水空気イオン化装置を使用して、空気マイナスイオン療法を、毎日１回あたり10分間、１治療期間10～15回行った。観察対象となった百日咳患者は240名、年齢は生後５ヵ月から10歳までで、症状の軽度な者69名、中程度の者120名、重度の者51名で、148名に気管支肺炎などの合併症が認められた。患者を120名ずつからなるグループに分け、第１グループには抗生物質と水空気イオン化を同時に用いた治療を、第２グループには、空気イオン化なしで抗生物質のみによる治療を行った。

軽度の百日咳では、大半（72％）の患者で、水空気イオン化の作用による好ましい治療的効果が得られた（2週目までに、痙咳発作が消失ないし減少)。中程度者と重度者では、好ましい治療的効果は37％に認められただけであった。他方、水空気イオン化処置を受けなかった第２グループの小児は、大半が症状の程度にかかわらず、咳の発作が消失したのは４週目であった。水空気イオン化を適用した第１グループの小児は、全般的な気分の改善を見せ、落ち着きを維持して睡眠が正常化し食欲が出た。また、気管支肺炎を起こしていた患者148名のうち、71名が水空気イオン療法を受け、24名の気管支肺炎が通常より速く、痙攣が起こった時期から２週目に解消したのに対して、水空気イオン療法を適用されなかった残り77名の小児では、同期間で肺炎が解消したのは13名に過ぎなかった。

水空気イオン療法を受けた百日咳患者の60名（軽度26名、中程度22名、重度12名）には、血液と尿検査を行い、新陳代謝に伴う不完全酸化物（有機酸）と無効酸素量を測定したところ、有機酸のレベルは、疾患とその程度、合併症の有無に左右されることが明らかとなった。水空気イオン療法を受けると、有機酸と無効酸素の含有量が、空気イオン療法を受けていない第２グループに比べて、有意に低くなった。以上から、水空気イオン化は、百日咳に対する複合的治療として推奨されるべきものと言える。

Влияние гидроаэроионизации на течение коклюша
Каялина ЛН
Vopr Okhr Materin Det, 1968 Sep, 13:9, 86

ch.4-11

「肺炎に罹患した小児の不安および喘息症状に対する水破砕式空気イオンの効果」(要約)

N.P.ゾリナ、1974
リボフ小児科産科婦人科学研究インスティチュート

低年齢の小児の肺炎では、さまざまな物理学的方法を治療の一環に用いる意義が認められており、近年、主として空気マイナスイオン化が関心を集めている。空気イオンは神経および体液的経路によって生体へ作用し、中枢神経系の機能状態に好ましい影響を及ぼすほか、赤血球およびヘモグロビン含有量の増大、白血球の減少、赤血球沈降速度の低下をもたらし、肺換気の増大、酸素消費量および炭酸ガス排出量の増大、気管の繊毛上皮活性の上昇をもたらす。また、空気イオンの顕著な脱感作作用も指摘されている。小児に対する空気イオン療法の利用に関する文献はあまりないが、細胞組織の酸化プロセスの低下、酸素利用量の減少、生体のアレルギー化現象を伴う肺の炎症に、空気イオン療法を適用することはしっかりと裏づけられている。

本研究では、小児患者への水空気イオン化の作用メカニズムを確かめるため、肺の炎症が認められる授乳期の小児で、神経系の刺激感応性に対する水空気イオン化の影響を検討した。水空気イオン化の臨床的有効性は、体温が正常化した時期、咳・呼吸困難・チアノーゼ・肺の生理学的変化の消失した時期から判断し、水空気イオン化治療中もその後も小児の行動に注意を払った。神経系の刺激感応性に対するマイナス水空気イオン化の影響は、熱刺激に対する無条件防御反射時間から判断した。

マイナス水空気イオン化には、セルプホフ1型水空気イオン化装置を用い、母親あるいは看護婦が小児を抱いて、口と鼻が装置のノズルから10cmの距離にあるようにした。この水空気イオン浴は毎日10分間、10～12日間行い、無条件防御反射時間を測定するため、遠隔反射時間計には、交流継電器、電子ストップウォッチ、遠隔スイッチ、喉当てマイク、皮膚表面へ同一距離から均一な刺激を与えられる外部電気回路を接続した。この回路は高さ30mm、直径50mmの金属製鏡胴へはめ込まれ、鏡状表面に加熱用電気ランプ（200W、60V）がついている。

刺激は手の背面へ与え、遠隔反射時間計の1次センサーを指に取りつけて手の動きを感知した。ストップウォッチはランプの加熱と同時に作動し、小児が反応した動きで回路が閉鎖されて自動的に停止するので、ランプ加熱開始から反応が表れるまでの時間が無条件反射時間となる。観察対象となった授乳期の小児100

名は肺に炎症が見られ、50名に一連の一般的治療と同時に水空気イオン浴を施し、残り50名は対照群とした。両群は、年齢、授乳法、体重、疾患を患っている期間がほぼ同一であった。

水空気イオン化適用から数日内に、不安・弛緩状態が消失し、睡眠が正常化し、食欲が増進した。5日内で、全身状態の改善と同時に、体温の低下が見られ、6日目には呼吸困難とチアノーゼが消失した。対照群の小児では、このような変化は治療8～12日目に見られた。実験群の小児では、6～7日目には、肺の乾いたラ音も湿ったラ音も消失したが、対照群ではそれらが治療14～18日目まで残っていた。

肺に炎症の見られる小児での無条件防御反射を検討する前に、同じ年齢の健康な小児20名で同様の検討を行い、健康児の無条件防御反射時間2.16 ± 18秒を得た。肺に炎症をもつ小児では、刺激に対する反応が同一ではなく、疾患極盛期にある63名では、環境に対する反応の急激な上昇を伴う弛緩状態が目立ち、37名のみに明らかな不安が見られた。全体的な不安が背景にあった4名では、強直性痙攣や間代性痙攣が現れ、意識の混濁が観察された。弛緩状態と不安は常時見られる症候ではなく、交代して現れることもまれではなかった。臨床的な改善には小児の行動変化が伴い、68名によく泣くことや刺激感応性の上昇が見られ、与えられたあらゆる働きかけに対して、明らかな防御反応を示したが、残りの者は弛緩状態をとどめていた。

臨床的な回復期には、年齢に特有の環境に対する反応が現れた。無条件防御反射時間は、肺に炎症をもつ小児では疾患の段階によって左右された。急性期には反射時間が顕著に増大したが、これは中枢神経系の興奮プロセスの弱まりを示している。臨床的な改善期では、疾患の急性期に比べると反射時間は幾らか減少したが、健康な小児と比べると依然として顕著に増大したままで、回復期に入って健康な小児の値に近づいた。

水空気イオン化は、肺に炎症をもつ小児の神経系の状態に顕著な影響を及ぼした。水空気イオン浴の間中、小児はみな落ち着いており、2/3の小児はイオン浴中あるいは直後に静かで長い睡眠を始めた。呼吸はより静かに呼吸数も低下した。喘息に伴う呼出における呼吸困難がある小児に、水空気イオン浴は最も好ましい作用を示した。無条件防御反射時間に対する水空気イオン化の作用は、疾患の段階に左右された。急性期および臨床的改善期には、水空気イオン化は無条件防御反射時間を増大させたが、この変化は水空気イオン化の作用下で大脳皮質における防御的抑制力が、生理的範囲を逸脱しない限りで強まったことを示している。

回復後の期間では、水空気イオン化が無条件防御反射時間の指標に目立った影響を及ぼすことはなかった。

以上のような研究結果から、肺に炎症が見られる授乳期の小児には、中枢神経系の機能状態の障害（弛緩状態、不安、感情不安定）が臨床的に発現し、無条件防御反射時間も変化することが分かり、水空気イオン化によって、肺における炎症性病変のより早い消失と回復ができることが明らかにされた。したがって、水空気イオン化は、肺に炎症をもつ小児、とりわけ不安および喘息症状を伴う小児への、複合的治療へ組み入れることは望ましいと言える。

Влияние гидроаэроионизации на возбудимость нервной системы детей, больных пневмонией
Зорина НП
Vopr Kurortol Fizioter Lech Fiz Kult, 1974 Sep, :5, 426-9

ch.4-12

「小児の非特異的慢性気管支肺炎疾患に対するヨード・水破砕式イオンの臨床適用」(要約)

Kh.T.ウマロヴァ、1981
ウズベク転地療法学物理療法学研究所

肺や気管支の非特異性慢性疾患が小児の間で増大していることから、物理療法も含めた効果的予防法と治療法の研究は緊急課題となっている。水空気イオン化が好ましい作用を、心臓・血管系および外呼吸の機能をはじめ、気管支の開通性、酸化・還元プロセス、免疫生物学的反応性に及ぼすことはすでに知られており、非特異性慢性気管支肺疾患に対して、この方法を用いることが関心を集めている。ウズベクの本研究所で行った臨床的観察から、成人の気管支喘息の治療には、幾つかの薬物を利用した水空気イオン化が効果的なことが示されており、この場合、薬剤が気管および気管支表面の粘膜に直接作用を及ぼすことも明らかにされている。

今回の研究の目的は、非特異性慢性気管支疾患の小児50名（4～16歳）の治療に、ヨード―水空気イオン化を利用することの是非を検討することにある。非特異性慢性気管支疾患に至る可能性の最も多い疾患に、急性肺炎（19名）、急性気管支炎（13名）、急性呼吸器疾患（10名）、慢性扁桃炎の亢進（8名）があり、これらの炎症過程の再発は感冒から始まっている。患者には、衰弱、疲れやすさ、刺激感応性、睡眠困難、呼吸困難、少量の透明な痰を伴う咳が見られ、17名は主として身体を横たえた状態で、呼吸の弱まりを示す呼吸音が肺に時折り現れ、呼気が異常に長くなった。

ヨード―水空気イオン化療法の有効性は、臨床的データと外呼吸機能の指標、即ち1分あたりの呼吸量、最大換気容量、肺活量、酸素摂取量から評価した。イオン化装置には「セルプホフ」を用い、マイナスイオンは空気1cm^{3}あたり90,000～110,000個、プラスイオンは14,000～18,000個とした。毎回の治療に先立って、水タンクへ50％のヨードチンキ溶液を5～6滴たらし、水空気イオン化装置を小児の顔から15～20cmの距離に設置した。このイオン療法は毎日、5分から始めて10～15分と段階的に延長し、10歳以上の小児では20分を最大とし、1回の治療期間に20～25回行った。外来治療であったが、小児の気分、呼吸数、脈拍数は絶えず観察・測定した。ヨード―水空気イオン浴を10回行った後、胸腔のマッサージ（治療期間中10回）、呼吸用機器を用いた運動療法（20回）を追加した。患者は全員この治療をよく受け入れ、イオン浴中も治療期間終了後も、合併症は観察されなかった。

ヨード―水空気イオン化による治療を10回行った後、33名は全身の状態、食欲、睡眠が改善し、刺激感応性も衰弱も認められず、咳およびラ音の数も減少した。治療期間終了後は、肺の状態にはっきりとした好ましい変化が確認された。外呼吸の機能のさまざまな指標は、統計的に有意に改善されたことを示しており、1分あたりの呼吸量が減少した。これは主として呼吸数減少とも関連し、肺活量は年齢相応の基準値にほぼ到達した。

以上のように、小児の慢性非特異性気管支肺疾患は、胸腔マッサージ、呼吸用機器による運動療法と合わせて、ヨード―水空気イオンを用いることで、外呼吸の機能を効果的に改善できた。

Йод-гидроаэроионизация в комплексном лечении детей с хроническими неспецифическими бронхолегочными заболеваниями
УмароваХТ
Vopr Kurortol Fizioter Lech Fiz Kult, 1981 May, :3, 55-6

ch.4-13

「小児の喘息疾患に対する大気イオンの影響」(要約)

G.カラミーア、A.ムッリ、C.スクテリーニ、
M.T.リナルディーニ、T.ブラッチリ、M.P.カタラーニ、
D.ペッツォラ、G.ピッチオッティ、M.ティローネ、1984

G.サレージ小児病院小児科、実験地球物理学観測所生態学気候学地方センター
アンコーナ市教育医学

疫学的研究とその結果

電気―環境的現象が喘息疾患に果たす役割を検討するため、マルケ地方の４市に気管支喘息が多く見られる事実と電気―環境的現象との関係を証明し、さらに喘息発症への環境的現象の影響をも明らかにすることを本研究は目指している。後者に関してはまず1979年３～５月、喘息発作で入院した小児数とアンコーナ市における電気的大気変動との関連を検討した後、1982年12月～翌83年２月までのマルケ地方の学童に対する電気的大気変動の影響を検討した。本研究に先立って、カラーミアほか何名かは、1979年アンコーナ市の地域社会の実情を反映した幼稚園児童1,500名以上を対象にアンケート調査を行った。

アンコーナ市の２つのデータ（1979年、1982年）から喘息患者数を統計的に標準化すると、1979年の8.8％から、1982年には5.8％へ低下しており、喘息のような病的状態を伴う患者数は明らかに減少していた。統計的に確証されていないが、1979年から今日までにマルケ地方では暖房設備が軽油からメタンへと広範な改善がなされ、産業に関わる汚染発生源が減少していた。この重要性は雨の酸性度の低下が明らかになったことで確認されたように、喘息の病的状態の減少も大気汚染の減少に原因を求めることができる。その理由には、マイナス電荷が増大したことと、気管支喘息の多くの徴候を引き起こす因子である塵およびアレルゲンを運ぶプラス電荷が顕著に減少したことが考えられる。

1982年マルケ地方の４市で気管支喘息患者の発生率を見ると、ベーザロ市を除いて、他の３市でも同様の結果であった。ペーザロ市では発生率が11.5％と高く、これは同市で工業がより発展しているために汚染度が高いことに起因するか、シャルパンほかの研究者が指摘しているように、現在特定されていない変動要因によると考えられている。

本研究では喘息患者の発生に対する大気の電荷状態の重要性を確認するため、1979年３～５月の３ヵ月間、アンコーナ市で喘息の発症で入院した小児の疫学調査を行い、その患者数と大気の電荷密度の関連を検討した。入院のほとんどが、空気中のプラス電荷が増大あるいはマイナス電荷が減少した時と重なっていた。

最近、生理学的現象一般と個別事例から、喘息の発生に対する静電場および空気中の電荷の重要性が確認されている。1982年12月～翌83年2月には入院しなかった小児における気管支喘息症候の発生を調べ、その発生数と電気的大気要因の変化の相関関係を検討した。その結果、1982年12月における喘息疾患の発生数は、以下の状態と時期を同じくして統計的に高くなることが明らかになった。

A）大気中に存在するプラス電荷の増大

B）同マイナス電荷の減少

C）マイナス電荷に対するプラス電荷の割合の増大

D）西風ないし南西風がもたらす顕著な変動（フェーンのような特徴を備えた特有の変動）

1983年1月と2月でも同様で、とくに1月にはプラス電荷が大きく増大したため、マイナス電荷との割合も大きく増大し、それにつれて初め5日間と末10日間に喘息発生数が集中した。10日と14日の喘息症候の発生は、大気状態の変化が一定の役割を果たしていると考えられる。2月には、とくに最後の10日間に喘息発生数が集中したほか、マイナス電荷の急激な減少、マイナス電荷に対するプラス電荷の割合の増大、強い南西風の存在と時を同じくした喘息発生例が幾つか確認された。明らかに喘息と同時にあった感染症や感冒などの補助要因を排除し、大気中の電荷に加えて他の要因（突然吹く風、湿度、温度の急激な変化等）が一定の役割を果たしている可能性も考慮し、喘息発作の発生した日時も重要な要因として、結果は考察されなければならない。

結論

本研究は作業仮説を示し、今日までおそらくあまり評価されていない環境現象を検討することを意図した。なぜなら人間の細胞すべてが電気的バランス内に生きていることを考慮すれば、環境の電気的バランスが、一つ一つの生体器官および生体全体の健康状態に何らかの役割を果たしていると推定されるからである。現時点で上記のデータを基に喘息のような疾病患者において、大気中の電荷と喘息の間になんらかの因果関係が存在するとは断言できない。考えられるすべての変数と、喘息の病因となるすべての補助要因の干渉を考慮して、適切な統計的調査を伴う詳細な研究によってのみ、今回の指摘を肯定あるいは否定することが可能であろう。このような作業仮説は、梗塞の発生と電気的環境変化の同時性が指摘されていることや、プラスとマイナスの電荷が、ある種の植物のDNA重量を変化させ、種子の発芽速度を変化させることなどを考え合わせると、極めて示唆に満ちている。

Ruolo dei fattori elettroatmosferici nella patologia asmatica in età pediatrica
Caramia G; Murri A; Scuterini C; Rinaldini MT; Braccili T; Catalani MP; Pezzola D; Picciotti G; Tirone M
Minerva Pediatr, 1984 Apr, 36:7, 357-62

ch.4-14

「気管支喘息に対する洞窟内空気イオン環境を再現した臨床効果」(要約)

A.E.クラスノステイン、V.G.バラニコフ、V.V.シシェコトフ、T.M.レベデヴァ、
L.N.ビティンスカヤ、R.B.ハサノヴァ、M.V.スロフツェヴァ、
E.V.メゼンツェヴァ、A.G.イサエヴィッチ、D.I.ルセンコ、1999

国立ペルミ医学アカデミー、ウラル地方山岳インスティチュート、ゴスサネピドナドゾラ・センター

古くからカルスト性鍾乳洞や鉱坑採掘場岩塩鉱山は、その微気候の持つ治療的作用を非薬物的治療法、つまり洞窟療法として利用されてきた。ペルミ地方ベレズニク市では1977年以来、カリウム—ナトリウム塩(シルビナイト)の採掘鉱山に診療所が開設されており、軽度および中程度の気管支喘息、慢性気管支炎、花粉症、鼻・副鼻腔疾患などをもつ患者6,000人以上(年齢17～60歳)が、ここで一定期間治療を受けて高い治療効果を示している(95%以上)ほか、好ましい長期的治療結果も確認されている。こうした鉱山での治療を有効にした背景には、カリウム鉱坑の微気候が、生体のさまざまなシステムに対して特別な作用を及ぼしているからだと考えられる。

洞窟療法には高い治療効果があることから、ヴェルフネカムスキ鉱山では、天然シルビナイト鉱石を利用した洞窟微気候をもつ地上の部屋や病室が作られ、患者の治療が行われている。1989年から現在までにロシアおよび旧ソ連諸国では、病院、予防施設、保養施設に、洞窟微気候を備えた部屋や病室を設置したいという依頼は200件以上ある。ペルミ洞窟療法センターでは、ペルミ医学保健第1部門と肺病科で、洞窟微気候療法の研究が行われており、肺病科には洞窟微気候を呈するように設計された病室の1つがある。この病室の壁、天井、扉の表面は天然シルビナイト鉱石で覆われており、この鉱石の化学的組成は塩化カリウム(35.8%)、塩化ナトリウム(63.2%)、塩化マグネシウム(0.6%)、硫化カリウム(1.8%)炭酸塩—粘土質など不可溶性成分(3.8%)からなる。

実験は病室の壁表面と病室中央の5地点のほか、対照群の密閉空間でも空気環境を示す指標、すなわち物理—化学的作用、放射線、衛生的・治療的作用を複合的に測定した。空気の物理—化学的パラメーターとしては、温度、気圧、相対湿度、双方の極性の小空気イオン濃度(各極性とも25回の測定平均値から算出)のほか、大きさ(0.3～0.4、0.4～0.5、0.5～1.0、1.0～2.0、2.0～5.0、5.0～100μm)の異なるエアロゾル粒子の濃度(1分間5回の測定の平均値)を計測し

た。空気環境の放射線因子は、病室内の壁表面、壁から1m、部屋の中央の5地点で測定され、外部からのγ線照射線量率、β粒子の粒子束密度、一定容量内における放射線活動密度、活動量を検討対象とした。

衛生学的には、クロトヴの機器を用いて、病室中央で採取した空気の総細菌数と衛生的指標となる細菌（α、β−溶血連鎖球菌、黄色ブドウ球菌）数を求めたほか、家具や壁の洗浄液中の細菌を特定し、電気吸引機を用いて検査フィルターへ採取した空気を原子吸収分光光度計で分析し、エアロゾル粒子の組成における塩化カリウムとナトリウムを特定した。

治療的作用については、14日間12時間ずつの洞窟療法を1992年の基本的抗炎症治療法規定1〜3段階の条件下で実施し、その臨床的、実験室的、機能的結果から評価した。治療過程における患者の状態変化は、主要な臨床症状を点数制にした評価基準によって客観化した。肺の換気能力は、呼吸変化測定装置「Spiroshift−3000」（フクダ電子、日本）を用いて標準的方法で測定した。クヌドゥソンによる必要値を利用し、この指標の必要値に対する変動（%）を治療終了後まで記録した。治療期間中、患者の呼吸困難の頻度と程度を8段階で表し、最大呼気速度をピークフローメーターで測定した。また、各患者の観察結果を日誌に記録した。

この段階における複合的検討から、洞窟微気候をもつ病室での空気環境について、さまざまな特徴が明らかになった。その1つは日内変動の存在で、空気環境の物理—化学的パラメーターの3日間にわたる連続的測定から明らかになった。小空気イオンの合計濃度の変動曲線は、夜ないし夕方の時間帯に最大となり、昼間に最低となるのに対し、0.5〜5μmの呼吸可能なエアロゾル粒子の合計算出濃度の変動曲線は、昼間の時間帯に最大となり、夜間の時間帯に最低となる特徴が観察された。

洞窟微気候病室でのγ−背景放射線レベルは、対照群とした病室より1時間あたり3〜4μR高かった。β粒子の粒子束密度は、シルビナイト鉱石圧縮板で覆われた壁表面で最高値を示し、ラドンとその崩壊生成物の放射能容量の指標は、双方の病室でほぼ同一であった。

洞窟微気候の病室の細菌状態を総細菌数で見ると、秋期には401.0 ± 85.8CFU（確率95.5%）で、最小値229CFU、最大値572CFU、冬季には394.0 ± 73.8CFUで、最小値246CFU、最大値542CFUであった。衛生指標となる細菌（α、β−溶血連鎖球菌、黄色ブドウ球菌）は、空気検査では1回も検出されず、壁表面の洗浄液中にも病原性の細菌はなかったが、腸内系細菌は家具表面の洗浄液中で6%、壁表面の洗浄液中で2.6%検出された。洞窟微気候病室における空気中のエアロゾルが含有する塩類の平均濃度は大きくはなく、カリウム塩38×10^{-4}mg/m^3、ナトリウム618×10^{-4}mg/m^{3}である。対照群の病室における空気中のエアロゾル組成では、カリウム塩濃度はわずか5×10^{-4}mg/m^{3}にすぎなかった。

治療

洞窟微気候の病室における治療は、罹病期間1ヵ月から21年の気管支喘息患者75名（年齢18～55歳、女性57名、男性18名）に対して行われた。気管支喘息の症状は30名（40％）は程度が軽く、45名（60％）は中程度であった。肺の換気機能を見ると、35名（46.6％）は潜在的気管支閉塞の兆候をもつにもかかわらず、呼吸困難の発作を起こしていなかったが、40名（53.4％）は、刺激物、身体的負荷、心理的ストレスの影響下で、呼吸困難の発作を起こしていた。気管支喘息における気管アレルギー性炎症のマーカーである好酸球は、46名（61.3％）で増加していた（7.26 ± 0.53％）。治療を4～11日目に中断した5名（6.7％）のうち、2名は鼻詰まりの悪化が原因で、3名は呼吸困難の発作がより頻繁になったからである。4名（5.3％）は病室での洞窟療法過程で、臨床的および臨床基礎医学的データに変化は見られなかったが、66名（88％）は洞窟療法終了後、一貫性はないが好ましい効果を示し、不安定な寛解期にあった40名は2～13日目に呼吸困難発作が減少ないし消失した。重い呼吸困難発作の平均点数（8段階評価で）は治療前3.26で治療後1.32であり、11日目に呼吸困難発作が幾らか増えたが、治療の拡大を必要とするほどではなかった。

洞窟療法の進行につれて、咳の減少、痰の排出度が強まり、痰の粘性が低下した。治療期間終了時には、血中の好酸球数がはっきりと減少し（$p<0.02$）、治療前7.26 ± 0.53％〔(0.44 ± 0.03) × $10^9/l$〕に対し、治療後5.54 ± 0.53％〔(0.34 ± 0.03) × $10^9/l$〕であった。血流―体積曲線の指標も好ましく変化した。ピークフローメーターによる個々の最大呼気速度の指標も、絶対値で表すと治療期間終了時で13％増大した。洞窟療法に対する喘息患者の反応タイプは以下の4つに分けられた。

タイプ1（58.8％）：5～8日目に気分が幾らか悪化し、治療期間終了時には気分が改善し安定化。
タイプ2（13.7％）：治療期間を通して、短期間の程度の軽い悪化が観察された。
タイプ3（7.5％）：11日目に悪化の発現が見られ、治療期間終了後1～2週間で状態が完全に安定化。
タイプ4（20％）：臨床的状態は変化せず、実験室的・機能的テストで幾らか悪化が観察された。

以上の観察結果は、気管支喘息の患者が地上での洞窟療法に充分耐えられることを示している。副作用（頭痛、血圧の上昇、喉のいがらっぽさ）は2～3日目に26.6％の患者に観察されたのみで、この洞窟療法によってもたらされた臨床的寛解は、6ヵ月の観察期間中1～4ヵ月目まで残っていた。

洞窟微気候の病室における空気環境の複合的な実験結果から、以下のような結論を得た。

1）空気環境の物理―化学的パラメーター（呼吸可能なサイズの小空気イオンおよびエアロゾル粒子の濃度等）は、日内変動を特徴とし対流圏における同様のパラメーターの日内変動と同じように変化する。しかし、対流圏ではエアロゾル粒子の生成質量は、生成される小空気イオン数に比例しスミルノフが提案したエネルギー・化学モデルから特定できるのに対し、洞窟微気候という室内条件下では、小空気イオン濃度やエアロゾル粒子濃度の日内変動における非同期性が観察され、この非同期性はおそらく、空気環境の化学的組成の特性、とくに空気環境中における塩化カリウムと塩化ナトリウムの含有量に起因すると考えられる。

2）洞窟微気候病室と洞窟内治療施設における空気環境を比較すると、性質が異なるとはいえ、共通する特徴も認められる。空気イオン状態を小空気イオン濃度で見ると、密閉された洞窟微気候病室では、最大値と最小値の差が小さく、低下しても800個/cm^{3}以上で、単極性係数（マイナスイオン濃度に対するプラスイオン濃度の割合）は0.8～1.52であるのに対し、洞窟内治療施設の小空気イオン濃度は、最小値が60～120個/cm^{3}まで低下し、単極性係数は0.55～4.1と際立って高い安定性を示した。洞窟微気候病室は程度こそ小さいが、洞窟内治療施設特有の性質、すなわち、ある程度安定した温度や湿度を保っているほか、塩化カリウムおよび塩化ナトリウムのエアロゾル粒子が存在し、小空気イオン濃度も、洞窟内治療施設に比べると若干低いが、対照群の病室に比べると、2.6～12倍高い。

3）洞窟微気候病室ではまた、γおよびβ線が少し上昇しており、これはシルビナイト鉱石に含有されている放射性同位元素カリウム40に起因すると考えられている。放射線照射経路としては、γおよびβ線の放射の外的影響と、呼吸される空気中に含まれる天然放射性核種カリウム40による内的影響を考慮した。14日間の治療期間中、患者が洞窟微気候病室に連続的に滞在するのは最大336時間で、この間に患者は、放射線の増加をもたらすような外部照射を受け、その増加線量がγ線0.035mmシーベルト、β線0.291mmシーベルトの放射線量と等価の作用を生み出し、外部照射用量の合計値0.326mmシーベルトは放射線安全基準96（1mmシーベルト）を下回る。

洞窟微気候病室の空気中に含有されるカリウム40は24×10^{-6}mg/m^3、その放射能容量0.006ベクレル/m^{3}で、住居の許容放射能容量65ベクレル/m^{3}を大きく下回る。γ線放射と等価線量は、その強度を11μR/時増大し（発生源での照射線量率の最大値21μR/時）、吸収用量の強度（0.096μR/時）と等価線量の強度（0.096μシーベルト/時）に相当する強度を示したが、許容放射線安全基準96（0.3μシーベルト/時）を大きく下回っていた。このように可能性のある照射経路を検討しても、許容レベルを超過する用量には至らなかった。

4）洞窟微気候病室では、細菌に対する空気環境の特徴として清浄度の高さがあり、観察された総細菌数は分娩室の基準をも超えなかった。季節の変化は、衛生基準となる細菌すべての成長に弱い影響しか及ぼさず、病室における空気環境の殺菌作用が明らかになった。こうした洞窟微気候病室の空気環境が好ましい治療的作用をもつことは、気管支喘息患者に対する臨床的、実験室的、機能的検討からも疑いの余地がない。洞窟微気候病室における洞窟療法は、患者の反応、副作用の点でも、地下洞窟や洞窟内塩による他の療法と同様であった。

5）洞窟微気候病室についての複合的研究から、衛生的・生物学的作用を示す主要な空気環境の性質としては、多くの保養地の濃度に匹敵する小空気イオン濃度の上昇、放射線状態の低さ、塩化カリウムおよび塩化ナトリウムのエアロゾル状塩粒子の存在が挙げられる。また、地上という条件下では、利用する天然カリウム—ナトリウム塩の化学的組成、壁面等を覆う表面積、さらに配置を変化させることで、ねらいどおりの性質をもつ多様な空気環境を作り出すことも可能である。

Наземные спелеоклиматические палаты и опыт применения при бронхиальной астме
Красноштейн АЕ; Баранников ВГ; Щекотов ВВ; Лебедева ТМ; Битинская ЛН; Хасанова РБ; Суровцева МВ; Мезенцева ЕВ; Исаевич АГ; Лысенко ДИ
Vopr Kurortol Fizioter Lech Fiz Kult, 1999 May, :3, 25-8

ch.4-15

「空気マイナスイオンとイオン殺菌した血清による臭鼻症の治療」(要約)

S.S.グロブシュテイン、1967
レニングラード小児科医学研究所耳鼻咽喉科クリニック

ここ10年ほどで臭鼻症患者数が急激に減少したのは、勤労者の物質的豊かさが大きく向上したことと、保健所による未就学児や就学児の検査で、時機を逸することなく治療が行われるようになったためである。しかし、日々の診療の場で、小児と成人双方に萎縮性鼻炎の患者をかなり目にするだけに、現在もなお、真性臭鼻症治療に関わる問題は切実さを失ってはいない。

現在、臭鼻症は生体のさまざまなシステムが関与する神経栄養性疾患と考えられている。これは、臭鼻症に関する臨床的観察や実験データが、生体のさまざまな変化を裏づけているからである。治療前の臭鼻症患者の血液では、その電気物理的指標の正常値（16～22）が低下し（0.8～2.2）、急激な減少を示す交感神経に働きかける物質が、治療後には増加するからである。臭鼻症では、自律神経—内分泌器官に対する中枢神経系の調節作用に障害を来たし、局所的ないし全身的組織の代謝とビタミンバランスの変化が主要な役割を果たしている。

臭鼻症患者における、生体のこうした局所的ないし全身的障害の治療には、生体の反応性を高めるためにさまざまな代謝プロセスの機能的状態に働きかけることが理にかなっていると判断し、空気マイナスイオンの導入と、空気イオン化処理された血液を直接輸血する方法をとることが最も効果的であることが分かった。

空気イオン療法、とりわけマイナスの空気イオンが血液や組織の電気的性質に与える影響こそ、ヴァシリエフとチジェフスキーによる生体組織の電気交換理論の基礎となった。両者によると、マイナス電荷のイオンは肺胞の内皮を介して生体へ入り込むと、相応の電荷を血液のイオンに引き渡す。つまり、マイナスイオン化は血液の構成要素（コロイド、たんぱく質細胞要素）のもつマイナスの電荷を増加させるわけで、マイナスの電荷が増加した血液はその電荷を組織へと運ぶため、組織の電気的な貯えが補充されて、細胞コロイドの電荷が増大し、組織細胞のコロイドの安定性が向上する。

この理論によると、空気イオン化は細胞膜および細胞内コロイドの電荷の値に影響を及ぼすため、細胞の機能的状態、なかでも中枢神経系へ作用して、この中枢神経系を介して、身体のさまざまな末梢器官へと反射的に作用してゆくと考えられる。空気イオン療法で直接輸血を適用することが意味あるのは、血液は空気イオンの作用下ですでに物理化学的変化を被って電荷が増大しているため、この療法の効果を高めるはずと考えられるからである。

1945年から1955年まで合計300名を上記の複合的治療の対象とし、イオン曝露と輸血治療後に臨床的・組織形態学的な検討をして、この治療の有効性は明らかになったばかりか、その後の検討結果からも、臭鼻症に対するこの複合的治療法の有効性が確認された。患者300名中、212名（70％）で回復した状態が6年以上にわたって再発も見られぬまま安定して観察され、疾患が再発した患者は、2年後で4％、3年後で6％、5年後で16％であり、4％の患者には治療効果がなかった。複合的治療法が複雑であると批判を受けたことから、1956年以後臭鼻症に対するこの治療法を簡素化し、あらゆる治療―予防施設で利用可能なものにするための実験を行なってきた。長期にわたる研究を経て、以下の方法が最も効果的なことが分かった。

臭鼻症患者はまず3週間、毎日20分ずつ空気イオン療法を受け、鼻粘膜の機能状態が改善（つまり臭いが弱くなるか消失する）、分泌機能が向上、頭痛が消失、全身状態も改善するなどの兆候が見られたら、次に空気イオン療法に加えて、殺菌血漿「F」（レニングラード輸血研究所で特別に用意）の筋肉内注射を行う。この注射は1日おきに行い、初日は血漿1ml、以後の注射のたびに用量を1mlずつ増加させ20日目に10mlに達したら、その後は空気イオン療法を継続したまま用量を1mlずつ減らし、40日で殺菌血漿輸血治療を終える。1回の治療期間内に患者に投与される血漿は100～110mlで、殺菌血漿100mlに対して殺菌された3％の重炭酸ナトリウム溶液100mlと20％のブドウ糖100mlを加え、さらに輸血の際にビタミンA、C、B群を追加する。臭鼻症患者は、アシドーシス状態にあることや、ビタミン欠乏症を患っていることが知られているため、このような複合的治療法によって効果が長期間安定するのである。

上記の治療法で治療した臭鼻症患者100名中、80名にこの複合的治療期間終了までに直接的改善が得られ、5年以上持続の安定した治療効果は75名で観察され、5名が3年後、3名が1年半後に再発した。8名では、鼻腔粘膜に臨床的検討でも特定できる重度の破壊的変化がところどころに見られ、治療効果は疑われた。早くに臭鼻症が再発した9名には、最初の治療期間終了半年後に再び空気イオン療法と殺菌血漿「F」の筋肉内注射治療を行い、さらにもう1つの治療法として、特別容器内で予め紫外線を照射した患者自身の血液ないし保存血液を、1日おきに筋肉内注射することにした。1回の治療期間に、紫外線照射血液注射を10～15回行い、血液用量を5mlから20mlまで増加していった。

血液は紫外線に照射すると、コロイド物質が光電効果のレセプターとなり、追加的なマイナスの電荷を獲得することが知られている。血液のコロイド状粒子が、本来の電荷をこのように増大させることは、マイナス電荷のイオン吸入でも認められるため、空気マイナスイオン曝露と血液の紫外線照射は、非常に類似していることがシュルイコフスキーによって指摘されている。

この3つの複合的治療後、9名の患者すべてで5年以上の安定した治療効果が観察されている。8年にわたる観察結果から、臭鼻症に対する上記の複合的治療法は、外来において最も効果的であると同時に、手頃で簡便安全な治療法として導入することを推奨できる。

Упрощенный комплексный метод лечения генуинной озены аэроионизацией отрицательной полярность и внутримышечными инъекциями стерилизованной сыворотки
Гробштейн СС
Zh Ushn Nos I Gorl Bol, 1967, :2, 91-92

ch.4-16

「鼻炎に対する空気マイナスイオンの臨床効果」(要約)

S.ベトレイェフスキ、H.クジェンスキ、W.マルティンスキ、1984
グダニスク神経系および感覚器疾患インスティチュート、耳鼻咽喉科クリニック

健康に影響を及ぼす要因のひとつとして、仕事場などで適切な空気調和が行われているかどうかということがある。これは主に、空気中のチリの除去、湿度、温度、酸素分圧およびその他のいくつかの要因に関係するとされる問題である。一方、空気のイオン化について関心が払われることは少ない。空気イオン化の要因には、自然界の放射能、太陽からの紫外線照射、宇宙線照射、空中電気、水イオン化などがある。大気中に生じたイオンは空気イオンと呼ばれる。空気イオンには、何種類かの気体粒子、チリ、エアロゾルが関わっている。空気中で優勢なのがプラスイオンなのか、あるいはマイナスイオンなのかということを考慮して、プラスイオン化あるいはマイナスイオン化と呼ばれることもある。

空気イオンを分類する基準とされるのが、1V/cm/sの電界内における移動速度である。小イオン、中イオン、大イオンの区別がある。それぞれがまた、プラスおよびマイナスに分けられる。電界内で小イオンは最も動きが大きく、一方、大イオンは最も動きが小さい。何種類かの気体の微粒子が小イオンになるのに対して、大イオンを形成するのは空気中のチリの微粒子である。生物学的に最も活性が高いのは小イオンである。小イオン数は、空気がチリによって汚染されると顕著に減少する。そのような過程では、大イオンに対する小イオンの吸着が生じている。

20世紀初頭には既に、空気のイオン化に好ましい働きのあることが知られていた。脱イオン化された空気の中に置かれた動物は、肺および腎臓における血液供給の変化によって死亡する。30年代に最初のイオン化装置が開発されるとすぐに、イオン化された空気の生体に及ぼす影響についてのきちんとした調査が開始された。そして、気道こそイオンが生体へ浸透する主要な経路であるとされた。空気イオンは生体に対して多面的なかたちで作用する。人間および動物の気管の繊毛運動をマイナスイオンは刺激し、プラスイオンは抑制する。クルーガーほかは、マイナスイオンが様々な組織中のセロトニンのレベルを低下させ、酸化プロセスを促進することを明らかにした。一方、プラスイオンは反対の作用を示す。また、マイナスイオンはプラスイオンに比べて、より効果的に細菌およびカビを死滅させることも確認されている。

マイナスイオンは、鎮静作用もあり、入眠を促進し、痛みの知覚を低下させ、

血圧を低下させることが報告されている。マイナスイオンが好ましい作用を示すことから、術後時にそれを利用することが提案されており、ある種のケースでは鎮痛剤の使用を中止することすら可能であると考える研究者も何人かいる。

空気マイナスイオンの適用を試みた実験から、空気マイナスイオンを用いた治療方法が、とりわけ上部気道に対して利用可能であることが示唆され、気管支喘息、および上部気道炎の治療に際して好ましい結果が得られている。ミハイロヴィッツは、小児科において空気の持つ重要性について関心を寄せ、「小児向け施設内での空気イオン化レベルは、我々ポーランドの小児科医にとって"知られざる土地"である」と述べている。1954年にまでさかのぼるこのような主張は、現在でもなお切実なものなのである。入手可能の文献中には鼻粘膜の病的変化に対するマイナスイオンの作用についてのデータは乏しいことから、本研究は鼻粘膜の状態および鼻の生理学的機能の改善に対するマイナスにイオン化された空気の作用の評価を目的とすることにした。

実験材料および方法

理論的に考えると、肥厚の症候の見られない炎症症状が優勢であるような、あるいは臨床的症候が血管運動的変化によって生じたものであるような粘膜の炎症状態においては、マイナスイオンが好ましい作用を示すと予想される。グダニスク神経系および感覚器疾患インスティチュート耳鼻咽喉科クリニックにおいて、20歳から56歳までの被験者20名（女性12名、男性8名）を対象に検討を行った。臨床的観察から、5名の患者に急性鼻炎が、12名の患者に単純性あるいは肥厚性の慢性鼻炎が、5名の患者に血管運動性鼻炎が、3名の患者にアレルギー性鼻炎が見られた。

検討対象としたのは、鼻汁および鼻を介した呼吸の障害に関する病訴についてのデータ、これまでの治療方法についてのデータ、前検鼻法および後検鼻法、および鼻－呼吸計による鼻の開通性とした。実施が適切と思われる患者には放射線学的な検査も行ったが、副鼻腔の病変は見られなかった。観察と治療は、温度と湿度がほぼ一定の同一の部屋で常に行われた。

空気イオン化は、ハンガリーのMedicor社製のBion−80型イオン化装置を用いて行った。この装置は、鼻腔の入り口付近で10^6個/cm^3の濃度のマイナスイオンを発生させるものである。イオン化装置は、患者の鼻から約20cmの距離に置き、機器稼動から5分経過した時点で患者に15分間にわたって自由に呼吸するよう指示した。鼻の状態に対する好ましい改善効果が得られるまで、このような治療を毎日行った。治療5日目になっても何の改善も見られない場合には効果なしと判断した。

結果

5名の急性鼻炎患者のうち2名では、罹患した最初の日にイオン化治療が開始された。彼らの鼻詰まりや呼吸困難などの主観的な症状は完全に治まった。鼻鏡検査から、鼻粘膜の腫脹および充血が軽減され、病的な分泌物が何もないことが確認されたほか、鼻－呼吸計による検討では鼻の開通性が正常であることが確認された。残りの3名の急性鼻炎患者では、最初の2日間における治療効果は小さなものであり、彼らには薬物的な治療（サリチル酸塩およびビタミンC）を追加的に行った。このため、治療結果はイオン化された空気にのみ関連づけられるものではなかった。

慢性鼻炎のケースでは、4名の患者においてポリープの除去後に、慢性肥厚性鼻炎が確認され、イオン化空気による治療を行った。全てのケースにおいて、鼻の開通性の顕著な改善、腫脹および鼻からの分泌物の減少、鼻粘膜の様相の段階的な改善が観察された。残りの8名の単純性慢性鼻炎患者は、長期間にわたり鼻に対して血管収縮薬を処方していたが、空気イオンによる治療開始時点では、鼻腔内の空間をほとんど塞ぐような鼻粘膜、とりわけ鼻甲骨の腫脹および患者の鼻の開通性が極めて不完全であることが確認された。患者らは口を介した呼吸によって、鼻による呼吸を補っていたのである。血管収縮薬の作用では鼻甲骨の腫脹の短期的な軽減が確認された。これらの患者のうち6名は、イオン化された空気の適用3日後には既に鼻の開通性が改善されたとの主観的な感覚、分泌物の減少、そしてそれに由来する気分の改善を報告した。鼻鏡検査によって鼻甲骨の腫脹の段階的な軽減が、また、鼻の開通性が改善されたことを示すような呼吸曲線の段階的な正常化が確認された。8～10日後には、治療結果は「好ましい」と判断できるものとなった。残りの2名の患者では、いかなる改善も得られなかったため、5日後に治療を中止した。

5名の血管運動性鼻炎患者中4名では、治療開始10日目に結果は非常に好ましいと判断できた。これら4名の患者は、鼻の開通性の改善、外部環境の温度変化に対する鼻粘膜の反応性の顕著な低下、鼻汁の減少を主観的に感じた。鼻鏡検査により鼻腔の拡大が確認され、鼻甲骨は最後の検査時には通常の大きさとなっており、鼻の開通性が正常であることが確認された。1名の患者においては、非常に小さな改善しか得られなかったため、開始14日目に治療を中止した。

考察

近年の文献中には、イオン化された空気が人間の健康状態に対して好ましい作用を及ぼすとする数多くの報告が見られる。そのようなことから、我々は鼻粘膜に対するマイナスイオンの作用についての評価に着手した。今回の研究は、試験的な性格を持つものであるため被験者数は少ないが、一連の観察結果は更なる観察を実施することの動機を与えるものであった。慢性鼻炎に対する治療結果は興味深い。長期間の血管収縮薬の投与によって変化した鼻粘膜に対して、イオン化された空気はとりわけ好ましい作用を示すようである。慢性肥厚性鼻炎においては、マイナスイオンよる治療は、手術的治療を補うものとして高く評価できる。なぜなら粘膜の正常な状態への回復を速めるからである。また、血管運動性鼻炎のいくつかのケースにおいては、この種の治療法適用についての更なる試験の着手を促すような結果が得られた。これは、神経系に対するマイナスイオンの作用に関連している可能性がある。

気管支喘息患者の気道に対するマイナスイオンの作用に関して報告があることから、我々は、アレルギー性鼻炎におけるマイナスイオンの作用について評価することにした。3名の患者では何らの改善も得られなかったが、これは、彼らが仕事に関係するアレルギー要因に曝露されつづけていたことに関連していると考えられる。急性鼻炎の初期においてはイオン化された空気が好ましい作用を示すことが観察されたのに対し、既に進行した段階ではこの治療法の効果はそれほど顕著なものではなかった。

以上のようにマイナスイオンが病的に変化した鼻粘膜に対して非常に好ましい作用を示すと示唆するものであり、この領域におけるさらなる研究を促すものであると言える。

Powietrze ujemnie zjonizowane w leczeniu nieżytów nosa
Betlejewski S; Kuziemski H; Martynski W
Otolaryngol Pol, 1984, 38:1, 45-50

ch.4-17

「空気マイナスイオンによる血圧の正常化作用」(要約)

M.ドゥレアヌ、S.ドボス、E.フロレア、1969
クルイ医学薬学インスティチュート公衆衛生学講座、クルイ衛生学インスティチュート

デサウアーら以降、複数の研究者が様々な血圧異常に対して空気マイナスイオンの吸入を用いた治療を行い、好ましい結果を得ている。本研究において我々は、若年の血圧異常患者に対するこの治療法の適用について検討を行った。患者は体育の専門課程が設けられている中等学校の生徒である。他の実験的および治療的研究と同様に、我々も中程度のイオン濃度を使用した。神経性高血圧の見られる、13歳から18歳までの生徒36名（女子20名、男子16名）に、空気マイナスイオン療法を行った。彼らは、学校の医務サービスリスト上にすでにかなり以前から（数ヵ月～3年前から）この疾患を持つと記載されていた者で、この時点までに彼らに適用された様々な治療法（鎮静剤、精神活動および栄養のコントロール）では顕著な効果は何も得られなかった者である。

方法

空気イオン療法は、平均して10から15回の治療が（1回、15分間）行われた。このような治療を3週間行ったが、毎日は治療を受けることの出来なかった生徒も若干名いた。治療は外来で、学校の医務室において行われた。実施時期は、第1学期の終わりごろ（12月）である。この時期は、宿題が出される期間であり、すなわち負担が高まる時期ということとなる。空気イオン化は、電気放電ないし蒸留水の霧化によって実施した。使用した空気イオン化装置は、ソ連製のものである。患者が呼吸する高さにおける小イオン濃度は、Ebertschenメーターによって測定したところ、中程度（マイナスイオンが空気1cm^{3}あたり5,000～8,000個、プラスイオンが約1,000個）であった。治療期間中は毎週、その後は3～4週間に1回血圧を測定した。それに加えて、呼吸頻度、心拍数、皮膚温に対するこの治療法の効果についても記録を行った。呼吸頻度が低下したのを除けば、これらに顕著な変化は何も見られなかった。

結果

3週間の治療直後における最高血圧の低下幅の平均値は18.15mmHgであった一方、最低血圧の低下幅の平均値は7.78mmHgであったことが分かる。t−検定に基づいて平均値の状態を分析したところ、治療期間中ならびに治療後23週にわたって、収縮期血圧の平均値と治療前の平均値との間に極めて有意な差異の存

在することが示された。同様の分析を拡張期のデータについて行ってみると、治療終了後12週目までにおいてのみ、有意な差異の存在することが示された一方、それ以降は差異の有意性に変動が現れた。

我々はさらに、3週間の治療終了時における個別の患者の収縮期および拡張期血圧の状態を、治療開始前の血圧と比較して分析した。収縮期血圧は治療を受けた若年の血圧異常患者の全てで低下したのに対し、拡張期血圧の低下は72%の患者において生じたに過ぎなかった。治療の結果4名の患者に見られた拡張期血圧の上昇はごく小さなものであった。

結論

1. 若年の神経性高血圧患者に対して空気イオン療法を実施した結果は、好ましいものであった。3週間の治療期間中は、最高血圧、最低血圧ともに次第にほぼ正常値まで低下した。低下幅の平均は、最高血圧が18mmHg、最低血圧が8mmHgであった。

2. 治療終了後23週間にわたってさらに観察したところ、最高血圧、最低血圧ともに算術平均値は次第に上昇していった。しかし、両者とも治療前の値にまで達することはなかった。収縮期血圧の平均値は、治療前と比べて有意に低い状態にとどまったままであった。拡張期血圧の平均値は、治療終了後12週目までは当初値よりも統計的に有意に低い状態であったが、それ以降は差異の有意性に変動が見られた。

Wandlungen des Blutdrucks bei jugendlichen Blutdruckkranken unter Einwirkung von negativer Luftionentherapie
Deleanu M; Dobos S; Florea E
Arch Phys Ther (Leipz), 1969 May, 21:3, 185-8

ch.4-18

「空気マイナスイオンによる糖尿病の治療」(要約)

A.S.シャタリナ、M.V.ブスギナ、1966
国立タシケント大学

アロキサン性糖尿病における歯周病に対して、空気マイナスイオンを用いた実験がイヌを対象に行われた他、ヒトおよび動物でも行われており、興味深い治療データが得られている（ウズベク共和国科学アカデミー報告書No5, 1963)。本論文では、空気マイナスイオン化が治療的効果を及ぼす糖尿病の型態とその効果の持続期間を解明することを目的としている。

軽度、中程度、重度の糖尿病を患う15名（23～64歳）を対象に実験観察を行った。糖含有量は血中で最高405mg％、尿中で6.5％であり、ほぼすべての患者が入院加療中であったが3名は外来治療中であった。入院加療中の患者には、糖尿病の通常治療のほかに、空気マイナスイオン治療を施した。患者の状態は治療前と治療後のデータを取った。糖尿病の治療では、罹病期間および患者の年齢が大きな意味をもつ。

罹病期間６年の重度および中程度の糖尿病患者への治療効果

M（23歳、女性）：罹病期間６年、重度糖尿病

空気マイナスイオン治療実施前の糖含有量（血中270mg％、尿中４％）が、空気イオン治療後（15回）には血中190mg％、尿中1.4％に減少。

B（53歳、女性）：罹病期間６年、中程度の糖尿病

空気マイナスイオン治療実施前の糖含有量（血中253mg％、尿中3.5％）が、空気イオン治療後（15回）には血中259mg％、尿中３％となった。

以上のように、糖尿病が重度であったにもかかわらず23歳の患者では、空気イオンを適用して、血中糖含有量が270mg％から190mg％へ低下したが、53歳の患者では、イオン治療によって尿中糖含有量が3.5％から３％へ減少したにすぎなかった。

しかし、罹病期間の短い場合、空気マイナスイオンは患者の年齢にかかわらず、極めて大きな治療効果を示す。実際、61歳の罹病期間３ヵ月で中程度の糖尿病患者で、治療前の糖含有量（血中405mg％、尿中6.5％）が、治療後には血中251mg％、尿中0.5％に減少した。この疾患が長引くと、膵臓のランゲルハンス島に大きな変化が生じるために、空気イオンを適用しても効果が小さいと考えられる。

罹病期間１年の軽度の糖尿病の女性患者への治療効果

この事例は興味深く、治療前の糖含有量は血中196mg％、尿中２％であった。この患者はカルブタマイド投与と空気マイナスイオン療法を受け、カルブタマイド投与５回目で、糖含有量が急激に低下したため、その後は空気イオン療法のみにした。20回の空気マイナスイオン治療期間終了後には、糖含有量はともに正常化した（血中110mg％、尿中０％)。この患者では毎日血液および尿中の糖含有量を検討したところ、６ヵ月後に血中糖含有量が155mg％へ増加、尿中にも極微量の糖が見られたので、改めて空気イオンによる治療のみを適用、第２回目20回の治療期間終了後には、血中糖含有量が148mg％へ減少、尿中には相変わらず極微量の糖が認められた。

以上のように、軽度の糖尿病でしかも罹病期間が短い場合、空気マイナスイオンは、特殊な治療法を用いなくとも、効果的な治療手段といえる。重度および中程度で罹病期間が短い場合も、空気マイナスイオンは大きな治療的効果を示す。罹病期間の長い中程度および重度の糖尿病の場合は、空気マイナスイオンの効果は小さくなる。

Отрицательная аэроионизация——одно из средств лечения диабета
Шаталина АС; Бусыгина МВ
Uzbeksk Biol Zh, 1966, :6, 27-29

ch.4-19

「亜急性期リウマチ児童に対する水破砕式空気イオンの臨床効果」
（要約）

L.V.マリチェンコ、1964
オデッサ医学インスティチュート小児科部小児科講座

急性期リウマチに対して適用される抗炎症療法および脱感作療法は、必ずしもしかるべき効果を上げるには至っていない。亜急性期には、さまざまな臨床的症状も検査指標値も、疾患過程の終了していないことを示しており、追加的治療が必要とされるが、そうした追加的治療手段の1つとして、水空気イオン化療法を使用した。この治療法適用の根拠は、空気マイナスイオンが生体に抗炎症作用と脱感作作用を及ぼすことが、1953年のヴァシリエフをはじめ、ブラトフ、ミンフ、ファイブシェビッチ、フィノゲノフなど多くの研究者によって指摘されているからである。

リウマチ疾患の活性期に入院してきた児童110名すべてに、サルチル酸剤、ピラミドン（アミノピリン）、ノボカイン（筋肉内注射）、ブドウ糖（点滴）、塩化カルシウム、ビタミン類を投与した後、60名には薬物療法によって急性症状が沈静化した直後に、ミクリン型水空気イオン化装置を用いた水空気イオン療法（毎日10分間、機器からの距離は20cmで、1回の治療期間に10～12回イオン曝露）を行った。このイオン療法群に対して、残り50名の患者は対照群とし、薬物療法終了後ビタミン類と塩化カルシウムのみを投与した。患者は入院時、関節の痛み、心臓部の圧迫感や鈍重感、衰弱、疲労感、食欲減退、長く続く微熱を訴えていた。児童の年齢は5～7歳（12名）、8～12歳（56名）、13～15歳（42名）であり、イオン治療群と対照群は年齢構成がほとんど同一で、臨床的症状の特徴は次のようであった。原発性心臓炎は35名対32名、心臓弁膜症を背景とした再発性心臓炎は25名対18名、関節炎は7名対6名、舞踏病は3名対4名であった。

イオン治療法の効果を判断する指標には、主観的データと客観的データの双方を使用し、客観的データとしては、心電図とオシログラム、血液の形態学的組成の変化、“分別沈殿”法による赤血球沈降速度、ジフェニルアミン試験、ヴェルトマン反応を観察した。治療過程における臨床的症状の変化を見ると、水空気マイナスイオンによる追加的治療を受けた児童で、より良い結果が得られているように思われた。イオン治療群の大半で、気分の改善、疲労、衰弱、頭痛の訴えの消失、心臓血管系の改善（脈拍および心機能の正常化、心濁音界の減少、よりはっきりとした心音の出現）が得られた。心電図の特定の指標（リズム、心伝導、心筋の収縮力、収縮期の指標）が正常な方向に変化することも、イオン治療群の患者により多く見られた。

オシログラムの分析でも同様の結果が得られた。治療前には、両群ともに最高血圧および最低血圧の上昇あるいは低下、振動反応指数の増大が見られ、振動反応指数曲線はプラトー状態を示し、障害が心臓だけでなく血管にもあることを意味していた。治療期間終了後、イオン療法群ではやはり、オシログラムの特定指標の平坦化が消失した者が対照群の患者よりも多く見られた。

血液のヴェルトマン反応を、イオン療法群の患者中45名、対照群の患者中38名で調べたところ、治療前には、両群の患者合わせて49名に反応変化として凝固帯の左への偏移が認められたが、これは滲出成分の優勢なことを示している。また、20名には凝固帯の右への偏移が認められ、これは血液生成過程の優勢なことを反映している。残り14名は凝固帯偏移が正常であり、治療期間終了後は両群でほぼ同数の患者がヴェルトマン反応は正常化した。

イオン療法群の患者中50名にジフェニルアミン試験を行ったところ、治療前32名に正常値より高い数値が観察され、26名が0.300～0.400、6名が0.400以上の指標値を示し、残り18名は正常値（0.165～0.245）であったが、イオン治療後、ジフェニルアミンの指標値は23名で正常化した。他方、対照群の患者中40名のジフェニルアミン試験では、治療前は正常範囲内が17名、0.300～0.400が18名、0.400以上が5名であり、治療後に正常化した患者は10名にとどまった。

治療による血液の形態学的組成の変化を観察したところ、イオン療法群では治療前34名が低色素性貧血、25名が白血球減少症、7名が軽度の白血球増加症、13名が好酸球数の増大と診断されたが、治療期間終了後には、低色素性貧血が18名、白血球減少症が4名となり、白血球増加症の患者はゼロで、好酸球数も正常化した。対照群では、赤血球に関しては同様の結果が得られたが、白血球に関してはとくに変化が見られず、白血球数が正常化した患者は基本的に、入院時に軽度の白血球増加症を呈していた者においてであり、好酸球数の変化は観察されなかった。赤血球沈降曲線の形から、リウマチの活性度は判断できるという文献データに基づいて、赤血球沈降速度をfraction法で検討したところ、赤血球沈降速度は、治療前にイオン療法群で22名、対照群で17名が速くなっていたが、治療期間終了後には、すべての患者が正常範囲内に収まった。赤血球沈降速度曲線を見ると、大半の患者は治療前には、最初の15分に沈降反応が最も顕著に速まっていることが分かる。このように曲線が“一気に動くこと”は、赤血球沈降速度が速い患者にも正常な患者にも同様に認められる。これは炎症プロセスの滲出成分が優勢であることを示しており、背景には反応性の全体的上昇がある。小数の患者は30分ないし45分後に、沈降反応が最も顕著に速くなった。

水空気イオン化療法後、15分ないし30分後に赤血球沈降速度が速くなる患者数は大きく減少し、これは病状の改善と滲出現象の減少を意味している。対照群ではイオン療法群に比べて、赤血球沈降速度曲線の右への偏移が見られた患者数は少なかった。水空気イオン化に対する直接的反応を明らかにするため、30名の患者を対象に1回のイオン療法を行い、その影響について検討した。このイオン療法は患者が容易に受け入れられるもので、治療開始5～6分後には、速くも患者が爽涼感、軽快感を感じると口にした。また、最初の処置で、軽いめまい（3名）や吐き気を訴えた児童（1名）も、続けていくうちに気分を改善させた。1回のイオン治療終了後、一部の患者は活発さを見せたが、眠気を感じた患者もおり、脈拍が10～13拍/分減少し、呼吸数も3～4回/分減少した者もいた。

治療前と治療終了直後に記録したオシログラムの分析では、血圧の最高値がはっきりと正常化する傾向を示したことは注目に値し、その最小値および平均値も度合いは小さいが同様の正常化傾向が見られた。振動反応指標とその指数曲線の正常化傾向も観察され、治療前にプラトー状態を示した患者23名が、治療後は10名に減った。

結論

①水空気マイナスイオン治療はリウマチの児童に、全身状態の改善、関節・心臓部の痛みに関する訴えの減少、食欲の増進、頭痛および疲労感の消失をもたらす。

②大半のリウマチ児童患者で、心臓血管系の機能が有意により早く改善され、心伝導、リズム、心筋の収縮力、収縮期指標の正常化として現れるほか、オシログラムの振動反応指数およびその指数曲線も正常化した。

③大半のリウマチ児童患者で、炎症の緩和がジフェニルアミン試験指標値から裏づけられ、ヘモグロビン含有量の増大、白血球数および好酸球数、赤血球沈降速度曲線の正常化が確認された。

④今回の検討結果は、亜急性期リウマチの児童に対する治療に、水空気イオン化療法を他の治療法とともに適用することを推奨させるに充分である。

Гидроаэроионотерапия в комплексном лечении детей, больных ревматизмом в подострои периоде
Мальченко ЛВ
Vopr Kurortol Fizioter Lech Fiz Kult, 1964 No,6 523-526

ch.4-20

「鼓室形成術後における空気イオンの臨床効果」(要約)

L.T.ネストロヴァ、1964
クイブシェフ医学インスティチュート耳鼻咽喉科講座

耳の根治手術後の創傷が治癒する過程で、合併症を予防・排除するには、さまざまな治癒手段が数多く存在する。例えば、過剰な肉芽の除去あるいは化学的焼灼、術後の空洞への各種の栓の充填、薬物的・物理的施療、脱感作療法、X線療法、術後の空洞への表皮移植、ビタミン療法などがあるが、これらの方法は常に効果的であるというには程遠い。そのため、耳の根治手術および鼓室形成術後に、その創傷治癒過程に働きかける新しい手段の探求が、耳鼻咽喉科における切実な問題となっている。

マイナスイオン化した空気に関しては、その作用下における生体の生理学的反応や、治療への利用の可能性を多くの研究者が研究しており、生体に対する空気イオン療法の影響は多面的なものであることが確認されている。空気イオン療法はさまざまな物質代謝に影響を与え、神経系および内分泌系をはじめ、血圧、赤血球沈降速度、さまざまな腺および気管上部の繊毛上皮の機能、組織の栄養機能を正常化する作用がある。創傷部に対する局所的空気イオン療法に、鎮痛作用があることも報告されており、創傷および熱傷の治癒過程は、マイナスイオンの刺激作用によって組織の代謝および調整過程、血液のアルカリ性化、創傷部の血流の増大を促し、15～20％早まったという。

慢性化膿性中耳炎の手術を受けた患者に対して、術後治療にAIR−2型携帯電気イオン化装置を用いて空気イオン治療を行った。プラスないしマイナスイオンの発生源となりうる他の治療機器が稼動する前に、治療室は良く換気した。患者はイオン化装置から20～30cmの距離に座り、1回の治療期間でマイナスイオン500億～1,600億個に曝露された。生成イオン数はイオン化装置仕様書データで空気$1cm^3$あたり1×10^6個であり、患者の呼吸数は1分間に平均15回、吸入される空気体積は約500mlであるから、治療期間における治療時間を算出して、治療開始時は1回6分間で毎日2分間ずつ最大20分まで延長した。第2期以降の治療では治療期間終了まですべて20分間とした。マイナスイオンは用量の半分を吸入する形で、もう半分は患者が身支度を終えた後、手術をした耳へ局所的に与えられた。

1治療期間は5～26回としたが、15～18回の者が多かった。患者44名は、男性24名、女性20名で、年齢は11～52歳、10名に耳性頭蓋合併症として髄膜炎、静脈洞血栓症、硬膜外膿瘍などが見られ、25名に乳様突起炎、内耳炎が認められた。術後の経過が思わしくない40名には、術後の空洞における肉芽の過剰な発育（21名）、創傷における大量の化膿性分泌物（13名）、表皮形成過程の開始の遅れおよび不活発な進行（27名）、外耳道鼓室あるいは皮膚弁の炎症（17名）などが認められ、4名は鼓室状態は好ましかったが、術後早期（11～13日目）にマイナスイオン療法を行った。

マイナスイオン療法を適用して、39名の患者に好ましい効果が観察された。化膿性分泌物の量がすばやく減少し、創傷の肉芽の過剰な発育が止まり、表皮形成が活発になり、移植された皮膚弁の炎症が見られなくなった。イオン化空気による治療で、手術を受けた耳の状態に顕著な変化が見られなかったのは5名だけであった。マイナスイオン療法の好ましい成果は通常3～7回後に現れたが、最大の効果は15～18回受けた患者に認められた。以下は代表的な患者の観察結果である。

①患者A　21歳男性、1961年3月1日入院。

診断：真珠腫を伴う慢性化膿性上鼓室炎の悪化で、乳様突起、内耳炎、静脈洞周囲膿瘍、S状静脈洞血栓症、耳性髄膜炎を併発。

治療：3月2日、S状静脈洞の切開を伴う左耳の根治手術を行う。

術後：肉芽の発育、創傷の多量の血液膿性分泌物（細菌学的検査で、ブドウ球菌およびプロテウス菌が検出）、鼓室壁の表皮形成が不活発であった。

対処：外科的方法による複数回の肉芽の除去、硝酸銀による肉芽の焼灼、包帯をする際の抗感染剤、スルファニルアミド剤粉末、抗生物質の使用、栓のしっかりとした充填、複合ビタミンの処方、抗生物質の筋肉注射。

効果：いずれもなし。

マイナスイオン療法：4月13日開始。3回目で化膿性分泌物の量が顕著に減少し、新たな表皮形成区域が現れ、肉芽の過剰な発育が止まった。10回目以降、術後の空洞は大部分表皮形成が行われ、肉芽の発育も化膿性分泌物も見られなかった。患者は鼓室の完全な表皮形成がなされ、4月29日退院。

②患者C　42歳女性、1961年12月6日入院。

診断：右耳の慢性化膿性上鼓室炎で、真珠腫、外耳後壁瘻、内耳に瘻の見られる限定的漿液性内耳炎を伴う。

治療：皮膚弁を用いた鼓室形成術を右耳に行う。皮膚弁は良く癒着したものの、術後15日経つと、移植片に漿液化膿性の炎症が現れ、術後の表皮形成が止まった。鼓室へのホウ酸粉末・抗生物質の吸送法、皮膚弁へのヒドロコルチゾン軟膏の塗布。さらに、鼓室に対する紫外線照射療法6回、鏡胴を介して鼓室への石英ランプ照射16回。

効果：炎症の残留。

マイナスイオン療法：1962年5月23日開始。2回目で耳からの分泌物が治まり、浸潤が軽減し表皮形成が活性化した。10回目以降、皮膚弁の炎症が完全に消失、術後の空洞壁の表皮形成が完了し6月3日退院。

③患者K　16歳男性、1962年9月7日入院。

診断：真珠腫を伴う左耳の慢性化膿性上鼓室炎。

治療：9月26日に外耳道鼓室皮膚弁を用いた鼓室形成術を左耳に行う。移植片は癒着したが、術後14日目に移植片の充血および浸潤が現れた。鼓室への石英ランプ照射、ホウ酸粉末・抗生物質の吸送法、皮膚弁への軟膏塗布。

効果：皮膚弁の炎症の残留。

マイナスイオン療法：10月19日開始。4回目で乳様突起の空洞での表皮形成が活性化し、移植片の充血が軽減され、他の治療をすべて中止。14回目以降、皮膚弁の炎症は完全に消失し、手術を受けた耳の空洞表皮形成が完了した。

④患者P　32歳男性、1960年3月29日入院。

診断：肉芽を伴う右耳慢性化膿性上鼓室炎、右聴神経神経炎。

治療：4月1日右耳手術。4月8日最初の包帯、創傷の状態はより良い。

マイナスイオン療法：4月11日開始。すばやく表皮形成ができ、肉芽の過剰発育および分泌物は観察されなかった。13回目で耳の空洞の大部分は表皮で覆われた。4月27日退院したが、外来でイオン療法を継続。17回目後の検査で、術後の空洞の完全な表皮形成が観察された。

根治手術後、早期のマイナスイオン療法の適用が適切であることは、④の事例から理解できる。

患者たちはマイナスイオン療法を問題なく受け、治療期間中気分が良くなって元気になり食欲と睡眠が改善したが、2名だけ治療後に短時間の頭痛めまいを訴えたので、イオン化空気の用量を減らしたところ、これらの症状は完全に消失した。

結論

①マイナスイオン療法は、耳の根治手術および鼓室形成術後の患者の治療過程に適用すべき効果的手段である。

②イオン化した空気を用いた治療は、術後経過が順調な場合には、創傷の治

癒過程に起こりうる合併症を予防するほか、合併症（肉芽の過剰形成、創傷での化膿性分泌物量の増大、術後空洞壁の表皮形成開始の遅れおよび経過不良、鼓室形成術における皮膚弁の炎症）が見られる場合にも有効である。

③マイナスイオン療法は、原則的に患者が問題なく受け入れ、副作用もなく、入院設備のある病院でも外来診療所でも利用可能な技術的に簡単で便利な治療である。

Аэроионотерапия после радикальной операции уха и тимпанопластики
Нестерова ЛД
Vestn Otorinolar, 1964, :6, 42-45

ch.4-21

「空気マイナスイオンによる眼の血流の改善効果」(要約)

N.G.ビルク、1987
カラガンダ医科大学眼科疾患講座

1899年、空気イオンをエルスターとガイテルが共同で発見して以来、空気イオンの生物学的特性に研究者も医師も関心を寄せつづけている。空気マイナスイオンは治療要素として、血液循環系、神経系、呼吸器系の疾患治療に適用されてきており、視覚機能に対する刺激作用についても視力の向上、高血圧で病的に拡大した盲斑の縮小、視野の拡大が確認されている。ヴァシリエフとラズモフの実験では、空気マイナスイオンによる治療で視力クロナキシーの短縮や基電流の減少が確認され、視覚の分析部の機能的反応に空気マイナスイオンが作用することを指摘している。

本研究では、網膜と視神経の疾患の視覚器官機能に、空気マイナスイオンが作用するかを検討し、視覚の分析部の機能的反応に対する空気マイナスイオンの刺激作用を確認した。こうした刺激作用は、空気マイナスイオンの分離・帯電結合作用として理解できる。脳の血液動態に対する空気マイナスイオンの作用はすでに多くの研究者が確認しているだけに、眼の血液動態にも空気マイナスイオンが作用すると考えられる。網膜の血液動態に対する空気マイナスイオンの作用については、痙攣の消失、屈折の減少、網膜の中心動脈における病的に高い血圧の低下がポルトノフによって確認されており、疾患のある眼の血液動態に対する、空気マイナスイオンの作用の解明が次なる研究課題となった。

実験方法

双極的な電流脳写法を用いて眼の血液動態に対する空気マイナスイオンの作用を検討した。被験者は10分間の順応期間後横になり、15分間空気マイナスイオン浴を行い、その直前と直後にレオグラムを記録した。被験者は空気マイナスイオン浴で、1934年チジェフスキーが用いた治療的用量、すなわち1,500億個の空気マイナスイオンを吸収した。レオグラムの記録には、RG−4−1型レオグラフ、心電計、変換機（速度50mm/秒、測定目盛0.25オーム）を、空気イオン発生源には「Riga型イオン化装置」を使用した。レオグラムは5回のレオグラフィックウエーブの測定に基づき数学的処理を行い、血液動態の指標として以下の3つを用いた。

(a) レオグラフィック係数（RC）：単位：％

(b) レオグラムの周期に対する最頂到達時間（anacrotism）の割合（a/T×100）：単位：%

(c) 最頂到達時間（秒）に対するレオグラムの振幅の割合：相対単位：A/a

観察データは、差異の有効性についてStudent法を用いて統計分析を行った。被験者は眼の疾患をもつ100名（31名が網膜の中心と周辺の変性、19名が高度の近視、11名が視神経の神経炎、20名が視神経の萎縮、19名が老人性白内障）と、対照群として9名の健常者であった。26名の患者には、空気イオンを発生しないが、外見上作動しているように見えるイオン化装置を用いて盲検法による実験を行った。患者の年齢は35名が17～30歳、38名が31～50歳、36名が50歳以上で、健常者の割合は各年齢層に3名であった。

実験結果

イオン治療前のレオグラムを比較すると、視覚器官に疾患のある患者では健常者よりもレオグラフィック係数が低下しており（患者1.8 ± 0.105；健常者2.9 ± 0.443；t = 2.0、p<0.01）、眼の疾患群では空気マイナスイオン浴後にその係数の有意な増大が認められた（2.61 ± 0.128；t = 4.94、p<0.001）。健常者では幾らか変化は認められたが統計的に有意ではなかった。

次に空気マイナスイオン作用下でのレオグラフィック係数の変化をより詳しく分析するため、治療前の血流量のレベルに応じて血液の供給不足が顕著に表れている「レオグラフィック係数<1.0群」と、不足が中程度の「1.0<レオグラフィック係数<2.0群」、不足がわずかかあるいは見られない「レオグラフィック係数>2.0群」の3グループに分けて統計的処理を行った。その結果、眼の血流量の増加度合いは、空気マイナスイオン浴前の血液供給不足の度合いに直接左右されていることが明らかになり、このような現象は対照群の健常者では見られなかった。

眼の血液動態に対する空気マイナスイオンの作用は、作用前のレベルに左右され、血液の供給不足がより顕著な場合に顕著な作用が現れることが判明し、今回のデータによって、多くの研究者が述べてきた疾患のある器官機能への空気マイナスイオンの正常化作用について確認できた。空気マイナスイオンの周知の血管作用を考えると、最頂到達時間に対するレオグラムの振幅の割合（単位時間あたりの血管壁の伸張状態を反映する係数A/a）から、血管張力に対する空気マイナスイオンの影響を検討することも興味深い。空気マイナスイオン浴後はそれ以前のA/a値と比べて平均46.8%の有意な上昇が観察され、この指標もまた血管の内腔の拡張は、当初狭ければ狭いほどはっきりと現れることを示した。

疾患のある場合、空気マイナスイオン浴後に見られる血液動態を表す指標の変化はまた年齢にも左右される。これは年齢による変化の背景で、病的変化が進行していることを示している。血管張力を表す指標としてレオグラムの周期に対する最頂到達時間の割合（a/T×100）を用いると、この指標の低下は緊張低下作用を示し、空気マイナスイオン浴後にはこの指標が36％以上のグループで有意な低下が観察された（イオン浴前37.713±0.303、イオン浴後31.646±1.378、t＝4.3、p<0.001）。

結論

①1回あたり1,500億個の空気マイナスイオンは、血管に作用する物理療法的因子として、疾患のある眼の血液動態に好ましい効果を及ぼす。

②血流量の増加の割合はイオン浴前の値と年齢に左右される。

③眼の血液動態への空気マイナスイオンの作用は、疾患のある視覚分析部の機能に対しての空気マイナスイオンによる分離・帯電結合作用の1つと考えられる。

О влияние отрицательной аэроионизации на гемодинамику глаза
Билык НГ
Oftalmol Zh, 1987, :5, 288-90

ch.4-22

「胃十二指腸潰瘍に対する空気イオンの臨床効果」(要約)

—ラットによる動物実験とヒトの臨床試験—

M.ドゥレアヌ、T.フリッツ、E.フロラ、1965

さまざまな方法でラットに引き起こした胃潰瘍形成状態と季節が、明らかな相関関係にあることを確認した研究者たちによれば、夏は他の季節と比べて、潰瘍形成の広がりも数も目立たなくなるという。そこで本研究では、空気のイオン化が、潰瘍性疾患に及ぼしていると考えられる作用について検討してみることにした。胃潰瘍は病因が完全に解明されていないため、多様なものに関連するという仮説に基づいて、飢餓性衰弱、およびレセルピン（鎮静・降圧作用を示すアルカロイド）投与が引き起こす2つの潰瘍形成を実験モデルとした。

飢餓性衰弱による胃潰瘍への空気イオンの作用

実験方法

健康な雑種の成体（8～9ヵ月齢）の雄ラット199匹を、1回の実験に約20匹、10回の実験を各季節に行った。実験前、餌はパン、牛乳、カラスムギを自由に摂取させた後、各ラットを1頭ずつ専用ケージに入れ、3日間の完全な飢餓状態（水は自由に摂取）に置くことで胃潰瘍を引き起こさせた。飢餓状態開始から72時間後に83匹のラットを対照群として殺して剖検を行い、胃粘膜の状態を観察し潰瘍を伴う個体数、および病変部の数と面積を調べた。

実験群のラットには、同一条件の飢餓状態に置いた3日間、空気イオンに曝露した。このためにα線を放出する放射性物質を用いた自作のイオン発生器を用い、ラットは木製ケージの中へ置いた。放射線の作用によってチューブ内で発生した空気イオンは、送風機によってケージ内へ送られた（気流速度0.3m/秒以下）。イオン発生器は、外部へ放射線を放出することはなかった（Geiger−Mullerカウンターで確認）。空気イオン曝露は第1日目は1回のみ1時間、以降は1日2回各1時間で、イオン濃度は双方の極性でほぼ等しく小イオン5,000～15,000個/cm^3とした。

空気イオンへの曝露の有無を除いて、両群のラットは同一室内に置かれ、環境条件も同一であった（空気の温度21～24℃、相対湿度50～70%、双極の小イオン濃度80～250個/cm^3）。

実験結果

3日間の飢餓状態によって、対照群のラットでは93%の個体で腺粘膜に、35%の個体で瘤胃に潰瘍形成の発現が認められたが、空気イオン曝露群のラットでは、腺粘膜に潰瘍が見られたのは59％（χ^2検定による有意差$p<0.001$）で、瘤胃に潰瘍が見られたのは27％であった（$p>0.05$）。こうした潰瘍の発生頻度の差異は、10回の実験すべてで、空気イオンの作用下に置かれたラット群のほうがはっきりと良い成績を示したと同時に、病変部の数もより少なく面積もより小さかった。

レセルピン投与が引き起こす胃潰瘍への空気イオンの作用

別の一連の実験で、胃粘膜の栄養メカニズム障害に及ぼすイオン療法の影響を見極めた。レセルピンは胃の栄養機能の神経メカニズムに障害を生じさせるために用いたが、その潰瘍形成作用についてはすでに実験的手法により明らかにされている。

実験方法

連続8回の実験を5～11月まで月1回の割合で行い、ラット総数は145匹であった。実験前および実験期間中に与えられた餌は自由摂取で、パン、牛乳、カラスムギであった。レセルピンはラットの餌に混ぜることで、消化管を介して投与し、用量は1日あたり2～4mg/kg（最初10日間2mg、その後4mgまで段階的に増量）とした。ラットは実験開始後12～25日目に殺して胃粘膜を調べ対照群（総数60匹）とした。実験群のラットは、同一用量のレセルピン投与とともに、空気イオンの作用下に、先の実験と同一条件（第1日目1回1時間、それ以降1日2回各1時間）で置き、イオン濃度は小イオン15,000個/cm^3以下で、マイナスイオンを優位にした（$q = n^+/n^- = 1/2～1/5$）。このイオンもまた放射性物質を利用した発生器で発生させ、実験期間中ラットは先の実験と同一の環境条件下に置かれた。

実験結果

8回の連続実験から、対照群のラットでは83％の個体でレセルピンによる胃潰瘍の発現が認められたのに対し、空気イオンの作用下に置かれたラット群では、胃の病変は45％の個体にとどまり、統計的にも両群の差異が有意で、空気イオンは、すべての実験で好ましい作用を示した。空気イオン作用下に置かれたラット群では、対照群に比べて病変部の数もより少なかった。レセルピンは潰瘍形成作用を自律神経系の異栄養性障害を引き起こすことで働かせるので、レセルピンの潰瘍形成作用に対してイオンが示す拮抗作用もまた、神経メカニズムを介して働くと考えられる。つまり、神経系領域で潰瘍形成作用と拮抗作用の干渉が起こっているのである。さらに、以下のような観察結果も得られた。

①夏期には（55～80％の個体）、他の季節（83％～100％の個体）と比べて、胃の腺粘膜部における潰瘍発生の頻度が少ない。

②レセルピンは用量をより多くする（4.5～5mg/kg/日）か、投与期間を22～26日間に延長すると、大半（41匹中28個体=70％）に、瀉出を伴う急性胃

拡張が発現し、空気イオン作用下にいたラット群では、このような現象は少数の個体（52匹中4個体＝8％）にしか見られなかった。

治療試験

上述の動物実験での好ましい結果を前提として、我々は1960年以後ヒトの胃十二指腸潰瘍にも同様の治療を適用するようになり、このような治療法は他の研究者によってもすでに報告されている。

実験方法

空気イオンによる治療を行った66名の患者（男性48名、女性18名）はいずれも、放射線医学的に診断された胃十二指腸潰瘍が認められ、内壁の陥凹潰瘍（ニッシェ）45例、間接的な放射線医学的徴候20例、消化性潰瘍1例であり、大半が十二指腸への局在（N＝49）、胃への局在（N＝16）を伴う古くからの潰瘍で、1例は十二指腸・胃双方の潰瘍であった。まず初めに、季節的な潰瘍で以前に出血を起こしたことがなく、痛みを伴う段階にある患者を対象にイオン治療を始めた。治療は12～15日間、毎日15～45分間とし、治療当初は15分間、その後1日3～5分づつ段階的に延長していった。

目標はイオンの最小限の曝露で、痛みの軽減および軽い傾眠の発現を得ることであった。患者はイオン治療期間中も大半が仕事を中断せず、衛生面、食事面をきちんとすること以外薬剤は何も用いないよう指示した。イオン濃度は小イオン5,000～10,000個/cm^3で、マイナスイオンを優勢とした点は、コーンブルーらの実験と同じであった。イオンはコロナ放電式発生器や、水空気イオン発生器によって発生させた。

実験結果

66名の患者中、38名で主観的症状に関して好ましい結果が得られ、痛みの発作が緩和されて、2～10回のイオン治療後もしくは治療期間終了直後には消失した。関連する他の症状として、嘔吐、胸焼け、膨満感（鼓腸、胃の膨れ）、便秘、過流涎もまた消失した。ここに好ましい結果として評価したのは持続的影響が得られた例のみだが、これ以外の事例でも、治療過程で改善が得られている。痛みやいら立ち状態のために不眠状態にあった患者は、イオン治療でより眠れるようになった。治療が好ましい結果を示さなかった患者は、2例が胆のう炎患者で、何名かは特殊な条件下（高温、振動、強い気流、強度の身体的労作）で働く患者であった。治療過程で悪化、あるいは合併症の症状を示した患者は皆無であったが、この治療法に好ましくない反応を示した患者の何例かを、X線撮影（7例）、血漿ペプシノーゲンの用量計量（3例）から客観的に検討したところ、以下の3点が明らかになった。

①治療前に相次いで行ったX線検査で、胃の陥凹潰瘍（ニッシェ）が認められた患者5名では、治療後1～6ヵ月後の検査で、その消失が確認された。

②2名の患者は治療後、臨床的症状は改善したが、X線画像は変化しなかった。

③3名の患者は治療後、血漿ペプチノーゲン濃度が正常化した。

イオン治療後も1～3年間、少数の患者（N=10）を臨床的に観察した結果、10名中6名が痛みの発作を起こさなくなった。2名は新たな発作を起こしたが、その発作は空気イオンを再び適用して緩和された。残り2名は持続的効果は何もなかった。

胃十二指腸潰瘍の放射線医学的治癒も含めて、自然治癒の存在を排除するわけではないが、以上のデータはイオン治療を有望なものとみなすことを可能にするもので、大気中の物理的因子を気象的な処置で利用するイオン治療法が無害であるということも、この治療法の適用がさらに検討されるべき理由となる。

L'action de l'air ionisé dans le traitment des ulcères gastro-duodénaux （Données expérimentales chez le rat et essais cliniques）
Deleanu M; Frits T; FloreaE
Int J Biometeor,1965, 9:2, 161-165

ch.4-23

「外科病棟における空気マイナスイオンの感染症予防効果」(要約)

P.マケラ[1]、J.オヤヤルヴィ[2]、G.グラエフェ[2]、M.レーティマキ[3]、1979
1.ヘルシンキ大学中央病院　2.ヘルシンキ大学公衆健康科学学科　3.タンペレ工科大学物理学科

細菌エアロゾルを消失させる空気イオンの効果を、熱傷および整形外科病棟で実験検証した。イオンはコロナ針によって発生させたところ、イオン化期間では、落下細菌測定用プレートで検出された空気中の細菌数は、対照期間に比べて少なかった。ファージ型黄色ブドウ球菌数はとくにイオン化期間中は少なく、反対の電位は空中の細菌消失を促進させた。細菌を運ぶ落屑片の大きさは最適とはいえなかったが、得られた結果から、空気イオン化は、空気感染の制御に利用できることが明らかになった。

はじめに

空気には通常、自然界で放射能、宇宙線、紫外線などの照射が生み出す電荷を帯びた空気イオンが含まれており、イオン化後10～20個の分子の塊となって小空気イオンが形成される。空気イオンは電気的なコロナ放電によっても生成され、コロナ電圧の極性に応じてプラスあるいはマイナスの電荷をもつ。すでに指摘されているように、マイナスのコロナ電流によって生成された空気イオンは、ヒトに好ましい代謝作用を及ぼす。また、空気イオンはある種の微生物コロニーの成長を変化させ、エアロゾルの崩壊を早める。空気イオンはイオン化したことで、壁、天井、床など、反対の電位を有する物質に移動し、その速度は空気イオンの大きさと電荷に左右される。

本研究は、イオン化が細菌による空気汚染を軽減する可能性の検討を目的として、ヘルシンキ大学中央病院の熱傷および整形外科病棟で実施された。病棟の一部が熱傷患者に当てられ、浴槽、サービス、保管の機能を備えた4室と看護婦用部屋がある。病棟の換気は機械装置によらない自然のもので、冬季の病棟は相対湿度13～34％、温度20～24℃である。2つは換気装置機器のある個室で、各室内では、熱傷患者がMunter製換気エアークッション上で看護を受けており、この換気装置によって、1時間に1回の換気が行われ、室内の相対湿度は例外的に低く12～20％であった。

イオン生成

第1実験では、－5kVないし－8kVのマイナスイオン発生器でイオンを生成し、4つのコロナ針を高さ2mの位置で患者のベッドの両側に各1本、2本は部屋の反対側の端に置き、それぞれの針が壁から等距離および針同士も等距離になるように吊り下げた。患者を対象に実験を行っている間、細菌採取用の直径9cmの金属性プレートを窓の下に縦に置いたが、これらのプレートはコロナ針とは反対の電荷を帯びていた。第2実験では、患者用病室すべてと廊下にコロナ針を設置した。

細菌学的方法

空気のサンプルは、落下細菌測定用プレートを1時間放置することで採取した。栄養培地は通常の血液寒天培地を用い、培地の接地いかんにかかわらず、コロニー数は変わらないことを確認し、実験中の培地は接地しなかった。細菌サンプルは実験終了時に金属製プレートから、添加物のない栄養寒天培地を使う接触プレートによって採取した。予備実験では、落下細菌測定用プレートの空気サンプル採取時間は30分、金属製プレートの細菌サンプルは実験後2時間の時点で採取した。細菌サンプルは実験室の実験台において、37℃で採取日の晩と翌日まで培養した後、細菌コロニーの特定と個数を数えた。黄色ブドウ球菌の特定には、形態学的方法、コロニーの色素沈着、コアグラーゼ試験を用いた。その他の細菌の特定は、グラム染色法、コロニー形態学的方法、標準的な細菌学的方法に基づいた。

患者

第1実験

第1実験では、患者3名が個室で看護を受けていた。1人目の患者は、大転子(大腿骨の上部)に褥瘡を伴う対麻痺があり、その病変部からは何度もファージ85型黄色ブドウ球菌が検出されていた。2人目の患者は、皮膚表面の30%に熱傷を負っており、換気エアークッション上で看護を受けていた。この患者の熱傷からは、ファージ84型黄色ブドウ球菌が培養された。この2人の患者には、コロナ荷電－5kVで実験した。3人目の患者は、皮膚表面の40%に熱傷を負っており、やはり換気エアークッション上で看護を受けていた。熱傷からの細菌培養では、ファージNT型の非定形黄色ブドウ球菌が見られた。この患者には、コロナ荷電－8kVで実験した。以上3人の実験は1日おきに行われ、イオン発生器は実験開始日の前日午後9時に電源を入れ、実験実施日の午後9時に切った。空気のサンプルは、実験開始当初は午前7時～午後7時までの間、その後は午前8時～午後4時までの間に採取された。

第2実験

第2実験では第1実験と同様、個室の空気がイオン化されたほか、病棟全体の空気を等しくイオン化するため、その他の部屋にも廊下にもコロナ針が置かれた。イオン発生器は1週ごとに稼動させ、5週間にわたる研究期間中、最初の1週間を対照期間とした。実験は各週の金曜の夜を始まりとし、細菌サンプルを火曜と木曜の午前8時～午後5時の間に、第1実験と同様の方法で採取した。4週間の実験期間中、病棟の患者および人数は一定ではなく、40％の熱傷患者1名のみが、1.5週間同じ病室で看護を受けており、この患者の黄色ブドウ球菌は非定形であった。

結果

予備実験では、空気がイオン化すると、接地した金属表面に細菌数が多くなることが明らかになった。金属製プレートを＋5kVまで帯電させると、プレート上の細菌コロニー数が顕著に増加し、イオン化なしの場合も、帯電した金属製プレート上には細菌が集まったが、コロニー数はイオン化下より少なかった。

①1人目の褥瘡を伴う患者の個室では、落下細菌測定用プレート上の平均細菌コロニー数の変化を時間との関係で見ると、コロニー数の増加は、ベッドメーキング、傷の手当てなどの行為によるもので、コロニーの大半は表皮ブドウ球菌株であった。午前9時～10時に例外的に高い数値が見られる以外、イオン化期間中の細菌コロニー数は対照期間よりも少なく、両者間の平均コロニー数の差異は統計的に有意であった（t−検定 $P<0.01$）。落下細菌測定用プレート上の黄色ブドウ球菌（ファージ85型）のコロニー数は、対照期間とイオン化期間でより顕著な差異を示した。2人目の皮膚表面30％の熱傷患者では、1人目の患者の結果と一致した。3人目の皮膚表面40％の患者では、コロナ針の荷電を−8kvに上げても、結果がさらに改善されることはなく、金属製プレートからの細菌培養はイオン化期間で対照期間の3～5倍多いコロニー数を示し、黄色ブドウ球菌のコロニーも2～5倍多かった。

②1週間ごとのイオン化実験から、対照期間ではイオン化期間に比べて、落下細菌測定用プレート上の1日の平均コロニー数が2倍あり、その差異は統計的に極めて有意であった（t−検定 $p<0.001$）。空気中の黄色ブドウ球菌数は総じて少なかったが、イオン化期間では分離頻度がより少なかった。金属製プレートから採取したサンプルの培養では、イオン発生器作動中により多くの細菌が見られ、イオン化期間中、黄色ブドウ球菌のコロニー数と分離頻度もまたより多かった。イオン化期間では対照期間に比べて、金属製プレート上の細菌総数は約10倍多かった。

皮膚表面40％の熱傷患者が1.5週滞在した一室では、対照期間中の2日間の総細菌コロニー数の平均は13.5で、続くイオン化期間には3.8となった。黄色ブドウ球菌は対照期間では、落下細菌測定用プレートからほとんど例外なく分離されたが、イオン化期間ではほとんど見られなかった。金属製プレート上の総コロニー数は、イオン化期間中では対照期間に比べて多く、対照日の接触用プレート1枚あたりのコロニー数が2～10であったのに対して、イオン化中は10～67であり、イオン化期間中の金属製プレート上の黄色ブドウ球菌数も多かった。

考察

密閉空間における諸実験から明らかにされているように、エアロゾル粒子の半減期は、粒子の大きさやコロナ電流の荷電と相関関係にあり、エアロゾル内の0.01μmの小さな粒子は、空気がイオン化されると最も速く移動する。空気のマイナスイオン化がプラスイオン化に比べて、細菌エアロゾルのすばやい崩壊に結びつくことは霊菌の研究から指摘されており、空気中の微生物数は空気中から塵が消失すると減少する。

ニワトリのニューカッスル病はそのウイルスを含む粒子の空気を介した伝播が、イオン化によって抑制される。気管から放出されるウイルスを含む水滴の大きさは、皮膚の鱗屑上のミクロコロニーよりもかなり小さい。ヒトに見られるほとんどの細菌は、平均直径20μmの上皮細胞に付着して、空気中へと放出されるので、空気中からの上皮細胞の消失は、小滴の消失に比べて遅いことが予想される。

したがって、イオン化は、皮膚に由来する細菌エアロゾルに対しては有効ではありえない。コロナ針によるイオン化は、トンネルイオン化や電子フィルターによるイオン化よりも電磁界が弱いが、その作用が持続的で広範囲にまで到達するため、ファンや高圧によるオゾン生成が引き起こす付随的な障害を伴わない。

本研究では、ヒトの表皮ブドウ球菌を主とした細菌が空気を汚染する総量を測定し、個々の患者に由来する空気汚染はファージ型黄色ブドウ球菌で示した。金属製プレートの細菌収集作用から、エアロゾルと反対の電位、つまりプラスに帯電した金属表面で、生育可能な細菌コロニー数が増加したことから、マイナスイオン化でエアロゾルの消失が促進されることが確認された。1日24時間7日間のイオン化期間で、落下細菌測定用プレート上のコロニー数は少なく、患者の病室では黄色ブドウ球菌が検出されないこともあったが、帯電した金属製プレートには、患者に由来する黄色ブドウ球菌株数が多数見られ、細菌の落下は、イオン化中の細菌ミクロコロニーの空中含有量と相関関係にあった。

空気の測定はゼラチンフィルター濾過法によって行った。落下細菌測定用プレート培地を接地するしないにかかわらず、細菌コロニー数が一定であったのは、落下粒子の方向を重力が決めているからで、落下細菌測定用プレート法は、細菌の空中含有量を示す有効な指標となる。細菌の空中含有量の長期研究では多数の培地が必要なため、落下細菌測定用プレートの使用は最良の選択といえる。

熱傷病棟では、細菌による空気汚染の度合いが高いことが知られており、本研究によって、隔離患者が看護を受けていた個室では、24時間、−5kVで1週ごと

2回行ったイオン化実験期間でいずれも対照期間に比べて、落下細菌数が少ないことが示された。総細菌数はスタッフおよび患者による空気汚染の度合いを表している。空気中におけるファージ型黄色ブドウ球菌のさまざまな株は、個々の患者に由来するものであり、細菌が付着した上皮細胞はサイズが大きいにもかかわらず、黄色ブドウ球菌を含む落下細菌粒子の数は、イオン化によって有意に減少した。こうした減少は、患者の身体から細菌が分離した直後に粒子として帯電し、その剥落が抑制されることからある程度説明でき、この現象が粒子を元の場所に再び固定しているのである。

空気移動のない密閉空間での測定は、−5kVを上回る電圧を用いるに好ましい条件であったにもかかわらず、−8kVではより良い結果は得られなかった。しかし、落下粒子と反対の電位をもつ電磁場の強度を上げることで、粒子はより効果的に縦に置かれたプレート表面に引き寄せられた。実験が行われた熱傷病棟では、病室とホールの間にエアロックは何もなく、隔離設備が貧弱なため、明らかに空気は病室と病室外で混じり合っていた。実験の4週間に患者数、個々の患者の様態、看護スタッフの仕事は変化したにもかかわらず、空気中の総コロニー数は対照期間と実験期間で、有意な差異を示した。

患者に由来する黄色ブドウ球菌の数もまた、イオン化期間中はより少なかったが、患者が絶えず黄色ブドウ球菌を撒き散らしていることは、プラスに帯電した金属製プレート上に黄色ブドウ球菌が見られたことで明らかとなった。ニューカッスル病ウイルスが引き起こす動物の呼吸器疾患では、結核菌、マイコプラズマ肺炎菌などの細菌を含む水滴が引き起こす空気汚染が、空気のイオン化で防止できることが実験によって示されており、空気イオンの殺菌作用についてはさらなる研究が必要である。空気のイオン化は維持費がかからず、エネルギー節約型の手段であるだけに、空気の換気および濾過の度合いを高めることに替わるものとなりうる。

Studies on the effects of ionization on bacterial aerosols in a burns and plastic surgery unit.
Makela P; Ojajarvi J; Graeffe G; Lehtimaki M
J Hyg (Lond), 1979 Oct, 83:2, 199-206

ch.4-24

「アロマ・マイナスイオン療法」(要約)

R.J.ブルディオル、1988

1　芳香マイナスイオン療法

1-1　臨床的観察

個人的診療ならびにGEMMER社による5年間の観察から、それぞれ異なる3つの成果を導き出すことができた。第1に、芳香空間（性質）またはイオン化した芳香粒子（アロマイオン）とはまったく関係ない一連の改善、第2に、芳香に起因すると思われる一連の改善、第3に、アロマイオンに関連する治療効果である。

1 芳香空間と無関係な機能的改善

「痛み」と「睡眠」には、使用される芳香精油の種類にかかわらず、患者が自ら報告するほど顕著な改善が認められ、それはイオンの極性にも、芳香イオン発生器「アロマネグトロン」から放出された芳香粒子が、熱気流か冷気流かの影響も受けなかった。

(a)「痛み」を伴う疾患

「芳香マイナスイオン療法」は、疼痛性疾患すべてにかなり速やかな改善をもたらす。不安症や抑うつ症の患者の改善は予測されるものであったが、あらゆる病因による神経痛に、新たな薬剤を投与せず、芳香マイナスイオン療法の効果があったことは驚嘆に値する。「坐骨神経痛」を初め、何週間も症状が変わらなかったさまざまな神経痛が緩和され、数年来患っていた「三叉神経痛」も軽減した。休暇中に症状をぶり返したわずか数名は、自宅に芳香発生器「アロマネグトロン」を忘れてきていたという事実は注目に値する。

(b)「睡眠」

「芳香マイナスイオン療法」の実践者はいずれも、早い寝つき、回復力のある深い睡眠、楽な起床を指摘する。こうした睡眠の質はまた、不眠症や浅い睡眠を引き起こす臨床上の神経的、機能的、器質的病像とは関係なく起こるという点も認めなければならない。しかも、一時的な改善であれ、興奮症状を訴える者は一人もいなかった。

2 芳香精油による改善

芳香精油による療法（アロマセラピー）は、幾つか特定の精油を使用したときにのみ臨床的改善を呈し、不安、朝の身体活動力、血圧異常、アレルギー性呼吸器疾患という4つに効果があった。

(a)「不安」

タイム、ミント、丁子、クマツヅラのいずれかの芳香の発散後にのみ、不安は速やかに消失したが、他の精油ではこうした好ましい結果は得られなかった。空気イオン浴のみでも期待は常に裏切られた。

(b) 朝の「身体活動力」

マツ、ローズマリー、ミントのいずれでも、朝の始動が楽になり、普段にはない身体的・精神的な安静と、手の動きのよさが認められており、こうした快適感は、この3つの芳香がないとしだいに消失した。

(c)「血圧異常」

血圧異常に特定の客観的な作用をしたのはクマツヅラで、少なくとも若年で動脈硬化症ではない動脈性の高血症と低血圧症の患者に作用した。ラベンダーはさらに強い作用をしたが、血圧が改善されても、患者は主観的に改善したとは感じなかった。

(d)「アレルギー性呼吸器疾患」

ニアウリ、ユーカリ、効果は劣るがマツやラベンダーも他の芳香より、あるいは空気イオン浴だけよりも、鼻や気管支の粘膜の充血、呼吸困難や咳に速やかで好ましい緩和効果を及ぼし、悪化させることは全くなかった。

喘息患者のなかには、自分用の芳香発生器がないか、それが故障していた場合、別のニアウリやユーカリの蒸散器を用いると、新たに激烈な発作を起こす者もいたことから、単なる芳香だけでは充分でないことが示唆される。

3 アロマイオンによる改善

空気マイナスイオン濃度が高いと、下記の3つの特定行動に影響して不快感をもたらすが、前面の集電器の予熱スイッチを切ったときだけ、その不快感が消失した。予熱スイッチを作動させると、たとえ偶然でも不快感がすぐさま現れた。朝の寝覚めの質、夜間の抑えがたい喉の渇きと空腹感、そしてとくに何人かの患者の性行動は、プラスイオン濃度の高さにきわめて敏感に反応した。

(a) 朝の「寝覚め」の質

何人かの患者が朝気分がさえず、感情の無感覚さを訴えながら身体的には重く、あるいは攻撃的になっていると訴えたが、彼らは前夜に悪い匂いを消散させるため、芳香発生器の熱源スイッチを入れていた。寝覚めが悪かった別の患者たちは、その時、芳香発生器「アロマネグトロン」を稼働させていたので、サーモスタットのスイッチを切り、グリーンのライトだけを点けているように勧めると非常に驚いたが、その通りにすると、忠告が正しく、心地よい寝覚めが回復できた。

(b) 抑えがたい「喉の渇き」と「空腹感」

芳香発生器「アロマネグトロン」を購入後、夜中に起きて空腹感を満たすか、強い渇きを癒さなければならなくなった何人かの患者の場合にも、予熱回路が問題で、スイッチを切るとすぐに、こうした不快な欲求はなくなった。逆に、何人かの慢性糖尿病患者は、空気マイナスイオンを放出させることで、多食症、多渇症、夜間の厄介な多尿症さえも明らかに軽減された。しかし、脱臭効果を上げる予熱スイッチをたまたま切り忘れると、糖尿病特有の多食と多渇症状が再び現れた。

(c)「性行動」

とくに男性の慢性病患者の性行動を明確にすることはかなりむずかしく、妻たちから何らかの「改善があった」と明らかにされた場合でも、ほんの少数の男性の不満を解消できただけで、一時的な改善後には必ず予熱スイッチをたまたま作動させてしまうことが起こるため、スイッチ機能を遮断してしまう患者が何人かでたほどである。

1-2　芳香イオン療法における神経学的考察

観察とさまざまな実験データから、空気イオンは神経解剖学的にも神経化学的にも特定の組織、前脳の前半部（終脳）の中枢神経繊維束とその中枢の結合に関連づけられるようである。

1 改善が見られた臨床的実験についての考察

(a)「痛み」と「睡眠」の改善

痛みと睡眠は人間の健康状態に欠くことのできない2つの要因といえ、こうした改善は芳香イオン療法で最もよい成果が上がる。痛みと睡眠のいずれも特に脳幹の網様体によっている。網様体は、睡眠の調節に独自の働きをしている。中脳水道を取り囲む灰白質は強力な抑制的網様状域で、その活性化は「強力で漸進的、持続的な深い無痛覚症」を生み出す。この機能は神経外科で利用されており、微小電極を埋め込み、ガン患者や神経学的疾患によるある種の痛みを緩和させている。薬理学者クルーガーは、この治療法を解剖学的にセロトニンと関連づけ、睡眠への主要な役割を臨床的に確認し、以下のことを指摘している。

①セロトニン合成抑制剤「p−クロロフェニルアラニン」を注射した場合、不眠症が生じ、セロトニンの前駆体「トリプトファン」を注射した場合、睡眠が回復した。

②セロトニンは痛覚の消失にも関与し、痛覚は中脳水道灰白質の刺激に左右される。

(b) その他の症状改善

これらはすべて中枢神経系の「自律性機能」(消化、呼吸、循環、分泌、栄養、生殖など) の改善であり、やはり脳幹の網様体と関連してもいるが、迷走神経の背側核など幾つかの核細胞とも関連している。主として嗅脳反応域と関係している。こうした神経系の繋がりのために、個々の感情的要素が抑制・鎮静構造の形成を通じて反応を変化させることができる。しかし、芳香マイナスイオン療法では、すべての反応の規格化が必要になり、その好例が異常血圧である。

1975年すでにデレーヌは、機能障害をもつ若年患者に対する芳香マイナスイオンの“二重作用”を指摘し、その効果を自律神経系の調整作用における干渉から説明している。「不安」および朝の「身体活動力」についても1975年に、ウチャとその共同研究者らによって、空気マイナスイオン浴の有効性が指摘されているが、患者によってはある種の不安を朝まで残しており、こうした回復には、芳香精油による療法が網様体の作用をより円滑にすると考えられている。「アレルギー性呼吸器系疾患」については、ブラトヴが芳香マイナスイオン療法のみで治療した喘息患者の65%に効果を認めているが、1975年にクルーガーは、いかなる改善も得られなかったブルムスタインとその共同研究者たちの事例を紹介している。

(c) アロマイオンによる「行動改善」

嗅脳の構造的特徴は、視床下部の重要な作用と結合されている点にある。人間および動物の自然活力と性行動は、絶縁状態でのマイナスイオン化空気によって顕著な影響を受け、この事実はすでに何人かに指摘されてきたが、抑えがたい喉の渇きや空腹感は、視床下部と連結している嗅脳の梨状葉変性から生じることを著者は明らかにした。

2 視床下部と嗅脳の密接な関係

臨床結果から、視床下部と嗅脳の干渉を強調してきたが、実験用の多くの動物の視床下部を組織学的に切除した結果から、視床下部の室傍核と視索上核に強い神経分泌作用と、神経下垂体への経路の増加が指摘されている。嗅脳の関与については、マイナスイオンを含む小空気イオンは肺胞まで届かないが、咽頭神経に完全に吸収されるとして、こうした肺器官以外でのマイナスイオン吸収はメンドリ、ネコ、ウサギ、イヌなどの動物実験で確認されている。イオンは正常に働いている機能にはまったく作用しないという考えがある。それ故、治療法が効くためには、被験者が生物学的に不安定な状態にいなければならないが、それは必ずしも被験者が病気でなければいけないという意味ではない。身体状態は客観的に完璧なのに、嗅脳の感覚がプラシーボ効果によって乱されれば、エンドルフィンは生成されるからだ。セロトニン作動性神経路は身体的損傷を基本的に必要とせず、中脳水道の網様体を始動させることができる。

結論を言えば、芳香マイナスイオン療法が効果を発揮するには、患者が病的状態に苦しんでいなければならず、とくに「網様体—視床下部—嗅脳」という三連構造と対応した症状を強調しておこう。

3 神経解剖学的・神経化学的神経路の仮説（私見）

以上のような異なる事象を結びつける唯一の一貫したシステムは、前脳の前半部（終脳）の中枢神経繊維束に関連しており、その神経解剖学的神経路には以下のようなものがある。

(a)「背外側神経系」

中脳—間脳—嗅脳を通り、ノルアドレナリンの作動によって、眼窩皮質、脳梁下皮質、視床下部前部（視索上部）を結び、神経分泌細胞の室傍核、視索上核に作用し、視床くも膜下腔網状核を経て、中脳硬膜の網様体に達する。

(b)「中枢神経系」

セロトニンの作動によって、神経細胞分裂を変化させ、縫合部における中脳神経核を前頭葉前部皮質と結びつけている。

(c)「腹側面神経系」

中脳—間脳—嗅脳を通り、ノルアドレナリンの作動によって、またドーパミンの作動によっても、嗅脳の梨状葉を、小脳虫部側面核、乳頭体核、中脳—後脳網様体へと結びつけている。脳のこうした縦断面から見た3つの神経伝達構造には、以下の4つの神経化学的作動システムが働いている。

①「ノルアドレナリン」作動性

縦方向（皮質—網様体神経路）に作動し、その名のとおりノルアドレナリン、カテコールアミンを分泌して、皮質の活性を抑制する結果、行動に作用して、この作動性が破壊されると動物は新たな知識を獲得できなくなる。

②「ドーパミン」作動性

縦方向に作動し、同じく皮質の活性を抑制し、静的感情的な筋組織の調節器官組織で基本的役割を担っている。

③「セロトニン」作動性

正中動脈で作動し、前後末端まで広がってゆく。セロトニンについては、クルーガーとオリヴェローの薬理学的仮説に基づいて解剖学的化学的基礎研究を行った結果、いくつかの生理学的現象（眠り、体温調節、喉の渇き、食欲、性行動）に対するマイナスイオン作用がセロトニンの作動で説明できる。

④上記3つと調和して補完する「神経伝達物質」の作動性

γ-アミノ酪酸（GABA）は神経伝達物質で、主としてアドレナリン作動性神経路を抑制する。このγ-アミノ酪酸系の1つのニューロンは、行動適応の際の恒常性（ホメオスターシス）に作用し、何らかの変化を外面的にも内面的にももたらす。このことは、鼻の粘膜が、縦方向（皮質—網様体神経路）の作動性と密接に関係していることを完全に理解していなかったことを教えている。マイナスイオン化は鼻腔内粘膜を脱分極化し、中脳・後脳の網様体を活性化し、生物学的回復における神経解剖学的・神経化学的システムを始動させる。

2 イオン発生器「イオニック・キャノン」の正当性

「美容」と「医療」に使用するため、イオン源の重要性をいくつか指摘し、イオン発生器「イオニック・キャノン」を紹介することで、その詳細な利用法を明らかにする。

2-1 イオン発生器の特徴

1 専用のイオン発生器を必要とする論拠

使いやすく移動可能な強力マイナスイオン発生器の必要性は、商品「アロマネグトロン」の好結果に負うところ大で、以下の観察結果もそれを裏づけている。「アロマネグトロン」はその頑丈な箱の下部前面部からイオン化空気が放出され、ポリウレタン・スポンジを詰めた長方形の溝に、芳香精油の収納タンクがある。主として肺の粘膜に生理学的障害を引き起こすとされるオゾン生成を避けるために、平らな金属製格子を用い、地面に対してマイナスの超高電圧（6,000V）をかけると、6×10^{11}個/秒のマイナスイオンが生成され、定常状態の稼働で$100m^3$以上の空間をイオン化する。

消費電力はわずかで、箱の背面には電流逆転器があり、芳香精油の揮発性成分、香りの気化方法を選択できる。ゆっくりと低温で気化させると、マイナスイオンの発生は最大になる。速やかに高温で気化させると、脱臭能力が最大になる。3段階の換気速度切替えスイッチがあり、2つの気化方法と組み合わせて芳香粒子をより拡散させたり、空気マイナスイオンを増大させることができる。

ポルトノフの観察結果

終脳の中枢神経繊維束を生物学的媒体と特定、ポルトノフは1975年、空気イオンによる身体マッサージ法を完成させて、呼吸気管に直接浸透させない治療を行い、その疑いようのない成果の証拠として、血管の状況をオシログラフとプレチスモグラフで記録した。これは経皮的作用の実在をよく示しており、この場合、マイナスイオンは角質層による捕捉→表皮と真皮を通過した拡散→真皮の毛細血管による運搬→赤血球による身体への移動という経路で浸透する。

コランの論文

GEMMER社のコランによれば、皮膚の治療で網状真皮の深い層は第2の胚芽層のように機能して、治癒中には新たな血管の形成と、細胞の修復をするとしている。

コーンブルーの観察結果

マイナスイオン療法をした火傷患者の治療は忘れがたいもので、有意義と思われる観察結果を正確に引用する。空気マイナスイオン療法が、火傷の痛みを約10分以内に取り去るほど効果があるときには、マイナスイオンが神経繊維の中心をなす軸索のエンドルフィンを放出させて、P物質（ペプチド）を生成するとともに、中脳水道周囲の網様状域のセロトニン作動性神経路を活性化するからである。従って、興味深いことにある種の偏頭痛やあらゆる神経痛、心因性頭痛と同様、美容にも空気マイナスイオン療法を用いて、いわゆる「敏感肌」の治療もできる可能性がある。真皮が空気マイナスイオンそのものを浸透させるとすれば、イオンの回復力は網状真皮の深い層に作用して、その結合組織構造の血管の再生を促すので、このルビコン層はもう1つの“胚芽層”とみなされるとし（コラン）、美顔治療に希望を与え、組織の若返り、脂性肌や乾燥肌の治療に利用することも可能である。

2-2　絶対必要事項

空気マイナスイオン療法の可能性を見るにも、イオン発生器が必要なことはいうまでもない。移動可能で扱いやすく、イオン気流を患者の顔から約20cmのところで放出すること。この距離が最適という点で研究者の意見は一致している。人体へ向けて放出される最良のイオン濃度があるようだが、この点では研究者の意見は一致せず、空気イオンはかなり低い濃度でのみ刺激作用があるとする者や、潰瘍治療に少量を毎日長時間施す者もおり、さまざまな研究者が用いた治療量一覧によれば、$1cm^3$あたり10^3から10^7の幅がある。試作品のイオン発生器「イオニック・キャノン」の放出基準を10^5個/cm^3と定めた結果、何の問題も生じなかったので、最初の機器は濃度を少し上げるようにしたが、いずれもまったく問題がなく、神経治療への利用に普及し、マイナスイオン放出量は4×10^7個/cm^3と定められた。

3　イオン発生器「イオニック・キャノン」

1 構造と機能

移動可能な台に乗せ、全方向にも向けられるこのイオン発生器は、蒸留器のような形状で、まっすぐな長い円管状の首と円筒形の透明な密閉タンクがついている。蒸留器状の本体に電気装置が内蔵され、タンクに埋め込まれた螺旋状の抵抗を加熱して、タンク内の鉱物分を除去した水を沸騰させると、蒸気に圧力が加えられ、完全に密閉されたマイナスイオン生成空間に押し出されるが、この空間はマイナス電圧（6,000V）が残留するイオン発生器からは隔絶している。こうして生成されたマイナスイオンはクロムメッキパイプに沿って進み、その端は軸回転ができる開口部を側面に出し、イオン化した霧を任意の垂直方向に発散できる。

2 「目的」によって異なる使用法

美顔治療では、患者は座り、熱い蒸気が放出される間、ゆっくりと頭を動かして顔と首の全体が連続的に空気イオンに浴するようにする。パイプから外皮までの距離は約20cmだが、気流の温度によっては変える必要があり、常に快適な状態にしなければならない。神経治療では、患者は横たわり、顔に約20cmの距離からイオン化された気流が放出されるが、その間頭を動かさずに静かに呼吸する。この場合も、霧の温度は快適と感じられるようにし、患者は首と膝裏の窪み（膝窩：ひかがみ）を支えられて、つねに鼻から普通の呼吸を自分のリズムで行うようにさせるために、完全に落ち着きくつろいでいなければならない。

マイナスイオンは鼻の粘膜を通して捕捉できる。鼻の粘膜を出発点として、嗅覚の基本的経路、終脳の中枢神経繊維束へと達する。しかし、ときおり患者に「深いため息」のように深く、鼻ないし口から呼吸するよう求めるのは、以下の理由による。

①マイナスイオンが肺胞の深部にまで吸入されて、セロトニンの酸化作用を促すと考えられる。

②深い呼吸によって、とくに胸腔内圧のマイナスイオン化を進め、また静脈血のO_2とCO_2分圧を決定する。

③マイナスイオンが増大し感知されると、当該ホルモン分泌量に有効に作用して、その生体感応物質を全脳細胞に解き放つと同時に、同じく当該の外分泌量にも作用して、鎮痛ないし美顔治療にいっそう効果をもたらすと考えられる。

空気マイナスイオン治療はいずれも10～14分ほどで、患者の顔と首をタオルや専用の吸取紙でゆっくりと丁寧に拭いてから行う。患者は接地されていなければならない。それは患者の皮膚に、非常に高い電荷のマイナスイオンが放出されているため、新たに放出されたイオンが押し返されて治療効果を下げないようにするためである。

4 空気マイナスイオンと美容の生理美学

4-1 「敏感肌疾患」

この疾患には、まったく異なる2つの症候群、つまり悪天候に対する皮膚の過敏症と、肌（表皮）に何もつけることのできない敏感症があるが、両者は同じ症状名で呼ばれており、とくにマイナスイオン療法が効果的である原因を最後に記す。

1 悪天候に対する皮膚の過敏症

ほとんどの場合、10代ないし若い女性に見られ、ひんやりと寒い気候を嫌い、冷たい風や寒さを耐えがたいと訴える。患者は偶然にあまりの低温や凍てつく風に曝されると、爪先から頭まで凍ったように感じる。とくに手、足、膝がしびれて感覚がないと感じる。皮膚はこわばり、不快な乾燥した感覚に痛みを伴うようになり、乾いて固くがさがさになったと感じる。

こうした現実の不快感覚は、末端脂肪質の正常な柔軟性の消失と同様人によって異なるが、寒さに曝された時間よりもはるかに残存し、数日以上も続くことさえある。唯一の解決策は、冬のスポーツをする時のように手首を締めつけないゆったりした手袋をつけ、厚いタイツを履くしかない。

臨床的検査では何ら異常はなく、凍瘡があるわけでも外皮および皮膜の明らかな萎縮があるわけでもなく、血管や神経、特異体質的感染（レイノー病、動脈炎、脊髄疾患、糖尿病他）が疑われる局部的ないし全身的な身体的症状があるわけでもない。このような寒冷過敏症の患者がつねに痛感している事実は、従来の一般的治療法はまったく効果がなく、症状を悪化させることもあるということである。イオン以外による治療法については、著書『美顔術再考（原タイトル“L' Esthétique réfléchie”）』を参照。

2 肌（表皮）に何もつけることのできない敏感症

この場合の病状はまったく異なり、以前には肌の手入れや化粧がまったく問題なかった女性に今でも見られる。突然、顔にときには手にも、化粧品であれ薬品であれきれいな水ですらつけると耐えがたく感じる症状で、実際、つける物質が何であれ、つけた直後に次のことが観察される。

①熱く感じて、火傷をしたような局所的痛みの感覚すら伴う。

②何かをつけたことから外皮にたくさんの紅斑を生じる。

こうした急激な症状が数時間ときには翌朝まで続くが、このような皮膚の炎症は湿疹や蕁麻疹で悪化することはない。症状はすべて1～2日後にはおさまり、フケ状のわずかな剥離を伴う。しかし、再び何かをつけようとすると直ちに再発する。臨床的検査では、紅斑を除いて何も発見できず生物学的反応はすべて正常である。

3 敏感肌の発生原因

これら2つの疾患の臨床症状はほとんどすべての点で対立しているので、病因および症状名も区別する必要があるが、いずれも空気マイナスイオンで解消できることから、同じ生化学的論点から把握できる。

周知のように、悪天候に対する末梢性過敏症は血管の現象ではなく、ごく局所的な疾患であり、物理的保護（手袋、クリーム塗布）ないし生理学的保護（表皮の角質層を厚くするための紫外線の予防的照射）によって緩和されるので、病因は神経にあり、とくに痛覚の神経媒介物質、いわゆる「ペプチド」（Ｐ物質）の放出によるものである。

他方、肌（表皮）につけた物に対する過敏症はそれ自体アレルギー症状であるため、全身に及び、局所的にヒスタミンを作動させはじめる。そして、ヒスタミンもまたＰ物質を放出し、これが痛みを皮質へ伝えるが、その際にＰ物質が感覚の原ニューロンと２次ニューロン間の結合部（シナプス）へ放出されている。

最新の神経薬理学的研究によれば、既述した中脳水道のセロトニン作動性神経路、終脳の中枢神経繊維束の網状域の影響下では、エンケファリン作動性介在ニューロンによって、ウンデカペプチド（アミノ酸残基11のペプチド）の生合成が抑制されるという。このことは、Ｐ物質の放出下にある痛みを伴う疾患はすべて、空気マイナスイオン療法を必要とすることを意味している。

4-2　脂肪性皮膚疾患

脂肪には脂肪腺神経などという神経はないが、非常に重要な血管形成がすべての皮脂腺にまで達しているため、栄養、ホルモン、体液が媒介物として、皮脂腺の分泌・調節機能に作用する要素となる。それゆえ、皮脂の生成と皮脂漏の発生には、視床下部の重要性が強調されるのである。

1 発現状態

視床下部の重要性は、以下の事実から裏づけられる。

i　最初の症状は思春期に現れる
ii　18～20歳に劇的に悪化する
iii　少女ないし若い女性の場合、月経前に悪化する
iv　妊娠とともに改善する
v　突然に表面化し、その時に大きな感情問題や、多少とも全身をおそう強い不安症に直面している

2 生理病理学的症状

男性ホルモン特有の作用は組織学的には、以下の症状に認められる。

i　皮脂が異常流出する皮脂漏
ii　肥厚化する表皮

臨床的には悪循環が認められ、過剰皮脂漏が表皮を変形させて角質層の変質を

引き起こすため、角質（ケラチン）化に関連した腐生細菌との均衡が崩れ、結果として過剰皮脂漏が進行する。したがって、以下の三段階を考えなければならない。

(a) 単純な「皮脂漏」

鼻翼、鼻の頭、鼻から顎に至る顔面下部に顕著な疾患で、開放性面皰（にきび）のある脂ぽっく汚い肌の容貌となる。

(b)「角皮症」

もっとも活発な皮脂腺のある領域を覆う疾患で、頭皮、鼻、頬に達して、胸（胸骨）や両肩甲骨に挟まれた背中にも現れ、皮膚は厚みが増したように見え、黄色や灰色あるいは茶色くくすんできて、拡張した毛穴には脂質や細胞の残滓が詰まっている。頭皮はこの症状がもっともよく認められる場所で、つねに角皮症の作用を受けており、フケ（頭垢）だらけの状態になると剥離する乾いた白い小片（鱗屑／滓）を生じ、ときに脂っぽい黄色系のフケで頭皮が覆われることもある。

(c) 皮膚の「炎症」

活性物質と細菌の増殖で生じる炎症で、けっしてなくなることはない。

3 空気マイナスイオン療法

ここでもまた、1分間の脈拍数に基づいた美容治療の詳細は既述の著書『美顔術再考』を参照してほしい。この療法によって、皮膚の炎症はまず第一段階で軽減され、次に消失する。微生物での実験はロシアやアメリカの研究者によって行われており、空気マイナスイオンの驚くべき殺菌作用が証明されている。角皮症と皮脂漏の疾患はゆっくりとした回復を見せるが、その改善がほんとうにマイナスイオン効果によるとも、皮膚の細菌巣の調節という間接的作用によるとも言いがたく、他の皮膚疾患から得られた結果によれば、2つの作用が絡みあっている。しかし、空気マイナスイオン療法は奇跡の治療ではなく、充分な数の人を治療できなければならないが、空気マイナスイオンによる皮膚治療に対して、他の治療法よりも速やかに反応する特異体質の患者がいることは確かである。治療は平均20回が妥当である。

4-3 乾燥肌疾患

臨床的症状から、表皮の水和作用について最新の情報に着目し、神経学的仮説を立てるとともに、空気マイナスイオン療法がもたらす結果を記す。

1 臨床的症状

『プチロベール』によると、「乾いた」とは「液体が染み込んでいないか、少しだけ染み込んだ状態」と定義しており、"乾燥肌"とは水分が抜けた状態といえるが、皮膚のそうした脱水症状の事例は1つだけ、つまり新生児の脱水症状のみであり、その劇的臨床症状はここでいう乾燥肌疾患とは関係ない。乾燥肌疾患は実際のところ脱水状態にあるわけではなく、「水分が抜け出た状態」を伴う肌のことで、「ひどく水分がない表皮」を指し、主として10代ないし若い女性に認められる。

肌が「乾いて」突っ張ったという不快感を伴うために、皮膚はしなやかな張りと柔らかさを欠き、「ちぢんだ」ように見える。通常、この症状が現れるのはむきだしになった皮膚で、顔、手の甲、ときに手首、あるいは手足の指である。乾燥肌のような触覚不全感覚は、寒さ、乾燥した大気、気圧と標高の変化に従って増大するが、こうした条件下になくても依然として認められるだけに、その発生原因を生気象学的要因に求めることはできない。

この疾患は知らないうちに進行して発現する潜行性があるようで、患者が何らかの化粧品を「発生要因」となった原因と訴えたとしても、おそらくそれは誤りである。客観的には乾燥肌に触れると、皮膚はしなやかな張りと柔らかさを失い、ときには多少の剥離が認められるものの、他の触診結果は正常である。問題はこのような触覚不全は一生続くことで、予測できない形の変転を繰り返すため、この疾患をもつ女性はその不快な感覚を和らげるのにどのようなものを使えばいいかわからなくなり、なお「顔がつっぱっていて、回復の見込みのないほど乾燥している」と感じつづけ、生活を損ないかねないのである。

2 症状の根本要因

表皮の深層には、痛覚の痛み刺激を運ぶ末梢神経の終末部、つまり神経繊維がむきだしの自由終末があり、その近くに存在する皮膚の触覚受容器（メルケル小体）が、圧迫感を伴う触感を伝える古典的作用をする。この触覚受容器は同じ神経繊維に集まった三日月状の透明な上皮細胞からなり、全身の体表面に見られる。しかし、衣服に常に覆われた皮膚の触覚は鈍っているため、むきだしの皮膚領域から来た皮膚感覚のみが、大脳の警報統合体、つまり中脳―後脳の網様体によって知覚される。したがって、この触覚受容器の存在によって、表皮の水和作用の異常な事例を説明できると考えられる。

3 表皮の水和作用の問題

周知のように、表皮は皮膚の毛細血管によって潤っているわけではなく、真皮―表皮の結合部、つまり真皮の小乳頭状突起部分で生じる浸透によって、水分や電解質、さまざまな栄養・代謝要素を引き寄せているわけで、表皮はその最も深層で"水分"を得ているのである。表皮は少ししか水を通さないことは言うまでもないが、それをどう考えようと、熱い風呂に入ったあと指先がふやけるのは、表皮の水の透過性が同じ厚さのテフロンシートの10倍以上だからである。真皮

—表皮の浸透に、乾燥肌疾患で傷つけられた現象が認められと考えられるが、この仮説の根拠と、美容治療法については著書『美顔術再考』を参照されたい。

4 空気マイナスイオンの役割

皮膚の触覚受容器（メルケル小体）でもまた、すでに指摘した痛覚の神経媒介物質、いわゆるペプチド（P物質）が関係し、あまりに強烈ないし激烈な刺激があった場合に、感覚の原ニューロンと2次ニューロン間の結合部（シナプス）を直ちに合成して行く。すでに見たように、マイナスイオンは中脳水道の網様体をエンケファリン作動性ニューロンと“対”にして始動させて、P物質を抑制するように作用する。

マイナスイオンの作用は真皮—表皮の結合部では、酵素性分解細胞に対する再生効果を思い起こさせると同時に、主として経皮浸透を見せている。さらに、噴霧そのものの効果についても忘れてはならない。美容に噴霧を使用し高い評価を得ているのは、噴霧によって皮膚のしなやかな張りと全身の快適感という非常に心地よい感覚がもたらされるからである。このような快適感が一時的であっても、強く求められているのである。噴霧によって外から水分が与えられると、表皮の湿度は高くなり、この乾燥肌疾患には非常に効果的である。

さらに、何らかの熱を加えると血液の急激な流れが引き起こされ、小乳頭状突起のループ（係蹄）部でエネルギー交換が増大する結果、局所的な充血が生じて、副交感神経系に由来する自律神経の反射機能が熱に反応して作動し、突如表面化するため、皮膚の触覚受容器（メルケル小体）の神経刺激にも必然的に変化をもたらす。このように、皮膚の触覚受容器の回路は、普通閉じられた状態にある。以上の理由から、乾燥肌疾患は空気マイナスイオン療法だけで極めて速やかに改善され、容易に確認もできる。著者考案のイオン発生器「イオニック・キャノン」を使用した場合、空気マイナスイオンは顔面に霧状に散布されるため、鼻の粘膜などを通じて直接吸入されて、基本的な嗅覚の神経経路をわずかな結合部（シナプス）とともに始動させはじめるのである。

4-4 皮膚の老化

「老化」は不可逆的で不可避の生理現象であり、胎児の12週目に最初の皺が生じて、最初の胎動が始まるときから老化は始まっている。事実、皮膚の老化は人間の生物学的年齢を反映するが、つねに生活年齢（暦年齢）に対応するとは限らず、次の原因からも進行する。

i 明らかな遺伝子的原因

ii 細胞の恒常的老化

iii 紫外線、主として太陽への曝露◆

◆例）太陽化学線弾力繊維症、化学線弾力繊維症：紫外線などによって皮膚の結合組織が退行変化する症状で、組織内には弾力素（エラスチン）に対して染色反応を示す物質が過剰に存在する

1 老化の臨床的症状

「老化」は全身の皮膚を変化させるが、そのとき組織の萎縮、結合の変化、全体的な脱水が生じており、主たる特徴は次のとおりである。皮膚の脱水は、真皮の新陳代謝におけるムコ多糖類の欠乏によるが、これはホルモン系の衰えに付随している。ホルモン系が衰えると、表皮の萎縮が、とくに生物動力的機構であるマルピーギ層の減少を伴って起こる結果、表皮は接着斑（デスモソーム）細胞を分離して脆くなり、弾力性と伸張性を失う。その結果、真皮—表皮の浸透現象による交換面積が減少し、皮膚の脱水状態が進行する。すると、結合細胞の退縮が生じて網状の真皮からコラーゲンがしだいに消失し弾力繊維症を生じると、血管の脈管構造体が破壊されて損なわれるため、皮膚はますます脆くなる。そして、悪性脂肪質の増生、老人性いぼを生じる。機械的な圧迫を加えると裂開と創傷を生じるが、生体は厚い繊維状の生成物（星状瘢痕：かさぶた）を形成してそれを多かれ少なかれ修復し、真皮に閉じ込める。他方、表皮の顆粒層はケラチン誘導体に分化すると秩序なく増加して、良性の色素障害もしくは変性障害を生み出す。

2 空気マイナスイオンの役割

解決すべき問題は、ムコ多糖類の低下を引き起こすホルモンの衰えと、結合細胞の退縮、さらにこの2つが要因となって生じる皮膚の脱水がある。ホルモンの衰退については、視床下部と下垂体へのマイナスイオンの深い作用が組織切除から明らかにされたほか、卵巣にも同様の明白な作用を及ぼすことが証明されている。これらは基本的な嗅覚経路が、まさに性行動の中枢となる小脳虫部核（結節核）と関連していることが知られているだけに疑いない。結合細胞の退縮にはイオン療法が極めて効果的なはずで、その根拠は、1975年、クルーガーが、ハツカネズミのSTD繊維芽細胞の増大を示す先達の組織培養実験を再び採り上げて確証したことにある。

皮膚の脱水状態については客観的・主観的を問わず、乾燥肌疾患の不快な症状を刺激して、局部的に改善する方法をすでに示した。空気マイナスイオンが老化を防止すると主張するつもりはないが、老化を遅らせると断言はできる。もちろん、若返りを目的にした方法には、反射療法や物理療法、脈拍数療法、美容術などがあるが、いずれもつねにイオン療法によって効果を増大する。

1986年に開発された皺とり術でも、持続させるために週に一度「イオニック・キャノン」を使用したイオン療法を行わなければならない。皺とり術におけるイオン療法でもまた、終脳の中枢神経繊維束が直接関与し、その結果として視床下部と嗅脳の構造が果たす役割が、身体的精神的回復に大きな働きをしていることは疑いがないが、効果の多寡は患者によって個人差がある。

Bourdiol RJ
IONO-NEGATIVO-THERAPIE"　1988, Maisonneuve, Moulin-lès-Metz

関連資料

「アロマ療法」(Aromatherapy)に用いる化学物質 (要約)

矢野、1989

機能別芳香療法剤の例

覚醒（睡気さまし）用香料

精油（はっか、ユーカリ、レモン、ベルベナ、シトロネラ、カヤブテ、サルビア、タイム、クローブ、ローズマリー、ヒソップ、ベージル等)、エキス(オニオン、ガーリック等)、蟻酸、酢酸、酸エチル、蟻酸プロピル、酢酸エステル（エチル、プロピル、ブチル、ヘブチル、ノニル、メンチル、イソメンチル等)、亜硝酸アミル、トリメチルシクロヘキサノール、アリルサルファイド

催眠用香料

精油（ジャスミン、カモミル、ネロリ等)、ノニルアルコール、デシルアルコール、フェニルエチルアルコール、炭酸メチル、炭酸エチル

食欲抑制用香料

よもぎ油、ローズマリー油、ユーカリ油、ミル油、フェニル酢酸エステル、グアヤコール、インドール、クレゾール、チオフェノール、p.ジクロロベンゼン、p.メチルキノリン、イソキノリン、ピリジン、有機ブミン類、カンファー、メチルカプタン、アンモニア、硫化水素

食欲促進用香料

精油（ベージル、ベリラ、マジョラム、タイム、ローレル、ジユニバーベリー、レモン、ナッツメグ、ジンジャー、オニオン、ガーリック等)、カルボン、エストラゴール、エレモール

抗偏頭痛用香料

精油（オレンジ、レモン、ベルガモット、ラベンダー、ローズマリー、ベージル、ペパーミント、樟脳、ユーカリ等)、メントール、シネオール

嫌煙用香料

精油（オレンジ、レモン、ベルガモット、クローブ、シンナモン、ナッツメグ、メース、ジンジャー等)、オイゲノール、シトラール、ヒドロキシシトロネラール

制吐、抗失神用香料

ペパーミント油、アブシンス油、ユーカリ油、ローズマリー油、メントール、シネオール、シトラール、カンファー、酢酸、酢酸エステル

催淫性香料

サンダルウッド油、コスタス油、ラブダナム油、アンバー、ムスク

無性欲化香料

精油（せいようにんじんぼく、ブルテミジア、カンファー、樟脳、ユーカリ、サルビア等）、カンファー、シネオール

不安解消抗うつ用香料

精油（ラベンダー、ベルガモット、レモン、マジョラム、ローズマリー、クラリーセージ、ペパーミント、ベージル、ローズ、ジャスミン、プチグレン、ナッツメグ、シンナモン、クローブ、メース、ジンジャー等）、シトラール、シトロネラール、ボルネオール、リナロール、ゲラニオール、ネロール、ロジノール

Chapter 5 環境生理

ch.5-1

「大気イオンが動物とヒトに及ぼす影響——作用仮説」(要約)

J.M.オリブロー、1976
パリ第4大学　生理学実験室

大気イオン化

温度、湿度、気圧、周囲の空気の動きが身近な事象であるとするなら、大気の電気的状態とは見分けることがより難しく、嵐の到来などの突発的な変動でもない限り我々の関心をひくことはほとんどない。

A. 自然、黎明

1750年、ベンジャミン・フランクリンは空中電気を発見した。だが、当時は多少謎めいたものであったこの「電気」が、プラスかマイナスの大気イオンを形成する大気中の分子に由来していることが理解されるまでには、エルスターとガイテルまで待たなければならなかった。ランジュバンは、このようなイオン化された気体分子が、吸着によって浮遊する粒子（霧、煙）上に集まり、大きさが1,000倍にもなる大イオンを形成すること、そしてこの大イオンは元となる粒子の化学的性質に左右されるがゆえに、産業活動に伴う大気汚染の問題と関係があることを明らかにした。

空気マイナスイオンとはなによりもO^-とOH^-である一方、プラスイオンは、N^+、CO_2^+、H^+、H_3O^+、（H_3O^+）H_2Onである。しかし、空気イオンとなりうるもののすべてが完全に分かっているわけではなく、また空気イオンの化学的な性質は複雑である。ひとつの分子を解離させるのに十分なエネルギーを局所的に生み出すようなプロセスはすべて、異なる極性の一対のイオンを誕生させる。自然条件下においては大気イオン化を生じさせる主な要因として、空気中の放射能、土壌中の放射能、宇宙線照射の3要因があり、さらに、高地での紫外線照射、水が急激に霧化される波しぶきや滝のもたらすイオン化されたエアロゾル生成も挙げられる。

B. 変動

マイナスイオンはサイズが小さいために移動度が大きく、プラスイオンに比べて寿命が短い。その結果、プラスイオンの方が通常は数が多い。マイナスイオン濃度は200～2,000個/cm^3の間で推移するのに対し、プラスイオンは400～3,000個/cm^3にまで達するのである。マイナスイオンに対するプラスイオンの比率によって、「空中電荷」と呼ばれているものの性質が決まってくる。この比率は生物学的に非常に重要であることが明らかにされたが、簡単に言えば、精神生理学的均衡にとってマイナスイオンは好ましく、プラスイオンは好ましくないものなのである。

自然における気象現象の大半、すなわち日照、湿度、降雨、嵐、大気圧などは、さまざまな種類のイオン数に変化をもたらす。例えば、大気圧が低下すると土壌中のラドンの放出が生じ、その結果、このラドンという放射性ガスが大気の下層をイオン化する。このイオン化は、プラスイオンの寿命の方が長いためにマイナスイオンよりプラスイオンが優勢となる。

人工的に作られた環境もまた、空気の自然なイオン化に対して大きな変化をもたらす。タバコの煙、電気ストーブによる暖房、空調設備などは、主に小マイナスイオンを破壊するのである。より大きなスケールでの話で言えば、産業活動に伴う煙は大きなプラスイオンの生成をもたらし、また、海面上に炭化水素が存在すると海面からの酸素マイナスイオンの放出を阻害する。

C. 人工的な生成

大気イオン化状態における自然の変動がもたらす影響については、ほとんど研究が行われていない。このため、大気イオン化の研究では、実験室内でイオン化された大気を人工的に再現することになるが、このようにして再現された大気は、当然のことながら様々な点が制御されたものである。

我々は、20,000Vに保たれた金属針からなる放射装置を14年来用いてきた。これによって生み出される空気イオンは、その濃度、極性ともに制御することが可能である。オゾンおよび窒素酸化物が発生する可能性があるが、それらはきちんと排除し、また、電場は通常の値へと戻された。測定機器によって、動物のいる場所のイオン濃度を正確に明らかにした。実際に行った曝露方法は、高濃度◆の短時間曝露、あるいは数千個/cm^3という低濃度のイオンの持続的な曝露であった。

◆200,000～500,000個/cm^3のイオンへ30分～1時間

近年、市場にいくつか空気マイナスイオン発生器が出回るようになったが、そのうちの何点かのイオン発生量は適切なものではないようである。また、きわめて有毒のオゾンしか発生しないものは論外であるのは言うまでもない。

大気イオン化と行動

嵐の到来する前後では、昆虫、馬、あるいはヒトの状態が通常と異なるというのは誰しもが経験的に分かっていることで、このような知識があったとから、非常に早い時代から空中電気を生命と関係付けようとの試みがなされたのも理解できる。19世紀後半にはすでに、病気のヒトおよび健康なヒトに対して空中電気

の変化がもたらす影響や、ある種の病人は特定の極からの芒放電を耐えがたく感じると指摘されている。ソシュールは、アルプスの様々な地点を電位計を用いて熱心に調査し、空気の自然の「電化」が好ましい状態にあるところを探し出そうと試みた。

今世紀に入ってアルソンバルは、嵐が近づいてくるときプラスの極性を持つ静電発電機の近くにいると不快感が高まるのに対し、この発電機がマイナスの高電圧をもたらしているとそのようなトラブルが小さくなるということを記している。1932年物理学者のハンセルは、同僚の気分の変化と近くに設置された高電圧の発電機の極性の変化とが一致することを指摘している。

しかし、このような個別事例的、一面的2元論の段階から抜け出ることを可能にしたのは、チジェフスキーによって推し進められた一連のシステマティックな実験によって初めて可能となったのであった。我々の精神生理学的研究はいくつかの例を除いて雄のアルビノラットを対象に行われた。

A. 摂食行動

渇水行動

20,000個/cm^{3}という人工的なプラスイオンを持続的に曝露されたラットは、水摂取量が平均で15％減少した（p<0,001）。反対に、空気マイナスイオンによりラットの渇水行動が多少とはいえ有意に亢進した。1日単位の空気イオン曝露では有意な結果が見られなかったが、このことは、行動的というよりも代謝的な作用の存在を示唆するものである。

電解質の自発的な摂取

自己選択法に従い、ナトリウムとカリウムを人工的に取り除いた餌を与えると同時に、真水とともに塩化ナトリウムおよび塩化カリウム溶液を自由に摂れるようにしておくと、ラットはこれらの溶液は濃度が高いために（2%）不快な味がするにもかかわらず、適切な量を摂取することでミネラルのバランスをとることが出来る。

このような実験手続きの元に置いたラットに、1日間マイナスイオンを曝露（150,000個/cm^3、15分間）するだけで、電解質の摂取の仕方が大きく変化する。食塩水の摂取量は30％減少するのに対して、塩化カリウムを加えた水の摂取量は（非常に苦い味なのにもかかわらず）80％増大した（p<0.01）。その結果、カリウムに対するナトリウムの比率は3.4から1.5に変化した。このような再調節は、味覚のレベルにおいて不慣れな味に対する欲求にはっきりと変化が現れたことを示唆する。一方、プラスイオン曝露は電解質の摂取に対して何も作用を示さなかった。

飢餓行動

1934年にはすでにチジェフスキーによって、マイナスイオンがすべて取り除かれた密閉空間にラットなどの実験動物を入れると、ときには死にまで至るような様々な重い障害を示すようになることが明らかにされた。これらの動物では食物摂取量の減少も観察される。我々の研究では、プラスイオン（70,000個/cm^3）への持続的な曝露を実施しても食物摂取量の有意な減少は何も観察出来なかった。

その一方で、同濃度のマイナスイオンにより飢餓行動が少し亢進することを観察した（+15％、$p<0.005$）。飢餓行動は非常に低濃度（3,000個/cm^3）の大気イオンからも影響を受けた。この場合はマイナスイオンとプラスイオンへの曝露を交代して行うと、空中電荷が急激に反転するときに食物摂取量が有意に増大することが観察できたのである。このような所見のもつ行動生態学的な意味については後に再び触れる。

B. 力動的行動

自発的活動と性的活動

チジェフスキーの初期の研究そしてその追試を行ったグァルティエロッティ、バックマン、シュトラウスらにより、マイナスの大気イオンに様々な動物の活動に対して自発性を促す作用のあることが知られている。このようなデータを家畜飼育の場での諸問題への取り組みにおいて利用する試みがソ連では行われている。

しかし、上記の研究で用いられた方法のいくつかには疑問を挟む余地がある。例えば、運動の評価が主観的なものであったり、空気イオン曝露と活動テストとのあいだの時間的間隔が一定していなかったり、ドラム型の檻を使用することで空気イオン曝露効果が疑われてしまったり◆していたためである。以上のような事情から、ハーリントンとスミスがマイナスイオンの運動活性作用は何も観察出来なかったといった矛盾した観察結果がいくつかあることも理解できる。

◆動物に届くはずのイオンの大半は金属製のドラムの格子によって捕らえられてしまう

我々は、イオン曝露と平行してラットの活動を測定および記録することが出来る実験機器を使用した。我々もまた、マイナスイオンの影響下で運動性が顕著に亢進する（+60％）のに対し、プラスイオンはスタンレイの指摘のように、自発的活動性を20％抑制する（$p<0.001$）ことを観察した。動物の観察およびアクトグラフの定性的検討によっても重要な差異が示された。閉鎖された空間に4匹ずつ入れられたラットはすべてがオスであったにもかかわらず、性的追求および交尾の試みを示すことがある。対照群でまれに見られたこのような現象は、プラスイオンの曝露によってほとんど消失したのに対し、マイナスイオン曝露では再び盛んに見られるようになった。

性的行動に対してマイナスイオンが、このように好ましい作用を示したことは、マイナスイオン下に置かれた牡牛において性的活動性の亢進を記録したヴォルコフほかの研究を思い起こさせるものである。動物の活動に対する大気イオン化のこのような影響は、興味深いことに昆虫などにおいても観察され、嵐の前にある種の蝿が攻撃的になるのが解明されるという。両生類の幼生でも我々は、マイナスイオンに同様の活動発生作用がある（＋39％）のに対して、プラスイオンは自発的活動を減少させる（48％）ことを明らかにした。この場合の運動性とは、狭義の力動的なものとは性格を異にする。というのも、我々のこの実験において運動性としたのは、水の中から地上へ移る動きであったからである。

身体行動

ここで取り上げるのは運動そのものというよりも、筋肉の代謝により深く関係する作用である。空気マイナスイオンはもちろん、筋力に対しても作用する。空気マイナスイオンは筋の収縮をより速くし、筋のクロナキシーの短縮だけでなく筋力も増大させる。動物実験では水泳テストと前肢での身体の支えにおいて持久性が高まった。このような持久性の高まりはヒトにおいても観察されている。ミンフは作業能力が2倍になったとまでしている。ただし、ヒトの場合は実験がプラシーボ効果をすべて排除する形で行われたのかどうかに関しては疑問の余地がある。

C. 適応に関する行動

ここであげる適応行動とは、関係する神経構造の複雑さないし多様性という点で高度な統合というレベルの活動を指すものである。このレベルでは、大気イオンの及ぼす作用は常に一定のものとなるわけではなく、また、上に取り上げた作用に見られた再現性も必ずしも得られるわけではないものの、このレベルで記録された行動上の変化は我々にはより興味深いものと思われるのである。

有害な刺激に対する感受性

空気マイナスイオンを初めて治療的に用いたところのひとつに、フィラデルフィアの大学病院がある。ここでは広範囲の熱傷に苦しむ多数の患者が、マイナスイオンによる鎮痛効果および鎮静効果を経験することとなった。鎮痛作用は鎮痛薬の使用がしばしば必要でなくなるに十分なものであった。このような好ましい作用は、外科手術後に見られるようなほかの疼痛症状にも作用するように思われる。

我々は、動物においても同様の効果が見られるかどうかを確認することにした。動物では、いかなるプラシーボ効果も考慮する必要がない。62匹のマウスを3つの群に分け、そのうちのひとつを対照群とし、他の二つの群をそれぞれプラスあるいはマイナスイオンを曝露し（600,000個/cm^3、25分間）、順次温熱痛覚測定法による痛覚の測定を行った。この機器は、特定の反応についての定量的な検討を通して有害な刺激によってもたらされた痛みの程度の測定が可能で、この実験において有害な刺激となったのは、64℃に保たれた高温の金属板による熱傷である。

あらかじめマイナスイオンを曝露されたマウスでは、最初の防御反応（足をなめる）が現れるまでの時間が15％長くなった（$p<0.02$）。これは防御反応を起すような感覚をもたらすには、熱傷がより深くなければならないということを意味する。これとは反対にプラスイオンを曝露されたマウスでは、防御反応が生じるまでの時間が22％短縮された（$p<0.001$）。つまり、より軽度の熱傷であるのに、より疼痛が強いものとして感じられたのである。

ストレスおよび不安への適用

マウスでは、ストレスをもたらすような条件下に置かれた場合の精神運動的反応がマイナスイオンにより改善され、プラスイオンにより悪化するということを示している。マウスは最初、足をなめるというかたちで反応し（局所的な防御）、続いて飛び乗ることが困難な狭い逃げ場所（平均して2～3回のジャンプが必要）へとジャンプするという反応を示した。ところがプラスイオンにあらかじめ曝露されたマウスは、疼痛を感じていることの最初の指標（足をなめるという行為）が見られても、その疼痛から完全に逃れることを可能にする適切なジャンプを始めるのが最も遅かった。

この群のマウスはより長い時間（40％、$p<0.01$）足をなめていた結果、唯一効果のあるジャンプという防御へと移るのが遅れたのである。反対に、マイナスイオンを曝露され疼痛を知覚するのが最後になったマウスは、ジャンプによる防御ではより良いものを示した。すなわち、1回目のジャンプが失敗した後、2回目のジャンプまでの時間が35％短縮されたのである（$p<0.05$）。この実験においては、空気マイナスイオンが互いに分かちがたい二つのかたちで作用した可能性がある。狭義の感覚鈍麻作用、そして統合レベルにおいて痛みの感情的側面を和らげる鎮静作用である。

フレイは、条件付けの手法を用いることでマイナスイオンのもつ抗不安作用をはっきりと示している。ラットにレバーを押すと餌が与えられることを学習させ、次にこのレバーから電気ショックが与えられるようにした。ラットはきわめて有害な刺激に苦しむことなしには餌が摂取できなくなったことになる。このような手続きによって実験的に神経症を引き起こし、その結果、餌を摂取する回数が顕著に低下する。ところがマイナスイオンへの曝露を並行して行ったラットでは、イオン曝露を受けずにこのような条件下に置かれた対照群のラットに比べて、レバーを押す回数がより多くなり対照群の2.5倍となった。

マイナスイオンのもつ抗不安作用にはさらに一時的には不快を覚えるにもかか

わらず、その後には好ましい状態へと至るような決定を下すことを促す力もある。このような現象は次のような実験から明らかにされた。毎日ラットを冷水入りの容器の上にリングから吊り下げると、最初のうちは水の中へ飛びこむことを恐れて棒にしがみつく。しかし、何日間かが経過すると、ラットはそのような努力も結局は避けることの出来ない落下を遅らせるだけのものでしかないことを学習する。そして、このような状況へ適応することでそれぞれの個体に特有の情動性にしたがって、以下の両極の間にあるような態度へと至る。

①身体的な持久力の限界までつかまっている（情動性の非常に強いラットの場合）

②吊り下げられるとすぐに水に飛びこむ（最良の適応を示すラットの場合）

空気マイナスイオンの作用は、対象となる個体の情動性の度合いによって左右される。すなわち、1分以内に自ら水へ飛びこむようなうまく適応したラットでは、マイナスイオンの作用はまったくないように思われる。一方、落下するまでに5分ないしそれ以上かかるような明らかに「不安を抱いた」ラットでは、マイナスイオンによってしがみつき状態の時間が有意に短縮されるのである。ラットの感じる恐怖が明らかに小さくなったために、飛びこむという決断がより小さな疲労によって引き起こされたということである。

この実験はあらかじめ精神的圧迫によってストレス状態を作り出していない限り、行動に対するマイナスイオンの好ましい影響がはっきりとは現れないという考えの根拠となる。しかし、デュフィーとクーンツは、空気マイナスイオンのもつ鎮静作用の効果が発現するのにはストレスが先行することは不可欠なものではないとしている。

条件づけと学習

様々な種類の動物で迷路学習あるいは道具的条件づけを行った多くの実験から、マイナスイオンには好ましい作用があり、プラスイオンには一般的に好ましくない作用があることが示唆されている。ジョーダンとソコロフおよびデュフィーとクーンツは、成績が向上するのはとりわけ老いたラットにおいてであると指摘している。それに対してベビラクアとラベルは、体重150gの若いラットにおいてはっきりとした効果を得ている。テリーほかは、240匹のラットを対象にマイナスイオン曝露を行った後に迷路学習テストを行ったが、得点の向上（誤りの回数の減少）が得られたのは、オスのラットにおいてのみであった。

このような一見不可解な実験結果は、オスとメスとの間では当初から成績に差があったということから説明がつく。すなわち、メスの方が空気イオン曝露前からオスよりも能力が高かったのである。このような条件づけおよび学習の改善は、習得がより速くなったことおよび誤りの数が減少したことから客観的に裏付けられたものであり、また、事前にストレスをもたらす状況が動物に対して与えられていなかった。しかしながらストレス条件下では、マイナスイオンによる学習の改善はよりはっきりとしたものとなった。学習に対するこのような作用は、覚醒レベルに変化が生じたことに由来していると思われる。

反応時間と精神的明晰性

この領域では多数の研究結果が得られているが、結果間にほとんど共通性が見られないためにそれらを整理することは難しい。ハルコムとカークは、マイナスイオンへあらかじめ曝露された被験者において、反応時間がはっきりと短縮する一方、プラスイオンへ曝露された者では反対の作用が生じることを観察した。実験の終了間際にこのような効果がより顕著となったのだが、これは、マイナスイオンでは疲労度が小さく、プラスイオンでは疲労度が増大するということを裏付けているように思われる。

ウオッフォードも200名を対象に行った実験で、マイナスイオン曝露後では弁別を伴う反応時間が短縮されることを指摘している。だが、プラスイオンとマイナスイオンとで反対の作用が再確認されたのは、ルォッコの研究でのただ一人の被験者においてのみである。

クノルほかは、あるひとつの極性のイオンでも、その濃度によって反応潜時が長くなったり短くなったりすること、また、同一のイオン曝露を一人の被験者に行ったとしても、日によって反応潜時が有意に長くなることもあれば短かくなることもあることを観察している。マクドナルドほかもまた、クノルと同様のはっきりとしない結果を手にしている。ギェルムほかは、双方の極性とも反応時間の増大をもたらすとしている。

それでもなおスローテが挙げている結論は正しいものであるように思われる。すなわち、大半のケースにおいてマイナスイオンは反応時間を短縮し、プラスイオンは反応時間を増大するが、これらの作用は神経系機能の状態によって左右されるというものである。

スローテのこのような仮説は、フリードリッヒの研究によって確認されている。フリードリッヒが当初得た結果には再現性がほとんどなかったが、被験者を人為的に交感神経緊張状態におくと、得られた結果は再現性のあるものとなったのである。先に挙げた実験結果において反対の作用が観察されたのは、交感神経系の緊張の変動に関係していると考えられる。

反応時間に関連する中枢メカニズムに対する空気イオンの影響が以上のようなかたちで確認された一方、空気イオンには末梢的な作用もあることがすでにいくつかの実験結果から部分的に明らかにされている。例えば、ミンフはマイナスイオン曝露後、無条件反射の生起における潜時が短縮されることを、そしてストルプラーは足首の腱反射の潜時が短縮されることを観察しているのである。

末梢効果器官のレベルにおいてすら反応スピードが多少変化するという可能性も除外できない。というのも、ヴァジリエフは先行研究を再確認するかたちでマイナスのイオン曝露後、筋クロナキシーが短縮されることを指摘しているからである。さらに、程度の差はあれ複雑なテストによって客観化される精神的能力を、人工的なマイナスイオンを利用することで向上させるという試みを行った研究者もある程度いる。

ミンフは、精神的能力が向上するとの結論に達しているのに対し、チルズらは、覚醒度における有意差は出ずに小さな変化を観察したに過ぎない。バロンらは、航空機のパイロットの被験者が休息を取り元気な状態においては、輝度の弁別閾の改善を除いてはっきりとした改善は何も得られなかったとしている。ゴルブそしてマクドナルドも反応時間の改善を記録したがそれらは非常に小さなものであった。

気分、快適感、攻撃性

大気イオンはこれを識別し測定することが困難であり、また、快適感や気分も客観定量化には微妙なものであるために、この領域における因果関係を論じたデータとして信頼できるものは少ない。アルソンバルはまったく主観的なものではあるものの、多少の興味の対象とはなりうる経験を伝えた最初の人物である。アルソンバルは、嵐が近づいてくるときに身体的、精神的双方の不調に見まわれることを指摘した。だがこの不調は静電発電機のプラス極へつながれた絶縁に彼が近づくと増悪した一方、同じ発電機のマイナス極へつながれた絶縁に近づくと消失したのだった。

ハンセルも、プラスイオンとマイナスイオンとの間に見られるこのような正反対の現象を観察している。彼は、マイナスイオンの作用下では、歓喜にまで至るようなある種の高揚感が観察されたとしている。このようなことはすでにデサウアーによっても指摘されているが、疑わしい面もある。何故なら、ある種のマイナスイオン発生源は、少量の窒素酸化物（笑気ガス）を同時に放出するからである。

マクガークは、適切に実施された一連の実験において、2～5時間のプラスイオンを曝露された被験者は頭痛などのはっきりとした不快感を有意に示すのに対して、マイナスイオンはプラスの場合の作用よりは頻度は小さいとはいえ、快適感をもたらすことを確認している。彼の実験結果はさらに、個人差が大きいこと、そしてイオン化空気の存在を感じたか否かと気分の変化との間にずれが存在することを示している。

たとえば、プラスイオンがある場合に、被験者の一部は「空気が人工的にイオン化されたか？」との問いに「いいえ」と答えておきながら、一方で単なる偶然のせいにしているが不調を訴えた。反対に、同じ被験者をマイナスイオンに曝露すると、彼らは空気がイオン化されたことを「感じる」けれども、快適感の変化は何も訴えないのであった。このような結果を得るにあたって、プラシーボ効果はもちろん排除されている（被験者には分からないように空気イオンを曝露したからである）。

ヒトの快適感に対するマイナスイオンの好ましい作用は、ミンフによるもの以外はほとんど確認されていないが、QOL向上を目的として都市生活においてマイナスイオンのこのような作用を応用しようとする試みがすでになされている。現実には、気分に対する人工的イオン化の作用は小さく、また、一人一人によってその強さも異なるというだけでなく、優勢な極性が一方からもう一方へと変化すること（空中電気の逆転）が生じる際には、その作用もまた異なってくると考えられる。

早くも1961年にフレイは、空気イオンの極性が急激かつ反復的に逆転するような工場で働く作業員に、感情面での大きな障害が見られることを指摘している。動物実験は、ヒトを対象とするより内容的な豊かさは落ちる反面確実性は高いのであるが、この領域での動物実験研究は非常に数少ない。ドリーセンほかは、ラットが部屋の中でも空気がマイナスイオン化された部分の方を自発的に選ぶということを観察した。

ボンヌヴィは、同様の実験を少しやり方を変えて再び行った。一方がマイナスに、もう一方がプラスにイオン化された2つの小部屋をラットが選ぶようにしたのである。この実験は広く引用されて、ラットがマイナスイオン化された空気をはっきり好むことの証拠として扱われているが、このような解釈は我々には間違っているように思われ、ボンヌビィの得た実験結果は何の意味も持たないと考える。

一方攻撃性に対するプラスイオンの作用はバックマンほかにより、はっきりと客観化されている。バックマンほかは、ラットにおいて噛みつき行動の回数が増加するのを観察したのである。我々もまた条件は多少異なるが、ラットがマイナスイオン下からプラスイオン下へと移ると、ケージに木片を入れることに対する反応としての噛みつき行動の回数が増加することを確認した。同様の結果はウサギにおいても観察されている。

D. 医学的観察結果

偏頭痛

ここでごく一般的に広く見られる偏頭痛疾患を挙げるのも有益であろう。この疾患は行動に関わるものではないが、その部位および感情的側面が伴うがゆえに、人の行動に最も変化を生じさせやすい疾患のひとつであることには変わりないからである。この領域では、快適感に対する大気イオンの影響についての研究で報告されたものと同じような観察結果が見られる。すなわち、多くの実験において、空気プラスイオン化が長時間行われると、不快感の激しさに差はあれ頭痛や悪心が伴うことがあると報告している。

プラスイオンが含まれたある種の風が吹くときに観察される同様の症状も、プラスイオンが原因であろう。それとは反対に、デサウアーおよびマヤザキによる初期の観察結果以来、少なくともある種のケースでは頭痛に対して、マイナスイオンが鎮痛作用を示すことが知られている。このような結果は多くの研究者らにより確認されている。そのなかでも、ダニエルとグアルティエロッティの研究が重要である。

不眠症

空気マイナスイオン曝露後に不眠症が改善したとする研究者が何名かいる。このような現象はスルマンら、アサエルらによる研究によって報告された。彼らは、空気マイナスイオン曝露後にヒトの脳のα波の頻度は減少した一方、振幅は20％増大することを観察した。このようなリズムは後頭部から始まり最後には前頭部にまで達したのと同時に、両半球の同期化も観察された。ミンフもまた、マイナスイオンに皮質の抑制プロセスを強化する働きがあることを認めている。しかし、デニエとドゥレアヌが報告しているマイナスイオンの催眠作用は、程度の差はあれ神経症の不安患者において得られたものであり、そのような結果が正常なヒトにおいても見られるとは考えにくい。

精神医学的障害

上に挙げたような観察結果、そして神経症患者の睡眠の改善に関する観察結果がいくつか存在するにもかかわらず、精神科における空気マイナスイオンの応用は、依然として非常に限られたものでしかない。しかし、150名の神経症患者を対象にしてドゥレアヌとフリッツが得た観察結果は興味深い。彼らの患者の2/3は毎日1時間未満の空気マイナスイオン曝露によって状態が改善されたのである。

マカルーゾほかも、不安症患者に同様の治療を行うことで80％の患者の治癒または改善を得たが、この治療法に対する患者の反応は、患者の気質および症状がことなると非常に違ってくることも観察している。ウチャ・ウダベほかも同様に神経症や身体症状をともなう不安症の患者で、毎日マイナスイオンを曝露すると好ましい作用が得られることを指摘している。この作用は、とりわけ身体症状をともなう不安症のケースでより顕著であった。とはいえ、治療の最初の5日間においては、ある種の症状が一時的に悪化することがしばしば観察されたことも事実である。

心因性の身体障害

喘息のかなりの部分は、その病因もしくは病因の一部が心理的なトラブルに関連するものである。今世紀初頭の著名なある呼吸器病学者は、乱暴な言い方ではあるが、「喘息は存在しない。存在するのは呼吸器神経症のみである」とまで言っているほどなのである。このような背景から、喘息とは空気マイナスイオンが最も効果を現す領域であると指摘することができる。実際、ヴァジリエフの研究以来多くの研究者らが約50％の事例で喘息および喘息様の気管支炎が改善ないし治癒したと報告している。ブラトフによって得られた結果はとりわけ顕著なものである。3,600名の患者中、治療が奏効しなかったのは10％に過ぎなかった。

気管支痙攣に対する空気イオン療法が直接的かつ重要な作用を示すことは否定しないが、この領域においてマイナスイオンに効果があるというのは、精神現象に対するマイナスイオンの作用と必ずしも無縁ではないと考えられる。いずれにしてもフランスでは、空気マイナスイオン療法による喘息治療が開始されている。胃潰瘍は神経質なヒトに頻繁に見られることが知られている。空気マイナスイオン療法はヒトにおいても動物においても、胃十二指腸潰瘍に顕著な改善をもたらす。この場合でもまた、胃粘膜の栄養過程に対する直接的な作用のほかに、潰瘍に鎮静作用が働いていることも考えられる。

作用解明のための仮説

大気イオンの持つ作用として示されたもの、推定されているものの広がりの大きさこそ、生理学的そして行動的な現象に対してその作用が本当に存在するのかということの信頼性を難しいものにしてしまっている。「理論によって証明される前にある実験を決して信用してはならない」との有名なエディントンのパラドックスが、ここではほかの領域以上に当てはまるのである。ソコロフが1904年にすでに推測していたことは、現在証明されたようである。すなわち、イオンは吸入されたときに限って生物学的な活性を持ち、鼻孔のみを空気イオンに曝露することではイオンは作用するに至らない。クランデルはヒトの場合、吸入されたイオンがその大半は上部気道で捉えられてしまうものの、肺レベルでも保持されることを示すことに成功した。マイナスイオンにみられるいくつかの局所的な作用は皮膚レベルで説明されているとはいえ、そのような作用は瘢痕化現象に対するものに限られ、ここでは取り上げない。

A. 一次的作用

生体エネルギーレベル

小マイナスイオンの化学的性質は多彩かつ複雑ではあるものの、その大半は酸素イオンであることが認められている。この酸素の占める比率が非常に大きいということから、マイナスイオンは基本的に電荷によって活性化された酸素というかたちで働くという第1の仮説が生まれることとなった。実際、1960年クルーガーは、クレブス回路を速めることを示している。マイナスイオンによる治療は、正真正銘の酸素療法に相当しうるものなのである。関連するさまざまな酵素のプロセスも影響を受ける。というのもマイナスイオンによってチトクロム酸化酵素の作用が促進され、その結果エネルギー交換全体に対してマイナスイオンの好ましい作用が生じるからである。このレベルにおいてプラスイオンは反対の作用をもつか、あるいは全く作用を示さない。こうした理論は興味深いが、単独ではすでに記述されている多様な生理学的作用を説明することは出来ない。

内分泌レベル

1959年にフレイは、副腎に対して両極性のイオンが反対の作用をおよぼすということを前提とする理論をはじめて公にした。彼はこの理論を以下のようにまとめている。「マイナスイオンは糖質コルチコイドの分泌を刺激するのに対し、プラスイオンは塩類コルチコイドの分泌を刺激する、あるいは糖質コルチコイド分泌を抑制する」。実際、マイナスイオンのもつ治療的作用・正常化作用と糖質コルチコイドのもつ抗炎症的性質、そして似たような生理学的反応を引き起こす塩類コルチコイドとプラスイオンとの間には、なんらかの関係が存在するように思われる。

現実に我々も含めた複数の研究者が、極性の異なる大気イオンに対して副腎皮質が異なった反応を示すということを明らかにしている。空気イオンが内分泌に及ぼす影響は、直接的に行動に働きかけるものではないが、副腎にとどまらない。内分泌系における重要な交差点である視床下部下垂体系も人工的な空気イオン化により顕著な影響を受けることも指摘しておく。行動主義者にとっては、脳の興奮性に対する作用をもつ甲状腺における作用がより興味深いことであろう。

神経体液レベル

アメリカ学派の多数の研究によってまずin vitroで、つづいて動物においてマイナスイオンが血中のセロトニンの分解を促進するのに対し、プラスイオンは反対にセロトニンの放出を引き起こすことが示された。セロトニン代謝におけるこのような変化は、空気イオンが行動に対して示す多様な作用をシンプルなかたちで説明することが可能であるように思われる。実際、セロトニンは中枢神経系に存在するシナプス間の化学伝達物質であり、行動に対するその作用は非常に多様なものであるため、数年前には正真正銘の「気分のホルモン」に仕立てあげられるところだった。しかし、このテーマついて得られた結果は主として末梢血中のセロトニンの変化に関わるものであった。一方、行動の制御に関係するものは脳のセロトニンのみに限られる。そのうえ細胞膜に浸透性があるために、末梢におけるセロトニンの変化を脳のレベルにも適応することは出来ないと大半の研究者は認めている。

しかし、我々は空気マイナスイオンのもつ行動に対する作用が、セロトニン阻害剤の注射後に観察される作用にしばしば似通っていること、そしてそれとは反対に、プラスイオンの示す精神生理学的影響と、セロトニンの前駆体を注射することによって得られる作用との間に類似点があることを指摘した。つまり、脳のセロトニンの働きもまた、空気イオンにより変化を受けるのである。クルーガーとコタカが行った脳内セロトニンの用量測定はこの仮説を支持するものであり、また、それはギルバートの研究によっても確認されることになった。ギルバートはまず、若いラットを長期間孤立した状態に置いたところ、ラットの情動性と脳内のセロトニンレベルとが同時に上昇するのを確認した。ところが、同様の処置を施すとともにマイナスイオンを曝露したラットは、情動性がより低くまた脳のセロトニン含有量も小さかったのである。これこそ行動、脳内セロトニン、そして人工的な空気イオンとを関連づける研究なのであるが、このような研究は残念なことに非常に数少ない。

しかしながら、一般化を急ぎすぎてはならず、行動に対して見られる作用のすべてをセロトニンによって説明づけようとしてもならない。セロトニンというモノアミンがもつ精神生理学的作用は多岐にわたるものでしかも複雑であり、このテーマの専門家ですら困惑してしまっている以上、我々も出来る限り慎重であらねばならない。しかし、「セロトニン」仮説は、以下の理由から我々にとって興味深く思われる。

⑴セロトニン仮説は空気マイナスイオンと空気プラスイオンの対立する作用を、同一の神経伝達物質に対する異なる作用からもっとも単純なかたちで説明できるということ。

⑵セロトニン仮説はほかの仮説も容易に内包しうるということ。セロトニンは酸化によって分解されるが、その大半は肺において行われる。そして、活性化された酸素というかたちで存在するマイナスイオンが、肺においてセロトニンの分解を促進していたとしても驚くにはあたらない。一方、糖質コルチコイドとセロトニンとの間に見られるある種の対立する作用およびセロトニンがin vitroでは塩類コルチコイドの分泌を増加させるということは、フレイによる体液仮説を支持するものでもある。

⑶セロトニン仮説は行動の制御においてセロトニンが中心的な位置を占めているということから、すでに指摘したように大気イオン化のもつ行動への多様な作用とも矛盾しないように思われるということ。

⑷セロトニン仮説は精神生理学からは非常に離れた領域にまで一般化できるように思われること。実際、大気イオンは植物の生長をも左右しうる。というの

も植物の生長ホルモンであるインドール酢酸はセロトニンに由来しており、セロトニンと非常に似通った形態をもっているのである。つまり、植物においても動物においても、セロトニンないしセロトニンと化学的に近い物質の活性をプラスイオンは高め、マイナスイオンは低めるということ。このような単純さは、偶然の産物ではありえない。

副次的な作用

大気イオン化の示す精神生理学的作用のうちの多くは、生理学的変化に伴う結果に過ぎないように思われる。例えば、渇水行動の変化が例として挙げられる。空気プラスイオンによって、ラット1日あたりの水の摂取量が顕著に減少するのはすでに指摘した通りである。しかし、このような渇きの顕著な減少を、渇水行動を制御する視床下部の中枢に対する空気イオンの直接的な作用と解釈してはならないように思われる。水摂取量がこのように減少したのは、セロトニンの作用下で生じた糸球体細動脈の収縮によって引き起こされた尿量の減少の結果に過ぎないのである。同様に、マイナスイオン曝露後のKCl摂取量の増大も、腎臓領域におけるカリウムの損失を補うものでしかない。

自然における大気イオン変化の重要性

これまでに取り上げた実験は、実験・治療という立場から見て人工的空気イオンが興味深いものであることを示すものであった。その一方で、環境中の自然のイオンが行動に対してどのような作用をもたらすのかという疑問が生じる。自然環境中の空気イオン濃度は、一般に低いからである。

A. 有効性

自然にみられる空気イオンは、ある種の行動に変化をもたらすだけの力を持つものである。これは、数多くの気象条件下で空中電荷が急激に逆転しうるということ、すなわち、一方の極性のイオンが優位である状態が反対の極性のイオンが優位である状態に変化するということであり、極性の異なるイオンは一般的に行動に対しては反対の作用を示すため、行動上の変化もはっきりと観察されるはずである。さらに、空気イオン療法が高濃度のイオンを用いて実施されるとはいっても、それが1時間を越えることはまれである。それに対して、自然の空気イオン化は1日中起こっている現象である。実際、非常に低い濃度でしかし長期間行われる治療が、従来の短時間高濃度のイオン治療と同様の有効性を示すということが実験的に証明されている。また、自然界で見られるものと同じ濃度においてもイオン作用の結果が得られているのみならず、我々自身も、摂食行動に関してラットが50,000個/cm^3という濃度よりも3,000個/cm^3という濃度に対して、より顕著な反応示すことを観察しているのである。

B. 大気圧の変化の影響

大気イオンの自然な変化は、持続的に測定・記録することが困難である。そのため、自然界の大気イオンとさまざまな精神生理学的事象とのあいだの相関関係について検討した研究は極めて少ない。このため我々はまず、記録するのが容易であり、空中電荷とは単純な法則で表される関係のあるほかのパラメーターについての検討を行うこととした。大気圧こそ、それに最もよく当てはまることが分かった。自然界の大気圧の変動は、単純な法則に従ってイオン化に変化をもたらしているからである。すなわち、大気圧が低下すると空中電荷はプラスイオンが優位になるように増大するのに対し、大気圧が上昇すると空中電荷はマイナスイオンが優位になるかたちで減少するのである。このような因果関係は非常にしっかりとしたものであり、振幅の小さい日内の大気潮汐の影響も、空中電荷を記録することで解明されるほどである。

渇水行動

我々は、先に行った実験で人工的空気イオン化に対してラットの代謝ミネラル成分が顕著な反応を示すことを明らかにしたことから、大気圧の自然な変動も渇きと尿量になんらかの影響を及ぼしているのかどうかを検討してみた。最初の実験（20匹のラットを80日間観察）で早くも、ラットが摂取した水の体積と排出した尿量が、前夜の大気圧の値と密接な相関関係◆にあることが示された。さらにもう2つの実験を行ったところ、同様な結果が確認されると同時に、ほかの要因（湿度、気温、腎臓における吸水）が介在している可能性を退けることが可能となった。その一方で、大気イオンがラットまで届かないようにしたケージに入れた場合、あるいは、強度の単極的な人工的空気イオン化によって空中電荷の自然な変動を覆い隠した場合、上のような相関関係は見られなくなるということから、イオン化が果たしている重要な役割が証明されたのである。偏相関係数を検討したところ、渇水行動において観察された変化もまた、イオン化が尿量に対して直接的に作用した結果であることが確認された。

◆ $r = +0.7$、$r' = +0.5$、$p<0.001$

摂食行動

我々は、意図したわけではないのにひとつのラット群全体が、餌の摂取量を一時的に顕著に低下させるのを観察したことがあった。そのような場合、気圧計はほとんど常に前夜に気圧が大幅に低下したことを記録していたのである。この現象について、温度、湿度、光周期性、一定の給餌といった要因を検討したところ、餌の摂取量とその38時間前に記録された大気圧との間に際だった相関関係（$r = +0.48$、$p<0.001$）が示された。このような結果は、マウスが濃縮乳を摂取

する量と前夜の大気圧の変化とが相関関係にあるとのスプロットの観察結果を支持するものである。先に挙げた摂食行動に対する大気イオンの作用によってのみ、大気圧と食物摂取量との間のこのような相関性が説明可能である。

自発的活動性

大気圧の変動とマウスの活動性との間に正の相関が存在すると、はじめて指摘したのはスプロットであった。このような相関関係を解明する目的で我々は、73日間にわたって21匹のラットを運動が出来るようにしたケージに置き観察を行った。温度、湿度、ニクテメール◆、給餌に関する条件は細心の注意を払って一定のものとした。実験の前半では電位がゼロの金属製の金網を接地することで、空気イオン化の変動からは影響を受けないようにした。この場合、大気圧と自発的運動性との間の相関関係は取るに足らないものであった。実験の後半ではこれとは反対に、通常の状態と同じようにラットは空中電荷の自然な変動の下に置かれた。すると、大気圧と活動性との間に正の相関関係が見られたのである。大気イオンの作用について既に分かっていることを考慮すると、大気イオンこそが、大気圧と行動とを関連づけるものと考えられる。

◆一昼夜あわせての24時間の生理学的な時間の単位

論評および結論

大気イオンのもつ精神生理学的作用は認められていない。それどころか疑問視されているというのも事実である。また、相反するような観察結果がある程度存在すること、大気イオンの作用を何も観察するに至らなかった研究者がいることも間違いない。しかし、このような矛盾は以下のような事柄から予見できることであると思われる。

(1) 適応される濃度の重要性——高濃度であれば必ずしも効果が高くなるとは限らないこと、そして過剰な曝露は期待されるものとは反対の結果につながること（ホメオスタシスのプロセスが働く結果）は、既に指摘した通りである。それにもかかわらず、さまざまな研究者がお互いに非常に異なった濃度を使用しているということのほかに、測定されるイオン濃度自体も非常に変化しやすいものなのである。実際、室内において大気イオンを測定するという行為自体が、大気イオン濃度を変化させてしまうのである◆。

◆我々はこの問題を、測定器と実験用ケージを同一の場所に設置することで解決した

(2) 大気イオンの性質の重要性——極性が同一であったとしても、さまざまなイオンそれぞれの性質はよく分かっていない。また、プラスイオンという呼び名のもとに、化学的には異なる物質群を約10種類ひとくくりにしているのも事実である。これらの物質が同じような作用を持つとあらかじめ決まっているわけではない。また、それらが生成される量も、ソ連製の水空気イオン化装置、アメリ

カ製のトリチウムを用いた発生器、ヨーロッパで用いられている高電圧発生装置では異なっているに違いない。さらに、高電圧イオン発生装置に限ってみても、放電針の厚さによって、放出されるイオンの種類も多少異なってくることが明らかにされたのである。

(3) 放出されるイオンの純度の重要性――イオンを放出すること自体は比較的容易である。しかし、イオンのみを放出させることははるかに大変である。イオン発生器の種類に応じて、湿度、放射能、電界をきちんと監視することが不可欠であり、また、いずれの場合でもオゾンおよび窒素酸化物は排除しなければならない。この点に関して、市場に出回っているマイナスイオン発生器のうちには、イオン発生器というよりもオゾン◆発生器に過ぎないものがいくつか見られるのは残念なことである。

◆オゾンとは、その有毒性がよく知られている気体である。

(4) 大気汚染のもつ重要性――環境がチリ、煙、排気ガスなどによって汚染されている場合、例えば治療目的で小マイナスイオンを発生させるというだけでは不充分である。というのも、それらはただちに吸着、中和されてしまうため、効果は全くなくなってしまうのである。

(5) 被験者の静電気的状態の重要性――1958年には早くも、ウインザーとベケットによって、接地させた状態でプラスイオンに曝露された患者は、2倍以上感受性が高くなることが指摘されている。実際、被験者に静電気が蓄積された状態では、被験者は同一の極性のイオンをすぐに弾き飛ばすのに充分な電位をもつことになり、そのようなイオンに対して感受性を示さなくなるというのは理解できる。ところで、ヒトの静電気的状態は様々な要因によって変化する。例えば、程度の差はあれ自発的な発汗が多いと、皮膚の表面抵抗が大幅に変化し、その結果、接地の条件もまた変化してしまうのである。衣服もまた重要である。というのも、合成繊維のシャツは、それを着用しているヒトに数千ボルトの電位をもたらしうるからである。

(6) 個人の気質の重要性――被験者が交感神経緊張状態にあるか、副交感神経緊張状態にあるかによって、実験的イオン化の作用が異なる可能性があることは先に触れた。同様に、脳内セロトニン作動系の働きの重要度に応じて、行動上の反応にも異なる観察結果が得られることが想定される。

(7) 得られる効果の小ささ――精神生理学的領域における大気イオンの作用が否定できないものであるとしても、その効果が目を見張るようなものであることはほとんどない。例えば、渇水行動上の変化は、ほかの変数◆を厳格にコントロールして初めて見分けられるに過ぎない。非常に小さな用量を投与しても、行動に顕著なズレが生じるような精神薬理学の領域とは異なっているのである。

◆湿度から給水瓶の呼び水注入など

実験的空気イオン化は、その技術および方法が複雑であるために不完全な点が依然として多く見られるということを指摘した。このような不完全さは、得られた結果が様々に異なっていること、さらにはその質そのものにおいても見て取ることが出来る。だからといって、動物およびヒトの行動におけるこのパラメーターからの影響を無視してしまうのは性急に過ぎる。

空気イオン化は、行動の変化の直接的な原因のひとつであるにとどまらず、毎日の自然のそして人工的な気候的環境を左右する要因のひとつでもある。自然環境に関する一例として、視覚領域で進められている新たな研究の方向の一例を以下に挙げる。

晴天で陽があたっていることで一般的に幸福感がもたらされるが、網膜—視床下部の非特定的な視覚繊維に起因するエネルギー発生作用が、このような場合大きく働いているように思われる。しかし、大気中のマイナスイオン数の相対的増加についてのチズカの仮説もまた、上の説を裏づけるものとして興味深く思われる。

人工的環境に関しては、空気循環を行っている気密性の高いビルで働く人々に不快感、さらには刺激感応性の見られることを数多くの研究者が指摘している。窓が開かないこの種の建物のために閉所恐怖症が引き起こされていること、あるいは建物の高さから疎外感がもたらされていると考えられる。しかし、そのような建物内の空調処理された空気は、ふつうマイナスイオンに乏しくプラスイオンが非常に多いということも、単なる偶然の一致とは考えにくい。

結論の代わりとして、自然条件下においてヒトの健康と行動に対して大気イオン化が果たしている役割をよく表している現象を、以下に紹介することとしたい。さまざまな場所で、「不吉の前兆」と悪名の高い風が存在することが知られている。実際、アルプスのフェーン、ネグエフのシャラフ、カリフォルニアのサンタ・アナ、アルゼンチンのゾンタなどは、すべて熱くて乾いた風ということで共通しており、気象に敏感なヒトに、無力症から刺激感応性にまで至るようなさまざまな身体的および精神医学的障害をもたらすものとして古くから言い伝えられている。

このような障害は当初、風の到来に伴って起こる乾燥と気温の上昇に起因するものとされた。しかし、患者のこのような症状が、熱く乾いた気団が到来する24時間前にしばしば起こるということを確認し驚きを覚えた者がいた。このようなことに臨床家は戸惑わざるを得なかったのであるが、この謎は、イスラエル学派の研究から解き明かされることとなる。彼らはネグエフの南から吹く衰弱をもたらす風であるシャラフについて研究し、熱い気団の到来に先立って、大気圧が相対的に低下することが原因となってマイナスイオンに対するプラスイオンの比率が大きく上昇することを示したのであった。そして、観察される障害は、プラスイオンが優勢になるのと時を同じくして発現したのである。さらに、それと同時に尿中のセロトニン排出量が10倍になったこと、シャラフに苦しむ患者の半数はセロトニンの代謝が過剰であったことも興味深いこととして指摘しておく。

最後に、以上のような近代的な実験および観察データを、人々の知恵によって伝承というかたちで歴史のうちに蓄積された直感から問い直してみるのも有益であると思われる。実際、シャラフが吹く際に観察される最も主要な行動上の症状は刺激感応性と攻撃性であり、これは、1970年、スルマンの臨床的観察によって確認された。ところが、その何世紀もまえからタルムードのなかには、「シャラフが吹いているときは、死刑の判決を下してはならない」との言葉が記されているのである。人々の知恵は、そのメカニズムを知ることはなかったが、我々が今日大気イオンの心理的作用と呼んでいるものを、経験的に心得ていたのである。

L''ionisation atmosphérique et ses conséquences sur le comportement des animaux et de l'homme
Olivereau JM
Annee Psychol, 1976, 76:1, 213-44

ch.5-2

「空気イオンおよび温度、湿度がヒトに与える快適さと健康さ」(要約)

L.H.ホーキンズ、1981
サレー大学ヒト生物学および健康学科

空気イオンとは、空気中の帯電した気体分子のことを指す。空気中の気体分子は、自然界に存在するイオン化エネルギーによって電荷を獲得し、通常の外気中において空気1cm^{3}あたり1,000個のマイナスイオン、1,200個のプラスイオンが生じる。外気中の空気イオン濃度は、気象状態、標高、大気汚染、1日のうちの時刻、1年のうちの時期に応じて変動するが、これらの要因の及ぼす作用は解明されているとは到底いえない。イオンには様々な種類およびサイズのものがあるけれども、その大半は酸素ないし水が帯電したものであるように思われる。しかし、近年のある報告では、空気イオンを構成する主要なものはCO_3^-であろうと示唆されている。

エルスターとガイテルによる空気イオン発見の後まもなく、空気イオンに生物学的作用があるとする主張がなされた。1902年以降、空気イオンの生物学的作用についての報告が続いたが、このテーマに信頼にたる基礎を当時与えたのはおそらく、ハーバードのヤグルーとベンジャミンであったと思われる。しかし、ヒトの行動および健康状態に対して作用を及ぼすとの仮説は信頼性を失いつつある。このような状況は空気イオン化を利用しようともくろむイオン化装置製造業者にみられた過剰な熱狂と正当とは言えないような主張、さらには、多くの研究者によって実施された制御が不充分で再現も不可能、統計面でも貧弱な実験にその一因を求めることができる。

1950年代半ばには、アメリカ食品医薬品局によってどんなかたちであれ医学的応用のためのイオン化装置の販売が禁止されたことから、このテーマ自体がほとんど顧みられなくなってしまった。そのような状況下におけるよく知られた例外であったのが、フィラデルフィアのコーンブルーの研究であった。コーンブルーは、1950年代を通じて空気イオン化についての研究を継続して行い、当時大きな反対意見が存在したのにもかかわらず、空気イオンが脳波に影響を及ぼし、そして頭痛、呼吸器疾患、皮膚の熱傷に対して臨床的な価値を有するとの見解を貫いたのであった。

近年空気イオンに対する関心が再び高まってきたのは、イスラエルのスルマンおよびアメリカのクルーガーの研究によるものである。スルマンはシャラフの作用を研究し、神経ホルモンに変化が生じることを記述した。そしてこの変化をシャラフに見られる異常な空気イオン濃度が原因であるとしたのである。暑く乾いた東風であるシャラフは、人口の2/3にあたる数の人々が様々な疾患（おもに、頭痛、呼吸器疾患、抑うつ）にみまわれるほどの高い罹病率と関係しているとされる。動物を対象としたクルーガーの初期の研究は、ヒトにおける高レベルのプラスイオンが、身体組織内の多くのホルモンレベル◆を上昇させるという知見に対して、マイナスイオンはこれらのレベルを低下させるというスルマンの所見を裏付けるものとなった。

◆アドレナリン、ノルアドレナリン、チロキシン、セロトニン

シャラフおよび世界の他の地域で見られるシャラフと同様の風は、暑く、乾燥していてイオン化レベルが高いこと（両極性ともに4,000個から5,000個/cm^3）が特徴的である。このため「シャラフ病」に対しては風に含まれる大量のプラスイオンが身体中の神経ホルモンレベルを上昇させ、そしてこの神経ホルモンが今度は行動上の症状および臨床的な症状を引き起こすとの説明がなされている。この説の多くの側面に対してかなりの反対意見が存在する。作用機序は依然として不明であるのに加えて、マイナスイオンとプラスイオンが相異なる、対立するような作用を有するのかどうかについての論争も未解決である。

しかし、一般にイオンが生物学的重要性をもつとの説が支持されている。ヒトの作業成績および快適感に対するイオンの作用として報告されたものは、おたがいに矛盾するところがある。例えば、ホーキンズとベーカーは作業成績が向上することを見出した一方、アルブレヒトセンほかはそのような作用を確認することは出来なかったのである。

空気イオンと室内環境

室内の空気イオン濃度はしばしば、屋外の濃度と大きく食い違う。そこには2つの要因が関係しているように思われる。まず、空気が金属性のダクトを通過すると帯電した分子は金属面に吸着され、その建築物の室内へ流入する空気がイオンを全く欠いたものとなることが多い。しかし、イオンは建築物内においても常に生成しており、低レベルの背景濃度がもたらされる。このような低レベルのイオンであっても、静電気の大きな発生源あるいは視覚的なディスプレーのスクリーンなどの帯電した物品面が存在すると、ゼロにまで低下する可能性がある。

以上のように、空気処理システムと静電的に帯電した物品面との二重の効果によって、空調の施された建築物の室内の大気は、屋外の空気イオン濃度の10％あるいはそれ未満しか含まないのが一般的なのである。環境心理学者ないし心理学者は、ヒトの作業成績、快適感、健康に影響を及ぼす大気のパラメーターとしては気流、湿度、気温しかないと考えるのが普通である。本研究においては、低レベルの空気イオン化こそ、空調の施された建築物内で勤務する多くのヒトの感じる不快感および不健康な状態をもたらすもうひとつの要因であるとの仮説を検討した。

実験機器および方法

本研究は、1979年の11月から80年の2月にかけて実施された。実験を行った箇所は、空調を備えた建築物として典型的な建築物内の大きな保険会社のオフィス内であった。この建築物のなかから、空気イオン化の度合いがとりわけ低く、不快感、不健康な状態、労働環境に対する全体的な不満が明らかに顕著であるとの理由で、3つのエリアが選ばれた。エリア1はタイプ室で、そこでは20名の女性被験者が実験に参加した。エリア2は苦情受付部門で、そこでは32名（男性15名、女性17名）の被験者が実験に参加した。エリア3はコンピューター室で、そこでは54名（男性50名、女性4名）の被験者が3交替制で勤務していた。3交替のシフト1は08：30から16：00、シフト2は16：00から24：00、シフト3は24：00から08：30であった。

検討対象となった各エリアには、Medion社製EC300型空気イオン化装置を2基設置した。この装置は、マイナスイオンを選択的に発生させる高電圧コロナ放電装置である。この装置には、9,600立方フィート/ユニットへイオンを供給するファンが据え付けられている。この装置は、環境中で検出されるようなレベルのオゾンは作り出さない。実験の前後に、イオン化装置ありとイオン化装置なしの条件で平均空気イオンレベルを測定した。

実験は二重盲検法によって実施された。すなわち、被験者もデータ収集および分析に関わった実験者も、実験条件については知らされていなかった。このような状況は、高電圧イオン化回路をオンあるいはオフにするスイッチをイオン化装置上に設ける一方、ファンは常に稼動させることによって実現させた。このスイッチにはAとBとの印が付され、スイッチが何を意味するのか知らされていない第3者が操作を行った。第2週から第4週にかけては、3つのエリア全てでイオン化は行わなかった。第5週から第12週にかけて、エリア1および3においてイオンを持続的に発生させた一方、エリア2では無作為的な順序に従ってスイッチを入れたり切ったりした。

空気イオン濃度は、Medion社製のイオン分析器を用いて測定した。各エリアにおいて、気温および湿度を毎日記録した。各勤務週の終わりに、被験者がそれぞれ個人的な健康および環境的な健康のパラメーターに関するアナログ評価尺度に記入した。さらに、頭痛、めまい、悪心についての質問も設けた。アンケート用紙は記入後監督者に提出させ、被験者が毎回、前回の評価を参照することなく新しい強い気持ちで判断を下せるようにした。

実験結果

回答率は非常に高かった。適切に記入され回収されたアンケート数は、各週で82％から97％の間を推移した。得られたデータはSPSSを用いて分析した。分散分析にはサブルーチン ANOVA検定を、χ^2分析結果を得るのにはサブルーチン CROSSTABS検定を使用した。湿度、温度、イオンおよびその他の変数（すなわちエリアあるいは時期）を影響変動値としてもちいた4way分散分析を行った。この分析には2wayの交互作用も含めたけれども、有意な交互作用は何もなかったため、それ以上のオーダーの交互作用については検討しなかった。

a）温度の効果

予想通り、室温についての被験者の主観的な評価および個人的な温感に対して、室温は有意な効果があった。エリア1では室温が23℃を上回ると、室温に関しても個人的な温度に関しても被験者の評価は「暑い」という方向へ有意に動いた。エリア2で得られた結果も基本的には同様であり、反応についての性差として有意なものは見られなかった。エリア1、2の双方とも室温が23℃を超えることは、息苦しさの有意な増加と関連があった。エリア3においては室温が上昇すると、シフト1（日中）においてのみ暖かさの感覚をもたらした。シフト2および3（夕方、夜間）では、室温が上昇してもより暖かいとは知覚されず、今回の温度では、とりわけ夜間のシフトでは部屋は「寒い」と評された。

エリア1および3において室温の上昇は、頭痛の訴え数の大きな低下との関連がみられた（$\chi^2 = 20.89$、$p<0.001$、$df = 1$）。但し、温度の効果は夕方のシフトと夜間のシフトに限っては顕著に異なっていた。シフト2および3においては室温が24℃から28℃の場合、頭痛の訴え数は20℃から23℃の場合の2倍に近くなったのである（$\chi^2 = 5.68$、$p<0.017$、$df = 1$）。

b）湿度の効果

湿度は数多くの反応と関連しているように思われた。湿度の変動幅がより大きかったエリア1において、相対湿度が31％から65％までの範囲にある間は、主観的な評価値との関連はなかった。しかし、湿度が66％から80％までの範囲に上昇すると、被験者は環境について次第により暖かい、気持ちが良くない、より息苦しい、よりうっとうしい、より快適でない、悪いと評価するようになった。相対湿度が31％から65％の範囲にあるうちは、頭痛の発生数を変化させることはなかったようである。残念ながら湿度が65％を超えたのはエリア1におけるイオン化期間中にしか見られなかった。このとき頭痛の発生数はゼロにまで低下したけれども、湿度による効果とイオンの効果とを区別することは困難である。

c）空気イオンの効果

空気イオンは、熱的快適性の評価および注意力のある/眠気を感じるのスケールに対して有意な効果を示した。マイナスイオンが存在すると、イオンが欠乏した大気中における場合と比べて、被験者は常に暖かいと感じ、環境をより暖かいと評価した。また、イオンが存在すると、注意力がより高く感じるという方向へ少し変化することが見られた。この変化は有意なものであった（$p<0.05$）。空気イオンは、報告された頭痛の発生数に対して有意な効果を示した。温度域に関わらず、空気イオンが頭痛発生数を最低でも50％低下させることが理解される。

持続的なイオン化を実施したエリア1およびエリア3（シフト1）においては頭痛発生数の全体的な低下は統計的に有意（$\chi^2 = 5.066$、$p< = 0.024$、$df = 1$）であった。さらに、イオンの効果はシフトによっても左右されるようで、最も好ましい影響が見られるのは夜間のシフトにおいてであった。イオンは悪心およびめまいの訴え数も低下させた。頭痛に関しての場合と同様に、マイナスイオンが存在する条件下で室温が上昇すると悪心、めまいの双方が減少した◆のに対し、マイナスイオンが存在しない条件下では若干ではあるが反対の効果が見られるようであった。

◆悪心　$\chi^2 = 8.93$、$p<0.011$、$df = 1$；めまい　$\chi^2 = 12.23$、$p<0.002$、$df = 1$

d）シフト

交替勤務は、主観的な病訴数の増加と関連があった。シフト1とシフト2では温度の評価に関してほとんど差は見られなかったのに対して、シフト3は寒さを感じる有意な傾向との関連があった。しかし、イオン化実施の間は、夜間に寒いと感じる傾向は小さくなった。このことは、イオンによって主観的な暖かさの感覚が増大するということを裏付けるものである。他の主観的評価においても、同様の結果が得られた。

シフト1とシフト2との間には、心地良い―うっとうしい、快適である―快適でない（以上環境に関して）、快適である―快適でない、心地良い―うっとうしい、注意力がある―眠気を感じる（以上、自分自身について）の評価にほとんど差異が見られなかったのに対して、シフト3では、これらの値がすべて有意に悪化した（$p<0.01$）。イオン化実施期間中には、夜間での主観に関する評価におけるこのような悪化は、遥かに目立たないものとなった（$p<0.001$）。

e）交互作用

検討対象となった環境因子（温度、湿度、イオン）との間の統計的有意な交互作用の存在を示すような分析結果は得られなかった。

考察

近代的な建築物の多くが空調設備を備えているのにもかかわらず、温度、湿度の管理は不充分であることが多いほか、温度、湿度の管理を行わずに換気のみというケースも多い。環境に対する不満足を訴える数はしばしば非常に高くなる。さらに、近代的なオフィス内で、人々がどのような種類の仕事を遂行するように求められているのかを考慮することも重要である。

コンピュータ、ワープロ、電子タイプライターの使用が増加したということは、注意力のレベルや単位時間あたりの仕事量も増大したということに他ならない。電子的なオフィス機器が有する潜在的なスピードは、オペレーターが速いテンポで作業して初めて実現されるものである。電子機器の導入によって労働環境はより静かなものとなったものの、職場のヒト工学的な設計は貧弱な場合が多く、そのこと自体が不快感および健康状態の悪さの原因となっていることもありうる。

近代的な建築物の内装は、見た目には良く映るかもしれないが、効率のよい労働あるいは最良の健康状態をもたらすものであるとは限らない。要するに、今日のオフィスワーカーは、ヒト工学的に不適切であるかもしれない空間において、高いスピード、高い注意力レベルを維持しながら働かねばならないのである。さらに、間仕切りなしのオフィスが原因となって心理的にも、社会的にもさまざまな事象が生じている。このように、今日の室内環境には病訴をもたらす要因となりうるものが数多く存在する以上、健康状態の悪さや不快感と関連しているものが空気に関わる因子のみであると考えるのは無理があろう。

スミスほかが指摘したように、密閉された職場において多数のヒトに心因性疾患が発生するのは決して珍しいことではない。そしてそのような心因性疾患である頭痛、めまい、ぼうっとした感じ、悪心は、まったく同様に観察されたのである。これらの症状はまた、高レベルのプラスイオン条件あるいはイオンが欠乏した条件に曝露されたヒトが経験したものとも全く同じである。

本研究は空気のみが様々な問題の唯一の原因なのではないのは間違いないが、温度および湿度を制御しないと、疾患および不快感の訴え数に日毎の変化をもたらすこととなる、ということを明らかにするものである。最良の温度および湿度を見極め、そのような最適値に近くなるように温度と湿度をより上手く制御することこそ、疾患や不快感の訴え数の減少に大きく寄与することだろう。

空気イオン化もまた疾患に関わっているということ、そして空気イオン化が空気における他の変数と相互に関連しあっているということも疑いない。温度と湿度とイオンとのあいだの相互関係は複雑なもののようである。多変量解析では、これらの3つの変数のあいだに統計的な交互作用が存在するとは示されなかった。イオンが存在しない条件下では、温度を上げることあるいは湿度を低下させることによって、頭痛の訴え数が減少するようである。イオンが欠乏する条件下も同じように、温度を上げることが悪心およびめまいの訴え数の減少に結びつくのに対して、湿度を低下させるとこれらの訴え数の増大に至るようである。

高レベルのマイナスイオンが存在する条件下では、悪心およびめまいの訴え数は顕著に減少する。一方、同条件下で温度を上げる、あるいは湿度を下げると訴え数の僅かな増大が見られるようである。マイナスイオンが存在する条件下では、頭痛発生数の減少が温度の上昇とは正の相関を、湿度の上昇とは負の相関を示す。

このように、これら3つの変数の各々がヒトの健康状態をそれぞれ独立したかたちで変化させる。そして、マイナスイオンは温度や湿度との交互作用はないものの、温度や湿度の変動に対する通常の反応を変化させうるということのようである。

本研究は厳密な二重盲検法を用い、イオンが減少した空気中では頭痛、悪心、めまいの訴え数が、マイナスイオンを増大させた空気中に比べて50％以上増加するということを明らかにした。マイナスイオンがとりわけ影響を及ぼすのは、交替勤務にまつわる主観的な問題のいくつかに対してのようである。夕方遅くのシフトで勤務する際には、主観的な不快感はほとんど見られなかったのに対して、夜間のシフトでは環境に対する許容度が悪化し、熱に関わる不快感の主観的な知覚が増悪した。しかし、イオン化装置を稼動させると、夜間における快適感のこのような低下は大幅に軽減されたのである。さらに、夜間シフトに見られる良く知られた「寒気をもたらす」効果も、イオンが存在すると軽減されるようである。

イオンの極性の問題、そしてプラスイオンとマイナスイオンは異なる作用を有しているのではないかという問題については、本研究で答えを得ることは出来なかった。本研究で測定されたように、屋外における平均的な数値に比較すると室内の環境中では、マイナスイオン、プラスイオンの双方とも比較的欠乏した状態にある。両極性の比率はほとんどの地点で1：1であるのに対して、エリア2では10：1以上になった。晴天時の屋外の空気では、両極性の比率が1.2：1となることが報告されている。スルマンほかは、シャラフに関する研究の中で、通常時の両極性の値が1.12：1であり、この値はシャラフの当日も大きく変化はしないと報告している。

しかし、シャラフに先立つ1日から2日前、イオン濃度は平常時の400％にまで上昇し、マイナスイオンが約4,000個/cm^3、プラスイオンが約4,500個/cm^3にまで達するという。プラスイオンの増加こそ「シャラフ病」の諸症状を引き起こす原因であるとするスルマンの主張は、マイナスイオンも同時に、そして同様に増加するという点を考慮していないように思われる。すなわち、プラスイオンが高レベルであること、マイナスイオンが低レベルであること、これらの双方ともなんらかのかたちで主観的な健康感の低下の要因となりうるのである。

シャラフという気象条件は前者であり、本研究においてみられた諸条件は後者であった。イオン発生器を使用するとマイナスイオンの欠乏状態が効果的に解消されると同時に、プラスイオン濃度も低下する。マイナスイオン発生器を稼動させた状態だと、両極性間の比率は1：50にまで上昇するのである。

本研究は、マイナスイオン発生器がヒトの健康状態に影響を及ぼしうるとの、多数のイオン化装置製造メーカー側の主張を出来る限り自然な条件下において検証することを目的に実施したものである。先の研究において我々は、温度、湿度およびその他の空気に関わる変数が一定になるように、また静電荷を避ける目的で被験者が綿の衣服をつけ、アースを取るように注意を払った。

本研究では実験室ベースのこれらの制御を再び試みることはなかったが、それは次の理由からである。まず、健康に関わる反応への温度と湿度の影響を検討するために、両変数が自然なかたちで変動することを望んだということ。そして本研究は応用研究であるので、普通の労働条件下では非現実的であったということである。本研究で重要だったのは、二重盲検法を使用したという点である。被験者は全員自分たちのオフィスに、ある装置が設置されているのが分かっていた上、それが「空調設備」の一部であると知らされていた。装置上にあった、イオン発生装置であることを示すようなものは全て取り除いたにも関わらず、なかにはこの装置がイオン化装置であると分かった被験者もみられた。

実験に使用したイオン化装置（MedionEC300）にはファンが装着されており、イオンあり、イオンなしの両条件が切りかわってもファンはずっと稼動したまま（そしてランプがついたまま）であった。このため被験者は全員、この装置が常に稼動していると考えていた。なんらかの副次的な手がかりによって、ある日が他の日と「異なっている」との疑いを抱かすような可能性もあったかもしれないが、疑いをもったということを示唆するような証拠はなにもない。

事実、ある日が他の日と違うと感じたとコメントした者は皆無だったのである。イオン化装置がオンになったりオフになったりしたことに気づいていたかどうかを確認する目的で、実験後に質問を行っていればこのことの裏付けが得られたと思われる。しかし、この試験に先だって実験室内で実施した実験では、イオン化装置がオンかオフか区別するように言われても、1時間にわたる曝露を受けた被験者は、偶然レベル以上の確率でイオンの存在を見分けることは出来なかった。

イオンの生物学的作用に関わる機序についてはほとんど解明されていない。しかし、ここに挙げた結果は、イオンが生物学的作用をもちそしてヒトの快適感および健康を左右するという点で、空気イオン化状態がその他の良く知られた空気に関わるパラメーターとまったく同等の重要性を持つとする、古くからの見解を強く支持するものである。空気イオンとは、勤務時のヒトの健康状態を複雑かつ相互に関係するかたちで左右するような数多くの空気要因、環境要因、建築要因、概日リズムに関わる要因、心理学的要因、ヒト工学的要因、社会的要因とは別個に考慮すべきものであると、強く強調しなければならない。

The influence of air ions, temperature and humidity on subjective wellbeing and comfort
Hawkins LH
J Environ Psychol, 1981, 1, 279-292

ch.5-3

「空気イオン化による児童の欠席率の低下」(要約)

K.G.ローゼン[1,2]、G.リチャードソン[3,4]、1999

1.プリマス大学医学部　2.イェーテボリ大学生理学科
3.プリマス大学環境科学科　4.ネオ・ヴェントールAB

序論

屋内空気の質（IAQ）は、屋外の空気、屋内における過去および現在の活動、換気装置の設計、1分あたりの換気回数、建築設計／規模、建築素材からの放出物が複雑に関わる。今日まで、揮発性有機化合物（VOC）は、室内環境において見られる好ましくない作用と関連付けられてきた。

ところが、最近開催されたNordic Scientific Consensus会議において、アンダーソンほかが120にのぼる文献のレビューを行ったところ、現在までに得られているデータが決定的なものではないということが確認されたのである。近年、燃焼過程とりわけディーゼルエンジンが生み出す微細な粒子状物質が、慢性呼吸器疾患に苦しむ小児および成人における呼吸器症状の原因として、さらにはアレルギーの進行を促進するものとしてクローズアップされている。ノーバックとスメディエは、スウェーデンの学校39校を対象に行ったアンケート調査で、呼吸される塵埃と成人の気道感染症との間に、空気中を浮遊する様々な細菌およびカビと小児の喘息との間に、それぞれ正の相関関係が見られることを報告している。

スタールベルグおよびダールほかは、デイケアセンターに通い1日の大半の時間を室内で過ごす小児にとって、室内環境にいることが上部気道感染症（URTI）の発生数および抗生物質の使用量が2倍から3倍に増加するという、好ましくない結果に結びつくと指摘している。小児の上部気道感染症は社会経済面でのデメリットをもたらし、喘息の悪化を引き起こす。室内で過ごす時間が長くなったこと、また、IAQの低さがどのような結果をもたらすかということを示すデータが蓄積されてきたことに伴い、IAQというテーマが大きな関心を呼ぶようになった。疫学的研究が問題の原因をはっきりとさせることが重要であると同時に、そのような問題の背後に存在するメカニズムの解明、さらには解決策の検討も重要である。

スウェーデンでは、公共建築物および民間の建築物におけるIAQ向上のための手段として強制換気量の増加が長年にわたって試みられてきた。1994年、スウェーデン政府は二酸化炭素の最大許容濃度を1,000ppmとする新たな環境基準を設置した（NSBOSH1993）。この基準は、IAQにまつわる問題をさらに抑制することを目的とするものである。ところが、このような取り組みがどれだけ効果を奏したかを明らかにするようなデータは驚くほど少ないのである。

呼吸される粒子の濃度こそ、室内環境の質に影響を及ぼす重要な要因であるように思われる。強制換気量を増加させることでは、二酸化炭素やVOCの除去の場合に見られるような有効な粒子数の減少は得られないのである。静電気的なメカニズムを用いることは、微細な空中浮遊粒子の運動を抑制するための換気量の増加とは別の方策である。

室内に電界を生み出すための方法のひとつに、空気中に自由電子を発生させるという方法がある。このようにして発生した電子のうちの一部は酸素と結合し、マイナスに帯電した小空気イオンが形成されることとなる。このような帯電した空気が、微生物の成長を抑制しうるとの実験に基づく証拠が存在する。空気マイナスイオン濃度の上昇に伴い、少量の過酸化水素が発生するとの観察結果によってさらなる裏づけもある。過酸化水素は、微生物の成長を抑制しうるものである。以上のような理由から、室内の空気中に自由電子を発生させる静電的な「ろ過」メカニズム、微生物の成長を抑制する過酸化水素の働きによる空中浮遊粒子数の低減を通して、空気の質を向上させることが可能となる。

仮説

室内の空気中に自由電子を発生させることは、小児向けデイケアセンター内における、ある一定サイズの空中浮遊粒子数の低下をもたらしうるか？　上述のようなシステムによるIAQの向上は、デイケアセンターの小児の病気による欠席率を低下させうるか？　これらふたつの仮説を検討する目的で、スウェーデン国内の２ヵ所のデイケアセンター内に電子発生装置（静電空気清浄装置＝EAC、Electrostatic Air Cleaning、スウェーデン、Kungalv、Neoventor Medicinsk Innovation AB製）を設置し、小児らの欠席率を３年間にわたって記録した。微細な（>3μm、<7μm）粒子、および極微細な（>0.3μm、<3μm）粒子の濃度の記録を行った。

実験方法

EAC装置は医療用機器とはみなされないものであるけれども、小児向けデイケアセンターにおけるその使用については、スウェーデン・イェーテボリ大学医学部倫理委員会の許可を得た。小児の両親には、書面による説明および面談で直接的な説明を行った。スウェーデンの西岸部に位置するUddevala市の協力を得て、EAC装置を設置する２ヵ所のデイケアセンターAおよびBを選びだした。センターAは古い建物で児童数が多いのに対して、センターBは新しい建物で１日あたりの施設利用児童数がセンターAの半数である。

双方の建物とも小児１名あたり7l/秒という要求基準（NSBOSH）を満たす強

制換気装置を備えていた。3年間の試験期間中、他の変更が建物に加えられることはなかった。社会サービス事務所が病気を理由に欠席した就学前児童数の記録・集計を行っている。本研究で使用した病気による欠席数は、このデータベースに基づくものである。2年目にセンターAおよびB内で「EAC装置」を設置して、3年間にわたって欠席率の比較を行った。

EAC装置

このEAC装置は、高電圧（7kV、マイナス）の直流（<0.5mA）を、天井の強制吸気部付近に設置されたカーボンマルチファイバー製の糸（放出器）へ、オゾンを発生させることなしに供給するものである。発生する小空気イオン数は、大気イオン分析器（Medion 134A型）を用いて測定した。EAC装置が設置されたのは、デイケアセンターの中で小児が使用する部屋のみであった。実験期間全体を通じて、床から1mの地点における空気マイナスイオンレベルは、20,000個～40,000個/cm^3であることが記録された。

一般的なDC電界記録装置（ELTEX Q475C）によって、放出器から30cmの位置において−30kVmのマイナスの静電界が記録された。放出器から1mの地点での電界強度は−15kVmで、この数値はテレビの電界強度（プラスの静電界）に等しい。センターAの壁面は、当初ゼロあるいは僅かなプラスの電荷が記録されていたが、放出器稼動によりわずかにマイナスに帯電した（1.5～2.0kVm）。センターBでは壁面の電荷に変化は見られなかった。このEAC装置は、4月第1週から翌年の4月第1週まで実験2年目の1年間を通じて稼動させた。3年目には、装置を室内に残したままスイッチを切った。

空中浮遊粒子の測定

MET−ONE277B型レーザー光線粒子計測器（アメリカ、オレゴン州、Met−One社）を用いて、空気1lあたりの粒子数を記録した。粒子計測器は、以下のサイズの粒子を測定するように設定した。

(1) >0.3μmで<3.0μmの極微細な粒子
(2) >3.0μmで<7.0μmの微細な粒子

屋内の粒子数と屋外の粒子数との比較を、様々な天候条件のもとで断続的に行った。センターAにおいてのみ、24時間にわたる屋内の粒子数の記録を行った。粒子数の測定は、5分ごとに30秒間にわたってあるひとつの遊び部屋内、1.2mの高さ、強制吸気部から3mの地点で行った。この部屋内での活動レベルに応じて、粒子数がどのように変化するか24時間にわたって記録したものを一例としてあげる。

粒子数の変化は、>3.0μmの粒子においてより顕著である。このサイズの粒子の数は、夜間はゼロにまで低下し、翌朝スタッフが室内に入るとともに再び上昇している。極微粒子の数は、朝スタッフが到着するのに先立って、換気装置のスイッチが入れられるのと同時に上昇している。以上のようなことから、測定対象となった粒子は、次のようなものであると考えられる。

(1)屋外の空気から換気用ダクトを介して入ってくる、>0.3μmで<3.0μmの極微細な粒子。屋内の濃度と屋外の濃度との比率を、IAQを定量化する目的で用いる。

(2)室内での活動に伴って生じる、>3.0μmで<7.0μmの微細な粒子。センターの開館時間（08：00−15：00）の平均値を、IAQを定量化する目的で用いる。

カーボンファイバー製の糸は、きちんと機能するように3ヵ月ごとに真空掃除機による清掃を行った。欠席数、粒子数についてはそれぞれ数種の統計を行った。

実験結果

屋外の空気では常に、屋内の空気に比べて極微細な粒子の数がより多いことが明らかにされた。空気が従来の換気装置を通過して室内へ入ると、通常条件下で極微細な粒子の数が平均25％低下することが観察された。この低下幅はEAC装置が稼動している際には顕著に増大し、極微細な粒子の数は屋外に比べて平均78％低下した（n = 17、p<0.001）。微細な粒子の1日の平均数を10回記録した。そのうちの4回がEACなし、6回がEACありである。1日の平均数はEACなしの場合、428個/空気1*l*（中央値：分布域340個〜649個）からEACありの場合の232個/空気1*l*（分布域166個〜287個）にまで低下し、EAC装置による有意の低下が観察された（p<0.01）。

この3年間における欠席率を比較したものを挙げる。センターAにおいては、欠席率が8.31％から3.75％まで有意に低下したのち、3年目には再び7.94％にまで上昇した。より小規模でより近代的なデイケアセンター（センターB）における欠席率も挙げておく。こちらのセンターでは、1年目と2年目を比較すると欠席率が33%低下したのが観察された。この差異は、統計的に有意なものではない。小児らのあいだに流行病が見られたことはなかった。壁面への塵埃の付着の仕方が、センターAとセンターBでは異なっているのが観察された。すなわち、センターBの壁面は塗りなおしが必要となったのに対して、センターAではその必要はなかったのである。

考察

本研究は新たに開発された静電空気清浄装置が、空中浮遊粒子レベルで表されるIAQをどの程度まで改善する能力があるかを見極めるとともに、この装置がデイケアセンターの小児の欠席率を低下させる可能性について検討することを目的に実施した。スウェーデンでは、デイケアセンターの小児の欠席率が家族ベースのデイケアに比べて3倍にまで上昇することが知られている。これは主として、ウイルス性の上部気道感染症によるものである。ウイルス性上部気道感染症は、小児数および生物学的活性をもつ空中浮遊粒子負荷量に関連するものである。空中を浮遊する粒子状物質数に対するこの装置の効果を明らかにする目的で、粒子数の計測を繰り返し行った。病気による欠席率は、社会サービス事務所によって残された欠席記録から算出された。

データ収集がこのように独立したかたちで行われたということ、そして、天井に何らかの装置が設置されたことで小児らが自らその行動を変化させるとは考えにくいということ、この2点は、実験手法上のエラーを小さくしたはずである。3年目も装置を天井に設置したままにしておいたことで、実験手法上のエラーが生じるリスクは減少した。さらに年単位で得られたデータを用いたため、季節変化にともなった上部気道感染症の発生状況による短期的な動きを排除することが可能となったほか、1年目と3年目に観察された欠席率は、先に発表されたデータと合致するものとなった。

屋外で発生し78％の低減がえられた極微細な粒子は、空気が室内に流入してEAC装置付近を通過した際に捕えられたのだと考えられる。EAC装置付近はマイナスの電界がもっとも強く、また、塵埃の付着がもっとも顕著であった。

室内における活動により発生したよりサイズの大きい粒子は、室内の電界の変化が原因でその発生源（ヒトあるいは水平面）から離れにくくなったため、あるいはEAC装置付近で働いている強力な静電界に捕えられたために空中浮遊状態にあるものが減少した（45％の低減）。センターAの壁は、当初全体的にプラスの電荷が確認されたが、おおよそ2週間のうちにはわずかなマイナスの静電界を持つようになった。壁がマイナスの静電界を持つに至ってはじめて、空中を浮遊する粒子数の減少幅は最大値に達した。このことは、マイナスの電界がもたらす作用が重要であることを示すものである。

IAQおよびIAQが室内環境におよぼす影響を左右するのは、空中浮遊粒子の濃度のみではない。粒子の生物学的活性もまた同様に重要である。この生物負荷という概念には、微生物が作り出す微細粒子も含まれる。我々は実験的研究を通して、空気マイナスイオン化の度合いを上昇させると、20,000～50,000/ml（空気）の場合、0.7～1μMの過酸化水素が発生すること示した。ヒスロプほかは最近、過酸化水素が抗生物質として働くことを報告している。彼らは過酸化水素が25μMでヒトの線維芽細胞の成長にまったく影響を与えることなく静菌力を持つことを示した。

長時間にわたって1μMの濃度の過酸化水素が作用することが、どの程度細菌の成長に影響を及ぼすのかということについての試験の実施が待たれる。我々独自の観察データ上では、EAC処置をはじめてから２～５月後には、空中を浮遊するカビが顕著に減少することが示された。

本研究から、室内の電界を変化させることにより、室内の粒子数を大きく減少させることが可能であると示された。大きい方のデイケアセンターＡの児童欠席率に対して粒子数の減少が及ぼした影響は、欠席率が55%低下し、家族ベースのデイケアにみられるものと同等となるという驚くべきものであった。センターＢにおいては欠席率の低下が有意ではなかったということは、児童数が少なかった（Ａが63名に対してＢは30名）ため、年齢分布の変化などの独立した諸要因からの影響が増加したことに起因していると思われる。

このような結果をもたらした背景に、さらに他のメカニズムが働いている可能性ももちろんある。例えば建築素材の違い、プラスター、建築年数、以前の用途などである。感染率低下の要因が、粒子が物品表面からどの程度離れることができるかということに関係しているとするなら、センターＡでの実験結果は、センターＢでは見られなかったような室内の構造物表面の電荷が変化した証拠を示したことになる。このような表面の電荷の変化による作用は、おそらく児童の身体表面にも及び、それによってプラスの電荷が優勢な状態に変化を生じさせる。その結果、ヒトが生み出す粒子を寄せ付けずに空中浮遊状態に保つような力を低下させたのである。

Would removing indoor air particulates in children's environments reduce rate of absenteeism--a hypothesis.
Rosén KG; Richardson G
Sci Total Environ, 1999 Aug, 234:1-3, 87-93

ch.5-4

「喫煙が空気イオン組成に及ぼす影響」(要約)

M.P.ザハルチェンコ、M.T.ドミトリエフ、V.R.リャドフ、1987

ニコチンは多くの人々の重い疾患原因の1つになっているが、喫煙によって何十もの化学物質が増加し、それが人の密集する不充分な換気などによる快適でない条件下で生体に好ましくない影響を及ぼす可能性がある。クロマトグラフィーによる質量分析を行ったところ、タバコの煙には90種以上の有機物◆が特定され、その中には発癌性物質として、ベンツピレン、1,2−ベンズアントラセン、クリセン、コロネン、クレゾールなどがあり、さらに重金属◆や放射性元素◆が存在することが明らかになった。

◆アセトン、イソプレン、ベンゼンなど

◆ニッケル、カドミウムほか

◆^{210}PO、^{14}C、^{210}Pbほか

本研究は空気イオン含有量に対するマッチとタバコの煙の影響を明らかにするため、空気イオン化・電気エアロゾル問題研究室で作られた計測器(IT−8217)を用いて、イオン含有量を測定した。実験室は16m^{2}で換気後30分間、基礎データとなるイオン含有量を測定した。実験中の微気候および空気のガス組成は最良で、マッチの発火(燃焼)による煙発生段階、および1本の両切り巻タバコを吸い尽くした後に、各イオン濃度を検討し、測定を新たに行う前には部屋の換気を念入りに行った。

マッチを1本発火および燃焼した場合、基礎データと比べて小プラスおよびマイナスイオン濃度は2倍近く上昇し($p<0.001$)、中マイナスおよびプラスイオン、大プラスおよびマイナスイオンが顕著に増大し(いずれも$p<0.001$)、とくに大マイナスイオンが増大した。

1本の両切り巻きタバコを吸い尽くした場合、マッチの燃焼による煙の影響と同様、小マイナスイオンの量は増加したが、小プラスイオンは減少した($p<0.001$)。中マイナスおよびプラスイオンの含有量は基礎データと比べて増大し、それらの増加はマッチの発火時の煙発生段階に比べると目立ったものではなかった。大マイナスおよびプラスイオンの数は基礎データの数値に比べて確実に増加した。単極性係数(マイナスイオン数に対するプラスイオン数の比率)はマッチおよびタバコの煙の影響下では、小イオンを除いて顕著に低下し、大イオンはマッチの煙の影響下では単極性係数が75%低下した($p<0.001$)。

単極性係数はタバコの煙の構成要素によっても低下し、中イオンで1/1.2、大イオンで1/1.4、小イオンで1/2.2に減少した($p<0.001$)。イオン汚染指標(大イオン量と小イオン量の全体的な比率)は、空気環境の清浄度の衛生的評価の指標の1つとされ、マッチの発火による煙発生段階で基礎データの4.5倍増加した。1本のタバコの煙の影響下では8.5倍増加した($p<0.001$)。喫煙のすべての段階で、

イオン汚染指標は最大限許容可能な値「レベル500」を大きく上回り、マッチの発火による煙発生段階で、この許容値のほぼ３倍、１本の両切り巻きタバコの燃焼後で許容値の６倍であった。

このように、喫煙は空気イオン組成に対して好ましくない作用を及ぼし、中イオンおよび大イオンの含有量を増大させ、単極性係数を低下させ、イオン汚染指標を上昇させる。これは組織の構成員に喫煙を禁止する正当性と、喫煙者を周囲の者から最大限隔離することの必要性を裏づけている。こうした保健衛生を啓蒙する取り組みは、マッチおよびタバコの煙が喫煙者の生体にもたらす結果を説明するにとどまらず、空気の物理的状態、とりわけ空気イオン組成が好ましくない変化をすることを喚起させなければならない。兵舎、司令部、公共施設その他の社会的施設では、強力な排気システムを備えた特別な空間、あるいは喫煙室を独立に設けることが不可欠である。

Курение и аэроионный состав воздушной среды
Захарченко МП　Дмитриев МТ　Лядов ВР
Voen Med Zh, 1987 Sep, :9, 57

ch.5-5

「喫煙による空気および空気イオン汚染」(要約)

M.T.ドミトリエフ、M.P.ザハルチェンコ、V.R.リャドフ、1984
ソ連邦医科学アカデミー、一般公衆衛生学科学研究インスティチュート

喫煙は、住居用建築物および公共建築物の室内において、有毒物質のヒトへの好ましくない曝露をもたらす、空気環境汚染の主要な発生源のひとつである。それにもかかわらず、室内の空気の質に対する喫煙、タバコおよびマッチの煙の影響についての研究は、いぜんとして不充分である。実際、大きな衛生学的意味を持っている空気イオン化に対する喫煙の影響についての研究は、現実には行われておらず、タバコの煙の構成要素が持つ物理化学的性質と、それらがイオン組成に与える影響との関係については解明されていない。

喫煙に際しての空気環境の汚染は、生活に関係するいくつかの行為、たとえば天然ガスの燃焼などと似ている。このため、喫煙およびタバコの煙もまた、空気イオン化に対して強い作用を示すことが予測される。ニコチンは、住居用および公共建築物内の空気環境における主要な有毒物質のひとつである。喫煙すると、ニコチンの40～70％がタバコの煙の中へ入る。

ニコチンに対する最大許容濃度は、住居用および公共建築物あるいは大気中の空気で0.018mg/m^3、産業用の室内で0.5mg/m^{3}である。クロマト質量分析法により、喫煙が何十種類もの化学物質を空気中に蓄積させるということが確認されている。実際、タバコの煙の中には90種類以上の揮発性有機物質◆が検出されている。一本の両切り巻きタバコあるいは巻きタバコは、おおよそ1.8リットルの煙を排出するに過ぎないけれども、室内の汚染におけるタバコの役割は重大なのである。

◆イソプレン、アセトン、イソブチレン、ブテン－1、トルエン、ベンゾール、スチレン、プロピレン、2－ブタノン、3－メチルブテン－1これらにくわえて、発ガン作用を示す多数の有毒物質（ベンザピレン、1, 2－ベンズアントラセン、3, 4－ベンズフルオレンタン、3, 4－ベンゾフェナントレン、1, 2－ベンゾピラン、クリセン、コロネン）、フェノール、クレゾール、ニトロソアミン、β－ナフチルアミン、砒素、ニッケル、カドミウム、鉛、クロム、マンガン、ストロンチウムなどの重金属、^{210}Po、^{210}Pb、^{87}Pb、^{228}Th、^{137}Cs、^{228}Rd、^{14}C、^{40}Kなどの放射性元素も確認されている。

空気環境中の空気イオン含有量に対する喫煙の影響を検討することには、切実な意味合いがある。そのため体積が16m^{3}の実験室内で検討を行った。イオンの数量は、タルトゥ大学空気イオンおよび電気エアロゾル問題研究所製のUT－8217型装置によって測定した。実験を行った部屋はあらかじめ換気を行い、その後30分を経てから、基礎データとなるイオン含有量（コントロール）、微気候、気体組成の測定を行った。後者ふたつは実験期間中ずっと最良の状態にあった。

空気イオン組成に関する基礎データの測定の後、測定器の空気取り入れ装置付近でマッチおよびタバコの煙を起こし、ふたたび空気環境中の空気イオン含有量を測定した。イオン濃度は、マッチの点火（燃焼）に際しての煙の発生時、そしてスチュアルデッサ銘柄の両切り巻きタバコを1本および3本を最後まで吸い尽

くした後に測定した。モデル化された喫煙の各段階からの蓄積効果を排除するため、1日で測定するのは1要因にとどめた。新たな測定を行う前には、部屋を入念に換気した。

マッチの点火、燃焼時点において発生する煙が、空気中のイオン含有量に顕著な影響を与えている。当初値に比べて小イオン濃度は上昇し、小マイナスイオンは83.3％、（$p<0.001$）、小プラスイオンは87.5％上昇である。中イオンの数量もまた増大した。これは中マイナスイオンにおいて特に顕著で、その濃度は当初値の8.2倍にまで上昇した。中プラスイオン含有量は6倍近くに上昇した。大イオンの数量もマッチの煙により急激に増加した。大プラスイオンが6.1倍増加した一方、大マイナスイオンは10倍以上増加した。

1本の両切り巻きタバコからの煙では、マッチの燃焼による煙の作用下とほぼ同程度に小マイナスイオンが増加した。小プラスイオン濃度は80％低下した。中マイナスおよびプラスイオン含有量は、当初値と比べて上昇した。しかし、中イオン濃度の上昇は、マッチの点火燃焼時に比べるとそれほど顕著ではなかった。中マイナスイオンは当初値と比べて4.4倍、プラスイオンは3.5倍にとどまった。大イオン（マイナスおよびプラス）に対する1本の両切り巻きタバコの煙の影響を分析したところ、それらの数量が空気1cm^3あたりにつきそれぞれ96,400個、83,425個と、統計的に有意に（$p<0.001$）増大したことが明らかになった。

両切り巻きタバコ3本の煙では、マイナスおよびプラスの小イオン含有量が減少した。マイナスイオンでは、当初値の1/2.7になった。プラスイオンは、1cm^3あたり70個にまで低下し、当初値の1/6.3以下となった。中イオンに対する影響は、マッチの煙および一本の両切り巻きタバコの煙の場合と同様であった。しかし、中マイナスおよびプラスイオン含有量の当初値からの上昇幅は3倍を超えるものではなかった（$p<0.001$）。大イオン（マイナスおよびプラス）濃度もまたそれぞれ11.3倍、12.6倍に上昇し、それぞれ空気1cm^3あたり80,000個、140,000個に達した。

マイナスイオンに対するプラスイオンの数量の比率を示す単極性係数（K）も、マッチおよびタバコの煙の影響下で顕著に変化した。マッチの煙の作用下では、小イオンでは当初値と比べてKはほとんど変化しなかったのに対し、中イオンでは統計的に有意に低下、また大イオンでも当初の70%以上低下した。

1本の両切り巻きタバコの煙作用下では、小イオン、中イオン、大イオンともにKが統計的に有意に低下した。しかし、各々の低下幅は、中イオンにおいては1/1.3だったのに対し、大イオンでは1/1.5、小イオンでは1/3であった。3本の両切り巻きタバコからの煙の作用下で、小イオンではKが低下幅0.54と統計的に有意に低下したのに対し、中イオンでは当初値と比べて変化がなかった。大イオンでは、マッチの煙およびタバコ一本の煙の場合とは異なり上昇幅0.17と、統計的に有意に上昇した。

大イオンと小イオン、それぞれの合計数の比率を表し、空気環境の清浄さの指標のひとつとして利用される空気汚染に関するイオン指標（IPZ）は、50を上回ってはならないことになっている。

今回の実験において得られたデータを分析すると、マッチの点火燃焼時には当初値に比べてIPZが4倍以上上昇することが明らかにされた。1本の両切り巻きタバコによる煙の作用下では、IPZはほぼ9倍にまで上昇した。3本の両切り巻きタバコの煙の作用下では、IPZがさらに増大し当初値から1027.9ポイント上昇したのである。喫煙のどの段階においてもIPZは最大許容値を大きく上回り、マッチの点火燃焼時には最大許容値の3倍、タバコ1本の煙の作用下では6倍、3本のタバコの煙ではIPZの限界値の50倍以上にまでなったことは、注目に値する。

以上のように、喫煙は空気のイオン化状態に対して好ましくない作用を示す。マッチの点火燃焼時においてすでに、組成に好ましくない変化が生じる。すなわち、中イオンおよび大イオン含有量の急激な増大、マイナスイオン化に対するプラスイオン化の物理化学的過程の優勢化であり、それらはKの低下およびIPZの上昇というかたちで表れる。1本の両切り巻きタバコの煙の作用下ですでにIPZを観点にした場合、もともと衛生的で満足すべきものであった空気環境の悪化が見られる。吸い尽くすタバコの本数を3本にまで増やすと、空気のイオン化組成についてのこの指標はさらに悪化し、とりわけ小イオン濃度の顕著な低下、大イオン含有量の顕著な増大、IPZの当初値の数百倍に上る上昇（限界許容値の数十倍）が生じる。

タバコおよびマッチの煙が空気のイオン化状態に及ぼす悪影響を考慮すると、公共の空間での喫煙の禁止、そして喫煙者を最大限隔離することが必要である。衛生上の啓蒙的取り組みは、喫煙者の生体に対する好ましくない結果を説明するだけでなく、空気の物理的状態、とりわけ空気イオン組成の悪化をも説明するようなものとしなければならない。後者は、周囲の者（受動喫煙者と呼ばれる）に対して望んでもいない作用を及ぼすことになりうる。

以上のように、喫煙による室内の空気環境の汚染にあたっては、生体に対する有毒な作用は、室内へタバコおよびマッチの煙の中の化学的成分が直接排出されるのに加えて、空気イオン化状態の悪化も原因となって生じているのである。高温の作用によって点火時に小イオン濃度が多少上昇することは、事実上無視できる。

喫煙に際しては基本的に、中イオンおよび大イオンの濃度、およびKの値が上昇するのである。一方、小イオンの含有量は大きく減少し、IPZは顕著に上昇する。燃焼過程の直接的な作用のほかにも、燃焼過程に対してニコチンなどの有機物質やエアロゾルが作用する結果、イオンの変化が生じる。マッチの煙による空気の汚染に際しては、亜硫酸ガス、窒素酸化物などの無機物質がイオンの変化に一役買っている可能性がある。

結論

1. 喫煙に際しては、タバコおよびマッチの煙による空気の強度の汚染に加えて、空気環境のイオン組成も顕著に悪化する。マッチの煙による空気汚染にあたっては、中イオンおよび大イオン濃度が8～10倍にまで上昇する。IPZも4倍以上上昇する。

2. タバコの煙による空気の汚染にあたっては、小イオン濃度が急激に低下し、Kが上昇する。大イオン濃度は11～13倍に上昇し、IPZは50倍以上に上昇する。今回得えられたデータは、住民にむけての衛生—啓蒙的取り組みの実施にあたって用いることが可能であろう。

Влияние курения на загрязнение и ионизацию воздуха
Дмитриев МТ　Захарченко МП　ЛядовВР
Gig Sanit, 1984 Nov, :11, 41-3

ch.5-6

「空気マイナスイオンによる運動成績の向上」(要約)

A.A.ミンフ、1963
中央体育インスティチュート衛生学講座

身体的および知的作業成績に対する人工的にイオン化された空気の影響というテーマは、すでに30年代において多くの研究者の研究対象となっていた。このことは、衛生学という視点から大きな関心が空気イオン化に対して寄せられているということからもわかるだろう。衛生学の課題としては、外的環境条件の改善ばかりでなく、健康状態、身体の発育、作業能力の改善を促すような方策の立案も挙げられるのである。

初期の研究のひとつに、デサウアーとその共同研究者による報告がある。そこではマイナスにイオン化された空気が、作業能力、注意力、作業成績に対して好ましい作用を示すということが述べられている。この報告に基づきヴァリシシェフ、ラアベンおよびサドチコフは、人工的な空気イオン化を学校において利用することを提案した。ハンセルは1954年、ウィーン国立研究所で行われた講演において、リンデンブラッドとともに、マイナスにイオン化された空気が知的および感情的な面の改善をもたらすことを確認した、と明らかにしている。ヤグロー、ブランドと、ベンジャミンは、身体的な運動を行っているヒトのグループに対するマイナスイオンの作用を検討したものの、脈拍および血圧に対しては有意な作用は何も確認するにいたらなかった。

アベ、キムラほかは、動物およびヒトを対象とした実験において、身体的な作業の際の疲労発現をマイナスイオンは抑えるのに対し、プラスイオンはこれとは反対の作用があるということを確認した。筋肉疲労にあたって観察される血液中の乳酸量が、空気マイナスイオン曝露下では比較的すばやく正常に戻ったのに対し、プラスイオン下ではこのプロセスが遅くなったのである。体格が虚弱な小児に対してマイナスイオンが好ましい作用を示すということも日本人研究者らによって指摘されている。キムラの論文の中では、健康状態が正常以下である被験者に対して、また、消耗した生体に対して空気イオンが強力な作用を及ぼすということを強調している。

第二次世界大戦終了後、ソ連邦において同種の研究が行われた。レペヒナは、スポーツ選手の作業能力に対するイオン化空気の作用の検討を行った。身体的な運動を行う前およびその最中に、空気イオン吸入セッションが行われた。空気イオンの総用量は、1回のセッションあたり60億から120億個であった。そして、短時間の強く素早い負荷に際してプラスイオンは刺激作用を示す一方、マイナスイオンは、このような条件下では好ましい作用を何も示さないということを確認した。

ハフキナは、指仕事量計の示度を検査項目として用い、実験の直前に10分間の高濃度イオン化空気（空気1cm^{3}あたり10万〜100万個のマイナスイオン）の吸入セッションを行ったところ、実験群は対照群と比べて、空気イオン曝露下では作業の持続時間がおおむね増大した。何人かの被験者では、空気イオンの作用が2段階からなることが観察された。はじめは作業能力が低下し持続時間も減少するものの、すぐに作業能力は対照群の値と比べてより高くなったのである。

作業持続時間の増大は、脳波および筋電図にも典型的なかたちで表われる。この場合実験で使用された用量の空気マイナスイオンが、運動中枢における興奮性および易変性を最良の水準に持っていくことを可能にすると見なされる。コイランスキーおよびその共同研究者は、何名かのグループの知的および身体的作業能力に対する、同じく高濃度の空気マイナスイオンの作用について検討を行った。空気イオン化セッションは、作業を行う直前に実施された。彼らは作業能力に対する空気イオンの作用は何も観察するにいたらず、中枢神経系の多少の抑制が生じたことのみを指摘している。

マックガーク、クリーブランドおよびフォックスも、複雑な知的作業の成績および部品の組み立て作業に従事するヒトの作業能力に対しては、空気イオンのはっきりとした作用は見出していない。これとは反対にスローテは、単極性イオン化が作業能力に対して好ましい作用を示すことを指摘している。

我々の実験室では1958年に研究に着手し、他の研究と異なる少し違った実験方法によって検討した。空気イオン吸入セッションは、身体的作業の実施と直接結びつけるのではなく、作業実施の数時間前、午前中に15分間25日間にわたって行うようにした。空気1cm^{3}当たり小空気マイナスイオンを150万個発生させる放射線イオン化装置を利用し、1回のセッションで被験者はおおよそ2,000億個のマイナスイオンを与えられた。生理学的な検討やその他の検討を週に3回、空気イオン化セッションの前に行い、その結果は変動統計的手法によって処理を行った。

最初の一連の空気イオン化の作用についての観察には、体操競技を専門とする体育インスティチュートの学生24名が参加した。この実験で利用される生理学的指標の当初値を得るため、実験開始に先立って1週間にわたる予備的な検討を行った。その後、毎日イオン化された空気吸入セッションを開始した。空気イオン化セッションの影響の評価は、空気イオン化適用後9日目および25日目に見られた生理学的変化に基づいて行った。

観察結果から空気マイナスイオンセッションの作用下では、顕著な全体的な気分の改善、元気さ、活発さ、良好な睡眠および食欲が示された。血圧、脈拍数および呼吸数に対する作用は顕著なものではなく、現実的には意味のないものであった。そのほか通常の筋力計を用いて測定した手の握力の伸びに関しても、いくらか変化が観察された。空気イオン化セッション開始から9日後、手の筋力は平均で5.6％増加し、その後は実験期間終了時まで同じ水準に保たれていた。

これとは反対に静的および動的な作業における持久性は、顕著に増大した。前者は、改良を加えたシェイディン型握力計を用いて測定した。これは、機器を握った状態に保った時間を記録するものである。最初の9日の後、静的な運動における持久性は事実上変化しなかったものの、実験期間の終了時点（25日目）では平均46％向上した。対照群においては、この指標は実験開始時に比べて実験終了時のほうが低くなった。

動的な運動における持久性（1分間につき180歩のスピードで疲労困憊するまでその場で走る）は、空気イオン化セッションを9日間行った後、平均59.5％増大し25日目では87％増大した。中枢神経系の状態の特性については、視覚的な刺激に対する運動反応潜時の長さから特定される。実験期間に、すべての被験者で運動反応潜時が徐々に短縮された。このような短縮は、トレーニングによって運動選手の反応性が向上するにつれて普通に見られるものである。しかし、短縮の度合いは、対照群に比べて空気イオン曝露を受けた群においてより大きかった。すなわち、実験群では運動反応潜時は、実験終了時に22ミリ秒短縮したのに対し、対照群では11ミリ秒だったのである。潜時が短縮したということは、運動器官の易変性が増大したことそして副次的には神経プロセスの運動性の増大をも裏づけるものである。

次に行った一連の同様の観察では、陸上競技を専門とする学生18名を観察対象とした。全体的な気分、基本的な生理学的機能に対する作用は、最初の実験の場合と同じであった。手の握力は、空気イオン化適用9日目には事実上変化が見られなかった一方、25日目には16％増大した。静的運動における持久性は、9日目に平均33％、さらに残りの16日間で192％上昇し、空気イオン化セッション中断後、追跡調査を行った10日間にわたって上昇した状態が保たれていた。対照群では、第一の段階（9日目）では持久性に変化は見られず、その後、25日目には40％、中断後では30％上昇の状態であった。動的運動における持久性は、自転車エルゴメーターを用いて測定した。空気イオン化適用9日目で持久性は平均86％、実験終了時には140％増大し、空気イオン化セッション終了後10日間の追跡期間の間は上昇した状態にとどまっていた（平均38％）。対照群では、持久性の上昇はそれぞれ、8％、24％、7％であった。

以上のように、この観察では空気イオン曝露下での静的および動的運動における持久性の上昇が、先の観察に比べてより顕著であった。このことは、被験者の違いに左右されたものであるのに加えて、解明が待たれる他の原因によっている可能性もある。運動反応潜時は、実験群においては９日目に13％、25日目には16％短縮し、空気イオン化セッション終了後10日間の追跡期間のあいだ16％短縮された状態にとどまった。対照群では、潜時の短縮は実験期間の最後のみに見られたに過ぎず、短縮幅は平均4.5％だった。

３番目の一連の実験においては、気体状のイオンの代わりに蒸留水の人工的な霧化によって得られる水空気イオンを適用した。使用したのは少量のプラスイオンと同時に、300,000個の小マイナスイオンを発生させる水空気イオン化装置（水空気イオンの気流には、大イオンも含まれる）である。観察対象となったのは、水泳およびボクシングを専門とするインスティチュートの学生16名である。

観察結果は、水空気イオンを曝露された被験者は、少数の例外を除いて全員全体的な気分の改善を指摘すると同時に、多くの者が水の霧化による好ましくない冷感を訴えるというものであった。脈拍、呼吸、血圧の状態に対しては、何の変化も確認されなかった。水泳選手のグループでは、実験期間終了時に筋力が平均して9.5％低下、静的運動における持久性は７％動的運動における持久性は30％上昇、運動反応潜時は平均9.7％短縮された。対照群では、これらの指標の変化はそれぞれ、−9.9％、＋0.7％、＋20％、−４％であった。ボクシング選手のグループでは、手の握力が平均３％低下、静的および動的運動における持久性は16％増大、運動反応潜時は平均23％短縮された。

以上の結果を総合すると、治療現場で用いられる用量の空気マイナスイオンは、身体的作業能力に対して好ましい作用を及ぼすと結論付けることが可能である。なかでも、静的および動的運動における持久性の上昇が著しい。このことを考慮すれば、スポーツ選手および強度の身体的作業に従事するヒトに対して、１ヵ月間の曝露期間を１年間に３〜４回毎日の空気イオン化セッションを体系的に適用することが推奨できよう。空気イオン化に比べた場合、作業能力に対する水空気イオン化の作用はずっと小さいことが明らかになった。これは、まずなによりも、イオン濃度が低かったことから説明されうる。また、これらの実験に参加したのは男子のみであったということにも注意されたい。

スポーツ選手の作業能力の向上およびそのような目的でのさまざまなビタミンの利用という問題に関連して、我々の研究室におい空気マイナスイオンのもつビタミン産生作用についても検討を行った。実験にはスポーツを専門とする42名の被験者が参加した。彼らには空気イオン化セッションを行い、また、作業能力に対する空気イオンの作用についての検討の際と同様の生化学的検査を受けさせた。実験開始に先立って１週間、実験群、対照群の被験者において、尿中のビタ

◆1：正常値は5～15 γ/時

◆2：正常値は0.8～10mg/時

◆3：正常値は0.6～2.0mg/時

◆4：正常値は14～30 γ/時

◆5：正常値は0.4～0.5mg/時

◆6：正常値は0.8mg/時

◆7：正常値は0.8～1.2mg

ミンB1、B2、N^{1}－メチルニコチンアミド、尿中および血液中のピルブドウ酸およびビタミンCの当初値を測定した。その結果、生体におけるこれらビタミンの供給不足が観察された。

最初の一連の観察（24名）では、空気イオン化セッションの開始から25日目には、早朝尿中のビタミンB1含有量が平均して6.2 γ/時だったのが10.8 γ/時[◆1]へと増大した。ピルブドウ酸量は、尿中で6.7mg/時だったのが3.9mg/時へ[◆2]、血液中で5.31mg/時だったのが4.32mg/時[◆3]へと減少した。尿中のビタミンB2含有量は、11.9 γ/時だったのが23.7 γ/時[◆4]へと増大した。尿中のN^{1}－メチルニコチンアミド含有量は、0.49mg/時だったのが0.73mg/時[◆5]へと増大した。ビタミンC含有量は、尿中で0.53mg/時だったのが0.63mg/時[◆6]へ、血液中で1.19mg/時だったのが1.87mg/時[◆7]へと増大した。

2番目の一連の観察（18名）も、最初のものを支持する結果となったが、観察された生理学的変化はより大きかった。すなわち、空気イオン化適用25日後の尿中ビタミンB1排出量は平均170.8％増大、尿中のビタミンB2含有量は248％、尿中のN^{1}－メチルニコチンアミドは152％、尿中のビタミンCは44％、血液中のビタミンCは188％上昇した。

以上のように、空気マイナスイオンが、生体内の水溶性ビタミン代謝に対して正常化作用を持っていることが確認された。したがって、空気イオン化セッションは、全体的な気分の改善および作業能力の向上にとどまらず、ビタミン代謝の正常化という点からも理にかなった手法であるといえる。空気イオン化セッションを行うことにより、強度の運動負荷に際して補足的に与えられているビタミン用量を減らすことが可能になる。今後の観察においては、望ましい空気イオンの用量、セッションの日数を明らかにし、イオンの極性のもつ意味を解明することとならんで、身体的作業後の回復過程に対するイオン化の作用についての検討も行われなければならない。これらが、我々の今後の研究課題となっている。

Высокоионизированный воздух как фактор повышения физической работоспособности
Минх АА
Vestn Akad Med Nauk SSSR, 1963, 18, 33-37

ch.5-7

「空気マイナスイオンによる耐寒性の向上」(要約)

A.A.ミンフ、I.N.マルシェヴァ、1969
中央体育インスティチュート

近年、高濃度の空気イオンを含む人工的にイオン化された空気が、幅広い非特定的な作用（外的環境における好ましくない様々な要因に対して、生体の耐性が上昇するというかたちで現れるもの）を示すということを確認した論文が数多く発表されている。ラピツキーは、空気マイナスイオンが低酸素症の進行をとどめることにより、酸素欠乏のもたらす有害な作用を抑えることを確認した。このことは、バシリエフとクネヴィッチ、セロヴァ、ルミャンツェヴァ、ズンらによっても裏付けられた。低酸素状態において空気マイナスイオンが好ましい作用を示すということは、ヤンヴァレヴァ、クジミナほかによる動物を対象とした実験によっても確認された。

空気マイナスイオンの吸入は、炭酸ガスの過剰がもたらす有毒な作用を軽減し、慢性酸化炭素中毒状態において好ましい作用を示し、マンガン、二硫化炭素およびベンゾール類による職業的な慢性中毒に際して治療的—予防的効果が得られる。空気プラスイオンは、中毒量のストリキニーネに対する動物の抵抗力を高める。バリシェフらは程度は低いものの、プラスイオンも低酸素状態において好ましい作用を示すと報告している。

実験的に珪肺症を誘発させた動物を対象に行った実験では、水空気イオン化を適用することで好ましい結果が得られている。ドイツ連邦共和国、ドイツ民主共和国およびその他の国々では、空気マイナスイオン化、そして近年は電気エアロゾルが、石炭産業における珪肺症およびそのほかのいくつかの職業病予防および治療的手段として実際に利用されている。クプツェアほかは、空気マイナスイオン化が、ウサギにおける人工的に誘発させたアナフィラキシー性ショックを緩和することを明らかにし、このことを、空気イオン化の作用下において生体の全身的な反応性が上昇したことから説明している。

彼らの結論は、生体の反応性に対して空気イオンが好ましい作用を示すことを確認したミンフほか、セロヴァ、マルィシェヴァらの観察結果からも裏付けられた。ガジャラは、ウサギに対してジフテリア毒素を静脈内に注射することで誘発した心筋炎の進行を、空気マイナスイオンが阻止することを観察した。

タメラは、実験的急性大腸菌腹膜炎に対してマイナスイオン化させた酸素を適用し好ましい結果を得た。クセノフォントヴァは、百日咳–ジフテリアワクチンによって免疫処置を施したウサギを対象とした実験において、空気マイナスイオン作用下では免疫性が高まることを観察した。免疫学的性質に対するイオン化された空気の作用については、他にも数多くの研究において検討されている。空気マイナスイオンに白血球の食細胞作用を刺激する作用、そして血清の溶血活性を刺激し正常な溶血素の生産を刺激する作用のあることが確認されている。イオン化された空気がγ線の作用に対する生体の耐性を向上させ、放射能疾患の進行を遅らせるということに関するデータがいくつか存在する。

寒冷に対する生体の耐性におけるイオン化された空気の作用に関しても、個別の研究が実施されている。主たる関心の対象とはなっていないものも一部あるが、皮膚温、一定の局所的な冷却の後での血管反応、そして皮膚の寒冷受容器に対する空気イオン化の作用についての検討がすでに行われている。皮膚温および血管反応に対する空気イオン化の作用についての研究結果は、互いに矛盾したものとなった。

ブスィキナとミンフの研究は予備的な性格のものであり、実験実施にあたって使用されたのは、初期の完全とは言えないタイプの放射線空気イオン発生器であった。以上のような理由で、このテーマに関して既に得られているデータから、はっきりとした結論を引き出すのは不可能である。しかし、このテーマは、体質強化の問題と密接に関連するものであるため興味深い。順応の過程において、しかるべき寒冷処置を実施することが大きな役割を果たすことは言を待たない。とは言っても、補助的な手段の使用が理にかなっているということが、排除されるわけではない。例えば、紅斑蛍光ランプによる紫外線照射の適用に際しては、このようなかたちの体質強化効果が観察されるのである。

我々は、空気マイナスイオンの体質強化作用について検討を行った。体質強化の度合いの指標として選んだのは、比較的新しい生理学的検査であった。スニャキンによると、機能的運動性とは外部ないし内部環境からの刺激に対して、ある器官がどの程度反応することが出来るかということを指す。機能的運動性という現象は、全ての器官および組織にそれぞれ特有のかたちでみられるものであり、反応のレベル、大きさ、方向を検討することで調べることが可能である。この現象は、皮膚器官の体温調節という次元においてはっきりと現れるとともに、体温調節反応の指標の一つと考えることが可能である。機能的運動性の状態がどのように変化するかということは、衛生学にとって非常に興味深いものである。というのも、外的環境中の変動を伴う要因に対する生体の反応、さらには順応反応をも明らかにするものだからである。

機能的運動性の測定方法の基本的な部分は、以下に記すとおりである。検討対象となる変数は3つあるが、そのなかで最も普及しているのは前腕の内側表面10～15箇所の冷覚点を観察するというものである。このような冷覚点は、被験者を15分から20分間室温に順応させた後、低温温度感覚計を用いることで見つけ出す。皮膚を2秒から3秒の間隔を置きながら2秒間触れていくと、お互い1cm離れたところに冷覚点が見つかる。その後、10分間にわたって3回、寒冷に対するそれらの冷覚点の感受性を、正の反応を示した総数を検討することにより確認する。

このようにして、はじめに見つけておいた冷覚点のベースラインとなる活性がチェックされる。得られたデータを機能している冷覚点の絶対単位に換算するために、それらデータを3つに分割する。各冷覚点を3回ずつ検討するからである。その後、機能的運動性レベルを引き続いて再び測定することで、なんらかの要因の作用についての検討にとりかかるのである。検討対象となる要因についての実験前後で冷受容器に関するデータの変動にみられる差異から、応答反応の強さおよび方向が示される。この実験は、衛生学的観点から最良とされる一定の室温の下で行う。

我々は、気温が20℃～22℃、湿度が45％～60％、気流速度が0.1～0.15m/sという条件の室内で生理学的な検討を行った。外気温は、−10℃～−15℃であった。同一の時刻に（主として午前中）競技者について検討を行った。全ての学生のうち、25名を実験群に割付けた。彼らには、18日間から19日間にわたって毎日10分間の空気マイナスイオン（コロナ放電式イオン化装置使用）の吸入セッションを実施した。残りの9名は対照群とし、稼動していないイオン化装置の近くに置いたが、彼らはこのことを知らされていなかった。このようにすることで、実験結果に対する心理的要因の影響が排除される。

全ての学生を対象に、実験初日の実験前後、そしてその後7～8日目、10～11日目、13～14日目、16～17日目（それぞれ2回ずつ）に冷受容器の機能的運動性の測定を実施した。このようにすることで、実験期間のいずれかの段階でも空気イオン化の作用を測定することが可能となるとともに、空気イオン曝露期間全体の累積的な作用も測定が可能になった。これは非常に重要なことである。機能的運動性の測定を、全部で1,400回以上行った。それと平行して、学生に対して、気分、作業能力、疲労度、食欲、睡眠の質そのほかについての質問を行った。

実験の結果、圧倒的に多くのケースにおいて、空気マイナスイオン化の後には、寒冷に対する正の応答反応、すなわち、機能している皮膚の冷受容体の数が低下した。このことは、観察の全ての段階において明らかで、空気イオン化前後の実験群の全測定結果を基に算出された差異の平均の値から判断すると、任意の1回の空気イオン化がもたらす効果は常にほぼ同一であった。全てのケースにおいて、実験期間中に何らかの累積効果による作用の強化、あるいは弱化が存在したとするには至らなかった。実験初日の差異の平均は、3.7（t = 4.9）、4回の空気イオン化セッション後では4.6（t = 7.1）、7～8回のセッション後では4.9（t = 7.4）、10～11回のセッション後では5.4（t = 10.4）、13～14回のセッション後では5.0

(t = 7.5)、16～17回のセッション後では5.2（t = 9.0)、18～19回のセッション後では5.7（t = 9.5）であった。差異法を用いてデータの変動統計処理を実施した。それによると、全てのケースで統計的に有意であることが示された。対照群においては、検討結果は統計的に有意ではなかった◆。

◆上述のそれぞれの実験段階での、「偽りの」イオン化（対照群）前後における寒冷に対する正の応答反応数の標準偏差は；0.56（t＝1.5)、0.8（t＝0.82)、0.56（t＝1.4)、1.1（t＝1.2)、0.8（t＝1.9)、1.0（t＝1.4)。

以上のように、「偽りの」イオン化を用いた対照群の観察結果から、空気マイナスイオンが、皮膚の寒冷反応に対して感覚上の作用を及ぼすということが裏付けられた。一定期間における皮膚の冷受容器の機能的運動性における当初レベル（空気イオン化セッション前）の平均値から、1回の曝露期間（18～19回の空気イオン化セッション）の機能的運動性に対する作用が理解される。

寒冷に対する正の応答反応の数は、初日が22.2、4日目が20.9、7～8日目が21、10～11日目が20.6、13～14日目が20.3、16～17日目が20.3、18～19日目が18.6であった。実験期間初日の平均値を、最終日すなわち18～19回の空気イオンセッション実施後の平均値と比較すると、実施された空気マイナスイオン化曝露期間で皮膚の冷受容器の機能的運動性レベルが、統計的に有意に低下したことが示される（差異の平均が3.5、t = 6.4)。

得られたデータを検討すると、1回の空気マイナスイオン化セッションの作用下、そして毎日のセッションからなる空気マイナスイオン曝露期間において、寒冷に対する正の応答反応が減少することが分かった。つまり、活性のある手の皮膚の冷受容器数が減少したということは、寒冷に対する皮膚の感受性が低下したとの結論を導き出すことができる。このような現象のメカニズムは、寒冷分析器の中枢側端末の抑制が生じることに基づくものであるように思われる。

クリロヴァは、寒冷を含めた様々な温度への曝露の結果として、温度分析器の中枢領域およびその他の温度調節中枢における機能状態に変化が生じることを指摘している。この変化は、末梢においても、温度調節過程に関与する奏効体（筋肉や腺のように神経インパルスを受けて活動する器官や組織）システム（毛細血管、汗腺）の反応の変化に加えて、機能中の皮膚の受容器数変化というかたちにも反映される。空気イオンが生理学的作用をもつ背景には、神経反射メカニズムが存在すると考える必要がある。

空気イオン化の作用下で皮膚の温度受容システムの寒冷に対する感受性が低下したということは、外部環境に見られる低温に対して生体が順応したということ、すなわち、生体の抵抗力が向上したということを示すものの一つであるとみなすべきである。

前述のブスィギナとミンフによる論文において、気温が低下するのに伴って通常は皮膚における機能中の冷受容器数が増加することが確認されているけれども、空気マイナスイオン化を適用した場合は、環境条件の変化に対する生体の応答反応がより穏やかなものとなり、皮膚の冷受容器の活性がわずかに変化したにとどまった。

外的環境に見られる低温条件に対する順応プロセスの促進を目的として、空気マイナスイオン化を定期的に適用することが望ましいということが、本研究の結論となろう。治療的利用においては最低量とされる用量を用いた空気イオン曝露で、治療的効果が得られるための期間は3週間である。これよりももう少し長い期間についてその効果を検討することも望ましいが、今回我々は、訓練合宿期間の制約から実施することは出来なかった。

しかし、この寒冷刺激に対する順応が時間の経過とともに進行していくと、空気イオン曝露の効果が見られなくなるということも念頭に入れておく必要がある。このことに関連して、治療的および予防的目的での空気イオン化の適用は、連続的ではなく断続的にすることを多くの研究者らが推奨している。そうすることでより好ましい効果が保証されるのである。

Влияние ионизированного воздуха на функциональную мобильность холодовых рецепторов кожи
Минх АА; Мальшева ИН
Vestn Akad Med Nauk SSSR, 1969, 24:3, 35-40

ch.5-8

「空気イオン化による心臓血管系の機能改善」(要約)

A.M.スコロボガトヴァ、G.M.タラソヴァ、G.F.チマコフ、1981
レニングラード保健衛生医学インスティチュート、ズヴェトラナ電子機器製作公社

マイクロエレクトロニクスは微小回路を構成する部品のサイズがミクロン以下のレベルまで小さくなったことに伴い、このような製品を対象とした作業を行うために、非常に清浄な空気が必要とされている。こうした産業の生産現場における諸研究から、騒音、照度、温度、湿度が、衛生的基準の範囲内にあることはすでに示されているが、空気イオン条件の急激な悪化については手がつけられていない。

微小回路製造のための特別な部屋（クリーンルーム）へ送りこまれる空気を高度に清浄化することは、完全な防塵につながるのみではない。それに伴って空気の電気的特性が急激に変化する、いわゆる“空気環境の脱イオン化”が起こる。その結果、空気イオンの欠乏が見られるクリーンルームで働く人々は、中枢神経系、心臓血管系、呼吸器系に乱れが認められることが臨床―生理学的調査から確認されている。

今日、環境における双極的空気イオン化の重要性が唱えられているが、その方法論に基づき、空気イオン化の最良状態に関する生理学的根拠を提供した。これは1977年の「空気イオンの補充および空気イオン化装置の利用についての指針」（ソビエト連邦厚生省の衛生防疫総局）の一部となった。

空気イオン条件設定のための実験はズヴェトラナ電気機器製造組合で、双極的空気イオン化をもたらす「AISV-1-76型イオン化装置」を用いて行い、病理学者と生理学者らが精力的に観察した。本論文は総合的な医学生理学的観察結果の一部で、異なる空気イオン化条件の清浄な部屋（A室、B室）の作業員における、心臓血管系の予備力を調査したものである。A室の空気環境は脱イオン化され、B室では設定した最良のイオン化条件にしたがって補足的な空気イオン化がなされた。

クリーンルーム勤務歴2～3年の女性60名（20～25歳）が、A室とB室で同一の微小回路の製造作業を行い、勤務開始（8時15分）1時間後と勤務終了時（15時30分）に、心臓血管系の機能の総合的測定を30秒間に15回の屈伸運動という身体的負荷を用いて行った。心拍数、血圧はこの機能テストの前後に測定、とくに機能テスト後は基本値に回復するまで2分おきに測定した。また、負荷15秒後、45秒後には脈拍数を測定した。実施した身体負荷の心臓血管系に対する

影響を評価するため、心拍数（/分）、収縮期血圧（mmHg）、拡張期血圧（mmHg）、脈圧（mmHg）、収縮期容量（*l*）、血液容量（*l*/分）、末梢抵抗（ダイン）、持久性係数◆1といった指標を用いた。

さらに心臓活動の指標を、脈拍数の負荷前（P1）、負荷15秒後（P2）、負荷45秒後（P3）を合計して、その4倍から定数200を引き、10で割って求め◆2、心臓反応力を示す反応性指標1を◆3、反応性指標2を◆4で導いた。また、心電図の測定を2.5～3分間で連続100回のR－R間隔（周期）を記録し、得られた各人の指標値を統計的に各周期時間（秒）ごとに分類した。

◆1：心拍数÷脈圧×10

◆2：〔4×（P1＋P2＋P3）－200〕÷10

◆3：「（負荷後脈圧－基本脈圧）÷（負荷後心拍数－基本心拍数）」

◆4：「（基本収縮期血圧－負荷後収縮期血圧）÷基本収縮期血圧」

結果

所定の手続きに基づいて、空気イオン状態の悪化したクリーンルーム（A室）で働く微小回路製造作業員30名を調査した結果、心臓血管系のデータ分析から勤務開始1時間後に心拍数の上昇が確認され（1分あたり85 ± 1.3）、心臓の働きが高まった状態が就労時間終了時まで続いた。

機能テストから、勤務開始時では勤務終了時に比べて心拍数の変化が大きく、基本値に回復する時間も長かった。勤務開始時の血圧は、生理学的な正常値の範囲内（収縮期血圧116 ± 1.4mmHg）にあったが、勤務終了時には下限（収縮期血圧100 ± 1.7mmHg）まで低下した。一定量の身体的負荷は、収縮期血圧と拡張期血圧を上昇させ、前者の上昇（勤務開始時135.0 ± 1.0mmHg、終了時120.0 ± 1.2mmHg）は、生理的許容限度に達していることは注目に値する。

脈圧は各テスト時間で異なり、勤務開始時46.0 ± 1.2mmHgで、終了時32 ± 0.9mmHgに低下した。1分あたりの血液容量は、勤務開始時も終了時も5.5 ± 0.09～5.3 ± 0.1*l*/分の範囲にあり、機能テスト後は上昇し勤務開始1時間後に約2倍になった。末梢抵抗は以上の変化と同時にとりわけ勤務終了時に顕著に低下し、このような反応はおそらく毛細血管の血管張力が高まったことに起因すると考えられる。

身体的負荷後、血液容量の制御に関わる各変数を詳しく見ると、心拍数がそのパラメーターとして重要なことが分かる。被験者の1分あたりの血液容量は、心機能の変時性反応によってのみ必要な水準が保たれていた。心筋の収縮力が勤務時間を通じて生理学的正常値の下限にとどまっていたことは、心筋調節メカニズムの働きが効率的でない方向へ変化したことを示している。この心機能の効率低下は、一定量の身体的負荷後心臓活動指標が15.5に達したことでも裏づけられる。また、反応性指標1も同指標2も生理学的な許容限度を超え、とくに指標1は正常値の2倍高くなった。

このように、観察データの比較から微小回路製造作業員は、空気イオン状況が悪化した条件下に置かれると血液循環系の調節に変化が生じることが明らかとなった。交感神経系の緊張が高まるため、結果的として心機能の余力が低下し、それが労作量、心筋の働き、心筋への栄養供給の不均衡を発現する前提となると考えられる。

もう1つの実験は空気イオンの不足を補充したクリーンルーム（B室）で、やはり微小回路作業員30名に行った。心拍数は勤務開始時（70 ± 0.9/分）と終了時（70 ± 1.8/分）で生理学的正常値に相当し、血行力学的指標もまた正常範囲内にあった。機能テストでは収縮期血圧は勤務開始時で8.0 ± 0.9mmHg、終了時で16.0 ± 2.0mmHg上昇した。拡張期血圧は勤務開始時は変化せず、終了時に低下したが、それは終了時の脈圧を上昇させた（64.0 ± 0.9mmHg）。勤務終了時の持久性係数はわずかではあるが、開始時に比べて増大した。一定量の身体的負荷後、末梢抵抗が2分の1近く低下し、これは活動している骨格筋への正常な血液供給の手助けとなった。心臓血管系の機能を示す指標値を検討すると、身体的負荷後、必要とされる血液容量が、心筋の変時性および変力性の反応によって確保されていることが明らかであった。

予想されたように機能テストでは、最良の血行力学的レベルの確保に、心筋の変力的な作用の果たす役割が勤務終了時により顕著に現れた。心筋エネルギーにおけるこのような効率的働きは心臓活動指標（9.8～8.4）でも、反応性指標でも裏づけられる。つまり、補足的な空気イオン化をしたクリーンルームで働く作業員は、心臓血管系の機能をその生理的余力の最良の範囲内に保てるのである。

異なる空気イオン化条件下（A室）で働く作業員について、心機能の働きを調節する作用の特徴を明らかにするため、心電図による分析法が用いられた。その結果、被験者の35％はR−R間隔が正常緊張状態にあり、65％に左への偏位が特徴的に認められた。R−R間隔の左への偏位は、その最端相（0.5～0.6秒）で最大値36 ± 0.1を示し、0.5～0.7秒への非対称的分布であることから、空気イオン欠乏空間で働く作業員が、迷走交感神経系の作用に顕著な変化を生じていることが裏づけられる。また、A室の全被験者の正常緊張状態はR−R間隔0.75～0.80秒の相に現れ、このことから空気イオン欠乏を補充した条件下（B室）で働く作業員の心機能に対する交感および副交感神経系の調節作用が、最良のバランスに保たれていたことを裏づけた。

以上のデータから、空気イオン欠乏条件下で働く場合、20～25歳のヒトは血液循環系の機能を示す指標に変化を生じることが分かる。それは収縮期血圧および脈圧が正常値の下限まで低下したことに現れている。1分あたりの血液容量は基本的に脈拍数の増大によって維持されるが、脈拍数の増加は血液循環系の補償反応に緊張が生じる一因となるだけでなく、心機能の効率を低下させることにもなる。

A室の脱イオン化された空気環境で作業員の適応反応が悪化し、心臓血管系の生理学的余力が低下したことが、血液循環器官の調節メカニズムに障害を生じたとみなすべきである。他方、AISV−1−76型イオン化装置が作動し、最良の双極的空気イオン化状態を生み出していたクリーンルーム（B室）では、全作業員の血行力学系適応反応が、予備的能力とともに、最良の生理学的レベルにあった。

以上、脱イオン化した空気の影響下では、心臓血管系の生理学的余力の低下を確認し、欠乏した空気イオンを補充した条件下では、心臓血管系の適応反応の最適化がなされたことを確認したことから、環境的因子としての双極的イオン化の重要性は明らかとなった。このことは、空気イオンの反射理論を裏づけるデータを提示することとなる。

Оценка функционального состояния сердечно - сосудистой системы у работающих в условиях различного режима аэроионизации
Скоробогатова АМ; Тарасова ГМ; Чумаков ГФ
Gig Sanit, 1981 Nov, :11, 18-21

ch.5-9

「ストレス下にある小児の生理･行動･学習･注意力に与える空気イオンの影響」(要約)

K.T.フォルノフ[1]、G.O.ギルバート[2]、1988
1.イーストワシントン大学応用心理学科　2.ワシントン州社会健康サービス部門

序論

ヒトの作業成績そして感情的および生理的な健康状態に対して、空気マイナスイオンが好ましい作用を示す一方、空気マイナスイオン濃度が不足する、あるいは空気プラスイオン濃度が過度になると有害な作用を示すということが報告されている。空気イオンについての広範なレビューの中でコタカは、このような傾向に例外があるということを指摘している。空気イオンがどのようなかたちで上述の作用を及ぼすのかという点については、まだはっきりとしていない。スルマンおよびフレイとグランダの考えによると、空気イオン化の作用に対してヒトが反応を示すようになるためには、ストレスないし病気の存在が必要であるとしている。

多くの注目を集めてきた仮説の一つに、「空気イオン作用のセロトニン仮説」がある。この仮説によると、空気イオンの作用は、血中、脳内、身体組織内のセロトニンレベルを変化させることによって生ずるとしている。この仮説を裏づけるものとしてかなりの量の実験データが存在する。これらの研究は総じて、空気マイナスイオン化の度合いが高まると、セロトニンレベルの低下が生じ、それに伴って情動性およびストレス感受性も低下する。一方、プラスイオンの増加はこれとは反対の作用を引き起こすとしている。小児においては、セロトニンがアンバランスな状態にあることが、自律神経系機能の異常、情動不安定、注意力の欠除、さらには自閉症、多動症などの小児期の精神疾患と関係することが示されている。

このようなセロトニンのアンバランスな状態は、刺激やストレスに対して感受性の高いヒトでは容易に生じる。というのも、ストレス下ではモノアミン酸化酵素（MAO）◆が減少し、そしてそのことによって体内のセロトニンのレベル上昇が可能になるのである。ストレッサーにうまく対処することの出来ない小児は、ストレスを感じている間あるいはストレスを感じた後に、多動、情動過剰、不安、攻撃的行動、注意力の欠如、知的機能の抑制などといった症状をしばしば示す。

◆セロトニンの酸化的代謝促進物質

本研究では、ストレスは、ホメオスタシスに逆らうような環境からの要求に対する反応と定義される。このような要求に対応するために、交感神経系が身体のもつエネルギーと資源の制御を行っている。この生理学的活性化の生じる間、身体器官は交感神経系の活性化の度合いおよび期間に、直接的に対応するようなかたちの変化を示す。ストレッサーに対する小児の耐性が高度の空気マイナスイオン化によって向上するかどうかを見極める目的で、指標となる２つの生理学的プロセスについての測定を行った。

第１の生理学的指標は、てのひらの汗腺の活動に表れる交感神経系（SNS）の活性化である。皮膚の抵抗反応は、交感神経の活性化と相互に密接な関係にあるため、SNS活性化状態についてのよい指標となる。ストレスに対する第２の生理学的指標は、身体中のセロトニンレベルである。これは、尿中の５ヒドロキシインドール酢酸（5−HIAA）含有量の変化の測定によってチェックされる。

セロトニンは、MAO（モノアミン酸化酵素）によって活性を失い5−HIAAとなる。そしてこの１次代謝物（5−HIAA）が尿中に排出されるのである。したがって、尿中への5−HIAA排出量は、身体内のセロトニン代謝率の指標として利用することが可能である。さらに5−HIAA排出量は、体験されたストレスの尺度ともなる。なぜなら、生理学的ストレスの間、ストレスに伴ってMAOによるセロトニンの代謝量が減少し、それが、身体中のセロトニンレベルの上昇および尿中の5−HIAAレベルの低下に結びつくからである。

以上に加えて、作業成績および行動に関するストレス感受性についての測定もいくつか行った。これらの測定は、様々に異なる環境からの要求に対する個別的な反応傾向をよりよく理解するとともに、空気マイナスイオンレベル上昇時におけるストレスの作用にみられる個別的な差異を、より詳しく見極めることを目的とするものである。

実験

被験者

本実験に参加したのは、１年生から４年生までの小学生、６歳から10歳の小児12名であった。教室内で環境からのストレッサーに対して常日ごろ敏感である様子が見られる生徒を教師に依頼し、被験者として指名した。教師にはさらに、ストレス下で引っ込み思案になる傾向のある小児、およびストレスを感じたときに活動過多になる傾向のある小児を挙げるように求めた。実験に参加した被験者は、投薬を受けておらず、実験参加に対するインフォームドコンセントを親から得ることのできた、ストレスに敏感群およびストレスで引っ込み思案ないし活動過多群から６名ずつであった。この12名は、男児が９名、女児が３名で、両グループとも最低２名４年生の生徒がいた。個人的な差異がもたらす影響という点から結果を検討するために、教室内のストレッサーに対して最も敏感ではない２年生の女児1名を本実験の対象に含めた。

実験計画

空気イオンレベルに対する個別的な感受性には大きな差異が存在するという理由から、つり合いのとれた、繰り返しのある、被験者内の実験計画法を採用した。1回は実験群として、もう1回は対照群として12名の被験者全員が2つのセッションに参加した。実験は二重盲検法に従って実施され、空気マイナスイオンが導入されているかどうかは、被験者にも試験実施者にも分からなかった。また、実験中被験者は、この実験へ参加することの実際の目的を知ることはなかった。被験者は全員、つり合いのとれた順序で2つの処置◆を受けた。すなわち、被験者のうち、無作為に選ばれた半数は最初のセッションで空気マイナスイオンによる処置を受け、残りの6名は2回目のセッションで空気マイナスイオンによる処置を受けた。それぞれの条件における空気イオンレベルは以下の通りであった。

◆マイナスにイオン化された空気と環境中の空気

1) 環境中の空気イオンレベルは、教室内で一般的に見られるもの◆であった。
2) 実験条件の空気イオンレベルは、マイナスイオンが平均4,000個/cm^3 ± 500個、プラスイオンが100個/cm^{3}未満であった。

◆空気イオン600個/cm^{3}で、そのうちプラスイオンが100個から200個/cm^3

独立変数である空気イオンレベルの変化に対する反応が、どのようなものであるかを見極めることの障害になるような外的な変数の発生を防ぐために、諸条件は注意深く制御した。環境に関する変数は、以下の4変数である。

1) 統制が可能な変数：光、音、衣服および部屋の素材、塵埃、建築設備および電線路による起電力、1日のうちの時刻など。
2) なるべく統制に近づけられる変数：温度、湿度、大気圧、背景放射線など。
3) 無作為的で統制不可能な変数：地磁気脈動ほか。これらは実験計画法により相殺される。
4) コロナ放電によるマイナスイオン生成と同時に発生することで、独立変数と結び付けられる変数

空気イオン発生の際、実験条件下において使用されたコロナ放電法は、空気イオン生成にあたって微量のオゾンおよび窒素酸化物を作りだすと報告されているけれども、我々の使用したイオン発生器の製造メーカーであるAmcor社は、これらの副生成物を注意深く、最小限に抑えている。本研究における主効果はマイナスイオンによるストレスの軽減であるが、オゾン、窒素酸化物といった副生成物がなんらかのかたちでストレスの作用を軽減するとするような文献は、我々の知る限り1件も存在しない。むしろ、これらの副生成物は有毒、有害であり、ストレスの原因となるものなのである。

コロナ放電によるなんらかの大気に関係するあるいは化学的な副生成物が、セロトニンレベルの変化および他のストレスを表す指標の変化を引き起こすことは

ない、ということがギルバートによる研究のなかで示されている。ギルバートは、コロナ放電法の代わりにラジオアイソトープ法を用いて、空気マイナスイオンを発生させた。そして空気マイナスイオンによって、隔離されストレスを与えられたラットの情動性が低下するとともに、ラット内のセロトニンレベルが情動性の低下と平行するかたちで低下するという結果を得たのである。

イオン発生器および測定器

空気マイナスイオンは、Amcor社の市販用コロナ放電式空気イオン化装置2基を使用して発生させた。可変制御AC電圧入力調節器を使用して、空気イオン出力を選択的に減少させ、希望通りの比較的中程度の空気イオンレベルが得られるようにした。これら2基のイオン化装置を、室内全体の空気イオンレベルを均一に保ちやすいように、4.5m × 5.7mの部屋の両端の小さな木製の机の上に設置した。イオン化装置が稼動していることを示すライトは、黒いテープによって隠した。収集器は、各辺が30.48cmの木製の箱の上部にある取入れ口の上に設置した。この箱の正面部に直径16.5cmの穴を開け、外径がこの穴の直径と同じプラスチック製チューブをはめ込んだ。12VのDCファンをこのチューブの中に設置し、空気が吸引されて収集器を通過し、箱の正面部にとりつけたチューブから吐き出されるようにした。220VのDCバッテリー1基を、RC−62/Uケーブルを介して電極収集器に接続し、イオンと同じ極性をもつ電荷を測定した。電位計は、Esterline Angus社製の04A−06−b3−000型12V DCミニグラフレコーダーに接続した。これらの機器全体は、ファンおよびレコーダーに給電する目的で、荷物台の底部に12Vの自動車用バッテリーを据え付けた手押し車に設置した。手押し車のおかげで、収集器は持ち運びが容易になった。この機器は、Santek社710型容積イオン収集器/計測器によって較正を行った。

格子状に印をつけた遊戯室

面積が4.5m × 5.7mのカーペット敷きの部屋を、カーペット上に張った銀色のテープによる印で、それぞれに等しい4つの部分に分割した。4分割された各部分には、同じ種類の玩具が同数置かれた。玩具は、飛行機1、トラック1、人形2、車1、ミニカー1である。向き合うかたちで壁に据え付けられた広角レンズをもちいた、切れ目の入ったスクリーンを介したビデオ録画によって、外部の制御室から小児の活動を何かにさえぎられることなく監視、記録することが出来るようにした。

活動記録装置

Timex社の運動記録計《no32》を用いて、手首の活動を記録した。

生理学的記録計

9892A型皮膚電気抵抗カップラを用いたBeckman社製Dynagraphによって皮

膚電位のデータを収集した。電極はマジックテープ上に銀めっきされたナイロンの網を置いたものであり、皮膚電気抵抗測定にあたってストロングが推奨しているように、電極用の糊なしで使用した。記録は利き手ではない方の手の第2指および第3指の内側指骨で行った。

検査方法

課題への集中度および概念的行動を測定する目的で、ストレスレベルに対する行動不安の感度を反映する診断検査法を4種用いた。ギブソンのらせん迷路課題および文字削除課題によって集中度を測定し、ベンダーのゲシュタルト検査法およびウェクスラー児童知能検査法（WISC−R）改訂版のうちの数字記憶テストによって概念行為を評価した。構造化された検査の期間中に得られた従属測定値は、下に記述する低ストレスの遊び期間と高ストレスの寒冷検査期間に対して、中程度のレベルのストレスからの影響を反映するはずのものである。

実験手続き

被験者には午後の早い時間に検査を行った。実験群、対照群の両セッションとも4月および5月の同一週内に行われるようにした。各被験者に対する両セッションの間には、診断用課題の持ち越し効果および処置の持ち越し効果を軽減する目的で、1日の休みをおいた。セロトニンレベルの変化をもたらすとの疑いがあるバナナ、トマト、チョコレート、高蛋白の肉ないし卵などは、朝食および前日の夕食時に摂らないよう被験者に指示した。検査期間の直前にとる昼食は、実験者が提供することで、セロトニンを増大させる可能性のある食物をより制御できるようにした。各セッションの長さは、おおよそ50分間であった。各セッションの開始時に、セッション相互間の均一性を確保する目的で空気イオンレベル、温度、湿度、大気圧の測定を実施した。それぞれのセッション時における気温は21 ± 3℃であった。相対湿度は56 ± 6％、大気圧は762 ± 38mmHgであった。

各セッションの前にFilter Queen社製の真空掃除機でカーペットをくまなく掃除しておくと、空気イオンレベルがより安定することがわかった。この機器は室内および空気中から塵埃粒子を取り除くことで、小児の遊びによって室内の空気がかき回された際にも、塵埃粒子が空気マイナスイオンを中和してしまうことを明らかにに防いだ。1回目の尿採取の後、遊戯室に入るのに先だって被験者の着衣の上に綿100％の衣服一式を着せ、綿100％のスリッパを履かせた。これは、表面電荷の蓄積を最小限に抑えるためである。表面電荷は、着衣の種類によって変化し、被験者に届くイオンレベルが均一にならないことをもたらす。この点を考慮してさらに、診断用検査のあいだ着席した被験者全員に対して脚にアース線を接続した。

自由遊戯期間

それぞれの小児を一人ずつ遊戯室へ入れ、20分間玩具を用いて自由に遊ばせた。この自由遊戯の15分目から20分目にかけて、小児の活動をビデオで記録した。この記録をもとに、後に充分な時間をかけてイオン条件については知らないまま、遊戯室の4区画間の移動数、玩具を持ち替えた回数、玩具ごとの平均時間を測定した。

構造化された検査期間

20分間の自由遊戯期間の後、実験者が入室して小児の利き手の手首に運動記録装置を、片足にアース線を取り付け検査を実施した。運動記録装置は上着の袖で覆い、小児が装置に対して過度の関心を示すことがないようにした。検査のために、小児用の小型の椅子および実験者用の椅子が部屋の中央部に置かれた。各セッションにあたっては、実験者は同一の文言を使うようにした。中程度のストレスを確保する目的で、小児にうまくやるように強調した。これは、タスク中30秒おきに静かな口調で「速くやりなさい」ないし「一生懸命がんばりなさい」との言葉を発するかたちで行った。各検査の終了時に手首の動作記録装置の数値を読み取り、すぐに装置を外した。

生理学的記録期間

診断検査の直後に生理学的記録計を室内に運び入れ、皮膚電位の測定を行った。電極をつける際、小児には電極の機能についての説明を与えるとともに、約10分間静かに座っているように求めた。この10分間に生理学的記録計へ慣れることが可能となった。10分が経過した後皮膚抵抗の値を測定し、その後、寒冷検査を行った。寒冷検査は、均一の冷水刺激に対する生理的反応を測定するものだが、血圧の反応を検査するのにしばしば利用されることから、寒冷昇圧試験と呼ばれることが多い。この検査は、自律神経系の機能を評価するのにとりわけ有用であると考えられている。

寒冷検査にあたっては、利き手を9℃の水に1分間つけると同時に、利き手ではない方の手の中指2本において皮膚電気抵抗の変化を測定した。寒冷検査が終了すると直ちに小児は綿の上着と綿のスリッパを脱ぎ、ひとつのセッションにおける2回目の尿サンプルを採取し、その後、小児に協力してくれたことに対する礼を述べ、教室に帰した。

測定

生理学的パラメーター

1. 尿中の5-HIAA（5-ヒドロキシインドール酢酸）——尿サンプル採取直後に保存のためにアスコルビン酸（尿100m*l*あたり1mg）を加えた後、尿サンプルをその日のセッションが終了するまで氷上に置いた。各日のセッション終了後、セロトニン代謝物である5-HIAAの蛍光分析のために、サンプルを凍結した。蛍光分析に用いられた手法は、コルフとヴァルケンブルグ—シッケマによって記述されているものを、Turner社製111型蛍光分析器用に改良したものである。

セッション前の5−HIAA（5−ヒドロキシインドール酢酸）値からセッション後の5−HIAA値をひき、検査に対する不安および寒冷検査によるストレスに起因するセロトニン代謝回転の変化値を得た。このようにして、低空気イオン条件でのセロトニン代謝率と、高空気マイナスイオン条件でのセロトニン代謝率との比較を行った。

2. 皮膚電気抵抗値（SRL）── 10分間の慣れ期間の終了時に、皮膚電気抵抗値を測定し、その後、寒冷検査を開始した。通常の空気条件におけるSRL値と、空気マイナスイオン条件におけるSRL値との比較を行うことで、持続的な自律神経活性化における変化値を得た。
3. 自律神経易変性値（ALS）──被験者の、刺激に対するSNS（交感神経系）の反応性における独立変数のALSとは、レーシーが考案した、自律神経の反応を数値化する方法のことである。ALSは、通常の大気条件下における寒冷検査で測定された皮膚電気抵抗値から算出された。抵抗値を選んだのは、抵抗値がワイルダーの初期価の法則によるのに対して、同じデータを伝導度のかたちで与えるとそうならないからである。

   統計的なねらいから、高ALSと低ALSのグループ分けを行った。このグループ分けは、最も高い数値を記録した6名を「高反応グループ」、最も低い数値を記録した6名を「低反応グループ」として任意に振り分けた。
4. 皮膚電気抵抗反応百分率（%SRR）──寒冷検査終了時における皮膚電気抵抗を、寒冷検査開始時の皮膚電気抵抗で割ったもので、物理的刺激に対する交感神経系のリアクタンスの比率的な数値を示すものである。この数値は、寒冷に対する交感神経系の反応の度合いを反映するものであり、感じられたストレスの評価を与えるものである。

活動レベル

1. 1部屋内の4区画間の移動──この数値の測定は、自由遊戯期間中の15分目から20分目のあいだに、児童が区画を区切るテープを横切った数を数えることで行った。この指標は低ストレス時の活動性レベルを測定するものである。
2. 手首の活動性──この数値は、検査期間中に活動によって動いた針の目盛り数からなる空気マイナスイオンセッションでの目盛り数を、通常の大気条件セッションでの目盛り数から引くことで、比較的中程度のストレス下における活動性の値が得られる。

注意力の範囲

1. 玩具を取り替えた回数──この数値は自由遊戯期間中に児童が玩具を取り替えた回数を数えることで得られる。この測定値は、低ストレス下における注意力の範囲を反映するものである。

2. 玩具1つあたりにかけた平均時間――低ストレス下におけるもうひとつの測定値。この数値は玩具で遊んでいた時間を合計したものを、玩具取替え回数で割ることで得られる。

課題への集中力

1. ギブソンらせん迷路――迷路課題実施にかかった総時間および迷路の側面ないし障害物に接触した回数の2つの数値が検討対象となった。
2. 文字削除課題――課題終了までに要した時間および誤りの回数の2つの数値が検討対象となった。

概念的作業能力

1. ベンダーゲシュタルトテスト――児童用のコピッツ法を適用した。この検査では図形模写の速さが重要であると、子供に強調して行われた。課題から得られる所要時間、発達段階、情動指標の数の3種類の得点は神経の機能具合、情動の安定度を反映するとみなされる。
2. 数の傾向・逆行記憶―― WISC-R（ウェクスラー児童知能検査法）のサブテストから数字列の記憶の順行および逆行再生数の2得点が得られる。

実験結果の分析

空気マイナスイオン化の効果を、高ALS値（自律神経易変性値）対低ALS値を被験者間因子に、空気マイナスイオン化の有無を被験者内因子とするかたちのsplit-plot factorial 2×2 designを用いて検討した。実験データは、イオンの主効果、ALSの主効果、ALS×イオン条件の交互作用、ALS×イオン条件の相関行列、相当するF比を得るために、多変量回帰モードを用いて分析した。両条件下における、MAO（モノアミン酸化酵素）によるセロトニンの代謝を比較するための独立した分析を、被験者内のt-検定を用いて尿中のセロトニンの代謝産物である5-HIAA（5-ヒドロキシインドール酢酸）に関して行った。交感神経系の反応性における変化を、%SRR（皮膚電気抵抗反応百分率）値についてt-検定を行うことで分析した。

実験結果

イオンおよびストレス耐性

空気マイナスイオン濃度が高まった際、児童は測定対象となった生理学的パラメーターに関して、ストレッサーに対するより高い耐性を示した。尿中5-HIAAの蛍光分析テストから、通常の大気環境およびマイナスイオン条件の双方において、ストレスに関連した尿中5-HIAA排出量の減少が予測どおり示された。これは、両条件下においてMAOによるセロトニン代謝量が減少したこと、そして、被験者がある程度の身体的ストレスを感じていたことを示すものである。

しかしながら、マイナスイオン化条件では5−HIAA（5−ヒドロキシインドール酢酸）レベルの減少幅がより小さかった。これは、MAO（モノアミン酸化酵素）によるセロトニンの代謝が正常により近かったことを示すものであり、したがって、マイナスイオン化セッション中に生じた身体的ストレスがより小さかったということになる。

寒冷検査に対する％SRR（皮膚電気抵抗反応百分率）もまた、イオン化条件下では通常条件下に比べて極めてより小さかったが、これは、ストレッサーに対する交感神経系の極度の覚醒がより小さかったことを示すものである（$t = 3.59$、$df = 11$、$p<0.003$、one-way）。通常の大気イオンセッションと比較した場合、マイナスイオン化期間では、尿中5−HIAAレベルは46％、％SRRは48％低かった。マイナスイオンセッション中にみられた5−HIAAの46％の減少は、5名の被験者に関して、それが統計的に有意な変化であるとするのに十分ではない（セッション間の5−HIAAの差異は、$t = 2.131$、$df = 4$、$p<0.055$、one-way）。

しかし、5−HIAAの減少におけるこのような変化が空気マイナスイオン化に起因するものであるということの可能性は、空気マイナスイオン化期間中に平均交感神経系覚醒値が同様の低下を示したということに加えて、各被験者におけるセッション間の5−HIAA量の差異と、2つの％SRR測定値との間に有意な相関性が存在することによっても裏付けられるのである。

セッション間の尿中5−HIAAの差異は、通常の大気での％SRRと（$r= -0.93$、$p<0.05$）、そしてイオン化条件での％SRRと（$r= -0.97$、$p<0.01$）相関を示した。％SRRの変化におけるセッション間の差異は、通常の大気での％SRRと有意な相関を示した（$r=-0.769$、$p<0.01$）のに対して、マイナスイオン条件下で記録された％SRRとの相関は示さなかった。

刺激に対する被験者の交感神経系反応の度合いに注目すると、空気マイナスイオン化期間中は、通常の大気中でのセッションと比べて、ストレスの生理学的な効果の測定値が異なる傾向が見られた。被験者の％SRRが小さければ小さいほど、マイナスイオン化期間中に、被験者のストレスに関連した生化学的測定値の減少幅が大きくなることが見られた。しかしそれと同時に、被験者の正常な反応性が高くなればなるほど、空気マイナスイオン化中のストレスに関連した、交感神経系の測定値の減少幅は大きくなった。5−HIAAの変化におけるセッション間の差異も、中程度のストレス負荷中に記録された、セッション間の行動に関する差異と有意な相関を示した（手首の活動×5−HIAA：$r = 0.91$、$p<0.05$）けれども、低ストレス下において生じた行動上の変化との相関は示さなかった（部屋の区画×5−HIAA：$r = 0.76$、$p<0.10$）。

その他のイオンによる主効果

マイナスイオンがストレスに対する耐性を高めるはずだとする立場からみれ

ば、作業成績および行動に対するイオンの主効果は予想通りの傾向を示すものである。したがってそれは、マイナスイオン化が環境中のストレッサーのもたらす影響を軽減するとの仮説の裏づけにもなる。環境中のストレッサーへの曝露の際に児童の作業成績を学校において検討した他の研究においては、ストレスが増大した際に、達成されたスコアが有意に低下したとする者は少ない。しかし、ストレスを加えられた生徒は、集中力のなさ、作業結果を達成するのに要する時間、これら双方が同様に増加することが見られる。

通常の大気でのセッション中において、我々の被験者もそのような増加をはっきりと示した。空気マイナスイオン化条件下での低ストレス状態では、児童は集中力を向ける能力および特定の玩具を遊びに用いる能力の増大が原因となり、ランダムな大きな行動（部屋の区画間の移動）が減少（$p<0.005$）し、無秩序な行動が減少した◆。診断的検査という中程度のストレス状態で空気マイナスイオンが存在すると知覚―運動作業成績が向上するということが、ベンダーゲシュタルト検査において、通常の大気条件下におけるのと同等の質で図形を再現するのに要する時間が大きく短縮した（$p<0.002$）ということによって、明らかにされた。作業の質の低下を伴わない作業時間の同様の短縮は、ギブソンらせん迷路検査および文字削除検査においても見られた。

◆玩具を取り替えた回数、$p<0.05$；ひとつの玩具あたりの時間、$p<0.03$

反応性および「相矛盾する」イオンの効果

ALS（自律神経易変性値）を採用したことは、ストレスを与えている間の、個々の被験者に対する個別的なイオンの効果を示してくれるという点で、成功であった。ALS×イオンの交互作用を分析したところ、空気マイナスイオン化にあたっては、自然の大気条件下で得られた反応と比べると、生理学的、行動的、そして作業成績に関わる測定値のいくつかにおいて、反応の変化の方向が高ALS群と低ALS群で逆になるということが明らかになった。

作業検査という中程度のストレスの後、「高反応」ALS群は、通常の大気条件下では高いSRL（皮膚電気抵抗値）を示した。それに対して、マイナスイオンセッションではSRL値がより低かった。これは、持続的な覚醒がより高い状態にあることを示すものである。いっぽう、「低反応」ALS群では、両条件下におけるSRL／覚醒レベルが高ALS群と反対になることが見られた（交互作用、$p<0.01$）。

マイナスイオン化の間、「高反応」ALS群の被験者ではさらに、無秩序な小さい行動が有意に少なくなったほか、認知的作業成績の改善も見られた。それに対して、「低反応」ALS群の児童ではここでもまた、反対の反応が見られた。すなわち、マイナスイオン化の間、無秩序な行動が多くなるとともに、認知もより程度の低いものとなった◆。

◆交互作用：手首の活動性、$p<0.01$；逆行数字の範囲$p<0.004$

マイナスイオン化の間、高反応ALS（自律神経易変性値）群の児童は概して大半の検査の成績を向上させるとともに、イオンの主効果を表す測定値も低反応ALS群の児童と比べて、その向上幅がより大きかった。高反応ALS群、低反応ALS群の双方で向上が見られた3つの領域、すなわち大きな行動、概念的—運動的作業成績、ストレスをもたらす刺激に対する交感神経系の反応の低下を除けば、低反応ALS群の児童で有意な向上が見られたのは、マイナスのイオン化条件での自由な遊戯における注意力の範囲に関してのみであった。

空気イオンに以上のような「相矛盾した」効果が見られるということは、ここ数年間でちらほら報告があるが、それによって、空気イオンの有する本当の効果を見極めようとする研究者らの試みが厄介なものになってしまっているのである。しかし、反応のしかたがこのように相反するのは、フレイとグランダが指摘したように、刺激に対する個々の被験者の生理学的反応に最初から差異が存在するということに、原因をもとめることが可能である。ALSの主効果から示唆されるように、このような個別的な差異は、ストレスが加わる条件下でより大きく表れることが考えられる。

年齢と反応パターン

マイナスイオンに対する行動的反応に関して、年齢が有意な作用因子であることが明らかになった。反応タイプは、8歳を境に異なるものになったのである。マイナスイオン処置の間、8歳より年長の被験者では、活動レベルの低下が見られたのに対し、8歳ないしそれより年少の児童では、活動レベルの上昇が見られた。手首の活動は年齢との有意な相関を示した（$r=-0.6615$、$p<0.05$）。それに対して、ALSと年齢は有意な相関を示すことはなかった。

正常な反応パターン

あるヒトの反応のあり方を検討するのにあたって、自律神経系の易変性が重要であるということは、通常の大気下においてALSの主効果が、低ストレス条件、中程度のストレス条件、高ストレス条件において、それぞれ有意な差異をもって明確にされた。例えば、ALSが高い小児は常に低反応ALSの小児に比べて、知覚—運動作業領域においてよりスピードがあるほか、認知的作業でも幾分優れている。その一方で、高ALSの小児では、集中力の度合いはより低く、自由な遊戯における個々の玩具への関わりもより小さいことが見られた。

ALS値の上位5名は、コナースの教員向け簡略チェックリストから多動と判定されたのに対し、低ALSの小児でそのような判定をされたものは皆無であった。また、上述の女子被験者（ストレスを感じない、または耐性のある）は、最も低いALSを示したが、それはグループの平均を2σ以上下回るものであった（σは標準偏差を表す）。

以上のような結果から示唆されるのは、自律神経の易変性の度合いこそ、環境の刺激に対するあるヒトの反応のあり方に、様々に影響を及ぼすということだ。それは、ALS（自律神経易変性値）についてはお互いに全く反対であるとされる被験者が、空気イオンレベル、薬物などの刺激の変化に対して、あるいは自律神経の反応やストレスを大きく増大ないし減少させるようなあらゆるものの変化に対して、「相矛盾するような」反応を示すに至らしむるほどのものである。

考察

今回の実験結果は、室内の空気イオンレベルが、小児に見られる生理学的ストレスの作用に対して影響を及ぼしうるということを示す。このような結果はまた、空気マイナスイオン化によってストレッサーに対する生理学的耐性が高まることで、行動および作業成績に見られる二次的なストレス効果が、軽減されるとの仮説を裏づけるものでもある。概念化、および注意力の範囲に関して小児が示した改善は、ストレスが軽減したことを示す生理学的指標と一致している。

「実験器具と実験方法」の項では、空気イオン発生に伴うコロナ放電による副生成物に起医するストレス効果が存在する可能性について取り上げた。しかし、我々の得た結論は、ストレスのもたらす効果の軽減は、それがどのようなものであれ、大気中の有毒な化学物質に起因するものでは論理的にありえないというものであった。空気マイナスイオン化の間、小児の反応におけるストレスからの影響の低下がみられたということは、コロナ放電による副生成物が、いかなるかたちであれ有意には作用するはずがないということを明確に示すものである。

自律神経易変性値（ALS）とイオン条件、％SRR（皮膚電気抵抗反応百分率）とイオン条件、これら双方において交互作用が存在したということは、刺激に対する交感神経系の反応のあり方が極端に異なるヒトにおいては、空気イオンレベルの変化に対する反応も異なるとする、チャリーとホーキンシャーの所見を再確認するものである。チャリーもまた、刺激に対する被験者の反応性を見極めるためにALSを用いるとするフレイとグランダの助言に従っている。チャリーは、実験条件として高濃度の空気プラスイオンを使用し、被験者に見られるストレスによる効果が「増大する」ことを見出した一方、そのほかの測定値は、我々の用いたいくつかの測定値もそうだったように、刺激に対する被験者の反応性の度合いに左右された。

興味深いことに、ALSから、空気マイナスイオン化条件下における生理学的測定値、行動的測定値、作業成績の測定値における反応の差異の「方向」は予想できるのに対して、反応の差異の「程度」が有意に相関を示すのは、逆行数字の記憶テストという認知的機能の指標のみである（ALS×逆行数字、$r = 0.92$、$p<0.001$）。それに対して％SRR（皮膚電気抵抗反応百分率）からは、セッション間の差異の「程度」、そして中程度のストレス負荷の際の行動的活動性の「程度」は予想できる一方、％SRRと有意な相関を示す測定値はなにもなかった。もちろん、刺激が与えられる前の覚醒レベルが反応に対して及ぼす作用からの影響を受けない数値として、ALS（自律神経易変性値）が考案されたのに対して、％SRRは、刺激を与える前の覚醒レベルと反応との「関係」を反映するものであるのは言うまでもない。

ここで、あるヒトの神経発火の閾値が、皮膚表面のDC電位に応じて変化するということ、そして、皮膚表面のDC電位を上昇させると、感覚に関わる神経発火の閾値も上昇するということを指摘しておくのも無意味ではなかろう。未発表の研究において、空気マイナスイオンレベルを上昇させると、皮膚表面の電位が上昇するということが示されている。空気プラスイオンは、皮膚表面の静電荷を中性化することによって表面電位を低下させるのに対して、空気マイナスイオンは、皮膚にぶつかるのと同時に余剰な電子を与えることによって、細胞表面の電位を上昇させると考えられる。刺激に対する神経の反応性が以上のように変化することが、刺激のもたらす影響の度合いを、そしておそらくは、必要とされる順応反応の大きさをも変化させる。その結果、交感神経系の活性化の度合いを変化させ、感じられるストレスの度合いをも変化するのであろう。

慎重な考え方をするなら、マイナスイオンは、単に交感神経系の活性を低下させることのみによって、ストレスのもたらす作用を軽減するといえる。しかし、これが全てであるわけでもない。というのも、空気マイナスイオン化セッションの際、12名の被験者中8名において皮膚電気抵抗が有意に「低かった」。これは、持続的な交感神経系の活性および覚醒レベルは、実際には高くなっていたからである。大半の被験者では、一過性の自律神経系の活性が低下し、持続性の自律神経系の活性が上昇しているとき、持続的な交感神経系活性レベルは実際には上昇もすれば低下もする。その結果として、恒常性機能が改善することを通して自律神経系の安定性が明らかに高まるからだ。

自律神経系の安定性が向上したことを裏づけるものとしては、一過性の交感神経系の活性が並外れて低かった3名の被験者にみられた、寒冷昇圧試験に対する反応がある。この3名においてのみ、一過性の交感神経系の活性が空気マイナスイオン化の間に「上昇」し、その結果、交感神経系の反応がより正常なレベルに近づいたのであった。このように平行な反応は、ストレス軽減のためのバイオフィードバックトレーニングを実施中、低くて平坦な皮膚電気反射を示す者に観察される。交感神経反応が低い者においてストレス軽減が成功する際には、交感神経レベルの上昇が伴うことが多い。小児において注意力の範囲と認知的作業能力が向上したのは、より高いレベルの持続的な交感神経系の活性の維持を伴う敏捷性が得られたこと、および刺激に対する注意がより制御されたこと、以上の双方に起因すると考えられる。後者は、交感神経系の反応性における両極限の幅が狭くなることによって可能となるものである。アドレナリンの増大がより顕著で、交感神経系の活性もより高い小児および成人において、作業成績および対処反応がより良いものになることが数多くの研究から示されている。

診断試験の成績は、休職者の心理テストの成績をシャラフの吹く日と吹かない日とで比較したリムの所見と一致する。シャラフの吹く日◆には、被験者は「神経症的状態」の数値がより高く（感情的により不安定）、対照群に比べて知能検査、機械的テスト、置換検査の値が有意により低かった。本研究においては、空気イオンが欠乏しバランスも崩れた屋内で行ったセッションでは、小児の成績は大きなストレスが存在する場合と同様であった。概念的作業成績および注意力の範囲の値が有意に低く、無秩序で大きな行動が有意により多く、知覚—運動組み合わせ作業成績は有意ではないものの、大きな低下を示したのである。

◆マイナスイオンに対するプラスイオンの比率が大きくなることが特徴的

空気イオンが生物学的な変化に対して作用を及ぼす機序としては、もうひとつアデイが示唆しているものがある。細胞膜電位は、最近になって細胞間の電気的なメッセージの定期的なやり取りを促進する機構によって、損なわれやすいものであるということが示されている。この機構は、マイナスの電荷を帯びた特別な受容細胞で構成されている。アデイによると、細胞間を行き交う電気的信号は、細胞の成長の調節に不可欠のものであるが、細胞表面の受容器は、環境中の電磁気的変動への曝露によってもたらされる微細な電気的信号に対しても敏感であるという。

空気マイナスイオンの作用に見られる多面性から、空気イオンのもつ生物学的作用は非特異的なものであると結論付ける者もいた。今回、空気マイナスイオンの生物学的作用は、とりわけ交感神経系活性の極端な状態の緩和、および環境からの多くの要求に対処するのに必要とされる持続的な交感神経系の活性の上昇という点において、自律神経系の安定性の上昇というかたちで表れた。おそらく、空気マイナスイオンは、直接的でありながらも幅広いかたちでセリエのいう全身順応反応（G.A.S）という刺激に対する身体の非特異的反応を逆転させるように働いているものと思われる。

我々の実験結果は、セロトニンこそ空気イオンの示す生物学的作用の主要な媒介物とする仮説にさらなる裏づけを与えるものである。これまで挙げたような機序に従って、空気イオンがヒトの身体外部表面の状態に変化をもたらすことで、身体内部の生理的変化を生じさせ、行動と作業成績にも変化をもたらすというのは疑いない。空気イオンに対する被験者の反応のあり方が、被験者個々の神経の反応性に密接に関わっているという事実は、神経閾の持つ重要性を明確にするものである。一方セロトニンのレベルとは、その変化によって神経の反応性を変化させもするが、それ自身も神経の反応性次第によって変化するものである。

空気マイナスイオン化の度合いを適度に高めると、ストレスの作用が軽減されたということは、自律神経系の不均衡あるいはストレス症状を含めた様々な病的なリスクにさらされている小児にとっての予防策としての空気マイナスイオン化を検討する根拠となる。しかし、現在までの我々の研究結果は、1時間に過ぎないセッション時間内に収集されたものである。このような作用が一時的なものかどうか、また、このような作用が特定の年齢の小児のみに対して、あるいは神経／交感神経系の反応性が特定の度合いにある小児のみに対して利用可能なものなのかどうかを検討するためには、はるかに長期にわたる研究の実施が必要とされる。

本研究は、空気イオン研究の計画および結果の一般化にあたって、個別的な差異（年齢、刺激に対する神経の反応性など）、そして環境に関わる差異（ストレスや要求の度合いなど）の双方について考慮することの重要性を明確にするものである。その他にも、1日のうちの時刻および概日リズム、存在する環境からの刺激の量、被験者の性別などの重要性を指摘する研究者がいる。被験者の自律神経の反応性における差異について考慮することのない研究はすべて、検討対象となった空気イオンの主効果について否定、あるいは間違った混同を招くことになるのは間違いない。

この点に加えてさらに、大半の研究ではストレッサーの制御を行っていないことを考え合わせれば、空気イオンの作用について否定的な結果、あるいは期待に反する所見を報告する研究者が少数存在することも理解できる。本研究において使用したのは中レベルの空気マイナスイオン（4,000個/cm^3）であったため、空気イオンレベルが異なると、神経の反応性と空気イオンレベルとの間の交互作用も、有意に異なることも考えられる。このことは、本稿で示唆したように、空気イオンが神経の感覚閾に対して直接作用するのであれば、とりわけ考えられることである。

Stress and physiological, behavioral and performance patterns of children under varied air ion levels.
Fornof KT; Gilbert GO
Int J Biometeorol, 1988 Nov, 32:4, 260-70

ch.5-10

「空気イオン化によるホルモン機能の改善」(要約)

R.A.ティグラニャン、V.P.サヴァナ、N.A.ダヴィドリア、N.F.カリタ、1980

イオン化された空気環境内で、長時間滞在する際の生体のホルモン系を検討することには大きな実際的な意義がある。このようなテーマについての研究は、非特定的な適応システム◆を可能にしている自律神経—体液—ホルモン複合系についての検討を通して行うことがふさわしいと我々は考えた。

◆そのメカニズムは交感神経—副腎系、下垂体—副腎皮質系、その他の生体の調節系の状態と密接にかかわっている

方法

この実験には、25歳から35歳までの男性ボランティア4名が参加した。彼らは16日間にわたり、体積が24m^{3}の密閉された室内に滞在した。酸素濃度は約21±2%、相対湿度は50〜70%、温度は22±2℃であった。イオン化セッションは4回に分けて行われ、イオン化の合計時間は8日間（=24×8h）であった。イオン化源として用いたのは、^{14}Cを用いたβ線照射装置であった。これは、小プラスイオンを1cm^{3}あたりおよそ35.2千個、小マイナスイオンを22.2千個発生させるものであった。単極性係数は1.58であった。実験期間中、イオン化が行われなかった期間は以下の通りである。

実験開始から最初のイオン化セッションまでが89時間、1回目と2回目のイオン化セッションの間が31時間、2回目と3回目、そして3回目と4回目のイオン化セッションの間がそれぞれ36時間である。1回目のイオン化セッションの長さは24時間、2回目と3回目は60時間、4回目は48時間だった。被験者は、作業と休息の両方の日課が与えられた。被験者には、毎日1時間にわたって400kcalの身体的負荷を課した。静脈血および一昼夜分の尿について、実験開始の13日および7日前（ベースライン）、被験者の密閉された室内での滞在2、7、9、13、16日目と残存効果期間の2および7日目に検査を行った。

交感神経—副腎系の活性は、血漿中のアドレナリン（A）およびノルアドレナリン（NA）濃度、そしてA、NA、ドーパミン（DA）、ドーパ（D）の尿中排出量に基づき評価した。測定には蛍光分析法を用いた。交感神経—副腎系の状態の質的評価を目的として、カテコールアミン類の代謝における特定部分の相対的活性をあらわす、いくつかの指標の測定を行った。下垂体—副腎皮質系の機能的活性については、血液中の副腎皮質刺激ホルモン（ACTH）およびコルチゾル（F）含有量、そして尿中への17−オキシコルチコステロイド（17OX）および17−コルチコステロイド（17CS）総排出量から判断した。

下垂体—甲状腺系の機能的状態は、血清中の甲状腺刺激ホルモン（TTH）、サ

イロキシン（T_4）、トリヨードサイロニン（T_3）レベルに基づき評価した。血液中のACTH（副腎皮質刺激ホルモン）、F（コルチゾル）、TTH（甲状腺刺激ホルモン）、T_3、T_4、インスリン、成長ホルモン（STH）の含有量の測定には、Amersham社、Cea−Ire−Sorin社、Byk−Mallincrodt社の反応装置を用いて、放射性免疫測定法で行った。尿中の17OX（17−オキシコルチコステロイド）は、Silber−Porter法で、17CS（17−コルチコステロイド）はクレホヴァ法で行った。得られたデータは、Fisher−Studentの基準を用いた分散法により統計的な処理を行った。

実験結果およびその評価

ベースラインの期間中、被験者の血液中および尿中の検討対象となったホルモン含有量は、生理学的な正常範囲内にあった。実験が開始されると（2日目）、血液中のACTH、F、インスリン、A（アドレナリン）、NA（ノルアドレナリン）、および尿中のA、NA、DA（ドーパミン）、17CS排出量が増大したのと同時に、血液中のTTH、T_3、T_4濃度は低下した。この期間では、ベースラインのレベルと比較して血液および尿の検査に基づくA/NAの比率が、それぞれ2倍、1.8倍上昇したことは注目に値する。これらはすべて、交感神経—副腎系のホルモン連鎖の活性上昇、下垂体—副腎皮質系の機能的活性の上昇を裏付けており、おそらくは実験が開始したことに関連する心理的な圧力を示すものである。

同様の結果は他の数多くの研究者らも報告している。次の期間では、血液中のACTH、F、インスリン、A、そして尿中のDA、17CS含有量の増大が特徴的であった。これらホルモンレベルの上昇がもっとも顕著に観察されたのは、大体において13日目のことであった。方向は逆ではあるが、同様の変化が血液中のNA、TTH、T_3、T_4、そして尿中のNAにおいて見られた。A/NAの比率は13日目と16日目に顕著に増大しており、ベースラインと比較してそれぞれ240％、254％となっていた。DA合成の相対的活性度（DA/D）もまた上昇した。一方、NA/Dはベースラインのレベルの57.5％に過ぎなかった。尿中の17OX排出量および血液中のSTH含有量は、実験期間を通じて変化が見られなかった。再適応の期間では、血液中および尿中のホルモンレベルは、当初の値と変わらなかったが、TTH、T_3、T_4のみレベルが上昇していた。

以上のように、長期間のイオン化によって、交感神経—副腎系、下垂体—副腎皮質系、下垂体—甲状腺系ホルモン連鎖の機能的活性の変化がもたらされる（60時間のイオン化サイクルの終了と時を同じくして13日目に、血液中のA、ACTH、Fレベルおよび A、DA、17ＣＳの尿中排出量の増大、そして血液中のTTH、T_3、T_4含有量が減少したことがその証拠である）。ホルモン系で観察された以上のような活性化こそが、おそらく空気イオン曝露に際しての生体の防御—順応反応の向上をもたらしているのであろう。下垂体—副腎皮質系、下垂体—甲状腺系で反対の方向の変化が見られたことは、副腎皮質と甲状腺との間の密接な関係から生まれたものである。副腎皮質と甲状腺は、生体におけるホルモンの恒常性をもたらしている複雑な機能的神経内分泌系の一部をなしているのである。

すでに様々な研究者によって、副腎皮質と甲状腺との間の機能的活性にみられる、逆方向的な性質をしめす相互関係が指摘されている。血液中のACTH（副腎皮質刺激ホルモン）およびF（コルチゾル）が増大した際にも、17OX（17-オキシコルチコステロイド）の総排出量は変化がなかったことは注目に値する。このことは、下垂体—副腎皮質系の活性化を示すだけでなく、17OXの遊離体と結合体との間の関係に変化を示すものである。STH（成長ホルモン）レベルが変化しないまま血液中のF含有量が増大したことが、炭水化物の代謝の変化によるインスリン濃度の上昇をもたらしたと考えられる。また、循環するインスリンが増大したことも、インスリンの放出を刺激するグルカゴン分泌の変化によっていると考えられる。

下垂体—副腎皮質系について観察された変化と並んで、イオン化条件下における交感神経—副腎系のメディエイタ連鎖の活性が低下したということも、注目に値する。臨床的観察の結果から、心臓の分時拍出量の減少、心拍数の低下（1分あたり10～15）、100/70mmHgまでの血圧の低下というような、血行力学的指標の変化が明らかになった。臨床的データの変化と、交感神経—副腎系のメディエイタ連鎖の活性変化との間の相関性を、運動を制限された環境に被験者が滞在したということに関係付けることは出来ない。というのも、身体的負荷の日課を実行することで、交感神経—副腎系が毎日刺激されていたからである。

今回得られたデータは交感神経—副腎系のメディエイタ連鎖の活性、とりわけDA（ドーパミン）からのNA（ノルアドレナリン）の合成をもたらす酵素であるドーパミンβ-ヒドロキシラーゼの活性に対して、空気イオンが抑制作用をもつということから説明されうると思われる。再適応期間において、交感神経—副腎系のメディエイタ連鎖の活性上昇（尿中のNAおよびDA排出量が増大）が観察されたということは、おそらく通常の居住環境へと被験者が復帰するにあたっての、代償—適応現象としての性格を持つものであると思われる。

以上のように、密閉された室内でイオン化された空気条件下に被験者が滞在すると、交感神経—副腎系のホルモン連鎖の活性化、下垂体—副腎皮質系の機能的活性の上昇、膵臓のランゲルハンス島のβ細胞が刺激されると同時に、交感神経—副腎系のメディエイタ連鎖の活性、および下垂体—甲状腺系に対する抑制作用が観察された。

Влияние ионизированной воздушной среды на гормональные системы организма человека
Тигранян РА; Савина ВП; Давыдова НА; Калита НФ
Kosm Biol Aviakosm Med, 1980 Nov, 14:6, 78-81

ch.5-11

「神経症ラットに対する空気マイナスイオンの正常化作用」(要約)

L.M.リヴァノヴァ、L.V.ノズドラチェヴァ、
E.V.クロチキナ、M.G.アイラペチャンツ、1995
ロシア科学アカデミー高度神経機能および神経生理学インスティチュート

本研究は、神経症の効果的治療法を探究するために、脳の低酸素状態を重要要因の1つとするアイラペチャンツの神経症病因説を土台とした。これに関連して、神経症化した動物を用いて、生体の呼吸交換を正常化させる作用を及ぼす物理的要因の研究が関心を集めている。こうした要因の1つがマイナスに帯電した空気イオンであり、1930年代にはすでに空気イオンが増大すると、動物およびヒトの生体に、非特定的な正常化作用が現れることが確認されている。本研究では、コロナ放電式空気イオン化装置(チジェフスキー装置)で発生させた空気マイナスイオンが、神経症化したラットに及ぼす作用を検討した。その際、ラットの行動の類型的特徴を考慮したのは、影響を与えるような曝露では、ラットのもつ恒常性が行動上の類型的特徴に左右されることに基づいている。

方法

アルビノウィスターラットの雄98匹(体重200～250g)を4群に分け、そのうち2群(処置群)を自然照明を備えた飼養場の標準的条件下に置き、ホワイトノイズ(85dB強、周波数帯350～3,500Hz)を聞かせるのと同時に、3週間にわたって毎日15分間電気的刺激(2μA)をランダムに与え、ラットに実験的神経症を発症させた。神経症発症後、そのうちの1群を、神経症化処置をしなかった他の2群(非処置群)のうちの1群とともに、空気マイナスイオンを増大させた空気中に2時間置いた。空気イオン化にはコロナ放電式空気イオン化装置を用い、空気イオン生成レベルは3.16×10^{13}個/秒に維持し、ラットを空気イオン化装置から2mの距離に置いた。このようにして4群は、空気イオン曝露のない非処置群と処置群、空気イオンに曝露された非処置群と処置群にわけられた。

1回めの「広場」テストで、ラットの行動における個々の類型的特徴が活動のレベルに応じて、能動型、中間型、受動型という3類型に分類された。活動レベルの指標値に関しては、正方形空間を横断する回数で分類し、82回強を能動型、60回弱を受動型とし、60～82回を中間型として全てのラットをいずれかの類型に分類した。

空気イオン曝露終了後2回目の「広場」テストを行い、安静時の血圧、呼吸頻

度、心拍数をフォトプレチスモグラフ法で測定し、そのデータからヒルデブラント指標値を算出した。また、数量的組織化学的手法を用いて、脳の感覚運動皮質の細胞におけるコハク酸デヒドロゲナーゼ（SDG）と、NADHデヒドロゲナーゼ（NADH−DG）という2つの呼吸酵素の活性を特定した。

実験結果

非処置群のラットの行動類型と幾つかの生理学的パラメーターの相関関係が明らかになった。すなわち、中間型および受動型行動のラットは、能動型ラットに比べて血圧が有意に高く、ヒルデブラント指標値は、受動型ラットが中間型および能動型ラットの数値を上回った。能動型ラットは感覚運動皮質細胞におけるSDG活性が高いことが特徴的であった。他方、受動型ラットでは、SDG活性が低く、同時にNADH−DG活性が他の群のラットに比べて最も高かった。同様の結果は、すでに先行論文でも確認されている。胃の粘膜に認められる多数のびらんを伴う病的変化は、受動型ラットにより多く観察され、能動型ラットでは潰瘍がより多く観察された。

処置群のラットの生体には、実験的神経症モデルに特徴的な生理学的パラメーターに一連の変化が生じたが、このような変化は各類型行動のラットで異なる。神経症化はラットの行動にほとんど影響せず、中間型ラットのみが移動活性を上昇させた。同時にまた、神経症化をもたらす刺激への曝露はラットの生理的状態に有意な変化をもたらし、能動型および受動型ラットに血圧の上昇、中間型および受動型ラットにヒルデブラント指標値の上昇が観察され、全ての類型のラットで呼吸酵素であるデヒドロゲナーゼの活性が低下した。

処置群のラットでは解剖の結果、85％の個体に胃粘膜の病的変化が観察された（潰瘍47％、びらん38％）。能動型ラットにより高い恒常性が見られ、44％が胃粘膜に損傷がなかったが、中間型および受動型ラットでは100％胃粘膜に何らかの病的変化を生じていた。また処置は、ラットの体重の低下をもたらし、神経症化した群のラットは神経症化されていない群のラットに比べて（90.2 ± 3.2％、$p<0.001$）体重が低下した。神経症化したことで、能動型ラットでは胸腺重量が低下した（対照群に対して38.6 ± 7.1％、$p<0.01$）。一方、副腎重量は変化せず、中間型ラットでは脾臓重量が増加（対照群に対して170.0 ± 10.2％、$p<0.001$）、受動型ラットでは心臓重量が低下した（対照群に対して88.4 ± 3.2％、$p<0.05$）。

空気イオンへ曝露された非処置群（非処置曝露群）のラットは、「広場」テストにおける行動において、空気イオンに曝露されていない非処置群のラット（非処置対照群）と次のような差異が生じた。能動型ラットでは、非処置対照群に比べて水平的移動活性が強まり排便回数が低下した。中間型ラットでも、水平的移動活性が高まり中央へ出てくる回数が増加した。受動型ラットでは、非処置対照群のラットに比べて、逆立ちの回数と中央へ出てくる回数が大きく増加した。非処置曝露群は、各類型行動のラットで血圧が非処置対照群の数値よりも低く、中間型および受動型ラットでは、ヒルデブラント指標値が低下した。SDG（コハク酸デヒドロゲナーゼ）活性は空気イオンの影響下でも変化しなかったが、NADH－DG（NADHデヒドロゲナーゼ）活性が中間型ラットでは、非処置対照群よりも上昇した。

また、空気イオンの影響下では、非処置曝露群の各類型行動のラットに、胃潰瘍は認められた。能動型ラットには、胃粘膜のいかなる病的変化も観察されなかった。中間型および受動型ラットには、12％の個体にびらんが見られた。さらに非処置曝露群のラットは、体重を増加させた（対照群に対して11.7 ± 3.4％、p<0.01）が、空気イオンへの曝露は、胸腺、副腎、心臓の重量には影響を及ぼさなかった。とはいえ、脾臓重量は中間型ラットで減少し（対照群に対して64.9 ± 5.7％、p<0.05）、能動型ラットでも減少傾向が見られた。

空気イオンへ曝露された処置群（処置曝露群）のラットは、「広場」テストで空気イオンに曝露しなかった処置群（処置対照群）のラットと比較した場合に次のような差異が生じた。能動型ラットでは対照群に比べて、逆立ち回数および中央に出てくる回数が増加し、中間型ラットでは、水平および垂直移動活性が高まった。受動型の処置曝露群のラットは、処置対照群と比べた場合、グルーミング回数が増加した。処置曝露群のラットでは、血圧の上昇を完全に予防したうえ、能動型および中間型のラットの血圧は対照群の数値よりも低かった。各類型の処置曝露群のラットにおけるヒルデブランド指標値は、処置対照群に比べて低下した。能動型および受動型の処置曝露群のラットは、SDG活性を有意に上昇させ、処置対照群の数値にほぼ近づいたが、中間型ラットでは、処置対照群の数値を上回った。各行動類型の処置曝露群のラットは、NDAH－DG活性の低下が完全に予防された。また、胃粘膜に損傷が見られない個体数は15％から70％へ増加しており、残り30％のラットに観察された胃粘膜の損傷は、潰瘍があげられるだけで受動型に多かった。処置曝露群の能動型ラットでは胸腺の退縮が完全に予防された。処置対照群のラットに見られた脾臓重量の増加は、処置曝露群でも依然として認められた。処置曝露群における心臓重量および体重の減少は予防できなかった。

考察

ラットの行動類型に応じて、空気イオンおよび神経症化の影響における状態変化を明らかにできた。対照群のラットにおいても、行動類型と記録された生理学的パラメーターの幾つかの相関関係が観察された。神経症化したラットにおける生理学的パラメーターの変化も行動類型に左右され、能動型ラットでは、血圧の上昇が相対的により高く胸腺が退縮する特徴があった。一方、中間型ラットでは、SDG（コハク酸デヒドロゲナーゼ）活性の低下および胃粘膜の損傷がより目立ち、受動型ラットでは、ヒルデブラント指標値の顕著な上昇、NADH−DG（NADHデヒドロゲナーゼ）活性の低下、胃粘膜の損傷が特徴的に認められるなど、ラットの行動類型が異なると、特定の生理学的システムの適応力も異なることが明らかになった。

空気イオンが、実験的神経症の進行を効果的に予防することが確認された。空気イオンは、血圧とヒルデブラント指標値の上昇、胃粘膜の損傷、デヒドロゲナーゼ活性の低下を妨いで、神経症化したラットに一貫した作用を示した。特定の生理学的パラメーターに対する空気イオンの正常化作用の強さは、神経症化した各類型のラットのそれらパラメーターの現れかたと相関関係にあったが、すでに指摘したように、空気イオンの影響は、神経症化で観察されたすべての変化に及ぶわけではない。

神経症化処置を受けていないラットでは、空気イオンは作用しないか、あるいは正常化作用を示した。空気イオンは神経症化処置を受けていないラットの活動性を高めることはすでに確認されている。ただし、その現れ方は各行動類型のラットで多少異なり、ラットの行動類型に応じた活動性が、空気イオンの作用下で優勢となった。ラットの行動における活動性は、「広場」における正方形面の横断、逆立ち、中央への進出といった活動レベルの高さとして現れ、大脳のノルアドレナリン作動系およびドーパミン作動系の活性と正の相関関係を示すことが知られているが、受動型行動では、コリン作動系とセロトニン作動系の活性との相関関係を示す。

したがって、空気イオン曝露下では、移動や行動の活性化は、上述の生体アミンの代謝へ空気イオンが影響を及ぼした結果と考えられる。実際、空気マイナスイオンが、哺乳類の気管におけるセロトニンの、酵素による酸化を促進することはすでに指摘されており、今回の研究データからも、空気イオンの影響下では、ノルアドレナリン作動系およびドーパミン作動系が活性化される可能性が裏づけられた。

ここで検討した仮説の他にも、空気マイナスイオンの作用メカニズムについては多くの説が存在するが、最も妥当と考えられるのは生体の電気交換説であり、空気イオンの作用は生体組織と空気イオンの電気的相互作用によってもたらされるとするものである。このことは、ミトコンドリアに対する空気イオンの作用の研究によって裏づけられている。空気イオンは生体に二重の作用を及ぼすというヴァシリエフの説によれば、空気イオンは肺胞の内受容器と血液のコロイドシステムを通じて、大脳皮質を含めたさまざまな組織に作用する。酸素欠乏状態、カルシウムイオンの排出、血液および他の生体組織の凝集による病的変化の背景には、電気交換の障害があるという説もある。空気マイナスイオンが全身のガス交換率を増大させ、毛細血管を広げるとヴァシリエフは指摘している。

以上のことを考え合わせると、今回、実験的神経症のラットの生体に空気イオンが正常化作用を促したことは、大脳に対する抗低酸素効果によって可能になったとみなすことができる。さらに、本実験の主要データに対するこのような解釈は、神経症の病因に関するアイラペテャンツの仮説とも矛盾しない。また、実験的神経症を、フリーラジカルに関連した疾病ということを示唆する説得力あるデータも存在し、このような示唆は神経症の予防および治療に効果のあることを示した、抗酸化剤についての研究から得られてもいる。

したがって、空気イオンがフリーラジカルとの反応における電子の供給者として働くことによって、フリーラジカル酸化の鎖を切断しうることなどから、空気マイナスイオンの精緻な作用メカニズムを解明することが可能になるだろう。本研究データは、実験的神経症の進行を、空気イオンが予防し、神経症およびストレスの負荷に苦しむ人体の正常化に作用を及ぼすと示唆する。生体環境への反応に関する本実験によって、空気イオンは高いレベルの活動性と労働能力の維持を可能にしうることが明らかになった。

結論

①空気イオンへの曝露は、神経症を起こさせるような刺激下にある場合、血圧とヒルデブラント指標値の上昇を抑え、胃粘膜の潰瘍とびらんの形成を抑制し、呼吸酵素のデヒドロゲナーゼの活性低下を妨げてラットの実験的神経症の進行を効果的に予防した。

②空気イオンは神経症化処置を受けていないラットにも、血圧とヒルデブラント指標値を低下させ、胃粘膜の病的変化を予防する好ましい作用を示した。

③空気イオンへの曝露は、能動型および中間型の行動類型のラットに、神経症化処置の有無にかかわらず、「広場」における幾つかの行動の活性化をもたらした。

Нормлизующее влияние аэроионов на невротизированных крыс с разными типологическими особенностями поведения
Ливанова ЛМ; Ноздрачева ЛВ; Курочкина ЕВ; Айрапетянц МГ
Zh Vyssh Nerv Deiat Im I P Pavlova, 1995 Mar, 45:2, 402-9

ch.5-12

「塵肺症ラットに対する空気マイナスイオンの正常化作用」
（要約）

N.V.グリドネヴァ、1984
ゴーリキー医学研究所

近年、心臓血管系呼吸器疾患およびその他の病的状態に、山岳気候条件が好ましい影響を及ぼすことを指摘する論文が発表されている。山岳気候下では、生体の全身的抵抗力の向上をもたらすような諸因子に、一度に曝露させることができる。文献では、線維症の進行に対する山岳気候の影響に関するものはない。実験で確認されているのは、低圧による低酸素症の影響下では健康なラットの肺組織、および珪肺症の肺において膠原形成が促進されること、そして紫外線の照射によって塵肺症の進行が遅くなることである。また、呼吸器の“塵に関連した”疾患に対して、空気マイナスイオンの好ましい治療的作用が観察されている。

ソビエトおよび外国の文献を見ると、健康な生体における低酸素状態や紫外線照射および自然の山岳気候への順応がもたらす交感神経―副腎髄質系への影響についてはかなり多くの研究が行われているが、塵が病因となる呼吸器疾患と山岳気候の関連についての情報はない。本研究では幾つかの山岳気候因子として、低圧による低酸素状態、空気マイナスイオン化、紫外線照射を取り上げ、その作用をラットの塵肺症および副腎のカテコールアミン含有量から検討した。

実験

優良種でないオスのラット200匹（体重100～120g）に対し、生理的溶液1ml中に細かい粒子（5～10μm）状の石炭―岩石の塵◆を50mg混ぜたものを、気管を介して肺へ与えることで塵肺症を発生させた。塵の投与１ヵ月後、ラットの半数に人工的山岳気候浴を実施した。実験用気密室で低圧による低酸素状態を発生させ、海抜2,200mに相当する0.5絶対気圧の陰圧下で２時間の治療を20回行った。

◆石炭50％、岩石50％。遊離二酸化ケイ素含有量３％、結合したもの47％

ラットは気密室に置かれた後１時間ずつ、AF3－１型静電気療法および空気イオン化装置（空気イオン濃度300,000個/cm^3）による空気イオン曝露と、医療用石英ランプによる紫外線照射を受けた。副腎のカテコールアミン含有量を蛍光光度法を用いて測定する一方、肺組織の総オキシプロリン含有量と塵含有量を測定し、組織標本の病理形態学的検討を行った。これらの指標を両群で、ラットへの塵投与前（当初レベル）、１ヵ月後（治療期間以前）、２ヵ月後（低酸素状態、空気イオン曝露、紫外線照射による治療期間終了直後）、さらに、3、6、９ヵ月後に測定した。

結果

組織学的検討から、石炭―岩石の塵は肺の組織に弱い線維形成作用を示すことが確認された。塵を投与後、早い時期（1～2ヵ月）に細胞―塵病巣にそれぞれ個別の膠原線維が現れた。血管周辺および気管支周辺の空間には弱い線維症が観察され、気管周辺の肺胞間の隔壁および細胞―塵病巣には好銀線維が柔らかい細かな小網を形成していた。治療終了直後、肺組織には基本的に治療をしない対照群のラットと同じような変化が認められたが、細胞―塵病巣の数はずっと少なく、塵の蓄積もより目立たなかった。より後の時期では、両群のラットの肺の気管支周辺および血管周辺の空間に、数多くの細胞―塵病巣と肥大した肺胞間の隔壁に硬化症がよりはっきりと観察された。また、好銀線維の荒廃および短縮、肺拡張不全および気腫が少数認められた。

しかし、人工的山岳気候の曝露を受けたラット群では、塵投与のみのラット群に比べると細胞―塵病巣はより少なくかつ小さく、好銀性間質はより柔らかかった。低酸素状態、空気マイナスイオン曝露、紫外線照射の作用下では、肺の塵自浄機能の活性化が肺切片中に含まれる石炭塵の含有量からも裏づけられた。人工的山岳気候の影響下では、肺組織における総オキシプロリン含有量が低下した。これは塵肺症の進行が遅くなったことを示している。

肺への塵投与1ヵ月後、アドレナリンおよびノルアドレナリン含有量の有意な増大が観察された。一方、ドーパは変化しなかったが、ドーパミンの含有量は2分の1以下に低下した。肺への塵投与2ヵ月後では、ドーパの蓄積が見られたが、1ヵ月目に比べて、副腎のカテコールアミン含有量に有意な変化はなかった。

山岳的気候による治療を施したラットでは、副腎のアドレナリンおよびノルアドレナリン含有量を低下させ、ドーパをよりいっそう顕著に蓄積した。測定を行ったすべての指標値で、対照群の健康なラットとの有意な差異が見られた。

塵投与3ヵ月後、塵投与で治療なしのラットに、カテコールアミン含有量が正常へ戻る傾向が観察されたが、健康なラットとの有意な差異は依然として保たれた。山岳的気候治療群のラットでは、副腎のアドレナリン、ドーパミン、ドーパの含有量はいずれも正常値へ回復したが、ノルアドレナリンの顕著な蓄積が見られた（$2.30 \pm 0.161\mu M/g$）。

山岳的気候治療の影響下では、カテコールアミンのホルモンの環の抑制と化学伝達物質の環の活性化が観察されたほか、ドーパミン、ノルアドレナリンの含有量は、塵投与だけで治療なしのラットの数値を上回った。実験開始6ヵ月後では、治療なしのラットでアドレナリン、ノルアドレナリン、ドーパ含有量のさらなる低下傾向と、副腎のドーパミン含有量が「$1.76 \pm 0.225\mu M/g$」から「$2.99 \pm 0.299 \mu M/g$」へ有意に増大したことが観察された。

ただし、治療なしのラットでも、治療ありのラットでも、アドレナリンの蓄積が観察され、その前駆体は正常レベルにあった。塵投与9ヵ月後、治療なしのラットでは健康なラットと比べて、副腎髄質のアドレナリンおよびドーパミン含有量は有意に低かった。また、健康なラットに比べて、ノルアドレナリン含有量（$1.71 \pm 0.98\mu M/g$）およびドーパ含有量（$0.58 \pm 0.04\mu M/g$）が有意に上回った。治療ありでは、カテコールアミンの機能活性の正常化が認められた。ドーパの含有量が高かったのを除けば、すべての指標が正常の範囲に収まった。

以上のように、アルビノラットに石炭─岩石の塵を気管を通じて肺へ投与した場合、塵肺症が進行して副腎ではカテコールアミン含有量の段階的変化を観察できる。この疾患に対するカテコールアミンの活性化は、生体の恒常性（ホメオスタシス）を回復させるための防御機構が働いたとみなすことができる。しかし、血管および気管の緊張度、血管の透過性、代謝プロセスに対するカテコールアミンの影響はよく知られているだけに、カテコールアミン内分泌の生合成に障害が現れたことがおそらく病因として大きく作用していると考えられる。

低酸素状態、空気マイナスイオン曝露、紫外線照射は、血流へホルモンを放出させ、合成プロセスの不活性化を促進させたが、これは鉱山の気候に順応する際、カテコールアミンの活性化を確認した他の研究者らのデータと一致する。塵投与されたラットが、人工的山岳気候因子の影響下に置かれると、カテコールアミンが刺激されるということは、おそらく肺での硬化プロセスの進行を遅らせるために人工的山岳気候因子が一定の役割を果たし、塵の排出を活性化させたと考えられる。

文献データによると、人工的山岳気候曝露では、紫外線照射の抗珪素作用のほうが低酸素状態の親珪素作用より上回っていると考えられる。長期にわたって、空気マイナスイオン曝露および紫外線照射を伴う、適度な低圧にした低酸素状態への断続的順応が、塵肺症進行の初期段階では塵排出機能を活性化して肺における線維化プロセスを遅らせ、カテコールアミンの機能的状態を正常化する。したがって、人工的山岳気候曝露は塵肺症の予防法として効果的であり、臨床的実践への応用が広く勧められる。

結論

1. ラットの肺へ気管を介して石炭─岩石の塵を投与すると、小結節性形の進行性塵肺症がゆっくり進行する。
2. 石炭─岩石の塵の作用がラットに引き起こした塵肺症の進行では、副腎のカテコールアミン含有量の段階的な変化が観察された。
3. 山岳気候の因子（低圧による低酸素状態、空気マイナスイオン曝露、紫外線照射）の組み合わせによって線維化プロセスが遅くなり、肺からの塵の排出が活性化し、カテコールアミンの機能的活性が正常化されるだけに、塵肺症の予防および治療法として、山岳気候の利用を推奨すべきと考えられる。

Влияние искусственного климата на развитие пневмокониоза и содержание катехоламинов в надпочечниках белых крыс
НВ Гриднева
Gig Tr Prof Zabol, 1984 Apr, :4, 22-6

ch.5-13

「空気マイナスイオンによる過酸化プロセスの活性化——スーパーオキシドとの関連」(要約)

I.R.サーキヤン、V.G.ゴグヴァーゼ、T.B.シロタ、
I.G.スタフロフスカヤ、M.N.コンドラショヴァ、1998

ロシア科学アカデミーおよびインスティチュート

マイナスに帯電したイオンは、自然界の清浄な空気に元来含まれているものである。その含有量は、都市の汚染された空気、密閉されたあるいは空調を施された室内、テレビやコンピューターのモニターの周辺では低下する。そして、以上のような条件下で暮しているヒトの健康状態の悪化をもたらす。イオン化装置によって生成された空気マイナスイオンを患者が吸入することで、様々な疾患に対する治療的作用が得られる。研究件数が多いのにもかかわらず、空気マイナスイオンのもつ好ましい生物学的作用の主たる物理—化学的メカニズムは明らかにされたとは言えないままである。

生体の電気交換説とセロトニン説が最も多くの支持を集めている。しかし、前者の確認には疑わしいところがあり、後者は我々の見解では、空気マイナスイオンの主たる作用メカニズムとは考えられない。空気中のマイナス電荷の主たる担体が、酸素の活性の高い状態であるO_2^-、超酸化物—遊離基であることを考慮すると、空気マイナスイオンの主たる作用メカニズムは、過酸化プロセスと関係したものであると予想するのが自然である。

このような視点は、一般に認められている考え方には見られないものである。これは、空気マイナスイオンの生物学的作用についての集中的な研究が、生物学における「超酸化物時代」の到来以前に終わってしまい、後になって過酸化プロセスの強化が組織の損傷と主に結び付けられたことが原因となっている。しかし、疾患に際したものよりも顕著に程度の低い過酸化プロセスは、生理学的機能の一翼を担うものである。

この点に関連して、今回の研究では、切除されたミトコンドリアにおける過酸化プロセスに対する、低い濃度の空気マイナスイオンの作用について検討した。空気マイナスイオンの作用は、生体が興奮した際、あるいは病的状態にある際により強く現れるため、上記のプロセスを、何も手を加えていない動物と同時に、生理学的機能を活性化させる用量のアドレナリンを投与した動物においても検討した。

実験材料および方法

体重200～220gのウィスター系ラットのオスを使用した。体重100gあたり25μgの用量のアドレナリンを頚部切断に先立つ30分前に腹腔内へ投与した。ホモジェネートへの空気マイナスイオンの曝露は、あらかじめ空気マイナスイオンの気流で処理した溶液へホモジェネートを入れることで行った。溶液は、幅広のガラス製のペトリ皿で、手で規則的に揺すって処理した。その後、溶液をぴったりとした栓のあるフラスコへほぼ一杯の状態になるように移し、実験時間ごとに定められた量を取り出しながら3～4時間にわたって使用した。

空気マイナスイオン発生源としては、コロナ放電式発生器であるモスクワのAOOT「DIOD」製のチジェフスキー・エリオン装置を使用した。このイオン化装置は、オゾンおよび空気プラスイオンの混入なしに、静電放電プロセスによってマイナスに帯電した酸素、すなわちスーパーオキシドO_2^-をつくりだす。サンプルは、イオン化装置の中心から縦方向に1m、斜辺で120cmの距離に置いた。ASI−2型（タルトゥ）測定器で測定したところ、イオン化処理が行われる場所での空気イオン濃度は1cm^3あたり1,200,000個であった。

ラットの頚部を切断した後、肝臓をすばやく取りだしホモジェネート化用氷培養基へ置いた。この培養基は、KClが120mM濃度、HEPESが10mM濃度、pH7.2、EGTAが1mM濃度であった。肝臓の重量を測定し、切除用の氷培養基で還流した。その後、1mmの穴のあるステンレス鋼製の圧搾機によって組織を押しつぶした。細かく砕いた組織を、目の粗いホモジェネート化装置で、3～4回すりこぎを縦方向に動かし、組織と培養基の比率が1：1になるようにホモジェネート化した。ホモジェネートは、2層のカプロンを用いて濾過した。

測定用のプレパラートは頚部切断後7～10分で準備し、氷の表面で保存されるあいだ、3～4時間の間はずっと安定した加リン酸的呼吸を示した。サンプルは、幅広く斜めに切断された先端部を持つピペットを冷却したもので採取した。呼吸の測定のために100μlのホモジェネートを使用した。Louriを用いてタンパク質濃度を測定したところ、60～70mg/mlであった。

呼吸の測定は、チャンスによるポーラログラフ法によって、klarkovskii電極および磁気攪拌機を用いて、容量1mlのチューブで行った。温置用の培養基はKClが120mM濃度、KH_2PO_4が2mM濃度、K_2CO_3が2mM濃度、HEPESが10mM濃度、pH7.2コハク酸（JANT）が0.35ないし1.0mM濃度あるいはpiruvatが1mM濃度＋リンゴ酸1mM濃度、ADPが200μMであった。温置用の「小孔」におけるタンパク質濃度は5mg/mlであった。基質を含む培養基へホモジェネートを加えた。ADPは60秒後に加えた。

ミトコンドリアへのCa^{2+}の「取りこみ」および放出の指標は、温置用培養基におけるH^+の水素電極による変化に基づいて記録した。自発的な放出が生じるまで、タンパク質1mgあたり19nM/mgの比率で$CaCl_2$を加えた。温置用培養基は、KClが120mM濃度、KH_2PO_4が1.5mM濃度、HEPESが1mM濃度、pH7.2、コハク酸が2.5mM濃度、1.6mlあたりタンパク質が8から10mg、温度が25℃であった。

脂質の過酸化的酸化の生成物（POL）はチオバルビツール酸反応によって測定し、タンパク質1mgあたりのマロンジアルデヒド（MDA）のnM数で表した。試薬の大部分は生化学専門のアメリカのSigma社によるものであった。カリウム塩は、ロシアのReahin社製を用いた。

結果

軽度の過酸化プロセスによって活性化される生理学的プロセスの一例に、ミトコンドリアからのCa^{2+}の放出がある。このようなシステムは、媒介されるホルモンの作用下における細胞でのCa^{2+}吸収のモデルと考えることが可能である。負荷は、ミトコンドリアへ流入することによって生じ、吸収されるカチオンの総量によってカルシウム用量が左右される。ある一定の領域まで達すると、蓄積されたCa^{2+}の自発的な排出、すなわちCa^{2+}の放出が生じる。過剰なCa^{2+}をミトコンドリアからこのように定期的に取り除くこともまた不可欠なのだが、それは、ミトコンドリアの損傷を予防し、細胞からのCa^{2+}の除去に一役買っているからである。

Ca^{2+}の生理学的な排出は、過酸化的結合のためにミトコンドリアの膜の透過性が、少し上昇することによって生じることが確認されている。ADPが過酸化プロセスを抑制し、ミトコンドリアからのCa^{2+}の放出を予防することも確認されている。

空気イオンの作用の検討を目的として我々は、過酸化プロセスの生理学的プロセスモデルの一つとして、アデノシン二リン酸（ADP）の存在に左右されるCa^{2+}の放出を利用した。今回とは異なる発生源からの水空気イオン曝露が、ミトコンドリアのプレパラートにおいてCa^{2+}の放出を活性化させることが既に示されている。この実験では、エネルギー源として、コハク酸のみが存在する場合における、Ca^{2+}の動態について検討が行われた。我々の実験では、2つのエネルギー源を使用した。すなわち、コハク酸とコハク酸＋ADPである。Ca^{2+}が流入するまでは、あらかじめ加えられたADPはアデノシン三リン酸（ATP）へと変化し、それはコハク酸の酸化のための追加的なエネルギー源となった。

その一方、ADPの流入は、その酸化的リン酸化に際しても、内因性のADPのレベルを顕著に上昇させた。このレベルは、Ca^{2+}の動きに対するATPの消費に際してもさらに上昇した。ADPを加えることは、コハク酸と比較した場合のCa^{2+}の蓄積量の増大につながるように思われる。しかし、Ca^{2+}の排出は、ADPが存在すると低下する。あらかじめ空気イオンによって処理された培養基へミトコンドリアを置いても、ADPが存在する場合のCa^{2+}の流入および排出には影響は及ばなかったものの、ADPがなくコハク酸が存在する場合は排出の完全さをより高める。

おそらく排出の活性化によって、コハク酸が存在する場合のCa^{2+}の蓄積が空気マイナスイオンの作用下で低下したのであろう。今回得られた結果は、空気マイナスイオンが過酸化的結合によって、ミトコンドリアの膜の透過性の生理学的な上昇を活性化させることの証拠とみなしうる。

Ca^{2+}の放出の強化は、生成物のレベルに左右されるとの考えを確認するために、ADP（アデノシン二リン酸）なしあるいはADPを加えた場合の、ミトコンドリアからのカチオンの放出が異なったときにおける、ホモジェネート内のPOLを特定した。このテストでは、Ca^{2+}の放出に対するADPの抑制作用がさらにはっきりと現れている。POLの特定からは、ADPがなくCa^{2+}の放出の程度が高い際にPOLのレベルがより高くなること（25％）が示された。いずれの場合でも、POLのレベルは、病的状態において特徴的に見られる濃度よりほぼ一桁低いということに注意すべきである。

空気マイナスイオンの作用下におけるCa^{2+}の放出の促進が、過酸化プロセスの軽度の活性化によって引き起こされていることを、Ionolの抗酸化剤を加えることで確認することにした。コハク酸の酸化に際して、IonolはCa^{2+}の放出を強く抑制するようである。Ionolの作用をADPの作用と比較した。IonolとADPとの同時的な作用によって、Ca^{2+}の放出が完全になくなった。記録された値のカーブには、下へ折り曲がることが見られず、反対にCa^{2+}の流入の増加が観察された。IonolとADPの同時作用下では、Ca^{2+}の維持プロセスが顕著に安定化し、これは最大10分から12分間保たれたが、その他の全てのケースにおいて、すばやく放出されたのとは大きく異なる。以上のことから、IonolとADPが同時にある場合では、Ca^{2+}をさらに追加してもCa^{2+}の排出がないこともありうると理解される。

テストで現れた抑制作用は、氷の上で3時間保存したホモジェネートのタンパク質1mgあたり350μMの濃度のIonolによって示されたものである。しかし、保存期間が1時間のホモジェネートでは、10分の1の濃度のIonolでも顕著な抑制作用が観察された。したがって、切除後氷の上での保存期間が長くなると、同等の抑制作用を得るためには、はるかに高い濃度のIonolが必要となる。そのような場合、ミトコンドリアからのCa^{2+}の排出も自発的に増大する。これらのデータはPOLの生成が、プレパラートの組織が古くなるのにつれて増加することを裏付けているように思われる。

古くなったミトコンドリア、アドレナリンを投与したミトコンドリアでの脂質の過酸化物の生成に対する、空気マイナスイオン化の作用について検討した。POLに対する空気マイナスイオンの作用の解明を目的として、POLの当初の値がさまざまなに異なるホモジェネートで空気マイナスイオンの影響についての検討を行った。空気マイナスイオン曝露は、あらかじめイオン化装置のもとへ置いていた溶液中へホモジェネートを入れることで行った。様々な程度のADPの酸化的リン酸化反応の後、空気マイナスイオンなしの通常の培養基における、異なる保存期間に関して、対照群のラットとアドレナリンを注射したラットの肝臓のホモジェネートで検討を行った。

異なった酸化の基質を用いた場合の呼吸は、速度という点で次のような順序で低下する。すなわち、コハク酸1mM濃度、コハク酸0.35mM濃度、ピルピン酸1mM濃度＋リンゴ酸1mM濃度の順である。ここに記した試験条件では、アドレナリン投与に際しても呼吸の変化は小さかった。空気マイナスイオン曝露は、準備したばかりのホモジェネートでは呼吸をいくらか低下させた。呼吸のスピードが上昇する古くなったホモジェネートでは、このような低下がより顕著にあらわれた。

対照群のラットおよびアドレナリンで活性化されたラットのホモジェネートにおけるPOLのレベルは、呼吸のスピードとは反対の関係にある。呼吸のスピードが大きい場合POLのレベルが低くなり、呼吸のスピードが小さい場合高くなるということは、呼吸鎖への大きな電子供給能力に基づくコハク酸の抗酸化作用から説明付けられるように思われる。

POLは、呼吸よりもアドレナリンの投与に対して明らかにより強い反応を示している。アドレナリン投与後のラットでは、POL含有量および変化幅が顕著により大きい。このような変化に際しては、空気マイナスイオンによってもたらされた変化は対照群のラットでも、アドレナリン投与後のラットでも、ほぼ同様である。すなわち、空気マイナスイオン曝露は、POLの当初の含有量が小さい場合これを増大させ、当初の含有量が大きい場合これを明らかに低下させる。

このような法則性は対照群のラットでも、アドレナリンによって活性化されたラットでも同じように現れるが、その度合いは異なる。絶対値で見れば、対照群のラットの肝臓ホモジェネートにおける高いPOL値でも、活性化されたラットにおける低いPOL値と比べてより低い。いずれの場合も、空気マイナスイオン曝露下において、当初値がより低い場合にはPOLが増大するのが観察され、当初値が高い場合には低下するのが観察される。

このように、それぞれのPOL値の領域において、空気マイナスイオン曝露下のPOLの変化は二相的な特徴を示す。このようなPOLの二相的な変化は、ホモジェネートが古くなった際にも観察される。対照群のラットのホモジェネートにおいては、古くなることで当初は低かったPOLのレベルが大きく上昇し、上昇後の値は空気マイナスイオンの作用下で顕著に低下する。アドレナリン投与後の、ラットの新鮮なホモジェネートにおける高いPOL値は、古くなることで低下する。空気マイナスイオンは、この低下をさらに強める。

このように、調節を受けるプロセスの強さの増大は、空気マイナスイオンの作用の2つ目の段階、すなわち抑制につながる。賦活物質の濃度の上昇に際した生成物の二相的な変化は、フリーラジカルの連鎖的なプロセスに特徴的なものである。脂質の過酸化的酸化は、そのようなプロセスの一つである。空気マイナスイオンが低いPOLの値を上昇させ、高い値を低下させるということは、空気マイナスイオンがフリーラジカルの過酸化プロセスの活性化体として機能しており、またアドレナリンの作用、そして、古くなることの作用と合わさっていると考えることを可能にする。実験での全てのケースにおいて、POLの含有量が、病的状態あるいは病原となるFe^{2+}の導入に際した場合と比べて、顕著に小さいということに注意しなければならない。

考察

ここに示した結果は、空気マイナスイオンによって処理した溶液の作用下では、ミトコンドリアにおける過酸化プロセスの生理学的活性化が強まるということを裏付けるものである。我々はまた、空気マイナスイオンによって処理した溶液の作用下で、スーパーオキシドジスムターゼが活性化すること、そして好中球によるスーパーオキシドの放出が強まることを示した。空気のスーパーオキシドの作用は、空気マイナスイオン処理の際に溶液中に生成されるマイクロモル濃度の水の過酸化物によって媒介されるということが確認されている。合わせて、空気マイナスイオンが、切除されたミトコンドリアの構造的組織化、および酸化的リン酸化の安定化を促進するということも確認されている。

今回のデータは、イオン化された空気中に含まれる、生理学的濃度のスーパーオキシドが好ましい物理―化学的作用を示すということを初めて実験的に示すものである。生理学的な濃度の範囲において過酸化プロセスで観察された穏やかな活性化を、空気のスーパーオキシドが有する好ましいメカニズムであるとみなすことが可能である。このようなデータが欠如していたことは、スーパーオキシドの持つ疾患をもたらす作用についての証拠が数多く存在することとあいまって、空気マイナスイオンの作用メカニズムの解明において過酸化プロセスを考慮に入れることにブレーキをかけてきた。過酸化的酸化を考慮に入れるかたちで提出された唯一の仮説も、スーパーオキシドの有毒な作用についてのデータのみを論じたものに過ぎなかった。

空気マイナスイオンの超低濃度における作用、水を含む培養基を通しての作用の伝播、10分あるいはそれ以上の期間にわたって溶液の作用が保たれさらには溶液がある状態にある場合、作用の度合いが増大しさえすること、作用の位相性といった現象は、水を含んだ培養基において活性のある酸素が増加することから解明が可能である。このようなプロセスは、空気マイナスイオンの作用に関して以前に示した、水の構造の配列化により安定化しうる。作用の進展の二相的な動きは相異なる条件下で現れる空気マイナスイオンの最終的な効果の持つ多面性によって理解される。最終的な治療効果のあり方は、組織中のフリーラジカルプロセスのレベルと空気マイナスイオンの用量との関係によって決まる。

以上、空気マイナスイオンの好ましい生物学的作用の主たるメカニズムが、スーパーオキシドによる生理学的濃度の範囲内での過酸化的酸化プロセスの誘発であることは、本研究において得られた実験データによって裏付けられたものであり、空気マイナスイオンの作用についてのさらなる研究と応用の新たな可能性を切り開くものである。

Физиологическая активация перекисного окисления отрицательными аэроионами
Саакян ИР; Гогвадзе ВГ; Сирота ТВ; Ставровская ИГ; Кондрашова МН
Biofizika 1998, 43:4, 580-587

ch.5-14

「空気イオン化によるアナフィラキシーショックの耐性向上」(要約)

M.ドゥレアヌ、C.マルギネアヌ、1986
パスツール公衆衛生インスティチュート

これまで我々は、アナフィラキシー性ショックにおいて空気イオン療法が部分的に人体を保護する作用を持つことについて研究してきたが、これらの実験は1年のうちの異なる月に実施されたものであった。これまで我々は、アナフィラキシー感受性に季節的変動が存在しうるということに対しては、関心を払うことがなかった。本論文において我々はこの季節的変動という現象に配慮しつつ、今までのデータの再検討を行った。

実験方法

本実験では、若い交雑系で体重がほぼ同じ（約200g）テンジクネズミのオス286匹を対象に、一連の動物実験を9回行った。感作は、10分の1に希釈したウシ血清1.5m*l*を腹腔内に接種することで誘発させた。一連の実験において、感作された個体を2群に分けた。小空気イオン濃度が低下している（空気1cm^{3}あたり50～100ペア）飼育空間に置かれた対照群と、感作期に中濃度の空気イオン療法（空気1cm^{3}あたり小イオンが40,000個未満）を処置した実験群である。感作後20日の時点で、同一のウシ血清を静脈内へ最小致死量投与することでアナフィラキシー性ショックを起こした。

最小致死量は各実験シリーズの対照群の全個体から滴定された。9回の実験シリーズにおいて、最小致死量は0.35m*l*から0.50m*l*の間で変動させた。アナフィラキシー的感受性に概年変動が存在するかどうかを確認する目的で、9回の実験シリーズを1年の寒冷期（11月～3月）と温暖期（4月～10月）2つの時期に分割した。それぞれの時期ごとに、最小致死量の抗体によって誘発されたアナフィラキシー性ショックで死亡しなかった個体のパーセンテージを算出した。

実験結果

感作期に空気イオン療法を行った実験群は、対照群と比較して、アナフィラキシー性ショックに対してより高い耐性を示すことが明らかになった。我々の実験結果は、空気イオン療法を行った実験群が、寒冷期と比較すると温暖期においてアナフィラキシー性ショックに対してより低い感受性を示すことを明らかにするものである。アナフィラキシー感受性の季節による差異は統計的に有意であった（$p<0.05$）。

考察

地理上の様々な地域で行われた測定結果から、自然の空気イオン化（小空気イオン濃度）が、寒冷期に比べて温暖期により顕著なことが確認されている。20年以上にわたる我々の測定結果からも、Cluj−Napoca市における自然のイオン化に、同様の概年変化がみられることが示された。空気イオン療法の作用下において、全身的なアナフィラキシー反応の低下、あるいは局所的なアナフィラキシー反応の低下が生じることを示す実験データが存在するため、我々は温暖期におけるより高い自然のイオン化状態がアナフィラキシー現象を弱めることでショックに対する耐性を高めうると仮定する。セイファートによって免疫抵抗が季節によって変動すると報告されていることも記しておく。

Air ionization and circannual fluctuation of anaphylactic sensitivity.
Deleanu M; Margineanu C
Int J Biometeorol, 1986 Mar, 30:1, 65-7

ch.5-15

「芳香性物質を添加した空気イオンの生理作用」(要約)

R.A.ドゥビンスキー、1971
ピャティゴルスク薬学インスティチュート

空気イオン化に生体のさまざまな機能に対する生理学的作用があるということは、数多くの実験から示されているが、文献中からでは自然界でのイオン化された空気の作用を評価し説明するのが難しい。研究者の大半は、マイナスの空気イオン化は好ましい作用を及ぼし、プラスの空気イオン化はそれとは反対に好ましくない作用を及ぼすとしている。その一方、自然環境下では、わずかな例外を除くと、単極性係数の値は1.2～1.4であり、すなわち、空気マイナスイオンに比べて空気プラスイオンの数が20～40％多いということになる。従って、このような説に基づくならば、地球上では最良の気候療法向け保養地を含めても、生体に害が及ばない所はどこにもないということになる。さらには、地球上の生命の進化は、双極的に帯電した大気中において続いてきたのだが、そのような大気中では、地球の持つマイナスの電荷のために、酸素呼吸の行われる領域では空気マイナスイオンに比べて空気プラスイオンの数が常に多い状態にあった。進化の過程において生体が、このようなイオン化比率に適応せざるを得なかったのはいうまでもない。一方、空気イオン化研究の初期においてすでに、上述のような考え方が誤りであるということに対して注意を向けた研究者も少数ながら存在した。たとえば、エヴォニツキーおよびオブロゾフは、1923年、気管支肺炎の治療にあたってほかでもない空気プラスイオンを適用し、成功を収めている。しかし、彼らの業績には、正当な関心が払われることはなかった。

人工的な環境下で与えられる空気イオンの作用は、その数が空気1cm^{3}あたり、数万から数百万個の範囲に収まる限りにおいて、有効であるということを強調せざる得ない。多くの研究者のデータによると自然にイオン化された空気は、双方の極性の空気イオンともその個数は1cm^{3}あたり3,000～4,000個を上回ることはなく、人工的な条件と比べて1/100から1/1,000であるにもかかわらず、気分に対してはっきりとした影響を及ぼすのである。イオン化の状態が同一であれば、空気が生体に及ぼす作用も同じであることが実験により確認されている。また、自然環境下でのさまざまな場所、たとえば、山、森、草原、海岸の空気は、容量電荷の大きさおよび極性が完全に一致していても、生体に対して及ぼす作用には違いが見られる。

このように、自然にイオン化された空気と人工的にイオン化された空気が生体に対して及ぼす作用は、量的な面でも質的な面でも同一ではない。この問題の検討を目的として、人工的にイオン化された空気を用いた実験を行った。実験は次のような理論的土台からヒントを得たものである。すなわち、空気イオンとは、電気的な力の作用により混合物を形成していたものが、ある分子が余計な電子を獲得する、あるいは外軌道から電子を失うことによって生じる気体状の分子の集まりであり、空気イオンの数量は、素電荷の数量および極性から特定される。

空気イオンは、生体に入りこむと組織との接触に際して、電子を組織へ与えるないしは電子を組織から奪う。空気イオン—生体という系における電子の交換は、電荷を持った粒子が生体組織との化学反応を起こす際に行われる。そして、その時に生体組織との化学反応を起こす分子の化学的組成がなによりも重要である。もし、大きさおよび極性が同一の容量電荷が、化学的組成の異なる分子によって生体へもたらされたとするならば、空気イオンのもたらす作用もまた異なってくるという説である。

このような考え方を検証するために以下の実験を行った。密閉した箱の中へ動物を入れ、そこで与えられる空気には我々の地方で普通に見られる植物から分離され、薬学現場で一般的に行われている方法による抽出から得られたイオン化された芳香性物質が極少量含まれるようにした。これらの抽出物を、1：10の割合で蒸留水へ加え、その蒸留水を用いてセルプホフ1型水空気イオン化装置を稼動させた。イオン化レベルは、水空気イオン化装置のノズルから20cmの距離で、トゥヴェルスキー装置によるイオン測定器を用いて測定した。さまざまな溶液を用いてイオン化装置の出力を測定したところ、小イオン数量には大きな差は見られず、3,370～3,690の範囲におさまった。単極性係数は、1.51～1.68であった。

全てのケースで実験実施条件は同一とした。空気イオン化は10分間にわたって行い、動物に与えられるイオン化された抽出物の量は、最大限でも2～2.5mgを上回ることはなかった。このような量の抽出物で、はっきりとした生理学的効果を得ることは、他のどのような方法でそれを導入したとしても不可能であった。

水300m*l*に対して30m*l*の分量で、ヒノキ科クロベ属の植物からの抽出物を加えた蒸留水を用いた空気イオン化処置の後では、実験動物の呼吸に急激な変化が見られた。呼吸周期の間隔が広がる一方、呼吸深度は小さくなることがはっきりと分かる。イオン化処置前の呼吸深度および呼吸周期の間隔を100％とすると、イオン化後には、これら2つの指標はそれぞれ178％、60％となった。このような変化は、極めて重大なもので、この効果には持続性があった。観察されたこのような変化は、この動物の個別的な感受性に起因するものではなかった。すなわち、性、体重の異なるもので行った実験でも、同様のデータが得られたのである。単なる蒸留水を用いた空気イオン化処置の後では、呼吸の状態に変化の生じることはなかったということを強調したい。

サルビアの芳香性物質を水空気イオン化装置へ加えると、空気イオンの数量および単極性係数には変化がなかったにもかかわらず、その作用は急激に変化した。空気イオン化処置の後、呼吸周期が幾分短くなり、呼吸深度は増大した。つまり、ヒノキ科クロベ属の植物からの抽出物を加えた場合とは反対の変化が生じたのである。野生のカミルレ抽出物を加えた空気イオン化処置の後では、吸気の時間が短縮、呼気の時間が増大した。

イオン化された空気の電荷および単極性係数における差異は、それほど大きなものではなかった。そのため、以上のような実験結果を電荷および単極性係数の変化に起因すると考えるのは不可能である。上に挙げたデータから言えるのは、我々の実験において見られたイオン化された空気の生理学的作用は、電化の量および単極性係数ではなく、電荷の担体の化学的性質に左右されるということである。

空気イオン化の基礎的な要因としては宇宙線、地殻の放射能があるが、それらの強度は充分に開けた土地では一定の数値を示す。自然のイオン化源として非常に重要なものに植物がある。植物によって放出されイオン化された状態で空中に存在する、さまざまな物質を吸入することが原因となって、異なる場所で特性や度合いの相互に異なる空気イオン化の作用が観察される。しかし、空気イオンの持つ可能性が充分に利用されているとはとても言えないのは明らかである。

電荷の化学的担体を適切に選択することで、転地療法にさらなる可能性がもたらされるはずである。その方法の一つとして、保養地などにおいて明確な目的を持った上で、特定の植物を植樹するということがある。次の方法としては、光線治療室、大気浴場、物理療法室において、さまざまな患者グループのために特別に選択された微量成分を加え、空気をイオン化して利用することが考えられる。さらに、病室に張ったテント状の空間において、個々の患者の特徴を考慮した上で上手く利用することも可能であろう。

さまざまな薬草から薬剤を製造しているピャチゴルスクの生薬製造工場の女子労働者を調査したところ、いくつかの植物の抽出物にヒトの心臓血管系に対する作用がありうるということが示された。彼女たちが作業に携わっていたさまざまな植物の抽出物の蒸気を吸入することに伴う、長期間の影響には次のようなことがあげられる。血圧の正常値を90/60mmHgから135/90mmHgとすると、薬草の加工に直接携わっていた33名の観察対象者において、血圧がそれを上回る女性は1人もおらず、正常値より収縮期血圧の低い者は2名、拡張期血圧の低い者は9名いることが確認されたのである。

年齢ごとの生理学的基準値を考慮すると、低血圧状態の女子労働者数は極めて大きいことが分かる。このように血圧が一般的に降下する傾向が見られるということは、非常に興味深い。ここに挙げたデータは、イオン化された状態にある空気中の植物性物質が、外呼吸および心臓血管系に対して大きな作用を示すことを裏付けるものである。このような特性を利用することは、現時点においてどのような状況下であっても、技術的にも経済的にも可能である。

Влияние растительных ароматических веществ, находящихся в воздухе, на эффективность и специфичность аэроионотерапии
Дубинский РА
Vopr Kurortol Fizioter Lech Fiz Kult, 1971, 36:1, 65-8

ch.5-16

「空気イオン化に対するフィトンチッドの作用」(要約)

M.T.ドミトリエフ、M.P.ザハルチェンコ、
E.V.ステパノフ、L.Iu.ヴィスナプウ、1984
ANシシン一般公衆衛生学科学研究インスティチュート

空気のイオン化状態は、大気および室内の空気環境の状態を示す基本的な指標のひとつである。文献を探すと、放射線照射、紫外線、放電、家電製品の発する高温、ガスの燃焼、その他の大気中・住居・公共建築物内おいてみられる物理的要因が、空気イオン化に対して及ぼす作用についての研究が数多く存在する。それに対して、化学物質、とりわけ空気環境中のいたるところに存在するフィトンチッドについての文献は事実上存在しない。空気中に最も高濃度で含まれる、針葉樹のフィトンチッドを取り上げた研究を我々は行った。

イオン化に対するフィトンチッドの作用を、体積16m^{3}の実験室内で検討した。フィトンチッドの濃度は、0.1mg/m^{3}のレベルに保った。これは自然環境下でよく見られる水準である。イオン濃度の測定は、タルトゥ大学空気イオン化および電気エアロゾル問題研究室製のUT−8217型装置を用いて行った。実験が行われる部屋は、あらかじめ換気をしておいた。換気を行った後30分経ってから、ベースラインとなるイオン含有量、微気候的諸指標、気体組成の測定を行った。それらは同一の水準に保つようにした。

空気イオン組成のベースラインの測定を空気取り入れ装置付近で行った後、フィトンチッドを入れた蒸留器を設置した。30分後、空気環境内のイオン含有量を再び測定した。フィトンチッドが揮発性のものであることを考慮し、1日に検討するのは一つの物質とした。新たな測定をするのに先立ち、毎回入念な換気を行った。これは、他のフィトンチッドからの作用が加わる可能性を排除するためである。

対照群と比べた場合、シベリアトウヒおよびモミのフィトンチッド揮発性粒子の作用下では小マイナスイオン濃度が有意に上昇した。とりわけモミのフィトンチッドにおいて顕著である。モミのフィトンチッドの作用下では、小マイナスイオンの含有量が空気1cm^{3}あたり85個増加した。小プラスイオン濃度も、シベリアトウヒおよびモミのフィトンチッド揮発性粒子の作用下においてほぼ同様に上昇した（$p<0.001$）。フィトンチッドの作用下では、空気中の小イオン濃度が20〜21％上昇した。中イオンの濃度は統計的に有意に低下した（20〜24％）。シベリアトウヒのフィトンチッドの大イオン濃度は、少し低下ないし上昇し、モミのフィトンチッドの大イオン濃度は、中イオンと同様に低下した。空気プラスイ

オンと空気マイナスイオンとの比率を示す単極性係数は、検討した双方のフィトンチッドの作用により顕著に変化した。

近年、空気の清浄度を示す基準として、大空気イオン総数と小空気イオン総数との比率を表すイオン汚染度指数が広く用いられている。この指標が10を下回ると空気は清浄であると見なされ、その最大許容値は50である。今回入手したデータを分析すると、シベリアトウヒおよびモミのフィトンチッドの揮発性粒子により、上記の指標の統計的に有意な低下がもたらされることが裏付けられた。指標の低下はとりわけモミのフィトンチッドの作用下で著しい（9.64ポイントないし34%）。

対照群にくらべてこのイオン汚染度指数が低下したということは、それが好ましい因子であることに間違いない。そしてこのことは、フィトンチッドの揮発性粒子を空気中へ加えることによって、空気イオン組成という点で空気環境が最適化されるということを裏付けるものである。このような最適化は初めに好ましくない中毒性の作用を示す大イオン濃度の低下によって、そしてフィトンチッドの作用下で空気中の中毒性物質含有量が減少することによって成立する。

今回得られたデータは、空気イオン化に対する特定の化学物質の影響について先に行われた研究の結果と完全な相関を示す。物理—化学的メカニズムという観点から言えば、イオン化に対する化学物質の作用は、イオンの荷電変換プロセスに由来するものである。非常に大きな衛生的価値を有する小マイナスイオンでは、イオンの荷電変換は次のようなメカニズムに従って生じている。

$$F + R^{-} \rightarrow F^{-} + R \quad (1)$$

ここで、Fはイオン化に対して作用を及ぼす物質分子、F^{-}はこの物質のマイナスイオン、Rは第一次のイオン化における担体となる物質分子、R^{-}は一次マイナスイオンを表す。(1)というプロセスは、物質分子Fに対する電子の親和エネルギーが分子Rのそれを上回る場合に生じる。プロセス(1)の度合い（強さ）は、荷電変換スピード定数によって特定される。

$$K = \frac{U}{[F][R^{-}]} \quad (2)$$

ここで、Kは荷電変換スピード定数（cm^3/分子・秒）を、Uはイオン化速度（個/cm^3・秒）を、［F］はイオン化に作用を及ぼす物質の濃度を、R^{-}は一次マイナスイオン濃度（個/cm^3）を表す。

空気調和に際するオゾンの荷電変換スピードが先に明らかにされたが、その数値は$1.2 \times 10^{-5}$$cm^3$/分子×秒であった。フィトンチッドに関しても、同様の数値

が明らかにされた。シベリアトウヒのフィトンチッドでは、マイナスイオンの荷電変換プロセスは小イオンと中イオンとの間で生じる一方、モミのフィトンチッドでは小イオン、中イオン、大イオンとの間でそれが生じる。マイナスイオンのサイズが増大するのに従って電子の親和エネルギーが低下するため、(1)のプロセスに従って、中マイナスイオンおよび大マイナスイオンが、顕著な刺激作用を持つ小イオンへと変化することが考えられる。プラスイオンについても、マイナスイオンと同様の荷電変換プロセスが生じる。

$$F + R^{+} \rightarrow F^{+} + R \quad (3)$$

プロセス(3)は、物質Ｆのイオン化エネルギーが分子Ｒのイオン化エネルギーより小さい条件下で生じる。化学物質の作用下における空気中のイオン化源は小イオンよりも数が多い大イオンであるため、イオン化エネルギーの差が、荷電変換に先行する大イオンの崩壊において消費されるエネルギーを補っているのである。

日常的に見られる様々な行為によって、住居および公共建築物の室内の空気イオン化レベルが低下する。例えば、ガスの燃焼、食事の準備、ヒトの呼気の空気環境中への排出などによってである。最も好ましくない作用を示すのはタバコの煙である。紙巻タバコ１本を体積35m^{3}の部屋で最後まで吸うと、小イオン濃度は27％、２本だと48%、３本だと68％低下する。６本を最後まで吸うと、空気中から小イオンは完全に消失する。

Влияние фитонцидов на ионизацию воздуха
Дмитриев МТ; Захарченко МП; Степанов ЭВ; Виснапуу ЛЮ
Gig Sanit, 1984 Aug, :8, 82-3

ch.5-17

「空気イオンによる空中エアロゾルの除去」(要約)

S.V.ポゴジェフ、1984
カンスクーアチンスク燃料エネルギーコンビナート科学研究インスティチュート

技術上の要請から、数多くの産業用施設において、目の細かいフィルターを使用した空気の浄化が実施されている。これに伴い、作業区域における空気は脱イオン化されるが、このような状態は、労働者の生体に対して好ましくない作用を及ぼす。さらに、フィルターを使用すること自体が、空気のエアロゾル汚染の発生源ともなりうる。欠乏した空気イオンの補充にあたっては、ソ連邦保健省の産業部門によりコロナ放電式空気イオン化装置(EEA)の使用が推奨されており、また、産業用施設の空気イオン化に関する衛生基準も規定されている。コロナ放電式空気イオン化装置の稼働時には、発生した空気イオンがエアロゾルへ付着することにより、静電界内を電気エアロゾルが大きく移動することが観察される。

本研究は、産業的環境下において、空気中から高分散エアロゾルを除去する目的で、コロナ放電式空気イオン化装置を利用することが可能かどうか検討することを目的とする。高い集塵効果を確保するとともに、空気イオン化装置稼働時における電気面での安全性を向上させるため、我々は推奨されている型の空気イオン化装置のままではなく、改良を加えることを試みた。

改良型は吸入口と排出口を持つ完全に絶縁されたケースで空気加熱器、高電圧電源を備え、マイナスに単極的にコロナ放電する電極、およびエアロゾルを付着させる電極からなるものである。電極部分は金属製の網のような形態に製作された。コロナ電極は、断面が0.2mm、網目が20 × 20mm、面積が750cm^{2}のニクロム線からなるものであった。付着電極は太さが1mmで、その他は同様のニクロム線で製作された。電極への供給電圧は40kVであった。

この装置は、以下のようなかたちで稼働するものであった。空気加熱器は、気流を1分当たり10m^{3}の出力でコロナ電極を通過させる。そしてこの空気マイナスイオンが空気中に含まれるエアロゾルを帯電させる。その結果生まれたマイナスに帯電した電気エアロゾルは、高電圧の静電界内にあるため(両電極間の距離は6cm)付着電極に捉えられる。静電的な空気浄化には、3つの連続する段階があると考えられる。付着電極は取り外し可能で、付着したエアロゾルの清掃も容易である。

以上のようにして、空気に空気イオンが大量に与えられ、エアロゾルが除去された。電流が流れる部分はすべて装置本体内に収めたことで、装置稼働時の電気的安全性が確保され、コンパクトなサイズが実現された。この装置の稼働により、施設内の空気の循環（換気回数1時間あたり10回）が確保された。人工的空気イオン化状態の検討は、タルトゥ大学UT−1694型空気イオン測定器を用いて実施した。

塵埃量の監視は、10型空中塵埃数計算器（東ドイツ製）およびIKP−1型装置により実施し、細菌エアロゾル含有量の特定は、Ju・A・Krotova式装置によって行った。空気の酸化能の検討は、通常の方法で行った。空気中のオゾンおよび窒素酸化物含有量は、「空気中の有害物質特定方法に関する勧告」に従って実施した。当初の状態では、細菌による空気の汚染度は衛生基準に合致するもの（空気$1m^3$あたりのコロニー数が100〜150）であった。

全ての検討対象地点において、塵埃濃度は$2.5mg/m^3$を上回ることはなかった。空気1ml中の塵埃粒子数は830個±26.7で、塵埃粒子の87％はサイズが$5\mu m$未満のものであった。空気の酸化能は$12.7mg/m^3$であったが、これは好ましい数値ではなく、ヒトの生命活動に由来する揮発性有機化合物の存在を裏付けるものである。空気イオン化状態は、小イオン含有量が370〜390個/cm^3で、プラスイオンのほうが若干多かった。大イオン含有量は、1,600〜1,950個/cm^3の間で両極性の電荷が等しい状態であった。

◆窒素酸化物は$3mg/m^3$、オゾンは$0.05mg/m^3$、最大許容濃度はそれぞれ、$5mg/m^3$、$0.1mg/m^3$

窒素酸化物およびオゾンの濃度は事実上基準の範囲内であり、測定器の測定閾値に匹敵する数値であった◆。コロナ放電式空気イオン化装置が1時間稼働すると、空気環境の状態に様々な変化が観察された。平均細菌含有量は空気$1m^3$あたり10コロニーへ減少したほか、全てのサンプルのうち約1/3では空気中に細菌が見られなかった。塵埃濃度は、IKP型装置の感度閾値（$0.1mg/m^3$）を下回り、塵埃粒子の含有数は空気$1cm^3$あたり1個へ低下し、$5\mu m$未満の粒子は観察されなくなった。空気の酸化能は3.6〜4.1mgに低下した。これは、屋外大気中の空気の酸化能の値に匹敵するものである。小イオン濃度は$1cm^3$あたり4,500〜4,630個へ増大し、単極性係数は0.1〜1.15であった。大空気イオン含有量は、$1cm^3$あたり960〜990個へ減少し、マイナスイオンが顕著に優勢となった。オゾンおよび窒素酸化物濃度は、最大許容濃度未満であった。

空気イオン化前の施設内の空気では、細菌による汚染度の上昇、酸化能の上昇、主として軽い分画に属する塵埃が空気中に蓄積されたことによる塵埃量の増大が観察された。塵埃濃度（mg/cm^3）は、事実上変化しなかった。塵埃粒子数が増大するのとは反対に、空気中の小イオン含有量は減少していった。このような変化は、産業用機器の稼働、作業員の生命活動、塵埃粒子への小イオンの付着に起因するものであると思われる。

コロナ放電式空気イオン化装置の稼働に伴って空気からエアロゾルが除去さ

れ、その結果空気の酸化能が低下し、空気中の小イオン含有量は増大した。このことは、付着電極の重量の検討からも裏づけられた。コロナ放電電極では、塵埃の付着は観察されなかった。しかしながら、施設内の塵埃量の変化の検討結果からすると、コロナ放電式イオン化装置による集塵メカニズムは、もう少し複雑なはずである。すなわち、最も重要なのは付着電極へのエアロゾルの付着ではなく、電気エアロゾルによって施設全体の床面に対して、直接塵埃が付着することなのである。

このことは、対照条件およびコロナ放電式空気イオン化装置稼働条件における、床面への塵埃付着の観察結果からも裏付けられた。空気中に電気エアロゾルが存在すると、呼吸器への塵埃の侵入の度合い、線毛上皮の機能状態、呼吸器からの塵埃の排出過程が大きな影響を受ける。このような理由からも、産業的環境下における人工的空気イオン化および塵埃除去を目的とした空気イオン化装置使用の可能性をテーマに、更なる衛生学的研究を実施することが必要である。

今回の実験から、コロナ放電式空気イオン化装置を使用すると、空気中のエアロゾルの顕著な減少、空気の酸化能の低下、作業区域内の空気イオン組成の改善が観察されることが示された。今回検討対象とした空気の集塵法はあくまで追補的に用いられるべきものであり、塵埃発生源そのものに対して対策を取る方が重要でより合理的である。様々な産業的環境下において、高度な空気の清浄化を達成しなければならない場合に、空気中からの細かいエアロゾル除去を目的として空気イオン化を利用することが有効である。

Об электростатическом способе очистки воздуха рабочих помещений от мелкодисперсных аэрозолей
Погожев СВ
Gig Tr Prof Zabol, 1984 Dec, :12, 27-9

ch.5-18

「空気イオン化による厩舎内塵埃の除去」(要約)

N.M.フレノフ、1970
ヘルソン農業経済インスティチュート

飼育施設内の空気を正常化する試みは、動物衛生学および飼育現場における最も重要なテーマの一つとなっている。というのも、我が国の多くの地方において、家畜は長い時間を屋内飼育で過ごすからである。畜舎の微気候における好ましくない要因のひとつに、塵埃による空気の汚染がある。たとえばスコロホディコの観察結果では、屋内飼育を180日間行うと、メスウシに対して約496.8kgの塵埃が浴びせられることが確認されている。

組成、性質も様々な塵埃がこれだけ付着することは、気道粘膜、肺の組織、ひいては生体全体に対して好ましくない作用を及ぼす。カビや細菌を含んだ塵埃は、家畜に肺真菌症、および空気感染による様々な伝染性疾患をもたらす。ダリは、ウサギを対象とした実験で、有機体に含まれる二酸化珪素が肺からの血液とともに、様々な器官へと運ばれることで全身的な疾患を生じさせることを確認した。ウサギに実験的珪肺症を引き起こした実験では、ウサギが腎炎を発症することを観察している。

このような理由から、空気の汚染を防ぐための方策と並んで、畜舎内の塵埃に対処するための最先端の手段や方法が利用されている。そのうちのひとつとして挙げられるのが、空気イオン化に基づく塵埃粒子の凝集および落下である。室内の空気の汚染に対するマイナスの空気イオンの作用というテーマについて、最初の大規模な検討を行ったのはチジェフスキーとキムリャコフであった。彼らは、コロナ放電法によって得られた空気イオンが、空気中の塵埃を取り除くことを確認した。

キセレフは、空気イオンの作用下で、空気中を浮遊する塵埃同士が極めて速やかに集まって大きな粒子となり、汚染された領域から取り除かれることを実験的に示した。チジェフスキーおよびキセレフは、空気中に浮遊するエアロゾルに対する、空気マイナスイオンの作用メカニズムを以下のようなものとしている。空気イオンが塵埃粒子を帯電あるいは過充電すると、それら粒子のサイズおよび電荷が何千倍にも増大するため、塵埃粒子は反対の極性（プラス）に帯電した床、壁、天井などに速やかに付着することである。

本研究において、いくつかの生物学的問題の検討と平行してメスウシ用畜舎内の空気中の塵埃量に対して空気イオン化がどのように作用するか、空気イオン化を畜舎の微気候の改善に利用が可能かどうかを見極めることをテーマにすえた。実験は、ヘリソン農業経済インスティチュート科学実験農場内のアーチ型2列の牛舎において、80頭のメスウシを対象に行った。小マイナスイオン発生源として用いたのは、220ボルトの針金製の電極を備えたイオン化装置で、これを牛舎内に設置した。このイオン化装置の作動部分は、ウシの胴体中央部の上方、床から2.7mの高さで、牛舎の両側に張られた太さ0.2mmのニクロム線（針金）であった。イオン化装置の稼動状態は、ツベルスキー―オットー型イオン計測器で測定した。

実験は、牛舎の空気1cm^{3}あたり20万～40万個の空気イオン濃度で実施した。牛舎内の空気イオンの分布は均一であった。1年の全ての季節で観察を行い、さまざまなかたちで総計577回の試験を行った。畜舎内の塵埃量の測定は、粘着質のグリセリンを塗ったガラスプレート表面への塵埃粒子の付着に基づく、簡単な塵埃計を利用したコニメーターを用いた。塵埃サンプルは、10分間に渡って採取し、塵埃粒子数は接眼レンズ用の測微法用網目を用いて数えた。塵埃数は、空気1lについて検討した。

イオン化装置の稼動条件が同一である場合、牛舎内における空気中の塵埃量低下は、イオン化1時間でほぼ同一であり、74.9%から82.7%の範囲におさまるが、イオン化装置停止とともに塵埃粒子の付着する割合は低下した。我々はさらに、空気イオン濃度が異なる場合、空気中の塵埃量に対する作用はどのようになるのか検討を行った。空気イオン濃度を上昇させるのに伴って、塵埃粒子の付着の度合いも高まり、92%にまで達することが分かった。22万個～40万個の濃度の空気イオンによって、空気中の塵埃量の顕著な減少が得られる。塵埃の蓄積した部分は、定期的に洗浄し石灰で漂白するとよい。

以上のように、空気イオン化の作用下では、メスウシ用牛舎内の空気中の塵埃量が低下することにより空気環境の改善が得られる。これは、空気中の微粒子を介した感染によって生じる疾患を予防するための方策として利用可能なものである。空気イオン化が動物の生体に対して好ましい作用を及ぼすこと、さらに動物の仔用畜舎の保健衛生状態を改善するのであれば、体格の大きな家畜の飼育場における空気イオン化適用は成功を収めるはずである。

Аэроионизация снижает запыленость воздуха в коровниках
Хренов НМ
Veterinariia, 1970, 46:4, 40-1

ch.5-19

「空気イオン化によるカビ、塵埃の低減」(要約)

J.H.エドワーズ、E.D.トロットマン、O.F.メーソン、1985
ピナース、ランダフ病院塵肺症病棟

菌類の胞子を吸入することは、侵襲的な肺感染症の発生やフミガツスコウジカビ分生子への即時型アレルギー、および吸入されるクラバタスコウジカビに起因する遅延型アレルギーなどの超過敏反応の発現に結びつくことがある。空中を浮遊する胞子濃度を低減するための方策が呼吸器疾患のコントロールに有効であることに疑いはなく、産業用には潜在的に危険な粒子や気体を空気から除去する目的の機器が特別に開発され設置されている。

塵埃とりわけ動物に接する者に見られるアレルギーなどのような、吸入した者に高い割合でアレルギーを誘発する塵埃を完全に除去することが不可能な場所では呼吸マスクの使用が望ましい。家庭での使用を想定した場合、場所を取る塵埃除去装置やマスク着用は現実的と言えないが、近年は空気清浄器が市場に出回るようになっている。このような空気清浄器は基本的に高性能フィルターに空気をくぐらせる送風装置であるが、製造者らはそれらによって空気中から塵埃やタバコの粒子を除去できると考えている。

本研究はこれらの家庭用空気清浄器の有効性を明らかにし、浮遊粒子を除去する働きを持つとされるほかの装置、真空掃除機、送風装置、イオン化装置、蒸気発生器での成績を比較することを目的にするものである。

浮遊粒子

フミガツスコウジカビ分生子は、感染症およびアレルギー反応の双方に関与していることから今回の試験で取上げるのに適当であると考えられた。しかしながら、我々が当初用いたフミガツスコウジカビ分生子のクラウドでは、得られる5μm以上の粒子数が少なすぎたため、大きな胞子の沈降に対する空気清浄器およびその他の因子の影響の特定は不可能であった。このため有機的な塵埃源を検討することになったが、検討対象となった16種類のうち1μmから10μmのサイズの粒子に対応する沈降速度の理論値にもっとも近い数値が得られたのはカビを含む枯草であった。カビを含む枯草の塵埃はさらに真菌胞子および放線菌類胞子を含み、農夫肺として知られる過敏性肺疾患を誘発しうることからも、このような研究の対象とするのに非常に好ましい。

粒子の生成

フミガツスコウジカビ分生子

フミガツスコウジカビ分生子はサブロー寒天培地から採取した（30℃で7日間、室温で21日間）。採取した分生子はコバルト60を用いた線源からのガンマ線を一晩照射することにより不活化された。培地上には生菌は見られなかった。胞子を入れたポリエチレン製の袋をゆすって分生子のクラウドをつくりだした後、高濃度のクラウドを袋ごと実験チェンバーへ持ちこみ、小型プロペラ送風機により75 $l s^{-1}$で散布した。実験チェンバーは2×2×2mのサイズで、粘着テープで床に密着された金属枠へ取りつけた透明で重みのあるポリエチレンシートの壁面を持ち、それぞれの測定前には密着テープにより最大限の気密性が確保された。

カビを含む枯草の塵埃

地元で採取したカビを含む枯草のサンプルを、縦に置かれた、壁の厚いポリエチレン製容器（直径15cm、長さ50cm）の底部でプロペラによりかき回した。上部では容器の口が開いていて、2mm角の鉄製網により大きな粒子の飛散が防止される一方、鉄製網を通りぬけた粒子は小型プロペラ送風機により実験用塵埃チェンバー内に散布された（75 $l s^{-1}$）。カビを含む枯草10gから5分間にわたり塵埃を生成させた後、プロペラおよび送風機の電源を切った。

粒子のカウント

粒子のカウントは、0.5〜1.5μm、1.5〜3.0μm、3.0〜5.0μm、5.0〜10.0μmにセットしたRoyco式粒子サイズ分析器（225/518型、Gelman Science Instruments社、ノーサンプトン）を用いて実施した。この測定器は実験チェンバーの中央、高さ1mに設置し、吸入口には何も装着しなかった。分析器によるサンプル採取速度は300 $cm^3 m^{-1}$で、カウントは1分間隔で実施された。塵埃粒子のカウント結果を様々なサイズの粒子の自然沈降速度が確認されるまで記録した上で、粒子数を低減させる目的でそれぞれの手段を用いた。時間軸に対して粒子数（Log^{10}値）を記入すると、全ての粒子サイズに関して直線的な減衰線が描かれた。このためそれぞれのサイズの粒子濃度が50％低下するのに要する時間を見積もりそれを$T_{1/2}$（分）とした。

沈降促進のために用いた方策

空気清浄器、真空掃除機、送風装置という、3種類の装置を使用した。これらは実験チェンバーの床に設置し、装置に吸入された空気はその総体積に変化がないままチェンバーへと戻された。

空気清浄器：家庭用に設計された3種類の空気清浄器を地元で購入した。

- Swan twin-setting filter fanカタログNo20430 Swan Houseware社、Halesowen

- Remington air purifier model AP100 Remington社、Cardiff
- Remington twin-setting large room size purifier model AP200 Remington社、Cardiff

真空掃除機：2種類の真空掃除機について試験を実施した。

- Electrolux model ZA65 450ワット Electrolux社、Luton。実験用に改造、フィルターなしで稼働。
- Aqua Vac super、type 760-51、900ワット、Shop-Vac (UK) 社、Dublin

送風機：粒子数低減に対する高体積スループットの影響を確認する目的で、2種類の送風機が使用された。双方ともリス用ケージ向け送風機で、通常のスループットがそれぞれ190ls^{-1}、520ls^{-1}というものであった。送風機の外側に4層の外科用ガーゼ（TS17 Chest swabs　孔のサイズ約2mm）を取りつけ、気流をそれぞれ172ls^{-1}、386ls^{-1}に減少させた。ガーゼあり、ガーゼなし双方の場合で、これらの送風機の効果を記録した。それぞれの装置の流量は5.22m^3のポリエチレン製袋を膨らませるのにかかった時間から特定した。

蒸気および空気イオン化の効果

空気イオン化

1mの距離で40,000個/cm^3のイオン発生能力を持つプラスイオン発生器、マイナスイオン発生器の双方を実験チェンバー内に設置し、塵埃クラウドの自然減衰速度に対する影響を上述のやり方で特定した。実験チェンバーの内部を主電源のアース端末へ接続した針金製の網で覆った状態で、この実験を繰返して実施した。

蒸気

自然沈降速度が確認された後、実験チェンバーに、やかんからの蒸気を入れ、その効果を記録した。

算出

強制通風およびその他の装置を使用した際に観察される浄化速度は、自然沈降速度と使用された装置に起因する浄化速度が合算されたものである。後者の値は、$1/T_f = 1/T_c - 1/T_n$という計算式から求められる。分析器に吸入される空気の影響は、いかなる実験結果にも感知可能な程度の影響を及ぼすものではなかった。というのも8m^2の部屋においては、0.3ls^{-1}で空気を吸入する装置を用いた際の$T_{1/2}$は18483分となるからである。これは、1分間の$T_{1/2}$を0.005％、120分間の$T_{1/2}$を0.6％変化させるに過ぎない。

実験結果

空気清浄器

フミガツスコウジカビ分生子についての結果は、0.5～1.5μm、1.5～3.0μm、3.0～5.0μmのサイズ領域全体の平均である。3種の家庭用空気清浄器は粒子濃度に対してほとんど効果がないことが理解される。一番大型の空気清浄器で能力が高い（$9 l s^{-1}$）設定にした場合ですら、フミガツスコウジカビ分生子の粒子数を半減させるのには17分も要した（$T_{1/2}$ = 17分）。

真空掃除機

試験対象となった真空掃除機は浮遊粒子除去おいて、より効果的であることが確認された。流量が大きい掃除機の方が浄化速度はより高かった。試験を行った他の2つの真空掃除機も基本的に同様の結果となった。

送風機

フィルターなしで使用した場合、双方の送風装置ともフミガツスコウジカビ分生子および5μm～10μmの塵埃に対して効果が見られた。$190 l s^{-1}$の送風機では分生子は$T_{1/2}$が4.4分に減少し、塵埃粒子は$T_{1/2}$が2.3分に減少した。$520 l s^{-1}$の送風機では数値はそれぞれ、8.4分、1.4分となった。

イオン化装置および蒸気

マイナスあるいはプラスイオンを塵埃チェンバー内で発生させても、粒子濃度に対する効果は何も見られなかった。チェンバー内部を針金製の網で覆い、アースを取った場合でも同様の結果だった。実験チェンバー内に蒸気が導入されると、粒子数は当初は全てのサイズで増加した。15分経過すると1.5μm以上の粒子はすべて濃度がゼロになり、0.5μmから1.5μmの粒子は25％減少した。その後は沈降速度は蒸気導入前のものと同様となった。$T_{1/2}$は当初の値にとどまった。

考察

空中を浮遊する真菌類の胞子およびその他のアレルゲンを軽減することが重要なのは、人間に感染症やアレルギーを引き起こす性質を示す真菌類、細菌類が多数にのぼることからも、言を待たない。しかしながら、家庭用空気清浄器がどれほど浮遊粒子を除去できるのかという点に関する定量的証拠はほとんど存在しない。

今回の所見では、装置内を通過する空気の流量と粒子数低減に要する時間（$T_{1/2}$）との間に予想外の関係は見られなかった。家庭用空気清浄器の比較的小さな流量では粒子除去に対する効果はほとんど生まれず、$8 m^3$という非常に小さな部屋にも関わらず14分未満の$T_{1/2}$を実現した空気清浄器は1台もなかった。空気処理能力が1桁増大すると、すなわち$520 l s^{-1}$（15秒間で部屋の体積に近くなる量）で稼働する送風機の場合、一定の空気の動きにより塵埃クラウドがそのまま留まり続けるのではなく、浄化されることが明らかになった。簡単なフィルターとしてガーゼを用いた場合、ガーゼなしで稼働させた時とくらべて送風機の塵埃除去効果が改善された。ガーゼの網目よりもサイズが何桁か小さい粒子が除去されるという働きは植物の毛が花粉を捕らえるという現象、「細毛効果」と類似したものである。

従って塵埃の強制除去は濾過のあり方から影響を受けるとはいえ、空気処理能力はより小さいにもかかわらず真空掃除機での$T_{1/2}$が送風機での$T_{1/2}$とほとんど同じだったことから、そのほかの因子も重要な役割を担っているはずである。真空掃除機と送風機での$T_{1/2}$とほとんど同じだったということは、濾過のあり方に起因するものではない。なぜなら真空掃除機のフィルターを全て取り除いた場合でも$T_{1/2}$の値にはほとんど変化が見られなったからである。

このような現象に対する説明として最も可能性が高いのは、真空掃除機内における極度の乱流の発生であろう。掃除機内を通過する空気は直角を8回分曲がることになりその際の速度は$5ms^{-1}$である。真空掃除機内部とりわけ送風機の羽根において沈着表面が非常に近い位置に存在するということにより、移動中の粒子の「停止距離」内に［沈着］表面が生まれる、すなわち粒子の慣性沈着が生じるのである。

蒸気／水滴の導入により1.5μm以上の粒子はゼロにまで減少した。このような効果は雨粒によっても生じる。もっとも雨粒の場合、直径4μm以上の大きさの粒子の沈降速度の値としてチェンバレンが予想しているものは今回の装置内で観察された値よりはるかに小さい。浮遊粒子除去を目的とするイオン化装置の使用は、我々の実験では効果がなかった。これはプラスあるいはマイナスイオンが存在する場合、表皮ブドウ球菌懸濁液エアロゾルの沈降がより速やかに進行するとしたヤロシェンコの実験結果とは異なるものである。おそらく水滴は、凝結により電荷に反応するのに対し、有機物の塵埃はあまり影響されないのであろう。

マイナスおよびプラスのイオン化源が、アオカビの発芽を抑制し空中を浮遊する霊菌の死滅を促進することが示されているのは周知のとおりである。このような作用は、空中を浮遊する生存可能な細菌やカビの低減には効果があるかもしれないが、浮遊するアレルゲンの低減という点では価値はほとんどないであろう。したがって花粉症において観察されたイオン化装置の好ましい作用は、浮遊する物質に対する作用というよりも、ほかの生物学的システムに対する作用に起因するものと考えられる。

Methods for reducing particle concentrations of Aspergillus fumigatus conidia and mouldy hay dust.
Edwards JH; Trotman DM; Mason OF
Sabouraudia, 1985 Aug, 23:4, 237-43

ch.5-20

「空気イオン化による繊維生産現場における細菌叢の減少」(要約)

E.V.ガラスコ、A.P.ヴォロニン、1985
イヴァノボ、全ソ中央労働組合評議会労働保護全ソ科学研究インスティチュート
イヴァノボ医科大学

本研究は繊維産業現場の細菌叢に対する、人工的空気イオン化の影響を検討することを目的とする。この実験は56機の織機が設置されている綿生産工場の紡績部門において実施した。イオン測定はASI−1型イオンメーターで行った。気候学的条件、塵埃量、塵埃の分散組成は通常の方法で検討した。細菌学的分析を目的として空気のサンプルをアンデルセン型多段式インパクターによってペトリ皿に採取した。6つの培地にそれらを植え付けた。細菌感染に関して192の空気サンプルを採取、分析した。

イオン化実施区域ではマイナスイオンが空気1cm^{3}あたり7,000個から8,000個、プラスイオンが5,000個から6,000個であることが確認された。単極性係数は0.71であった。コントロールの区域ではプラスイオンが優勢で、単極性係数は1.1から1.2であった。ソ連邦保健省から出された臨時的な指示である「産業現場における空気イオン不足の補充および産業的空気イオン化装置利用についての通達」(1977年)では最大許容濃度として、小マイナスイオンは空気1cm^{3}あたり約10,000個、プラスイオンは約8,000個という値が勧告されている。

今回のイオン化区域におけるマイナスイオン量は勧告にある最大許容濃度に近いものである。人工的空気イオン化を実施しても、気候学的指標にはほとんど変化は見られなかった。空気中の塵埃量もそれほど変化しなかったが、イオン化区域内における細菌量はコントロール区域の1/2.5に減少した($p<0.001$)。就労時間内の複数の時点(イオン化装置稼働後4時間および8時間)で検討を行った結果も、空気イオン化が好ましい影響を及ぼすということを裏付けるものとなった。イオン化開始4時間後には既に、大きな塵埃粒子の沈降の促進が観察され、空気中の塵埃量および細菌感染度がおよそ1/2となった。イオン化開始8時間後には、大きな塵埃粒子(6ミクロン以上)は検出されなくなったのに対して、イオン化なしのコントロール区域では、それらが全塵埃粒子中の10%以上を占めていた。

空気中の塵埃量がさらに減少するということは観察されなかったが、総細菌感染度は約1/5に低下した。ブドウ球菌、連鎖状球菌、糸状菌の量は1/2から1/3に減少する傾向が見られた。溶血性球菌類および大腸菌は、それぞれコロニーが1つのみ検出されただけであった。イオン化実施前における全体的な感染状態の

測定では小さな粒子状の細菌が61.7％、大きな粒子状の細菌が22.6％で、高分散粒子状の細菌は検出された細菌の15.6％に過ぎなかった。イオン化開始後4時間の時点では細菌を含んだ大きな粒子および小さな粒子は、全粒子中10.5％に低下した。細菌沈降速度の上昇により、大きな粒子状の細菌含有量は約7分の1に（$p<0.01$）、小さな粒子状の細菌含有量は約1/80に（$p<0.001$）減少した。これに対して高分散粒子状の細菌含有量は多少増加したが、イオン化開始の8時間後にはそれらも減少する傾向を見せた。

空気イオン化実施に伴って細菌エアロゾル粒子の分散組成が変化したことで、細菌叢が質的にも変化するに至った。例えばイオン化実施以前、検出されるブドウ球菌の半数以上（53.3％）が高分散の細菌エアロゾル状態であった。イオン化開始後4時間の時点ではブドウ球菌総数が有意に減少したが（1/2以下）、このような現象は高分散分画でも見られ、高分散分画のブドウ球菌は3分の1となった（$p<0.05$）。連鎖球菌、溶血性球菌類に関しても同様の結果が得られた。それに対して糸状菌類では多少異なる傾向が観察された。

空気イオン化実施前に検出された糸状菌類の半数以上（58.9％）は大きな粒子あるいは小さな粒子のものであった。イオン化開始後4時間の時点で糸状菌類の総数は約2.5分の1に減少した。そのうち大きな粒子のものは約1/7.5に（$p<0.01$）、小さな粒子のものは約1/3に減少した。イオン化開始後8時間の時点では糸状菌類数が増大する傾向が見られたがこの変化は有意なものではなく、またイオン化なしの条件に比べると空気中の含有量はより少なかった。

今回実施した実験から得られた結果は、空気イオン化に伴い空気の細菌感染度が低下するとするほかの研究者によるデータと合致するものである。さらに空気中の総細菌数の減少は大きな粒子および小さな粒子の沈降速度の増大によって生じることが確認された。また高分散粒子状態の細菌の減少、衛生状態の指標となるような細菌含有量の減少も確認された。今回の結果は空気イオン化を繊維産業現場において圧縮空気による送風を全廃したうえで、しかるべき真空集塵器と組み合わせたかたちでより広範に導入することを促すものである。

Влияние искусственной ионизации воздуха на фракционно - дисперсный состав частиц бактериального аэрозоля в ткацком производстве
Гараско ЕВ　Воронин АП
Gig Sanit, 1985 Dec, :12, 73-4

ch.5-21

「クリニック内微生物に対する水破砕式空気イオンの殺菌作用」(要約)

S.S.アブラモフ、V.M.ジャヴネンコ、1971
ヴィテブスク獣医学インスティチュート

多くの研究者らによって人工的空気イオン化が施設内の細菌による汚染を軽減し、ブドウ球菌の死滅を早め、細菌およびウイルスの毒性を弱めるということが示されている。その一方で空気の微生物相に対して水空気イオン化がどのような影響を及ぼすかという問題についてはほとんど研究されていない。水空気イオン化とは、自然環境下および専用の機器（水空気イオン化装置）のもとで水が霧化する際に生じる、電気的、気候的、音響現象の総体である。

水空気イオン化のもととなっているのは、レナード効果、すなわち水の破砕に伴う空気のイオン化である。我々が手にすることの出来た論文の中では、水空気イオン化と空気の微生物相との関係について取り上げているのはシガルによるもののみであった。シガルは人間の用いる施設内の細菌による空気の汚染に対する水空気イオン化の作用について検討を行っている。

我々は空気の微生物相およびそれに対する水空気イオン化の影響を、我々のインスティチュート内の非伝染性内臓疾患および手術外科（operational surgery）クリニックにおいて検討した。このような検討を目的として、中性の肉エキス・ペプトン寒天培地をいれたペトリ皿へ空気中の微生物の植付けを行った。ペトリ皿の内の1セットは、病気の動物用の仕切り内にもう1セットは仕切りと仕切りとの間の中央の通路に置き、10分間そこに放置した。その後ペトリ皿には覆いをかぶせた。その後30分間にわたってGAI−4U型装置を用いた水空気イオン曝露を行った。その際、水空気イオン濃度は空気1cm^{3}あたり150 × 10^{3}個から250 × 10^{3}個の範囲にあった。空気イオン用量はSAG−2m型測定器によって測定した。水空気イオン曝露実施後、上述の方法に従って新たなペトリ皿のセットへ空気中の細菌を植え付けた。水空気イオン化終了後1時間経ってから再びさらにもう1セットのペトリ皿へ植付けを行った。この時点における水空気イオン濃度は空気1cm^{3}あたり60 × 10^3～80 × 10^{3}個であった。

以上のペトリ皿を37度に設定した自動温度調節器内へ24時間置いた後、さらに室温で48時間放置した。その後、コロニー数の計測および微生物相の検討を行った。細菌量の特定は、オメリャンスキーによる方法に従って行った。また細菌種については一般的に用いられている方法で特定した。実験は3月、4月、5

月の上旬、下旬に行った。クリニック内の衛生状態は以下のようなものであった。アンモニア含有量は0.014～0.02mg/*l*、炭酸ガスが0.3%、相対湿度が75%（これらの指標の測定は通常の方法によって行った）。

以上のような検討を行った結果、クリニック用施設内の空気中における細菌の主なものとしては、白色ブドウ球菌、レモン色ブドウ球菌、尋常変形菌、大腸菌、ペニシリウム属、アスペルギルス属があることが分かった。30分間の水空気イオン曝露の後、治療用および手術外科用クリニックの仕切り内の細菌量は1/4以下に減少した。曝露後1時間経た時点では細菌数はいくらか増大していたものの当初の数と比較すれば依然として低い数値にとどまっていた。

治療用クリニックの通路においては変化の度合いは仕切り内に比べて小さかった。これは気流の速さがより大きかったこと、そして水空気イオン濃度が顕著に低下したことから説明可能である。実際、空気イオン曝露実施後1時間の時点での治療用クリニックの仕切り内での水空気イオン濃度が空気1cm^{3}あたり60,000個だったのに対し通路においては25,000個に過ぎず、このことが通路における細菌数の急速な増加をもたらしたに違いない。総細菌数は3.5時間後に当初の値に達した。

以上のように今回我々の得た検討結果から、水空気イオン化によってクリニック内の空気中の細菌数が減少する、そしてクリニック内の微気候の改善を目的としてGAI−4U型水空気イオン化装置を利用することが可能であるとの結論が得られた。

Действие гидроаэроионов на микрофлору воздуха помещений
Абрамов СС; Жавненко ВМ
Veterinariia, 1971 Feb, 2:, 34-5

ch.5-22

「宇宙船内の空気中細菌叢に対する空気イオンの殺菌作用」(要約)

S.N.ザログエフ、B.V.アニシモフ、
A.N.ヴィクトロフ、V.P.ゴルシュコフ、1981

先に実施した研究から人間が居住する密閉空間内の細菌エアロゾル形成においては、何にも増して空気中に高分散粒子の蓄積が優勢である点が特徴的であることが明らかにされた。高分散粒子の蓄積という現象こそ、特定の居住環境内においてその独自の細菌叢を代表するような細菌が伝染する際の、伝染メカニズムとして働くもののひとつに他ならない。このこととの関連から密閉された室内で見られる高分散相の細菌エアロゾル内における、様々な細菌の分布がどのような特徴を示すかを理解することが不可欠である。

細菌エアロゾルの形成は様々な因子から影響を受けるが、そのなかでも重要なのが様々な原因で変化しうるエアロゾル粒子の電荷である。電荷に変化をもたらすもののひとつに空気のイオン化状態の増大がある。概算的な評価によると、宇宙船内の空気中では絶え間ないイオン化放射線の影響により小イオン濃度が、地表に接する大気層の20倍から100倍になるという。このことからもイオン化放射線という要因が密閉された室内の細菌エアロゾル形成に与える影響の検討が不可欠であると考えられる。

実験方法

この実験は、４名の男性ボランティアが16日間にわたって体積24m^{3}の気密室に滞在して実施された。微気候に関する諸パラメーター、作業と休息のスケジュール、食事量、個人衛生環境体積は、宇宙船キャビンでの人員滞在時に特徴的に見られるものに保った。空気イオン化の実施および小空気イオン濃度測定のためにARKI−2型自動小空気イオン制御装置を使用した。室内でイオン発生器を稼働させた際に小イオン濃度を確認したところ、プラスイオンは35.2 × 10^{3}cm^{-3}、マイナスイオンは22.2 × 10^{3}cm^{-3}で単極性係数は1.6であった◆。これらは宇宙船キャビン内で観察される数値にかなり近いものである。気密室内における人員の滞在期間中空気イオン化が４回実施された（それぞれ２日間）。そしてそれぞれの空気イオン化期間の後は対照期間とした。この対照期間中の小イオン濃度は200から400ペア cm^{-3}であった。この数値は地表に接する大気層の空気イオン化レベルに対応するものである。

◆プラスイオン優位であるのでこの実験もイオン化レベルを上昇させることはプラスイオンの量が優位で上昇していくことに留意。

微生物学的分析のための空気サンプルの採取は、多段階衝撃子を用いて実施し

た。採取した細菌エアロゾルはペトリ皿上に置いた5％Hottinger血液寒天培地の表面へ植え付けた。植え付けた細菌を2日間にわたり37度で温置した後、コロニー数をカウントし、形態学的特徴、染色での特徴、生化学的特徴からそれらの細菌の同定を行った。衝撃子を用いて得られたデータの処理にあたっては、空力学的平均直径から微粒子状の細菌含有量を7.2～11.6ミクロン（衝撃子の第1および第2段階）、4.0～5.3ミクロン（衝撃子の第3および第4段階）、0.6～1.0～2.3ミクロン（衝撃子の第5、第6、第7段階）分画ごとにまとめた。

実験結果および考察

気密室内において地表における空気イオン化レベル条件で人員が居住した場合、エアロゾル粒子の直径が7.2～11.6ミクロンおよび0.6～2.3ミクロンの細菌が優勢となった。気密室内におけるイオン化レベルを上昇させると、空気環境の細菌感染の度合いは全体として統計的に有意に低下した。その際、気密室内の空気中の細菌数に減少が見られたのは、主として粒子直径が7.2～11.6ミクロン分画、そして4.5～5.3ミクロン分画であった。粒子直径0.6～2.3ミクロンのエアロゾル分画にあてはまる細菌の含有量は、空気イオン化レベルを上昇させた場合にも自然の背景イオン化レベルの場合と事実上変わらなかった（前者では空気1m^{3}あたり細菌数1,800個に対して、後者で2,000個）。その結果、高分散相の細菌エアロゾル粒子の相対的含有量が増大した。気密室内で採取したそれぞれのエアロゾル分画中に見られる細菌叢組成の検討から得たデータを分析した。

空気イオン化の度合いが上昇するのに伴って観察された高分散粒子の相対的含有量の増大傾向が、ブドウ球菌、コリネ型細菌、グラム陰性桿菌、グラム陰性球菌などといった空気中の細菌叢を代表するような細菌の大半に関して一貫して見られた。このような現象は代表的なグラム陰性菌含有量において顕著に観察された。これらの細菌では空気イオン化実施に伴い、直径7.2～11.6ミクロンの粒子分画が全く観察されなくなったのである。

これとは異なった傾向が、胞子形成形のグラム陰性桿菌含有量では観察された。空気イオン化の度合いを高めた場合、以前は見られなかった粒子直径が7.2ミクロン以上のエアロゾル分画に属する胞子形成細菌が観察されるようになったのである。細菌叢において記録されたこのような変化の原因を解明するためには、特定種の細菌に対する双極的空気イオン化の影響を評価するために、特別の研究を実施することが不可欠であろう。

今回の結果は密閉された室内の空気中では高分散相の細菌エアロゾルが最も多く形成されること、そしてそのような細菌エアロゾルは宇宙開発プログラムの乗組員に見られる疾患の原因と考えられる細菌からなっていることを示すものである。双極的空気イオン化レベルの上昇は、病原性細菌の伝染性の強度に関して人体に好ましくない影響をさらに与える要因であると考えられる。今回得られたデータは宇宙船内の空気中の塵埃および微生物を浄化する機器が稼働している条件下で再び検討することが必要である。

Распределение микроорганизмов в аэрозоле обитаемой герметичной камеры и влияние на этот процесс искусственной аэроионизации
Залогуев СН; Анисимов БВ; Виктров АН; Горшков ВП
Kosm Biol Aviakosm Med, 1981 Sep, 15:5, 44-6

Chapter 6 これからの実験研究への提言

ch.6-1

「空気イオン先行研究の客観的、科学的評価 ——測定法、実験計画法および実験結果の総括」

（要約）

J.M.チャリー

1　序

空気イオンの研究文献に見られる報告は、動物およびヒトの生理学的なシステム、行動的なシステムに対して、空気イオンが幅広いそして様々な作用を持つことを示している。ある特定の生物学的システムが空気イオンに対して特定的に反応するというのではなく、空気イオンがもし何らかの刺激作用を持つとすればそれは、非特定的な環境的刺激として特徴づけられると思われる。しかし、このような評価に対してすべての研究者が賛成しているわけではなく、ある一人の研究者などは、神経内分泌細胞体からなる肺内部の特定の受容器の存在を主張している。

いずれにせよ空気イオンについての文献は、実験計画およびその実施において均一とはいえない「質」のために解釈が困難なものとなっているのである。科学的なデータの評価をするときにはいつも、「質」の違いを考慮しなければならないということから、本章では以下の4点について考慮した。

1）以前報告した文献レビュー[1)]の更新を図ること。
2）文献で報告されている生物作用のさまざまなタイプの全体像を提示することで、今後の研究に方向性を与えること。
3）科学的な「質」を保証するために用いることが不可欠である実験方法と手続きを詳細に指し示すこと。
4）これ迄の報告された生物学的作用、および用いられた方法についての、公平な形での包括的な一覧表を作る。

本レビューでは特に、科学的な「質」の点から最低限許容できる基準に合致する研究を特定することで、そのような基準がどのように適用され得るのかの説明を試みる。空気イオンの持つ生物学的作用の可能性を評価するために、有効な科学的実験がクリアせねばならない基準については、他の論文[1)]で詳しく述べられているが、読者の便を図る目的でここにサマリーの形で触れる。

1－A　有効性のある科学的実験のための基準

データに相矛盾した点が見られるため、過去の研究報告は科学的研究における最低限許容できる基準を満たしているか再検討が必要である。ここでいう基準とは、以下の３点である。

①コントロール群、測定法および物理的環境についての記述
②実験計画および手続き、データ解析のための統計的手法
③個別の研究所においての追試実験

1－B　コントロール群、測定法および物理的環境についての記述

物理的環境を明確にすることは、実験室での研究、疫学的研究のいずれにとっても重要である。疫学的研究の場合、空気イオンレベル、直流電場の強さ、温度、湿度、などといった関連する諸変数について適切な形で情報が提供されることが望み得る最高の形である。実験室での研究は全く別物であり、そこで要求されるものについてはすべて以下で取りあげる。

物理的環境には、プラスあるいはマイナスの小空気イオンを、動物あるいはヒトに曝露する目的で使用されるテスト用チェンバーないしは実験室が含まれる。物理的環境の制御は不可欠なものであるが、それは生物学的および行動的反応の多くが温度、湿度、ガス状の汚染物質からの影響を受ける可能性があるからである。現在の水準の空気イオン曝露を目的としたテスト環境については、チャリーら[2)]とウェーゲルおよびカウネ[3)]に、もれなく記述されている。

コントロールが必要であり、なおかつ記述されなければならない環境の物理的側面は、次の３点である。

①電気的特質（電場の強さ、電流密度ないしはイオン流速、イオン濃度、イオンの極性、イオンの移動度）
②オゾンあるいは窒素酸化物のような、電場およびイオン生成に伴う副産物
③周囲の（ambient）環境の気象学的諸相（温度、湿度、気圧、空気速度）

試験が行なわれる環境のさまざまな電気的パラメーターについてはっきりさせておくことで、報告される測定結果の正確性をチェックすることが可能となる。何故ならば、電流密度、イオンの移動度、電場、イオン濃度間の関係はよく知られていることであり、計算が可能だからである[4)]。

考慮せねばならない他の因子としては、イオン生成に伴う副産物として出てくるガス状の汚染物質の測定である。これらは、空気イオンのためであるとされている生物学的および行動的作用、例えば、頭痛、いらつき、注意力の欠如、疲労は、オゾンあるいは窒素酸化物への曝露によっても引き起こされ得るので重要である。

エアロゾル除去に関する空気濾過の評価を含んでいる空気処理システムを検討することも重要である。空気濾過が不適切な場合、観察されるかもしれない生物

学的作用を確信をもって小空気イオンの働きによるとすることが、不可能になってしまうのである。

1－C　実験計画、手続きおよび統計学的検討

実験計画では実験設定、方法が提示されなければならない。実験計画および方法では、以下の様な項目が考慮されねばならない。

①曝露期間（被験者が空気イオンへ曝露される時間の長さ）

②被験者に与えられるイオンのレベル

③被験者のアースを取ること

④それぞれの測定が行なわれる順序と異なる実験条件（例えば、イオン化条件あるいはコントロール条件に曝露される被験者の順序、これら双方の順序がランダムないし釣り合いがとれていること）

⑤二重盲検あるいは単純盲検法による観察

適切な実験計画とは、最低限コントロール群を設けるか、繰り返しのあるデザインを用い、ランダムか適切な場合は釣り合いのとれた手順をとり、実験者のバイアスを避けるために単純盲検ないし二重盲検法を用いる必要がある。これらが欠けるとさまざまな人為的効果（疲れ、従属変数の混同、練習の効果や過去の履歴による妥当性の低下、実験者のバイアス、見落としなど）が結果に含まれてしまう。

1－D　追試実験

実験ないし臨床的研究の外的妥当性は、報告された結果が、独立した追試実験の結果に左右される。第三者によって同様のデータが得られない場合、また得られる前では、ある一つの研究結果を科学的な結論をもたらすものとして信頼することは出来ないのである。

2　空気イオン：動物およびヒトを対象とした研究のまとめ

◆表は全て本章末（p451～）に掲載する

明確にするために、空気イオン作用に関する文献を、以下のグループに分けた。◆

1. ヒトの生理および行動――**表－1～5**
2. 動物の生理および行動――**表－6～10**
3. ヒトの生物医学的反応――**表－11～15**
4. 動物の生物医学的反応――**表－16～20**

生理と行動については、1つは動物、もう1つはヒトというように2つの領域を対象にしたレビューを行う。これには、空気イオン曝露の結果観察される行動

上の変化、およびその変化に関連する生理学的反応について研究を行った文献が含まれる。ヒトを対象にした研究では、脳波活性（EEG)、作業成績（例えば、反応時間、覚醒度)、および気分についての結果に関する考察が含まれる。動物を対象にした研究では、呼吸、脳波活性、作業成績、学習の指標（回避行動課題、条件反応)、さらにセロトニン等の攻撃性や睡眠を調節する神経伝達物質の生成などについての結果を取りあげる。

生物医学的反応についてもヒトと動物に分けてレビューを行う。前者には、熱傷による痛み、呼吸器疾患、セロトニンやノルアドレナリンなどの尿中モノアミン系、尿中ステロイド系、頭痛や咽頭痛などの臨床的症状に対するイオンの作用についての研究が含まれる。動物を対象とした領域には、呼吸器感染症、発育発達に対するイオンの作用を主として検討した数多くの研究報告のレビューが含まれる。本レビューでは、空気イオンの持つ、動物およびヒトにおける生物学的作用というテーマに関する合計89本の論文が取り上げられている。

本レビューでは、空気イオンの持つ行動的および生物学的作用に対する、厳格で適切に制御された科学的な問いかけを行う際に付きまとう独特の困難さについての説明が与えられている。このような問題は、イオンの作用についての初期の（1950年以前）研究に最も深刻な形であらわれる傾向があるため、そのような研究は概ねここでのレビューに加えることを避けた[5)]。

ここでレビューされた研究には、非常に厳格に計画・遂行されたものがあるが、まず全ての文献をレビューし、続いて科学的「質」について最低限満たされていると思われる研究に関して詳細に議論する。

2－A　ヒトの生理および行動

2－A－1　報告された結果：データのまとめ

ヒトの生理および行動に対する空気イオンの作用についての研究33件が、このレビューの対象となり、それらは**表－1～5**に示されている。その結果は、**表－1**にまとめてある。これらの実験で用いられた方法および手続きは、**表－2～5**に示した。

ヒトにおける生理学的機能を検討した研究（**表－1**）から、プラスイオンもマイナスイオンも、脈拍、呼吸、ブドウ糖、ステロイド系などの生物学的反応ならびに認知と情動の調節に重要なものである生体アミンに対する作用は、何も持っていないということがはっきりした。空気イオンの作用を報告している研究では、一般的にプラスイオン、マイナスイオンの曝露が、行動的および生理学的反応に対して反対の作用を示すことが観察されている。しかし、空気イオンには何の作用も無いとする報告が数多く存在するほか、特定の反応に対する作用についての情報が異なった研究では、矛盾したものとなっているケースもいくつかある。

これらの研究のいずれか1つの結果から、ヒトの生理および行動に対する小空気イオンの作用について結論を出すには限界がある。そのような限界は主として以下により詳しく論じる研究計画および研究制御の問題に基づくものである。空気イオンに曝露されたヒトの、生理的ないし行動的反応に関わるさまざまな知見の間には、一貫した形での合致点は存在しない。いくつかのデータはイオン曝露が、反応時間、覚醒度、フリッカー値などの知覚弁別課題、脳波パターン、皮膚電気抵抗反応に対して影響を与えることを示している。その一方、プラスイオン、マイナスイオンの曝露は、脈拍、呼吸、心拍数、筋緊張などの変数に対しても、また反応時間、覚醒度、明るさの弁別などの知覚運動課題に対しても、何の作用も有さないとする報告も存在するのである（**表−1**参照）。しかしながらこれらの諸研究から集めたデータに現れたパターンに基づいて、何らかの妥当な見解を得る事も可能である。

約10^3個/cm^3のレベルのイオンは、気分、作業成績、あるいは呼吸、脈拍、血圧などの生理学的変数には影響を及ぼさないようであると示唆する研究が5つある。このレベルのイオンを用いた5つの実験（**表−1**、**2**にあげられている）のうち3つは、イオン曝露からの作用について何も報告していない[6~8]。残りの2つの研究は、マイナスイオンの曝露で作業成績が向上した一方、プラスイオンははっきりした影響は何も及ぼさなかったことを示している[9, 10]。これらの研究において使用されたイオンレベル（10^3個/cm^3）は、さまざまな屋外および屋内の環境的状態において広く見られるような環境イオン密度である[11]。

10^4個/cm^3のオーダーのイオン濃度を用いた8つの実験のうちの6つにおいて、いずれか一方の極性のイオンに対する曝露が原因の何らかの効果が示されている[12~17]。プラスイオンは、反応時間の増加および気分の低下に関係づけられている。それとは対照的に、マイナスイオンは反応時間を短縮し、気分を高めるものとして現わされている。統計的に有意であると報告されている反応時間（刺激して被験者が反応するまでに要した時間）の増加あるいは減少は、千分の一秒オーダーであり、大きさという点では比較的小さな変化である。気分の変化として見られたものは、例えば、疲労・集中力・感情の動揺および高まりにおける増大あるいは減少である。2つの研究は、気分ないし作業成績に対するイオン曝露の効果は何も示していない[18, 19]。

10^5個/cm^3およびそれ以上のイオン濃度を用いた7つの研究では、互いに結果の一致が見られず、より低い濃度で得られた広く一貫した結果を引き継ぐものとは思えない。例えば、これらの研究の1つは、身体的持久能力に対してイオンの効果がないことを報告している[20]。他の2つは、ある変数に関しては効果ありと報告しているものの、他の変数については効果無しと報告している[21, 22]。4番目と5番目の研究は、反応時間および作業成績に対するイオン曝露の効果を指摘しているが、これらはいずれも変化しやすく解釈が困難なものである[23, 24]。10^5個/cm^3のイオン濃度を用いた残る1つの研究は、プラスあるいはマイナスイオン単独の曝露ということに基づいてデータを分析した場合、イオンの効果として目だったものは何もないことを報告している。この研究では、単極的なイオン曝露についてのデータをプールした場合、ある程度の効果を見つけている。しかし、このような条件下でプールされたデータには疑問が残る。

かなり高いイオン濃度での曝露実験に関する実験結果は例外的であり、さもなければイオン曝露と観察された結果の間には、線形的なものにならなければいけない。10^3個/cm^3のイオンレベルを用いたときには、生理学的反応、あるいは作業成績に関して、ほとんど効果は報告されていない。10^4個/cm^3では、より大きな頻度で効果が現れると報告されており、もし、生物学的反応に対するイオンの効果が線形的なものであるとしたら、より高いレベルのイオンであれば、より大きな、あるいは少なくともより頻度の高い生物学的反応を引き起こすものと予想される。しかし、10^5個/cm^3での効果がまちまちであったように、そうはならなかったのである。このように線形性が明らかに欠如していることの理由は知られておらず、それを解明しようとする試みは、極めて憶測性が高い。

2−A−2　実験計画および情報の記載についての批判

表−3および**表−4**に、空気イオン研究において測定あるいはコントロールが必要である物理的環境の諸要素をまとめた。同時に、それぞれの研究において物理的環境についての情報がどれだけ提供され、物理的環境がどの程度コントロールされたかを示した。**表−3**の第1列は、電場の強さ（すべてのケースで直流電場であり、1cmあたりのボルト数［V/cm］で表示されている）を示している。第2列は電流密度（A/cm^2）、第3列はイオンの移動度（cm^2/Vs）を挙げている。移動度とは、1V/cmの電場の中を空気イオンが進む割合のことである。小空気イオンは、1.0から2.0cm^2/Vsの移動度を持っている。**表−3**の最後の列には、個々の研究において使用された空気イオン曝露装置についての記述がある。多くのケースにおいては、曝露装置の説明は、限られたものでしかない。

表−4では、最初の4つの列に、温度（摂氏）、相対湿度（%）、大気圧（インチ、ないしmmHg）、オゾンおよび窒素酸化物（ppm）が示されている。多くのケースにおいて、オゾンないしNOxのレベルは、背景濃度との量的比較、あるいは予想される排出量と空気交換率に基づく計算から算出されている。このような場合、「Est」という印が第4列につけてある。**表−4**の最後の列には、テスト環境を制御するために使用された空気処理システムに関連する詳細が示されている。この列には、空気処理システムの諸側面が、どの程度まで明確にされているかということを指摘してある。すなわち使用されたフィルターの種類（活性炭、HEPA)、およびフィルターの粒子除去能力の効率評価、曝露装置を通る空気流量の割合、単位時間あたりの換気回数、曝露装置全体に対する空気流量の均一性である。

表－3にまとめてある33件の研究のうち、電場の強さについて報告してあるのは1件に過ぎない。また、電流密度について報告している研究は無い。使用されたイオン濃度はほとんどすべての研究に報告されてはいるものの、イオンの移動度についてのデータを報告しているのは6件のみであった。

作業成績に対する熱および湿度の影響がよく報告されているものの、温度・湿度・大気圧についての情報の欠如が結果の説明にさらなる限界を加えてしまう（**表－4**参照)。33件の研究のうち18件は、これらの因子のうちいずれに関しても全くデータを示しておらず、また25件は、ガス状の汚染物質、とりわけコロナ放電あるいは放射性放出の副生成物であるオゾンないし、NOxの存在についての報告が抜け落ちていた。さらに33件中14件においては、空気供給システムについての記述が無いため、さまざまな汚染物質がどの程度存在していた可能性があるのかということを見極めることができない（**表－4**参照)。残ったもののうち2件のみが、被験者へ清浄な空気が供給されていたことを確認するに充分な詳細を記述していた。

物理的環境の制御、あるいは記述が貧弱なこれらの研究に関しては、結果をどう解釈すればよいのか不明なのであるが、それは観察された効果が他の因子ではなく、小空気イオンの働きによるものであるのかどうか、はっきりしていないからである。

実験計画における重要な側面として付け加えるべきことが**表－5**に示されている。多くのケースにおいて実験計画は適切である。しかし、被験者がアースを取られたこと（実験中に発生したイオンに、被験者が本当に曝露されたかどうか、ということに影響を及ぼし得る因子である）を報告しているのは、33の研究のうち9件に過ぎない。さらに被験者の近くでのイオンレベルは、着衣の静電的特性によって大きく左右される可能性があるにもかかわらず、被験者の着衣についての記述があるのは数件のみであった。

さらに、これらの研究のうち、データ公表後に他の実験施設あるいは同一の実験施設のどちらかで追試実験が行なわれたものは、非常に少ないということも指摘しておくべきである。いくつかの研究では、部分的に追試実験が行われているが、ここでいう追試実験とは、同一あるいは同様の実験条件、実験計画、実験手続きおよび従属測定が、後の実験において使用されることを指している。完全な追試実験とは、別個の実験施設において、ある実験がそっくりそのまま行なわれることと定義される。部分的な追試実験とは、必ずしも同一でないが同様の従属測定、曝露環境条件、実験手続きを用いた研究者によって報告される同様の知見と定義される。「追試実験」の列に“No”とあるのは、追試実験が試みられていない、あるいは試みられたけれども好ましい結果が確認できないことが生じたということを示している。

空気イオンと反応時間との関係を検討した6つの研究で、部分的な追試実験が行なわれている（**表－5**参照）。これらの研究はプラスイオンが反応時間を遅くすることに関連するが、マイナスイオンは反応時間を早めるようであるということを示している。これらの研究には実験上の数多くの問題があるため、反応時間を変化させる因子として、小空気イオンがどれほど重要であるか確認することは不可能である。一方、ほぼ同数の研究（**表－1**参照）で反応時間が測定され、どちらの極性に対してもイオン曝露による効果は何も見られていないということも指摘しなければならない。

表－5の一番右側の列には、21件の研究それぞれの様々な問題点を簡潔に列挙してある。例えば、これらの研究のうち17件においては、被験者の「イオン感受性」が考慮されてない。イオン感受性を考慮している4件の研究でも、信頼できる測定に基づいてそれをはっきりさせているのは1件に過ぎない[12]。もう1つの研究では、広い曝露エリア全体でイオン濃度が均一であるとの根拠もなく、被験者からの距離さえ明確にされてはいない場所において、イオンの測定が行なわれている[18]。先行研究からイオンの濃度が、曝露チェンバー全体を通して均一であるとは考えにくいということが既に示されている[26]。イオンがon－offと切り替えられた長時間にわたる研究では、イオン量の評価がなされておらず、また実験についての記述に基づく限り、「曝露された」被験者が本当に曝露されたのか、あるいは「曝露された」被験者のすべてが同じ量のイオンを浴びたのか、ということについての確証は無い[27]。移動度を報告している6件の研究のうち2件では、移動度の数値が挙げられているにもかかわらず、その測定に関する詳細が報告されていない。したがって、移動度がどのように測定されたのかを知ることは困難である。

総体的にヒトの生理および行動に対する空気イオンの作用についての研究には数多くの限界がある。さらに「イオン効果」仮説だけでなく、無意味な仮説を支持する数多くの研究例が存在する。この種のデータの実質を見極めるための1つ方法は、研究対象となっているイオンに対するある特定の反応を選択することである。そしてデータの中からあるパターンがイメージされるかどうかを検討することである。

表－1を概観すればこの点に関する情報が得られる。例えば8件の研究において、反応時間に対するイオンの作用の例が明らかにされている[9, 12～15, 17, 23, 28]。対照的に5件の研究においては、反応時間に対する作用が何も無いという事例が明らかにされている[7, 19, 22, 29, 30]。認知および心理運動課題成績の領域の検討からは、多くのケースにおいてイオンの作用は何も見つからないという事が示されている。**表−1**から何の作用も報告してないケースが22例、作用が報告されているケースが14例あることが分かる。これらの集められたデータの数的な重みから言うと、心理運動（認知）課題成績に対してイオンは何の影響も及ぼさないとする解釈のほうに軍配が上がるのである。脈拍を検討対象とした研究はすべて、何の作用も無い、あるいはある・なし入り混じった作用を示している[6, 29, 31, 32)]。血圧を検討対象にした研究においても同様である[21, 29, 31, 32)]。

2−A−3　最低限許容可能な研究の結果

空気イオンに関しては、曝露に対する確立された限度あるいはガイドラインがないため、科学的および技術的な文献が、イオン曝露の作用を見極めそして理解することの基礎となる唯一のものとなっている。先に指摘したように、このような文献には多くの点で欠陥がある。しかしながら、これらの文献の利用法として可能なものの1つに、ある程度最善であるような制御および計画を用いた研究のみを検討するということがある。以下に述べる研究を選択する際に用いた基準は、次のとおりである。

1　曝露環境の物理的諸条件がきちんと制御および記述されていること

2　作用が報告された場合の統計的手法の使用

3　実験計画および手続きに大きな欠点がないこと

これらの基準に合致する研究が、最も信頼の置ける知見を示すものと思われ、それらの研究がより詳細な形でここにレビューされている。その研究において報告される作用の性質および大きさは、強調されるものである。反応の大きさの特定は、出来得る限り以下の2つの方法によった。

①イオン曝露による絶対的変化あるいは差異

②相対的変化あるいは差異

今回のデータでは全体としてイオン曝露の作用の大きさという点では小さく、また通常の生物学的な変化の範囲内であることが示されている。

ヒトの生理および行動に対するイオンの効果についての研究で、その方法論および実験に関する情報の記載という点から、更なる検討に値するものは9件ある。第1の研究（アルブレヒテンら 1978[6)]）では、心理運動課題成績および生理学的変化に対するイオン曝露（9.0×10^3個/cm^3で1日間、プラス、マイナスのどちらか）の作用は、何も見られなかった。心理的課題は足し算テスト、視覚的手がかりの使用、論理的思考からなるものである。生理学的な測定は脈拍、呼吸、体温であった。

同様の結果が、第2番目の研究（チレスら 1960[18)]）でも報告されている。この研究では、課題成績および気分の測定結果に対するイオンの作用の検討が行なわれたが、2時間にわたるプラスあるいはマイナスイオン（2.6 × 10^4個/cm^3）いずれの曝露においても何も示されていない。課題成績の測定は、覚醒度および複雑な運動課題からなるものである。気分の指標は不安感、攻撃性、抑うつを含んでいた。

第3の研究においては（デザウア 1931[12]）、ヒトに対するプラスイオン（2.0～3.0 × 10^4個/cm^3）の1.5時間にわたる曝露による気分・課題成績・生理学的反応に対する作用が示された。プラスイオンが、社交性（付き合い好きの度合い、親しみやすさ）の低下、緊張（緊迫感、いらだち感）の増大、疲労（疲れを覚える感覚）の増大、などといったある程度の気分に対して作用を及ぼすことが明らかになった。このような作用は大きさという点では小さいものであった（イオン曝露によるものとして平均18％の変化が見られた）。不安および攻撃性では気分の変化に対する作用は見られなかった。課題成績の測定で用いられたのは単純視覚反応時間であった（視覚的刺激と、被験者の正しい反応との間に要した時間を反応時間と呼ぶ）。被験者をイオン感受性に基づいて区別しない限り◆、課題成績あるいは生理的な働きに対する作用は観察されなかった。被験者は、ALSが数値分布の平均より上か下かということに応じてグループ分けされた[1]。ALSの低い被験者は、より一貫した形でイオン曝露から影響を受けることが示された。プラスイオンを曝露されたALSの低い被験者では、反応時間がイオン曝露のために14msec（0.014秒、5％の変化）遅くなった。ALSの低い被験者に対する生理的な活動の変化は、16％であった。

◆イオン感受性は自律神経不安定値（autonomic lability score＝ALS）と呼ばれる自律神経系の反応の測定を用いた。

4番目の研究（ホーキンズ 1981[10]）では、事務員がマイナスイオン（4～6週にわたって1日8時間、平均2.7 × 10^3個/cm^3）に曝露された。ホーキンズは、マイナスイオンが一般的に環境的快適性（例えば、より暖かい、より息苦しくないなど）の向上、および自己快適性の向上につながることを見出した。しかしこれらは研究対象となったすべての職場で見られたものでもなければ、すべての交替勤務者に見られたものでもなかった。これらの測定結果はイオンは暖かさの知覚を12～13％増大させ、息苦しさを10％減少させ、注意力を4％向上させたことを示した。

5番目の研究[19]（ヘッジら 1982）では、脳波のα波あるいは反応時間に対するマイナスイオンの作用は無いと報告されている（プラスイオンは検討対象に入っていない）。この研究では、被験者は「天気感受性」値、頭痛についてのアンケート、性格特性項目表を用いて、イオン感受性について評価された。さらに課題成績の測定尺度として、単純反応時間・選択反応時間の双方が用いられた。

6番目の研究[21]（インバールら1982）では、被験者に3時間にわたってマイナスイオン（1.9 × 10^5個/cm^3）を曝露し、心拍数、直腸温、主観的運動強度、収縮期血圧に対する作用を報告している。作用の大きさは、心拍数で9.3%の変化、直腸温で3%の変化、主観的運動強度で5.6%の変化であった。皮膚温、発汗量、分時換気量、血圧には何の作用も見られなかった。

7番目の研究（マクガーク 1959[8]）では、被験者に5時間にわたってプラスあるいはマイナスイオン（8×10^3個/cm^3）を曝露した。気分あるいは課題成績についての複数の指標のいずれにも作用は観察されなかった。

8番目の研究[25]（シーゲル 1979）では、被験者に2時間にわたってプラスあるいはマイナスイオン（1×10^5個/cm^3）を曝露した。シーゲルは、気分に関する7つの指標のうちの5つ（緊張—不安、抑うつ—落胆、怒り—敵意、疲労—不活発、困惑—当惑）には、何も作用が見られなかったことを報告している。気分に関する2つの指標（元気さと和やかさ）では、イオン曝露群とコントロール群との間に有意な差が報告されている。データから時間が経つにつれて、元気さ、和やかさの双方がコントロール群では有意に低下したのに対し、イオンに曝露された被験者には何の変化も見られなかったことが示されている。このことをシーゲルは空気イオンの持つ生物学的に「安定化させる」作用を示すものと解釈している。シーゲルはまた、尿中の5－ヒドロキシインドール酢酸（5-HIAA）◆についても検討を行い、入り混じった作用を報告している。尿中5-HIAAについてのデータは、作用無しの例を示すデータもあれば、作用ありの例を示すデータもあってデータに一貫性を欠いている。一貫性があると思われる1つの傾向は、イオン曝露された被験者では、時間が経つにつれて尿中の5-HIAAの濃度および量がともに増加するのに対し、コントロール群の被験者は尿中の5-HIAAが低下を示すということであった。しかし、この作用は、実験時刻に完全に依存していたということを指摘せねばならない（実験時刻は朝と午後のセッションに分けられた）。上のような差異は午後では観察されたものの、朝の実験では観察されなかったのである。これらのデータから、他の変数との複雑な交互作用に大きく左右される弱い作用が解釈される。

◆イオンの作用を仲立ちするものと考えられているセロトニンの代謝産物

9番目の研究は（スローテ 1961[15]）、25分間にわたってプラスないしマイナスのイオン（2.0×10^4個/cm^3）曝露によるさまざまな心理運動課題に対するイオンの作用を報告している。すべての測定結果において、観察された作用の大きさは小さいものであった。反応時間に関してスローテは、プラスイオン曝露群とコントロール群との間の差が8.4％、そしてマイナスイオン曝露群とコントロール群との間の差は9.6％であったことを報告している。フリッカー値に対する差はそれぞれ12.9％（プラス曝露群 vs コントロール群）、4.2％（マイナス曝露群 vs コントロール群）であった。指のタッピングでは、マイナスイオン曝露群とコントロール群との間に5.7％の差が観察されたが、プラスイオン曝露群には、何の作用も示さなかった。

以上まとめると、科学的許容基準を満たす研究からいくつかの傾向が示されている。すなわち、25分から6週間（8時間/日）にわたる範囲で約10^3個/cm^3の濃度のイオンを曝露された被験者の精神的課題成績、生理的パラメーター（脈拍・

呼吸など)、気分に対しては何の作用も見られない。主観的な快適性に対しては何らかの作用が観察された。しかしながらそのような作用は、温度あるいは湿度の低～中程度の変化がもたらす作用に比べるとより小さなものである。10^4個/cm^3のイオン濃度、1.5～2時間の曝露時間では、プラスおよびマイナスイオンによって心理運動課題成績が影響を受けるケースもあれば受けないケースもあった。すべてのケースにおいて、イオンによるものとして観察された作用は、大きさという点では小さいものであった。

2－B　動物の生理および行動

動物の生理と行動に対する空気イオン曝露の作用を見極める目的で行われた研究が**表－6～10**に挙げてある。ここでいう動物という語は、アルビノ系ラット、マウス、モルモット、ウサギなどの実験動物を指す。すべてのケースにおいて、実験動物は実験を目的として特別に繁殖させたものである。動物実験は、ヒトにおいて起こり得るであろう生理学的あるいは行動上の変化についてのモデルを得ることを目的として行われることが多い。とはいえ、動物のデータをヒトに当てはめることは困難なのが常であり、また注意深く行わなければならない。

動物の生理および行動に対する作用についての研究は、計28件がレビューの対象となった。それらの結果が**表－6**にまとめてある。研究における各実験の特徴および手続き上の諸要素は、**表－7、8、9、10**にそれぞれ挙げてある。

2－B－1　報告された結果：データのまとめ

表－6に挙げたデータは、実験動物に空気プラスイオンを曝露することが活動性を低下させ、中枢神経系における覚醒レベル（脳波の変化で示される）を低下させ、学習および課題成績を抑制し、血中セロトニンレベルを増加、そして脳内セロトニンを減少させ、痛みに対する感受性を増大させる傾向があることを示している。脳内のセロトニンへの作用を除けば、マイナスイオンは上述のものとは総じて逆の作用を及ぼすようである。しかしながら、近年におけるよく抑制された2つの研究において（ベイリーら、ベイリー&チャリー）、複数の異なる脳の領域での、セロトニンを含む3つの神経伝達物質のシステムについて検討が行われたが、プラスあるいはマイナスイオン曝露の作用は何も報告されていない[33,34]。

表－7に、動物の生理および行動に関するそれぞれの研究で用いられたイオンレベルおよび曝露期間を提示してある。この表から動物を用いた研究で最も一般的なイオン濃度は10^5から10^6個/cm^3であり、ヒトの生理および行動の研究で普通用いられる濃度よりも高いことが示されている。動物を対象にした研究で用いられる曝露期間は30分から100日とまちまちであるものの、そのことが、報告された結果の一貫性に影響を及ぼしてはいないようである。例えば、脳内のセロトニンレベルに対する空気マイナスイオンに関する3つの研究では、12時間から数日までの曝露期間が用いられている。しかしながら、プラスあるいはマイナスにイオン化した空気があると、脳内のセロトニンレベルが低下したということにおいて、結果は全く同じものであった。(**表－6、7**参照)

動物の生理および行動についてさまざまな点で複数研究されている。そこに含まれるものとしては、条件情動反応、学習および課題成績、セロトニンレベル、痛みおよび無痛覚、生理学的覚醒度および活動性がある。

a. 条件情動反応

表－6に示すように2件の研究において、ラットの条件情動反応に対するイオンの作用が検討されている（フレイ[35]、ナザロ[36]）。条件情動反応は普通、動物において実験的にもたらされた「恐怖」と解釈されている。双方の研究とも空気マイナスイオンへの曝露が条件情動反応を低下させる。すなわち、動物の恐怖を小さくすることを報告している。これらの結果は、両研究で用いられた曝露期間が異なっているにもかかわらず得られたものである（**表－7**参照）。両研究のうち1つは、イオン濃度についての報告が無いため[35]濃度という点から比較することは不可能である。

b. 学習および課題成績

ラットの学習および課題成績を検討した7つの研究において（**表－6**参照）、かなり一貫性のある結果が示されている。回避学習に対するイオン作用についての3つの研究において（フォルケンバーグ、ランバート、オリブロー）[37~39]高いレベルのプラスイオン（おおよそ10^5個/cm^3）の曝露が回避学習を妨げた一方、同様に高いレベルのマイナスイオン曝露は回避学習を、1つの例外[38]はあるものの促進した。イオン曝露が回避学習に影響を及ぼすとすれば、イオンがラットの通常の学習および課題達成能力を妨げるか、もしくは有害な刺激あるいは痛みを伴う刺激に対する感受性の度合いを変えるかのどちらかにおいてである。

このような一貫性の度合いは、回避学習に関する2つの研究を詳細に検討すると幾分低くなる。オリブローおよびランバートによって行われた研究[39]では、マイナスおよびプラスイオンの作用は、回避学習の3つの指標に基づき判断された。すなわち、ジャンプ成功までの潜時、逃避までの潜時、逃避能力などである。この研究で得られたデータは、ジャンプ成功までの潜時においてのみ、コントロール群のラットに比べて、マイナスイオン処理されたラットが課題成績において有意な差（この場合、潜時がより短い）を示したことにすぎない。プラスイオンが与えられた場合には、この指標に関して曝露されたラットとコントロール群のラットの間に有意な差は無く、また他の2つの指標では用いられたイオンの極性に関係なく有意差は無かった。

フォルケンバーグおよびカークによる研究[37]では、動物は頭蓋骨を介してアースされたため、プラスあるいはマイナスの電流が直接頭蓋骨から地面へ伝導されたものと思われる。このことのもたらす効果は、動物ないしヒトを空気イオンへin vivoで曝露するときの普通の形に類似するとは思えない。彼らはコントロール群を用いておらず、そのため作用の大きさを評価することは出来ない。

学習および課題成績に関する結果を報告している他の4件の報告は、入り混じった結果を引き起こしている。ラットの迷路学習に対するイオン曝露の作用は無く、しかも課題成績に対する作用は入り組んでいて一貫性を欠いているとする報告[40~42]がある一方、非常に高いレベルの空気マイナスイオン（10^5から10^7個/cm^3）の曝露は、ラットの水中迷路を泳ぐ能力を向上させたとするデータもある[43]。

c. セロトニン

表－6に挙げたうちの3件の研究は、プラスあるいは空気マイナスイオンの曝露が、ラットの脳内のセロトニン（5-HT）レベルの低下に関係していると報告した[44]。このような効果は、マウスで12時間[45]からラットで20日にわたる期間での[44]、おおよそ10^5個/cm^3の濃度でのイオン曝露で生じたと報告されている。残りの2件では、66時間に至るまでの期間、5.0×10^5個/cm^3のイオン曝露（プラスおよびマイナスの単極）の後で、ラットのいくつかの脳領域におけるセロトニンが検討されたが何の作用も見出せなかった。セロトニンは、動物とヒト双方における睡眠、性行動および攻撃性の調節に関与する神経伝達物質である。脳内のセロトニンについてのデータから、セロトニンレベルが50％あるいはそれ以上不足すると、病的状態あるいは行動障害が生じることが示されている。例えば、このような規模のセロトニンの欠乏は、メスの配偶行動の抑制[46]、摂食の亢進（食物消費の増加）[47]、発作的な行動の増加[48]、オープンフィールドでの活動の抑制、および回避課題の習得の悪化[49]に関係がある。脳内のセロトニンレベルが不足した動物は、行動面でより攻撃的で、不安、恐怖感の強いことが観察されている[50, 51]。

これらの知見と照らし合わせた場合、脳内のセロトニンレベルとイオン曝露に関係があるとする3件の研究の持つ行動面での意味合いは不明瞭である。これら3件の研究のうち2件（ギルバート、クルーガー&コタカ）は、プラスあるいはマイナスの空気イオン曝露によって、脳内のセロトニンレベルが20％未満低下したと報告している一方、3件目の研究は60%の減少を報告している[44]（ダイアモンド）。従って、イオンとは関係のない形で行われたセロトニンと行動についてのかなりの量の研究を基に考えると、上の3件の研究のうち、1件のみがイオンが脳内のセロトニンを変化させることで、行動に影響を与え得るということを示唆しているに過ぎないのである。

プラスおよびマイナスの空気イオンは、行動に対して反対の作用を及ぼし、そのような作用は、おそらくセロトニンによって媒介されているとする他の研究の結果を考えると、セロトニンの変化で誘発されなかった行動面での意味合いがはっきりしない。例えば、ある研究はラットの回避学習が、マイナスイオンの曝露によって促進され、プラスイオンの曝露によって阻害されたとしているが[37]（フォルケンバーグ）、そのようなデータは、プラスあるいはマイナスいずれのイオンの曝露によっても、脳内のセロトニンレベルは低下する知見と矛盾しているように思われるのである。

イオンと行動との間に仮定されている、セロトニンを介する形での関係がどこまで正しいのかを評価するために、現在利用可能なデータは総じて限られたものでしかない。そのような仮説によると、回避学習はプラスあるいはマイナスいずれのイオン曝露によっても阻害されるはずであるけれども、実際のデータはそれを支持するもではなく反対でさえあるのだ。脳内のセロトニンに対するイオン曝露の作用は無いとするデータの存在を考えると、脳内のセロトニンに対して観察されたイオンの作用は、極端に弱いか、あるいはアーチファクトであったと思われる。

マウスにおける末梢のセロトニンを見てみると、マイナスイオンの作用についてのデータは入り混じって入るものの、4から24日間にわたるプラスイオン曝露が、血中セロトニンレベルの上昇に結びつくということでは一致している[53〜55]。

d. 痛みの感受性

表−6に示したうちの2件の研究において、ラットの痛みに対する感受性に関して、マイナスおよびプラスイオン曝露の作用が検討されている

（オリブロー 1970a[56]、オリブロー 1970b[57]）。これらの研究から、25から30分にわたる6.0×10^4個/cm^{3}の濃度のプラスイオンが、痛みの感受性を上昇させた一方、同じレベルのマイナスイオンは、低下させたことが示されている。これらの研究における痛みの感受性は、曝露されているマウスが熱いプレート（64℃まで熱せられた）に置かれてから足をなめるまでの潜時と研究上定義されている。つまりテストの対象となった痛みは熱傷による痛みである。潜時が長いということは、痛みの感受性が低いと解釈され、潜時が短いということはその反対である。現在まで追試実験が行われていないため、これらの知見を一般化するに当たっては慎重さが必要である。

e. 生理学的覚醒度および活動性

生理学的覚醒度および活動性に対するイオンの作用についての知見に見られる傾向は、上述したものほどスッキリしてはおらず、報告された知見が矛盾するようなケースもいくつか見られる。

表−6に示されたもののうちの3件の研究で、ラットの生理学的覚醒度に対す

るイオンの作用が検討されている。そのうち1件は自律神経の活性における2つの指標、呼吸および心拍数（バックマン 1965[63]）を考察し、残りの2件は中枢神経系の活性に焦点を当てたものである（オリブロー 1981[39]、ランバート 1981[58]）。30分にわたるいずれかの極性の高濃度のイオン（おおよそ10^5個/cm^3）の曝露によって、末梢の自律神経系の覚醒度が上昇したように思われる。対照的に、中枢神経系の覚醒度は、プラスイオンによって海馬および皮質領域における脳波の周波数の低下、および振幅の増大によって示されたように低下した。マイナスイオンの曝露で、中枢神経系の覚醒度は脳波活性に反対の作用があるので上昇すると思われた。

自律神経系および中枢神経系にみられるイオン化した空気への、このように異なる反応を解き明かす決定的なものは存在しないが、このような差異は一般的に見られるものではない。このような差異の持つ意味について考えてみると、上述の2つの系が、生体内での生理学的均衡を維持するために、反対の方向に働いている可能性があるということを示唆している[59]。

イオンと活動性とに関するデータは矛盾したものとなっている（**表－6**参照）。ラットの自発的活動性に対するイオンの作用について、検討を行なった研究が3件ある。1件は、プラスイオンが活動性の増加に関係があることを報告している（バックマン 1966b[60]）、一方マイナスイオンは非線形的なかたちの活動性の変化（曝露レベルを上昇させていくのにつれて、活動性はまず増加し、その後減少した）に関係があると報告している。他の2件では、異なる作用が観察された——すなわち、プラスイオンは活動性を減少させ、マイナスイオンはそれを増加させたのである（オリブロー 1981[39]、オリブロー 1979[61]）。3件の研究で用いられたイオンのレベルは、異なるものであった◆ものの、その違いはこのような反対の結果を説明するに充分大きなものであるとは思えない。これらの研究に基づく限り、プラスイオンは活動性の減少に、マイナスイオンは活動性の増加に関係があるかもしれないと示唆するある程度の証拠はあるものの、活動性に対するイオンの作用は依然解明されてはいない。一方、2、18、66時間にわたる曝露期間での自発的運動活性に対する、5.0×105個/cm^3のプラスあるいはマイナスのイオンの作用は何も見られなかったと報告しているデータも存在する（ベイリー 1984b[34]）。以上をあわせて考えると、イオンの実験動物に対する行動的作用は弱いものであるか、あるいは何もないということが、これらデータから示唆されるのである。

◆1件目は1.5×10^5個/cm^3で30分、他の2件は7.5×10^5個/cm^3で6分間

2－B－2　実験計画および情報記載についての批判

表－8に、動物の生理および行動に関する諸研究における実験環境として重要な点を、大まかに提示してある。28件の研究のうち、6件には、電場の強さについての報告があり（ベイリーら 1983[33]、ベイリー/チャリー 1984b[34]、オリブロー

ら 1981[39]、オリブロー 1970a 1970b[56]、ベイリー/チャリー 1984a[62])、3件[33, 34, 62]には、電流密度が挙げられている。イオンの移動度は、温度・湿度と同様、半数近くの研究で報告されている。大気圧はいずれの研究でも報告されていない。

28件の研究のうち12件では、送風システムについての記述が不充分であり、また試験環境中のガス状汚染物質のレベルの評価が行なわれているケースはごく少数である（**表－9**参照）。したがって、エアロゾルあるいはガス状の汚染物質が、結果に影響を及ぼした可能性を無視できず、小空気イオンが観察された作用の要因であると仮定することは不可能である。

表－10に示されているように、動物の生理および行動に関するいくつかの研究は正しい計画に従っている。多くの場合、試験対象の動物は実験のあいだアースされ、結果は適切な統計学的分析にもかけられている。

これら28件の研究の中には、学習、神経化学、行動活性の領域での先行する実験結果についての追試実験の試みもある。条件情動反応に対するマイナスイオン曝露の結果を検討した2つの研究は、部分的な追試実験である（フレイ 1967[35]、ナザロ 1967[36]）。両研究においてマイナスイオンが、ラットの条件情動反応を低下させることが明らかになったが、ナザロらがこのような現象を観察できたのは、試験動物の半数に過ぎなかった。

他の追試実験の試みは、課題成績および学習に関連したものである。マイナスイオンを曝露されたラットの課題成績についての研究は、マイナスイオンによる改善を明らかにしている（デュフェ 1965[42]、テリー 1969[43]）。空気イオンに対する反応における個体差（週齢および性別）もまた報告されている。プラスイオンの曝露は回避学習を阻害する一方、マイナスオンは向上させることが明らかにされている（フォルケンバーグ[37]、オリブロー 1981[39]）。

神経化学領域では、3件の研究において、マイナスイオンが動物における脳内のセロトニンレベルを低下させることを報告している（ダイアモンド 1980[44]）。しかし、試験対象として用いられた動物の種（マウス対ラット）、イオンレベル（10^3個対10^5個/cm^3）、曝露期間（時間対日）が異なるため、これらの研究を直接比較することは出来ない。2件の研究は、ダイアモンド 1980[44] に対する追試実験として行なわれたものであるが、脳内のセロトニンに対するプラス、マイナスいずれのイオンの作用も示してない[33, 62]。

最後に行動活性の領域において、追試実験の試みが3つの研究（**表－10**）でおこなわれている（ベイリー 1984b[34]、オリブロー 1981[39]、オリブロー 1971[61]）。ベイリーおよびチャリーの研究では、プラス、マイナスいずれのイオンも自発的運動活性に対する作用は報告されていない[34]。オリブローのグループによる研究では、空気プラスイオンがある場合自発的活動性は低下し、マイナスの空気イオンでは増加した。これらのデータに基づく限り、行動活性に対する作用は依然未解明のままである。

2－B－3　最低限許容可能な研究の結果

レビューの対象となった文献のうち、最低限許容可能な科学的厳密さの基準に合致する動物の生理および行動の反応に関して9件の研究がある（**表－6～10**参照）。以下に各々について概観する。

バックマンらは30分間ラットにプラス、マイナスいずれかの空気イオン（5.0×10^5個/cm^3）を曝露することが脈拍数を増加させ、そのことによって、麻酔作用（ペントバルビタールナトリウム 44mg/kg）が中和されることを見出した[63]。呼吸についても同様の方法で試験が行なわれたが、有意な影響は受けなかった。コントロール群のラット（麻酔薬を注射、イオン曝露なし）は、心拍数が1分当たり59拍低下した。対照的に、実験群（麻酔薬を注射、イオン曝露されたラット）は、平均1分当たり30拍の心拍数の低下を示した。ゆえに、曝露が麻酔の持つ通常の作用を抑制することが観察されたのである。

3週間にわたって、8×10^4個/cm^3の濃度のマイナスイオンを曝露されたラットの、脳波記録における神経生理学的覚醒度の上昇を報告している研究が複数ある（オリブロー 1981[39]、ランバート 1981[58]）。プラスイオンの曝露では、反対の反応が観察されている。1件ではプラスイオンによって、中枢神経系の覚醒度がコントロール群に比べて有意に低くなった。それに対して、マイナスイオンは何の作用も示さなかった[58]。もう1件では、プラスイオンで脳の覚醒度がコントロール群に比べて有意に低下した。一方、マイナスイオンではコントロール群に比べて覚醒度が有意に上昇した[39]。

イオン曝露に伴って、脳内のセロトニン（5－HT）およびcyclicAMP◆レベルが低下することが報告されている（ダイアモンド 1980[44]）。この研究者らは20日間に渡って幼齢ラットに空気マイナスイオン（1.0×10^5個/cm^3）を曝露した。しかし、複数の脳領域でこれらの神経化学物質に変化が生じたのは、多家族で「豊かな」環境にいた幼齢ラットにマイナスイオンを曝露した場合に限られた。体性感覚皮質および後頭皮質においてセロトニンレベルがそれぞれ45と61％低下し、cyclicAMPが両領域においてそれぞれ35と45％減少した。単一家族で「貧素な」環境において、マイナスイオンを曝露されたラットでは、検討対象となった脳領域のいずれにおいても（体性感覚皮質および後頭皮質において）セロトニンに変化は見られず、またcyclicAMPは体性感覚皮質のみで観察された。この研究では、社会環境的因子の作用が非常に大きいため、イオンの作用における生物学的重要性は不明である。

◆cAMPと略する。3′,5′-cAMPと、2′,3′-cAMPの2種類がある。セカンド・メッセンジャーで、細胞外の信号を細胞内の反応へと変換するものである。AMPはアデノシン一リン酸のこと。

よく計画され制御された1件の研究から、マイナスイオンを曝露（6.5×10^5個/cm^3へ30分間）されたマウスは、コントロール群に比べて有害な刺激から逃れることをより速やかに学習することが示されている[39]。プラスイオン曝露は、回避学習に有意な影響は及ぼさなかった。同じ研究において、プラスイオン曝露を受けた（8.0 × 10^4個/cm^{3}へ3週間）マウスは、コントロール群に比べて記憶保持が有意に悪いことが示された。

自発的活動性に対するイオンの作用を検討した研究において、オリブローおよびランバートは、ラットにプラスあるいはマイナスイオン（7.5 × 10^5個/cm^{3}へ20分間）を曝露し、プラスイオンが自発的活動性を低下させ、マイナスイオンが増加させる形でコントロール群に比べて有意な差のあることを示した（オリブロー 1981[39)]）。もう一つの研究では（バックマン 1966a[64)]）、プラスイオン曝露（1.5 × 10^6個/cm^{3}へ45分間）がラットの活動性に一貫性のない形で影響を及ぼした一方、マイナスイオンは活動性を低下させた。

最後に、**表－6**に示されている最近の研究では、完全に否定的な結果を得ていた（ベイリーら 1983[33)]、ベイリー&チャリー 1984b[34)]、ベイリー&チャリー 1984a[62)]）。これらの研究における曝露環境の制御および記述は、**表－6～10**に示されているように極めて厳格なものである。これらの実験では、ラットにおいて3種類の異なる期間すなわち短時間の曝露（2時間）、中程度の時間の曝露（18時間）、長時間の曝露（66時間）での、プラスおよびマイナスの単極イオン条件（5.0 × 10^5個/cm^3）の作用が検討された。従属測定の対象になったのは、3種の神経伝達物質システム、すなわちセロトニン作動性、ノルアドレナリン作動性、ドーパミン作動性の5つの異なる脳領域における代謝回転率（消失率）である。自発的運動活性も、食物および水摂取量と並んで検討の対象となった。検討されたいずれの脳領域の、いずれの神経伝達物質システムにおいても、イオン曝露の作用は何も生じなかった。同様に自発的運動活性に対する作用もないし、水や食物摂取量に対する作用も何も生じなかった。これらのデータは、良くコントロールされ追試実験も行われた研究から得られたものであるため、3日間、個別にイオン曝露されたラットにおける研究で最も信頼でき妥当なものである。

このセクションで概観した諸作用は、以下のようにまとめることが可能である。まず第1に、両極性の空気イオンとも、イオン曝露が麻酔を受けた動物の心血管および呼吸器へ作用したが、麻酔されてない動物と同じ正常な心拍数および呼吸へと戻すものであった。これらの動物に対するイオン曝露のレベルは、3日から20日間に亘って10^5個/cm^{3}であった。第2に、動物を少なくとも30分間にわたって曝露した場合、10^5個および10^6個/cm^{3}のレベルでは、運動活性に対して空気イオン曝露が何らかの作用をもっていると思われた。第3に、10^5個ないし10^6個/cm^{3}のイオン濃度での脳内のセロトニン（5-HT）および活動性レベルに対する作用については矛盾するデータが存在する。この領域において最もよく制御された研究はラットにおけるものであり、セロトニンを含む神経化学物質活性に対するプラス、マイナスいずれの空気イオンの作用も報告していないし、自発的運動活性に対する作用も報告していない。

2−C ヒトの生物医学的反応

臨床的研究、および臨床に関連する研究が計18件、ここでのレビューの対象となった。これらの研究結果は**表−11**にまとめてある。実験上の様々な点および手続きは、それぞれ**表−12、13、14、15**に示してある。

2−C−1 報告された結果：データのまとめ

臨床的な疾患に関連する様々なヒトの生物学的反応に対しての空気イオンの作用についての研究で、レビューの対象になったものから、肺機能、脈拍、血圧、呼吸数、気腫に対してイオンは何の作用も及ぼさないということが示されている。その一方で、熱傷による痛みや呼吸器疾患を含む病的状態、さらには頭痛、咽頭痛、上部気道の充血などの様々な一般的症状に対するイオンの作用を明らかにしている研究が数多く存在する。

作用が観察される場合、マイナスイオンが健康上の障害を改善する一方、プラスイオンは悪化するということがこれら臨床的研究の一般的傾向である。データが矛盾しているのは、複数の研究でのイオン曝露レベルおよび曝露期間の違いに、部分的には原因を求めることが可能であるが、数多くの実験計画上の誤りおよび実験上のアーチファクトによるものかもしれない。

ヒトにおける術後の不快感および熱傷に関連した痛みに対する空気マイナスイオンの作用を検討した研究が3件存在するが（ディビッドら 1960[65]、ディビッドら 1962[66]、マインハート 1961[67]）、空気マイナスイオンにこれらの状態に対する鎮痛作用があるという点で一致している（**表−11**参照）。プラスイオンの作用についてはこれらの研究では検討されていない。とはいえ、これらの研究に基づいて結論を与える形での一般化は不可能であるが、それはこれらの研究における報告が不完全であり、手続きを混同しているほか、プラシーボ効果も考えられるからである（**表−13、14、15**参照）。

7件の研究が、様々な呼吸器疾患をもつ人々に空気イオンを曝露し、矛盾した結果を報告している（アルブレヒトセン 1979[68]、ダンツラー 1983[69]、ジョーンズ 1979[70]、モトレイ 1966[71]、オステルバレ 1979[72]、パルティ 1966[73]、ワグナー 1983[74]）。これらのうちの2件は、空気マイナスイオンが、気管支喘息、呼吸筋痙縮、喘息性気管支痙縮を和らげると報告している。これらを仔細に検討してみると、データの解釈を困難にするような情報が明らかになる。ジョーンズらによる研究では[70]、試験対象となった7名の患者のうち、最大呼気速度（PEPR）で測定された呼吸器機能において、午前、午後双方の数値で統計的に有意な改善が見られたのは3名にとどまった。残りの4名の被験者では、午前の数値にのみ改善が見られたか、全く改善が見られなかったか、およびPEPRの低下が見られたかのいずれかであった。この研究では、被験者は8週間にわたって記述のない濃度のイオンに曝露された。PEPRを検討した他の1件の研究は、イオン曝露による作用は何もないことを報告した[74]。気管支喘息患者を対象にした研究（2つの異なる雑誌に発表されている）から、プラスあるいはマイナスのいずれの空気イオンの曝露に際しても、肺機能への作用（最大努力呼気量の増大）が示されているものの、ヒスタミン閾値に対する作用は示されていない。モトレイおよびヤンダ[71]は、呼吸器の活性に対するイオンの作用を検討したが、非常に高濃度のプラスイオン曝露もマイナスイオン曝露も、気腫を伴う人々における症状の発現に影響は及ぼさなかったと結論付けている。呼吸の領域では、諸研究の間でデータが矛盾しており、また、何らかの結論を引き出す目的で行なわれた作業中に、数多くの実験上のアーチファクトが入ったことが考えられる。

表－11に挙げたもののうち、最もしっかりした研究は、おそらく末梢セロトニン（5−HT）およびセロトニンの主な代謝産物である、5ヒドロキシインドール酢酸（5−HIAA）に対するイオンの作用を検討した研究であろう。イスラエルのスルマンのグループによってすべて行なわれたこれらの研究[76, 78, 80～83]は、10^3個/cm^3という自然界で生じる濃度の（シャラフの気象条件による）プラスの空気イオン、あるいは10^5個/cm^3という実験室の条件下でのプラスイオンへの曝露が、天気に敏感な人間では尿中5−HTおよび5−HIAAの増加に関係があることから、5−HTの代謝の増加が示唆されるということを報告した。さらにスルマンのグループによる研究のうち2件では、空気マイナスイオンへの曝露が尿中5−HTおよび5−HIAAの低下と関係あることが示唆されている。

表－11にまとめられている入院中の患者を対象にした研究から、おおよそ10^4個/cm^3濃度のプラスイオンの曝露は、頭痛、めまい、咽頭痛などの症状が引き起こされることが示されている[75]。これらの各症状は、実際に経験した被験者から軽いものであると評価された（ウィンザー 1958[75]）。同じ濃度のマイナスイオンの曝露は、目の痛み、喉の充血を改善した。

10^4個/cm^3の空気マイナスイオンの長期（2ヵ月）にわたる曝露で、神経生理学的覚醒度の低下を示すような、α波活性の変化が生じたように思われるものの、様々な代謝機能に対する作用は何も無いとするデータが報告されている（スルマンら 1978[76]）。このデータは、脳波活性に対する空気イオンの作用を報告している他のデータとだいたい一致している。一般に、マイナスイオン曝露は、ヒトでのα周波数の減少および振幅の増大に結びつく[77]。徐波活性についても同様の結果が動物において報告されている（オリブロー 1981[39]、ランバート 1981[58]）。

2−C−2　実験計画および情報の記載についての批判

これらの文献の大半に典型的に見られることとしては、ヒトを対象とした臨床的研究では実験条件についての報告が不適切であるということが挙げられる。18件の研究のうち、電場の強さあるいは電流密度を報告しているものは1件もないのである。また、実験中にみられたイオンの移動度を報告している研究は1件だけあるものの、それとて移動度の測定に用いられた手法は記述していない（**表－13**参照）。

約半数の研究で、実験中の温度および湿度に関するデータが記述されている（**表－14**参照）。試験中に存在するオゾン（O_3）および窒素酸化物（NOx）のレベルは、17件の研究中2件で報告されているに過ぎない（スルマン 1978[76]、スルマン 1975[78]）。このことは、イオン曝露に関連すると報告されている諸症状の多くが、オゾンあるいは二酸化窒素（NO_2）などの窒素酸化物の直接的な曝露によっても引き起こされるため、重大な欠陥である。例えば、ある研究ではプラス、マイナスいずれの空気イオンの曝露によっても、頭痛、めまい、咽頭および眼の炎症が生じると報告しているが、これらの症状はオゾンあるいはNO_2の曝露の結果としても起こり得るのである（ベイカーら 1980[79]）。

これらの研究で用いられた送風装置についての記述はおしなべて不適切である。18件の研究中9件では、送風装置についての記述がまったくない。残りの研究も、装置についての記述は充分でなく、小空気イオンのみが存在し、被験者へ送られた空気中に汚染物質がなかったということを確認できない（**表－14**参照）。その結果として、これらの研究ではいずれも結果を空気イオンによるものとすべきか、それとも他の何らかの因子によるものとすべきなのかがはっきりしないのである。

使用されたイオン濃度についての記述は、このグループ（ヒトの生物医学的反応）の研究では、散発的に見られるのみである。その結果として、作用が多くのヒトに予期し得るようなイオン曝露の何らかの閾値レベルを、このような臨床的研究の全体から引き出すのは不可能である。以上のようなことは、熱傷および術後の不快感に対するマイナスイオンの作用を検討した3件の研究で、とりわけ問題となる（ディビッド 1960[65]、ディビッド 1962[66]、マインハート 1961[67]）。3件の研究とも、マイナスイオンが痛みを緩和するという点で一致しているものの、使用されたイオンレベルを報告しているのは1件のみである。

表－15には、ヒトの生物医学的反応に関連する、18件の臨床的研究における実験上の他の特徴についてまとめてある。実験計画が多岐にわたっていることが見て取れる。総じて、このグループの諸研究は、本章でレビューの対象となった4つのグループの中で実験計画および制御が最も悪い。ほとんどすべてのケースで記述は曖昧である。データも科学的な研究について報告する際に用いられる、一般的な慣例に従わない形で提示されている場合が多い。統計的な検定を用いているのは、これらの研究の半数にすぎない。さらに、これらの研究のほとんどすべてに、報告された知見の有用性を損なってしまうような実験上の問題が数多く存在している。

ほとんどすべての研究に共通して見られる問題点が数多くある。例えば、被験者がアースされていたのは18件中2件のみで、しかもその2件中の1件ではアースがしっかりしてないように思われる（ウィンザー 1958[75]）。被験者が身に付けていた衣服の静電的性質が共通したものであることを確保するために、何等かの方策を用いた研究は1件もない。上述のように、静電的性質の均一性の確保は、個々の被験者のイオン曝露を制御するために不可欠なものである。さらにスルマンただ1人が、いくらかの被験者は理由は良くわからないもののさまざまな度合いで、イオンに対してもともと敏感でありうるという可能性を認識していた。

実験の遂行および結果の解釈上、数多く問題点があることも多くの研究（**表−11**）の有用性を損なう原因となっている（スルマン 1975[78]、スルマン 1970[80]、スルマン 1971[81]、スルマン 1973[82]、スルマン 1974[83]）。このことは最小限度の生化学的および環境についてのデータのみしか含まない、スルマンの研究における多くの他の要素によって、より混乱したものとなってしまう。

例えば、シャラフの前あるいはシャラフのあいだに広く見られるプラスあるいはマイナスイオンの濃度は、おおよそ1,200個/cm^{3}と報告されている。一方、シャラフの吹かない日の通常の環境イオン濃度は、おおよそ1,000個/cm^{3}とされている。イオン濃度におけるこのようなわずかな変化は、たとえ現在の水準のイオン測定器を用いたとしても測定誤差の範囲に収まってしまうものであり、正確に検出することは困難であるため、いずれにせよその濃度は、通常の環境中のレベルと考えられてしまうのである。シャラフという気象条件に関連する温度および湿度の変化のほうがはるかに際だっており、スルマングループによって報告されている天気に敏感な人間に見られる一連の症状は、おそらくこれらの気象因子の複雑な相互作用から引き起こされたものであろう。

ここでのレビュー対象となったすべての臨床的研究には、多くの実験上のアーチファクトが含まれており、その信頼性を見極めるためにはよく制御された条件下での追試実験が必要である。

2−C−3　最低限許容可能な研究の結果

ヒトの臨床的症状に対するイオンの作用を検討したこれらの研究のうち（**表−11～15**参照）、最低限許容可能な科学的「質」を備えているのは3件である（ホーキンス 1981[10]、オステルバレ 1979[72]、スルマン 1978[76]）。

ホーキンスによる研究では、事務員がマイナスイオンに（平均2.7×10^3個/cm^3）4～6週間にわたって1日あたり8時間曝露された。イオン曝露によって諸症状が有意に緩和されることが明らかにされたとはいえ、イオン以外の環境的パラメーターにおける変化の方が、イオン自体と同等あるいはより大きな作用を生み出した。例えば、ホーキンスはイオンがない状態での温度あるいは相対湿度における単独の変化によって、イオンによるものよりもより大きな作用が生まれたことを見出している。すなわち、ホーキンスの研究では、イオン曝露によって諸症状が有意に緩和された。それは、頭痛で≧50％の減少、悪心およびめまいで≧30%の減少といったものであるが、これは被験者全てに見られた作用ではない。一方、平均温度が4℃上昇することは、頭痛の病訴を51%減少させ、また9℃の上昇は頭痛の病訴を70%減らしたのである。同様に、悪心は9℃の上昇で90%減少し、また、めまいも9℃の上昇で99%減少した。さらに、相対湿度の低下（平均9%）で、頭痛が14%、悪心が86％、めまいが100%減少するに至った。2番目の研究では、15分間にわたるプラス、マイナスいずれのイオン（3.0×10^4個/cm^3）への曝露によっても、肺機能（最大努力呼気量で測定）が改善したことが報告されている（オステルバレ 1979[72]）。観察された変化は極度に小さなもので、曝露後15分で完全に元に戻った。この研究ではまた、ヒスタミン誘発性の気管支収縮（あるいは主観的な空気の質の評価）に対して、プラス、マイナスいずれのイオンも何の作用も有しないことを報告している。

スルマンの先行研究に比べると、この研究では、より良い実験手続きが用いられており、結果はマイナスイオン効果についてはほぼ完全に否定的なものとなっている[76]。この研究では、2ヵ月（6時間/日）にわたってマイナスイオン（1.0×10^4個/cm^3）を曝露されたヒトにおいて、生物医学的状態の様々な指標に対する作用は何も見られなかった。これらの指標には、血圧、脈拍、呼吸、ブドウ糖、血球数が含まれる。総じて、この研究はセロトニンに対する作用（50%の減少）を除いて、マイナスイオンに生物学的作用はないということの証拠を与えるものである。しかし、対象となった被験者が少ない（10名）ためこの結果を一般化するには限界がある。

最低限許容できる基準に合致したこれら3件の研究結果は、10^3個/cm^3から10^4個/cm^3までの濃度のプラス、マイナスいずれのイオン曝露も、ヒスタミン閾値、体重、血圧、脈拍、呼吸数、口腔温、尿のpH、アルブミン、ブドウ糖、ケトン体、ビリルビン、潜血、血球、心電図に対する作用は何も有さないということを示すものである。肺機能、脳波およびセロトニンに対しては作用が観察されたが、ほとんどすべてのケースにおいて、そのような作用は大きさという点では小さなものであった。

2－D　動物の生物医学的反応

動物の病理に対する空気イオンの作用についての研究は、9件がレビューの対象となった。これらの研究では、動物における潰瘍形成、新生児期の発達、呼吸器疾患に対する空気イオン曝露の作用が検討されている。報告された結果は、はっきりとした形ではないものの、プラスの空気イオンが動物の病的状態を悪化させるが、マイナスイオンは状態を改善するということを示している。**表－16**にこれらの研究の結果をまとめた。これらの研究における実験上の特徴および手続きについては、それぞれ**表－17、18、19、20**の各表に示してある。

2−D−1　報告された結果：データのまとめ

これらの動物に関するデータ全体から導き出される結果として、最も一貫しているのは、プラスイオン曝露が呼吸器疾患による病的状態を悪化させたのに対し、マイナスイオン曝露は疾患の症状を改善するというものである。このような傾向は、1970年から1974年にクルーガーのグループの行った一連の5件の研究から得られたデータに最も良く特徴が現れている。彼らは、空気イオン曝露の作用についての相対的指標を得る目的で、一貫してコントロール群を用いているため、これらの実験は有用なものではある。しかし、それでもクルーガーのグループの提示しているデータには矛盾がある。例えば、一連の研究の中のひとつにおいては、呼吸器疾患（エアロゾル状のウイルスによって引き起こされた）の進行がどの様なイオン濃度でも変化を見せなかった（クルーガー 1974[84)]）。一方、クルーガーおよびリード[85)]は、ウイルスが鼻腔内チャレンジによって与えられた場合、中程度の用量のプラスおよびマイナスイオン（10^4個/cm^3）では、死亡率は変化しないものの、10^3個/cm^3あるいは10^5個/cm^3の濃度では死亡率が変化している。高濃度のプラスイオンは呼吸器疾患による死亡率を上昇させた一方、高濃度のマイナスイオンは死亡率を低下させている。これらのデータに見られる非線形性は複雑であり、直接的な解釈を困難にしている。

動物の病的状態に対するイオンの作用に関する他のデータも問題を抱えている。ある研究では、新生児期の発達がマイナスイオンの曝露で有意に阻害される一方、プラスイオンからは影響されないということを報告している（ヒンサル 1981[86)]）。この研究はさらに、胚の発育はいずれの極性のイオンの曝露によっても変化しないということも示している。この研究の追試実験では再現性を得ることに失敗し、マイナスイオン曝露は、新生児期の発達（成長）に影響は及ぼさないという結果が得られた。（ヒンサル 1983[87)]、ヒンサル 1984[88)]）。

ウサギの潰瘍形成の進行に対するマイナスイオンの作用についての研究では、**表−17**に示すように、2つの異なる曝露期間が1つは（s）、もう1つは（r）に対して用いられている。（s）は絶食から誘発された潰瘍形成、（r）はレセルピンに誘発された潰瘍形成のことである。曝露期間の差は3日と15日であるが、これは上の2つの方法によって潰瘍形成が起こるのに必要な時間の違いによるものである。双方のケースで、マイナスイオンは潰瘍形成を減少させることが示されている。

2−D−2　実験計画および実験報告についての批判

動物を対象にした実験はかなり良く計画されているものの、実験報告はしばしば不十分である。その結果報告されているものの傾向として、イオン曝露からの作用として見分けられるものの、どれか1件の研究結果を詳しく解釈することや、さまざまなデータにみられる矛盾点を解消することはどうしても困難である。

このグループに属する研究では、実験におけるコントロール群が効果的に使用され、また許容できるような試験環境上の制御が見られる。さらに、9件中8件の研究で実験動物はアースされ、また6件の研究結果において、結果についての適切な統計的分析が行われている（**表−20**参照）。

小動物を対象にした研究で、試験環境の条件を適切な形で報告しているものは、1件もない（**表−18、19**参照）。ほとんどすべての研究で試験中のイオンの移動度、温度、相対湿度が示されているものの、電場、電流密度、大気圧、気体状の汚染物質の存在についてのデータを記載してないのである（**表−19**参照）。

鼻腔内チャレンジが用いられた研究に関する追試実験から、2つの別々の研究の間に、プラスイオンがより高い死亡率を生じさせる、そしてマウスのインフルエンザの進行に影響を及ぼすという点での一致した見解が示されている（クルーガー 1972[85]、クルーガー 1970[90]、クルーガー[91]）。マイナスイオンの作用は、それほど一貫したものではない。ある研究では、コントロール群の動物とマイナスイオンを曝露された動物との間に死亡率の差は報告されていない。一方、もう1つの研究では、マイナスイオンの曝露によって死亡率が有意に低下したと示されているのである。このように、追試試験に失敗したことに対する説明は、実験者側から与えられていない。

2−D−3　最低限許容可能な研究の結果

動物の生物医学的反応に関わる実験で、レビュー対象になったものの内、9件中8件が最低限許容可能な科学的「質」の基準に合致している。

1つの研究では、マイナスイオン（1.5×10^4個/cm^3で3日から24日）によって、ラットの潰瘍形成（絶食あるいはレセルピン注射で誘発された）が平均27%有意に減少した（ドゥレアヌ 1965[89]）。

新生児期の成長および発達についての検討を行った一連の研究では、入り混じった結果が報告されている（ヒンサル 1981[86]、ヒンサル 1983[87]、ヒンサル 1984[88]）。この研究者らによる研究の実験面の質は、年数経過とともに高まり、1983と1984年におこなわれたものが、これらの研究で最も適切なものとなっている。後の2件の研究では、新生児期の成長に対するプラスおよびマイナスの先行研究で見られた様な作用は確認されなかった。

動物の生物医学的反応に対するイオンの作用についての研究で、ほかに実験面で許容可能なものにはバークレーでのクルーガーのグループによって行われたものがある。彼らの研究では、呼吸器疾患の動物の死亡率に対するプラスおよびマイナスのイオンの作用について検討が行なわれた。これらの研究の最初のものでは、動物の死亡率は30日にわたるプラスイオン曝露（$3.0 \sim 4.0 \times 10^5$個/cm^3）によって上昇することが明らかにされた（クルーガー 1967[92]）。2番目の研究では、マウスの死亡率がプラスイオン曝露（1.0～2.0 × 10^5 個/cm^3 で6日から10日間）によって同様の影響を受けたものの、実験群とコントロール群のマウスの間の差はわずかであった（クルーガー 1970[90]）。マイナスイオン曝露（2.0～5.0 × 10^5 個/cm^3 で11日間）を行なった場合は、PR8株のインフルエンザウイルスを感染させたマウスの死亡率は、コントロール群と変わらなかった（クルーガー 1971[91]）。

いくつかの異なる濃度（低＝5.0 × 10^3 個/cm^3、中＝2.0 × 10^4 個/cm^3、高＝5.0 × 10^5 個/cm^3）のプラスあるいはマイナスイオンについて検討を行なった実験では、ウイルス性呼吸器病原体に感染させ、14日から16日間にわたってイオンを曝露したマウスでは、マイナス、プラス双方のイオン条件下で、コントロール群に比べてより大きな死亡率が見られたものの、それはイオンレベルが低い場合に限られた。いずれの極性でも、中程度のイオンを曝露されたマウスでは、死亡率に対する作用は観察されなかった。高濃度のマイナスイオンを用いた場合は、マウスの死亡率はコントロール群よりもわずかに低かった。高濃度のプラスイオンの作用は報告には含まれていない。

これらの研究の最後のシリーズでは、エアロゾル化した形でウイルス性呼吸器病原体が与えられた。11日間にわたって高濃度、低濃度双方のプラスあるいはマイナスイオンを曝露されたマウスに対するイオンの作用は何も生じなかった（クルーガー 1974[84]）。しかし、これらの一連の研究で用いられたコントロール群におけるマウスの死亡率は大きく、それは実験内のかなり高い変動性（誤差分散）を示すものである。

呼吸器疾患に対するイオンの作用についてのデータからは、入り混じった結果が示されている。これらデータはイオン適用量に対して線形のパターンを見せず、既に述べたように、イオンの作用は弱いものであるように思われる。

まとめると、動物における生物医学的反応について検討を行なった研究結果は、コントロール群のデータにおける変動性、結果に見られる不均一なパターン、追試実験の失敗などにより疑わしいものである。イオンの作用が存在するとしても、それはきわめて弱いものである。また、新生児期の発達に対するイオンの作用を検討した完全な追試実験の試みでは（ヒンサル 1983[87]、ヒンサル 1984[88]）（**表ー16**参照）、実験者が自ら先に報告した肯定的な知見（ヒンサル 1981[86]）を支持するには至らなかった。

3　結論

本章でレビューを行なったデータは、分単位から月単位までの曝露期間で、10^3 個/cm^3（基本的には自然環境中のレベル）から 10^7 個/cm^3（実験室内でのレベル）の濃度を用いて、空気イオンの行動的および生理学的作用を検討したものである。

イオン曝露は主として、動物およびヒトにおける行動的ならびに行動に関与する生理学的変化に関係があると思われる。文献中で最も多く観察されたタイプの行動的および生理学的変化は、刺激依存的なものである。このことは刺激が除去されると作用も消失することを意味する。強調しておかなければならないことは、ロックフェラー大学の研究グループによって収集され最近報告されたデータでは、生理学的反応（脳内の神経伝達物質）ないし行動的反応に対するイオンの作用は、何も見られなかったという事実である（ベイリー 1983[33]、ベイリー 1984b[34]、ベイリー 1984a[62]）。これらのデータは、厳格な曝露条件を用いた3年にわたるプロジェクトの成果である。

空気イオンに関する文献についてのレビューを通して、貧弱な実験手続きが用いられているために、多くの研究が科学的に許容できるものではないということが目についた。多くの研究が、温度、相対湿度、ないし電場の強さについて報告していなかった。最後に、ここに報告した実験研究では、小イオン効果に関しての用量―反応、そして時間―経過データが体系的に提供されていない。このため、本レビューでは、最低限の科学的水準に達する研究のみが確認された。それらの研究についての詳細な検討に基づく限り、以下のような結論が妥当なのであろう。

①動物およびヒトの双方で、生物学的および行動的反応に対するイオンの作用が存在すると思われる。
②そのような作用が生じた場合でも、そのほとんどは絶対値が小さいものである。
③観察された作用は、そのほとんどが一過性の（実験対象がイオン曝露条件から引き離されると、作用も消失した）ものであった。

本レビューから、今後のどんな研究であれ、空気イオンの生物学的作用に関する我々の理解をより明確にするためには、本章で特定したような曝露に関わるパラメーターを考慮しつつ、注意深く実験を計画し、厳格に遂行することが不可欠である。

Study	Physiological or behavioral response	Air ion effects[a] (+)	(−)
Albrechtsen et al., 1978	Mental performance	0	0
	Pulse and respiration	0	0
Assael et al., 1974	EEG alpha		
	Frequency	−	↓
	Amplitude	−	↑
	Synchronization	−	↑
Barron and Dreher, 1964	Psychomotor performance		
	Brightness	−	0
	Reaction time	−	0
	Complex perceptual-motor	−	0
	Muscular steadiness	−	0
	Biochemical responses		
	Glucose, steroids & biogenic amines	−	0
Brandt, 1933	Metabolism	Bipolar Hi:	↑
		Lo:	↓
Buckalew and Rizzuto, 1982	Anxiety	−	0
	Psychological state perception	−	0 ↑
	Physiological state perception	−	0 ↑
Buckalew and Rizzuto, 1984	Psychomotor and cognitive performance		
	Digital symbol coding	−	0
	Grip magnitude	−	0
	Dexterity	−	0
	Tracking	−	0
	Reaction time	−	0
	Physiological responses		
	Body temperature	−	0
	Blood pressure	−	0
	Pulse rate	−	0
Charry and Hawkinshire, 1981	Galvanic skin response	↓ ↑	−
	Reaction time	0 ↑	−
	Mood	↓	−
Chiles et al., 1960	Complex mental task	0	0
	Vigilance	0	0
	Mood	0	0
DeVries and Klafs, 1965	Physical endurance	0	0
Forward and Alpern, 1980	Anxiety	−	↓
Giannini, 1979	Irritation syndrome	↑	−
	Anxiety	↑	−
Giannini, 1983	Irritation syndrome	↑	−
	Anxiety	↑	−
Hawkins and Barker, 1978	Performance		
	Motor tasks	0	↑
	Reaction time	0	↓
Hawkins, 1981	Thermal-comfort	−	0 ↑
	Mood	−	0 ↑
	Air quality rating	−	0 ↑
Halcomb and Kirk, 1965	Reaction time	↑	↓
Hedge and Eleftherakis, 1982	EEG alpha	−	0
	Reaction time	−	0
Inbar et al., 1982	Heart rate	−	↓
	Rectal temperature	−	↓
	Skin temperature	−	0
	Perceived exertion	−	↓

▶次表へ続く

表−1　実験結果一覧：ヒトの生理・行動
生理反応・行動反応、空気イオンの効果

Study	Physiological or behavioral response	Air ion effects[a] (+)	(−)
	Sweat rate	−	0
	Minute ventilation	−	0
	Blood pressure	−	0
Kelley, 1963	Reaction time	0	0
	Movement time	0	0
	Accuracy — rotary pursuit	0	0
	Steadiness	0	0
	Grip strength		
Knoll et al., 1961	Reaction time	↑ ↓	↑ ↓
Koyranskiy and Ukvol'berg, 1961	Simple task completion	↑ ↓	−
	Complex task completion	↑ ↓	−
McDonald et al., 1967	Reaction time	0	0
	Vigilance	↑	↑
	Heart rate	0	0
	Respiration rate	↓	↓
	EMG	0	0
McGurk, 1959	Mood	0	0
Monaco and Acker, 1963	Mood	0	0
	Heart rate	0	0
	Respiration	0	0
	Skin temperature	0	0
	Muscle tension	0	0
	Skin resistance	0	0↑
	Blood pressure	0	0↓
	Pulse finger volume	0	0↑
Morton and Kershner, 1982	Memory	−	↑
	Attention	−	0↑
Rim, 1975	Performance — cognitive	↓	−
	Psychiatric symptomatology	↓ ↑	−
Ruocco, 1962	Reaction time	0↑	0↓
	Mood	0	0
	Placebo: well being	↓	↑
Sigel, 1979	Mood	0↑	0↑
	5-HIAA	0↑ ↓	0↑ ↓
Silverman and Kornblueh, 1957	EEG Alpha		
	Frequency	↓	↓
	Relaxation	↑	↑
	Sleepiness	↑	↑
	Dry mucosa	↑	↑
Slote, 1961	Reaction time	↑	↓
	Critical flicker fusion	↓	↑
	Finger tapping	↓	↑
Sovijarvi et al., 1979	Heart rate	↑	↓
	Perceived exertion	↑	↓
Tom et al., 1981	Performance		
	Reaction time	−	↓
	Rotary pursuit	−	0
	Mood	−	↑
Wofford, 1966	Reaction time	−	↓
Yaglou et al., 1933	Respiration rate	0	0
	Pulse rate	0	0
	Blood pressure	0	0
	Oral temperature	0	0

[a] − = not studied; 0 = no effects; ↑ = increase; ↓ = decrease.

表−1（つづき）

Study		Air ion dosages (+)	(ions/cm³) (−)	Exposure period (+)	(−)
Albrechtsen et al., 1978		High 9.0 × 10^3	9.0 × 10^3	1 day	1 day
		Low 3.0 × 10^2	3.0 × 10^2	1 day	1 day
Assael et al., 1974		–	NR	–	45 min
Barron and Dreher, 1964		–	1.0 × 10^3	–	1.25 hr
Brandt, 1933		82—5.9 × 10^2	Bipolar	1 year, once/week	
Buckalew and Rizzuto, 1982		–	NR	–	6 hr
Buckalew and Rizzuto, 1984		NR	NR	–	6 hr
Charry and Hawkinshire, 1981		2.0—3.0 × 10^4	–	1.5 hr	–
Chiles et al., 1960		2.6 × 10^4	2.1 × 10^4	2 hr	2 hr
DeVries and Klafs, 1965		2.3—4.5 × 10^5	2.3—4.5 × 10^5	15 min	15 min
Forward and Alpern, 1980		–	NR	–	3 $^1/_2$ weeks, 8 hr/day
Giannini, 1979		NR	NR	NR	NR
Giannini, 1983		1.1—3.8 × 10^3	–	Variable	–
Halcomb and Kirk, 1965		1.0 × 10^4	1.0 × 10^4	4.3 hr	4.3 hr
Hawkins, 1981	Site 1	0.5 × 10^2	2.5 × 10^3	–	
	Site 2	1.3 × 10^2	2.0 × 10^3	–	4—6 weeks
	Site 3	1.0 × 10^2	3.5 × 10^3	–	8 hr/day
Hawkins and Barker, 1978		7.0 × 10^3	7.0 × 10^3	2 hr	2 hr
Hedge and Eleftherakis, 1982		–	0.9—1.5 × 10^4	–	45 min
Inbar et al., 1982		–	1.4—1.9 × 10^5	180 min	180 min
Kelley, 1963		1.2 × 10^7	1.2 × 10^7	1 hr	1 hr
Knoll et al., 1961		2.0 × 10^3—1.0 × 10^6	2.0 × 10^3—1.0 × 10^6	1 hr	1 hr
Koyranskiy and Ukvol'berg, 1961		–	Series 1: 1.15 × 10^5	–	5 days 30 min/day
			Series 2: 1.0 × 10^6	–	5 days 30 min/day
McDonald et al., 1967		10^6	10^6	45 min	45 min
McGurk, 1959		8.0 × 10^3	8.0 × 10^3	2 hr	5 hr
Monaco and Acker, 1963		NR	NR	20 min	20 min
Morton and Kershner, 1984		–	1.0—1.2 × 10^4	–	20 min
Rim, 1975		NR	–	NR	–
Ruocco, 1962		3.4 × 4.3 × 10^4	3.4 × 4.3 × 10^4	1+ hrs	1+ hrs
Sigel, 1979		1.0 × 10^5	1.0 × 10^5	2 hr	2 hr
Silverman and Kornblueh, 1957		NR	NR	30 min	30 min
Slote, 1961		2.0 × 10^4	2.0 × 10^4	15—25 min	15—25 min
Sovijarvi et al., 1979		9.0 × 10^4	9.0 × 10^4	NR	NR
Tom et al., 1981		–	1.6 × 10^4	–	15 min
Wofford, 1966		–	NR	20 min	20 min
Yaglou et al., 1933		5.0 × 10^3—1.5 × 10^6	5.0 × 10^3—1.5 × 10^6	0.5—3 hr	0.5—3 hr

Note: NR = not reported; – = not studied.

表－2　実験処理一覧：ヒトの生理・行動
空気イオン濃度と曝露時間

Study	Field (V/cm)	Current density (A/cm²)	Mobility (cm²/V-s)	Ion exposure system
Albrechtsen et al., 1978	NR[a]	NR	0.8	Ions generated by alpha emitter suspended from ceiling 0.95 m above floor in laminar flow climatic chamber; ion measurement by cylindrical condensors
Assael et al., 1974	NR	NR	NR	Ions produced by corona discharge and measured with ion counter
Barron and Dreher, 1964	100	NR	NR	Ions produced by corona discharge and dispersed with fan; ions measured by "current between the plates of a concentric tube polarized capacitor"
Brandt, 1933	NR	NR	0.2	Normal fluctuations in outdoor and indoor ion concentration
Buckalew and Rizzuto, 1982	NR	NR	NR	Ions generated by corona discharge
Buckalew and Rizzuto, 1984	NR	NR	NR	Ions generated by corona discharge
Charry and Hawkinshire, 1981	NR	NR	1—2	Ions generated by corona discharge in climatic controlled chamber and measured wtih target ion collector
Chiles et al., 1960	NR	NR	>0.007	Ions generated by tritium foil (beta emitter) and corona discharge; ions measured wtih volumetric collector
DeVries and Klafs, 1965	NR	NR	NR	Ions produced by corona discharge
Forward and Alpern, 1980	NR	NR	NR	Ions generated by corona discharge and measured with volumetric ion counter
Giannini, 1979	NR	NR	NR	None
Giannini, 1983	NR	NR	NR	None
Halcomb and Kirk, 1965	NR	NR	NR	Ion generator and air conditioner in duct
Hawkins, 1981	NR	NR	1—2	Ions generated by corona discharge and dispersed by fan
Hawkins and Barker, 1978	NR	NR	NR	Ions produced by corona discharge and measured wtih ion counter
Hedge and Eleftherakis, 1982	NR	NR	NR	Ions generated by corona discharge and measured with atmospheric analyzer
Inbar et al., 1982	NR	NR	NR	Ions generated by corona discharge and measured with ionometer
Kelley, 1963	NR	NR	NR	Ions produced by corona discharge and dispersed with fan; ions measured wtih a current probe calibrated to a parallel plate ion counter
Knoll et al., 1961	NR	NR	NR	Ions generated by polonium (alpha emitter) "separated by an electric field and accelerated by air flow"
Koyranskiy and Ukvol'berg, 1961	NR	NR	NR	NR
McDonald et al., 1967	NR	NR	NR	Ions produced by Kr 85 source transported by electric field and air flow at 42 1/min
McGurk, 1959	NR	NR	NR	Ions generated by corona discharge and dispersed by fan
Monaco and Acker, 1963	NR	NR	NR	Ions produced by corona or radioactive generator
Morton and Kershner, 1984	NR	NR	NR	Ions generated by corona discharge with target collector
Rim, 1975	NR	NR	NR	Fluctuations in ion count associated wtih weather conditions
Ruocco, 1962	NR	NR	NR	Ions produced by tritrium foil (beta emitter) and measured with parallel plate ion counter
Sigel, 1979	NR	NR	NR	Ions generated by corona discharge and measured with parallel plate collector
Silverman and Kornblueh, 1957	NR	NR	NR	NR
Slote, 1961	NR	NR	NR	Ions generated by tritium in air-conditioned room and measured with parallel plate collector
Sovijarvi et al., 1979	NR	NR	NR	Ions produced by corona discharge and measured wtih ion counter
Tom et al., 1981	NR	NR	NR	Ions generated by corona discharge and measured with ion counter
Wofford, 1966	NR	NR	NR	NR
Yaglou et al., 1933	NR	NR	1.3	NR

[a] NR = not reported.

表ー３　電気・物理的環境特性一覧：ヒトの生理・行動

電場の強度、電流密度、イオン移動速度、空気イオン曝露装置

Study	T (°C)	RH (%)	BP (in.)	O_3 (ppm)	NO_x (ppm)	Air delivery system
Albrechtsen et al., 1978	Var	expt 1: 35 expt 2: 50	NR[a]	NR	NR	60 air changes/hr, 1 complete air change/min
Assael et al., 1974	NR	NR	NR	NR	NR	NR
Barron and Dreher, 1964	NR	NR	NR	NR	NR	Air-conditioned and temperature-controlled room
Brandt, 1933	23	NR	NR	NR	NR	No air filtering, use of open window or air conditioner
Buckalew and Rizzuto, 1982	NR	NR	NR	NR	NR	Enclosed room with area of 37.2 m^2 with "self-contained cooling system"
Buckalew and Rizzuto, 1984	21	NR	NR	NR	NR	Windowless chamber with self-contained heating and cooling systems
Charry and Hawkinshire, 1981	22	44	NR	est.	NR	Large particle filter, electrostatic precipitator, temperature- and humidity-regulated vent system
Chiles et al., 1960	23	25—35	NR	NR	NR	Electrostatic precipitator; ventilation by air-circulating blower with "air change estimated to be at a rate of 100 cfm"; positive pressure maintained in test room
DeVries and Klafs, 1965	NR	NR	NR	NR	NR	NR
Forward and Alpern, 1980	NR	NR	NR	NR	NR	NR
Giannini, 1979	NR	NR	NR	NR	NR	None
Giannini, 1983	NR	NR	NR	NR	NR	None
Halcomb and Kirk, 1965	NR	NR	NR	NR	NR	Air conditioned and temperature controlled room
Hawkins, 1981	Site 1: 24.3 Site 2: 22.4 Site 3: 22.8	48.4 53.2 46.5	NR	NR	NR	Sealed air centrally handled in modern office building; no information provided on filtration, air exchange, etc.; O_3 levels not measured above ambient (levels not given)
Hawkins and Barker, 1978	NR	NR	NR	NR	NR	NR
Hedge and Eleftherakis, 1982	18—21	52—70%	NR	NR	NR	NR
Inbar et al., 1982	40 ± 1	25 ± 5	NR	NR	NR	Climatic chamber, otherwise NR
Kelley, 1963	NR	NR	NR	est.	NR	NR
Knoll et la., 1961	NR	NR	NR	NR	NR	Window open during testing, otherwise NR
Koyranskiy and Ukvol'berg, 1961	NR	NR	NR	NR	NR	NR
McDonald et al., 1967	NR	NR	NR	NR	NR	Compressed air supply, filtered, and flow regulated to 42 ℓ/min
McGurk, 1959	29	100	NR	NR	NR	NR
Monaco and Acker, 1963	NR	NR	NR	NR	NR	NR
Morton and Kershner, 1984	NR	NR	NR	NR	NR	NR
Rim, 1975	15	<25—30%	NR	NR	NR	Weather conditions
Ruocco, 1962	24—28	56—71	NR	NR	NR	NR
Sigel, 1979	25 ± 1.5	52 ± 4	29.84 ± 0.18	.002	NR	Air drawn through a ventilation duct and circulated wtihin test room by an electric fan
Silverman and Kornblueh, 1957	NR	NR	NR	NR	NR	NR
Slote, 1961	20—25	40—60	NR	NR	NR	Air-conditioned room (2000 cubic ft)
Sovijarvi et al., 1979	21—24	NR	29.09—30.16	≤0.5		Laboratory room with constant humidity and ventilation
Tom et al., 1981	40	45	NR	NR	NR	NR
Wofford, 1966	NR	NR	NR	NR	NR	NR
Yaglou et al., 1933	NR	NR	NR	NR	NR	Heated air, no filtering 1800 cfm

[a] NR = not reported

表－4　微気候性特性：ヒトの生理・行動

湿度、相対湿度、大気圧、オゾン、窒素酸化物、空気処理システム

Study	Design	Grounding	Statistics	Replication	Other experimental issues/problems
Albrechtsen et al., 1978	Repeated measures Counterbalancing Yoked pairs based on T selection	Yes	Friedman F test	No	No detoxification between treatments, no control for differences in sex or age, inadequate procedures for selecting sensitive subjects
Assael et al., 1974	Double-blind crossover	NR[a]	NR	No	Very slight EEG changes, though consistent in direction, were not subjected to statistical tests and may not be significant
Barron and Dreher, ,1964	Repeated measures Double-blind	NR	F test	No	Query about (−) ion condition with (+) electrostatic field — unclear how space charge from negative ions resulted in a net (+) field; test subjects were healty, nonfatigued pilots; method of creating a void or ambient condition not explained
Brandt, 1933	Case stuides	No	NR	No	Small sample size (5 subjects); date of study makes ion measurements questionable
Buckalew and Rizzuto, 1982	Factorial Double-blind	NR	F test X^2	No	Ion measurement procedures unclear, possible confounding of expsoure due to simultaneous exposure of 12 subjects in one test area, basis of watching experimental with control groups probably inappropriate considering reference to Charry (1976), no assessment of smoker vs. nonsmoker differences given 6 hr exposure period
Buckalew and Rizzuto, 1984	Repeated measures Double-blind	NR	F test	No	No description of ion measurement procedures, use of young, healthy subjects (possible sample bias), no assessment of individual differences (ion-sensitivity) given reference to Charry and Hawkinshire, 1981
Charry and Hawkinshire, 1981	Repeated measures Single-blind Counterbalancing Ion sensitivity determined by ALS	Yes	Repeated measures F test	Partial	Mobility estimated and not measured
Chiles et al., 1960	Repeated measures Counterbalancing	NR	F test	No	Ion measurements not in subjects' breathing zone, likely presence of intermediate and large ions, confounding of exposure with three subjects exposed simultaneously, dielectric properties of clothing not specified
DeVries and Klafs, 1965	Repeated measures Counterbalanced	Yes	F test	No	Subjects exposed for 15 min and then tested in ambient conditions — exposure and test room at unspecified distances
Forward and Alpern, 1980	Repeated measures	No	t test	No	Field study taking place at work and therefore exposure period is variable
Giannini, 1979	Case study	No	NR	No	No direct evidence of ion exposure, confounding of effects, no experimental or case controls, small sample size (two subjects), questionable assumptions made about polarity of ion exposure
Giannini, 1983	Case study	No	NR	No	No description of ion measures and therefore no verification of exposure, no expiermental or case controls, small sample size (five subjects), confounding due to different environmental setting for each subject and use of anecdotal reports
Halcomb and Kirk, 1965	Independent two group	NR	F test	Partial	Lack of control group, ion measurement procedures questionable, question of

▶次表へ続く

表－5　実験デザイン、アース、統計処理、再現性、問題点：ヒトの生理・行動

	Counterbalanced				whether measurements were taken in breathing zone of subject
Hawkins, 1981	Repeated measures	NR	F test X^2	No	Exposure period per week not reported (number of days or hours), insufficient explanation of data analysis procedures, effects of humidity and ions on headache confounded, no verification of uniform exposure for subjects within the test sites
Hawkins and Barker, 1978	Independent three group Random	Yes	F test	Partial	Ion measuring procedures not described, no counterbalancing of dependent measures, use of young male subjects limits generalizability, apparent error in reporting of ion levels
Hedge and Eleftherakis, 1982	Repeated measures Control-group	Yes	F test Mann-Whitney U	No	Questionable method for assessing ion-sensitivity by use of inappropriate and nonvalidated instrument for "weather-sensitivity"; no description of ion measurement procedures and no information regarding subject exposure
Inbar et al., 1982	Independent two group Single-blind	No	t test	No	Ion measurement procedures not described with no verification of actual exposure, possible confounding of exposure due to simultaneous testing of six subjects in one area. Use of very high temperatures (40°C) a potential moderator variable
Kelley, 1963	Repeated measures	Yes	F test	No	Limited generalizability due to sample population (young subjects)
Knoll et al., 1961	Repeated measures	No	X^2 t test	No	Levels of significance not reported, ion measurement procedures likely to produce artifact, design vulnerable to contamination and carryover effects, no counter-balancing mentioned
Koyranskiy and Ukvol'berg, 1961	Case Study	NR	NR	No	Evidence for placebo effects, highly inconclusive data, confounding by experimental demand characteristics, lack of fit between data and text
McDonald et al., 1967	Independent three group	Yes	F test	No	Physiological measures contain artifact due to inadequate and inappropriate habituation period
McGurk, 1959	Single group Repeated measures	NR	NR	No	Ion measurement procedures unclear, no rationale given for using different exposure periods for (+) and (−) ions
Monaco and Acker, 1963	Factorial Repeated measures Counterbalancing	NR	F test	No	Several implied variables (e.g., ion generator type, hospital status (patient/non-patient), drug/no drug), with no data showing as to whether these factors made any differences; no specification of age or sex, indication of ANOVA and F tests, but no actual numbers of P values given. Ion measuring procedures not described
Morton and Kershner, 1984	Factorial Double-blind	NR	F test	No	No description of ion measurement procedures, possible confounding of exposure, no verification of exposure, use of target ion collector does not discriminate small ions
Rim, 1975	Independent two group	No	NR	NR	Reporting of p levels but no identification of statistics used, rationale for tests selected not given, no information regarding exposure to ions, data confounded as Sharav conditions consist of changes in temperature, humidity, and ionization
Ruocco, 1962	Repeated measures	NR	F test	No	Small sample size limits generalizability, total ion exposure period unclear (minimum exposure was 1 hr adaptation prior to testing)
Silverman and Kornblueh, 1957	Repeated measures	NR	NR	No	Inconsistent procedures for introducing

▶次表へ続く

表ー5（つづき）

					subjects to ions, Ion measuring procedures not described
Slote, 1961	Repeated measures	NR	F test	Partial	No indication of counterbalancing, very brief exposure period
Sigel, 1979	Independent two group Repeated measures	Yes	F test	No	Questionable basis for selecting ''weather-sensitive'' subjects, likely confounding of data due to lack of ''detoxification period'' between positive and negative ion exposures resulting in potential carry over effects, questionable procedure of polling positive and negative ion data in analyzing for effects, no effects found for a majority of mood items and meaningfulness of a.m. and p.m. differences in ion effects unclear
Sovijarvi et al., 1979	Repeated measures Double-blind Cross-over	Yes	Paired t-test Wilcoxon test	No	Limited description of ion measurement procedures, no control group, unclear whether subjects were exposed in groups or individually, limited generalizability due to use of young subjects in sample, questionable assumption about exposed skin area being related to ion exposure
Tom et al., 1981	Post-test only Double-blind	Yes	t test	Partial	Total exposure time not specified, scoring of reaction time task is unclear, extremely high ambient temperature (40°C or 104°F) is a potential confounding factor and may explain why four out of seven measures showed no effects, No assessment of ion sensitivity, considering reference to Charry (1976)
Wofford, 1966	Independent two group	NR	t test	Partial	Lack of counterbalancing with dependent measures raising question of possible order effects within each treatment condition
Yaglou et al., 1933	Repeated measures	No	NR	No	Contamination of physiological measures due to uncontrolled diet, variability of environmental conditions

[a] NR = not reported

表－5（つづき）

Study	Physiological or behavioral response	Air ion effects[a] (+)	Air ion effects[a] (−)
Bachman et al., 1965	Heart rate	↑	↑
	Respiration	↑	↑
Bachman et al., 1966a	Activity	↑	↑ ↓
Bachman et al., 1966b	ECG	↑ ↓	↑ ↓
Bailey et al., 1983	Brain 5-HT	0	0
	NE	0	0
	DA	0	0
Bailey and Charry, 1984a	Brain 5-HT	0	0
	NE	0	0
	DA	0	0
Bailey and Charry, 1984b	Spontaneous activity	0	0
Bauer, 1955	expt 1: Maze — learning	0	0
	expt 2: Nest — building	0	0
Diamond et al., 1980	Cortical 5-HT	–	↓
	Cortical cylic AMP	–	↓
Dowdall and de Montigny, 1983	5-HT responsiveness	0	↑
Duffee and Koontz, 1965	Performance	0	↑
Falkenberg and Kirk, 1977	Avoidance learning	↓	↑
Frey, 1967	Conditioned emotional response	–	↓
Gilbert, 1973	Reactivity	–	↓
	Brain 5-HT	–	↓
Herrington and Smith, 1935	Weight gain	–	0
	Activity	–	↑
	Hemoglobin	–	0
Jordan and Sokoloff, 1959	Maze learning	–	0 ↑
Krueger et al., 1963	Blood 5-HT	↑	0
Krueger et al., 1966	Blood 5-HT	↑	–
Krueger et al., 1968	Blood 5-HT	↑	↓
Krueger and Kotaka, 1969	Brain 5-HT	↓	↓
Lambert and Olivereau, 1980	Avodiance learning	↓	0
	Weight changes	0	0
	Spontaneous activity	0	↑
Lambert et al., 1981	EEG hippocampal theta		
	Frequency	↓	↑
	Amplitude	↑	↓
	EEG cortex		
	Frontal amplitude	↑	–
	Occipital amplitude	↑	–
McDonald et al., 1965	Heart rate	↓	↓
	Respiration	0	0
Mizusawa et al., 1981	Avoidance learning	0	↑
	5HT	0	0
Nazzaro et al., 1967	Conditioned emotional response	↓	↓
Olivereau, 1970a	Pain-sensitive defense reactions	–	↓
Olivereau, 1970b	Pain-sensitive defense reactions	↑	–
Olivereau, 1979	Spontaneous activity	↓	↑
Olivereau and Lambert, 1981	expt 1: Avoidance learning	↓	↑
	expt 2: Memory	↓	0
	expt 3: Spontaneous activity	↓	↑
Olivereau et al., 1981	EEG slow wave		
	Frequency	↓	↓
	Amplitude	↑	↓
Terry et al., 1969	Maze learning/performance	–	↑

[a] – = not studied; 0 = no effect; ↑ = increase; ↓ = decrease.

表－6　実験結果一覧：動物の生理・行動

生理反応・行動反応、空気イオンの効果

Study		Air ion level (+)	Air ion level (−)	Exposure period (+)	Exposure period (−)
Bachman et al., 1965		5.3×10^5	5.1×10^5	30 min	30 min
Bachman et al., 1966a		1.5×10^6	1.5×10^6	45 min	45 min
Bachman et al., 1966b		1.5×10^6	1.5×10^6	45 min	45 min
Bailey et al., 1983		5.0×10^5	5.0×10^5	18 hr	18 hr
Bailey and Charry, 1984a		5.0×10^5	5.0×10^5	2, 18, 66 hr	2, 18, 66 hr
Bailey and Charry, 1984b		5.0×10^5	5.0×10^5	2, 18, 66 hr	2, 18, 66 hr
Bauer, 1955	expt 1:	6.0×10^3	3.5×10^3	23 hr/day for 31 days	23 hr/day for 31 days
	expt 2:	6.5×10^3	3.0×10^3	20 days	29 days
Diamond et al., 1980		–	1.0×10^5	–	20 days
Dowdall and deMontigny, 1983		1.5×10^6	1.5×10^6	21 days	21 days
Duffee and Koontz, 1965		2.9×10^5	1.4×10^5	Uncertain	
Falkenberg and Kirk, 1977		1.0×10^5	1.0×10^5	–	8 hr
Frey, 1967		NR	NR	–	1 hr/day 13 days
Gilbert, 1973		–	3.0×10^3		100 days
Herrington and Smith, 1935		–	1.2×10^6 0.6×10^6 0.3×10^6	–	279 days
Jordon and Sokoloff, 1959		–	8.5×10^3	–	3 hr
Lambert and Olivereau, 1980		8.0×10^4	8.0×10^4	40 days	40 days
Krueger et al., 1963	Low	4.5×10^3	2.3×10^3	18 days	18 days
	High	5.1×10^4	5.2×10^4		
Krueger et al., 1966		$4.3—5.0 \times 10^5$	–	22—24	–
Krueger et al., 1968		$4.0—5.0 \times 10^5$	$4.0—5.0 \times 10^5$	4—12 days	4—12 days
Krueger and Kotaka, 1969	High	$3.5—5.0 \times 10^5$	$3.0—5.0 \times 10^5$	12—72 hr	12—72 hr
	Low	$3.0—4.0 \times 10^3$	$2.0—4.0 \times 10^3$		
Lambert et al., 1981		8.0×10^4	8.0×10^4	3 weeks	3 weeks
McDonald et al., 1965		3.5×10^5	3.6×10^5	30 min	30 min
Mizusawa et al., 1981		NR	NR	20 days	20 days
Nazzaro et al., 1967		2.5×10^5	3.1×10^5	8 days	8 days
Olivereau, 1970a		–	6.0×10^5	–	25 min
Olivereau, 1970b		6.0×10^5	–	30 min	–
Olivereau, 1979		7.5×10^5	7.5×10^5	4—6 min	4—6 min
Olivereau et al., 1981		8.0×10^4	8.0×10^4	3 weeks	3 weeks
Olivereau and Lambert 1981		$6.0—6.5 \times 10^5$	$6.0—6.5 \times 10^5$ expt 1:	30 min	30 min
		8.0×10^4	8.0×10^4 expt 2:	3 weeks	3 weeks
		7.5×10^5	7.5×10^5 expt 3:	NR	NR
Terry et al., 1969		–	$7.0 \times 10^6—7.0 \times 10^7$	5 hr	5 hr

表ー7　実験処理一覧：動物の生理・行動
空気イオン濃度と曝露時間

Study	Field (V/cm)	Current density (A/cm²)	Mobility (cm²/V-s)	Ion exposure system
Bachman et al., 1965	NR[a]	NR	1.0	Kr 85 ion producing source (beta emitter), ions transported by airflow and electric field, 250 V to 2000 V used for charge separation, ion concentration calculated from current density
Bachman et al., 1966a	NR	NR	1.0	Same as Bachman et al., 1965
Bachman et al., 1966b	NR	NR	1.0	Same as Bachman et al., 1965
Bailey et al., 1983	30	4.0×10^{12}	1.4—1.8	Exposure to ions by corona discharge and measurement by volumetric ion counter, ion transport by laminar flow and electric field
Bailey and Charry, 1984a	30	4.0×10^{12}	1.4—1.8	Same as Bailey et al., 1983
Bailey and Charry, 1984b	30	4.0×10^{12}	1.4—1.8	Same as Bailey et al., 1983
Bauer, 1955	NR	NR	NR	Exposure to ionized air using polonium 210 with/ss biasing electrodes
Diamond et al., 1980	NR	NR	1.0—2.0	Ions generated by corona discharge and measured with parallel plate ion counter
Dowdall and de Montigny, 1983	NR	NR	NR	NR
Duffee and Koontz, 1965	NR	NR	0.02	Kr 85 source for ion generation, applied voltage of 6 kV
Falkenberg and Kirk, 1977	NR	NR	NR	NR
Frey, 1967	NR	NR	NR	Titanium foil and tritium gas ionizer, ions dispersed by air
Gilbert, 1973	NR	NR	NR	Titanium foil and tritium gas ionizer, using biased 220 V ss screen. Ions measured 2 in. above cage floor with a collecting tube
Herrington and Smith, 1935	NR	NR	1.0—1.5 0.0056—1.0 0.0007—0.0056	Ions generated by point corona discharge and measured with volumetric counter
Jordon and Sokoloff, 1959	NR	NR	NR	Ions generated by polonium foil and blown through wooden exposure chambers by oscillating fans and measured with ion counter
Krueger, et al., 1963	NR	NR	1—2	Ions generated either by krypton-84 or tritium with focusing plexiglass electrodes, and measured with ion counter
Krueger, et al., 1966	NR	NR	NR	Ions generated by tritium with focusing plexiglass electrodes, measurement same as Krueger et al., 1963
Krueger, et al., 1968	NR	NR	1.0—2.0	Ions generated by tritium absorbed on zirconium. Charge separation using rectifying circuit of 950 V. Ion measurement same as Krueger et al., 1963
Krueger and Kotaka, 1969	NR	NR	1.0—2.0	Same as Krueger et al., 1968
Lambert and Olivereau, 1980	NR	NR	NR	Ions generated by point corona discharge and measured by ionometer
Lambert, et al., 1981	NR	NR	NR	Same as in Olivereau et al., 1981
McDonald et al., 1965	NR	NR	1.0	Same as Bachman et al., 1965
Mizusawa et al., 1981	NR	NR	NR	NR
Nazzaro et al., 1967	NR	NR	1.2	Ions generated by "tritium gas sealed in zirconium on stainless steel" Ions measured by parallel plate collector
Olivereau, 1970a	10	NR	NR	NR
Olivereau, 1970b	10	NR	NR	NR
Olivereau, 1979	NR	NR	NR	NR
Olivereau et al., 1981	NR	NR	NR	Ions generated by point corona discharge and measured at ground by ionometer
Olivereau and Lambert, 1981	3	NR	NR	Same as Olivereau et al., 1981
Terry et al., 1969	NR	NR	NR	Ions produced by beta emission and dispersed by fan

[a] NR = not reported

表－8　電気・物理的環境特性一覧：動物の生理・行動

電場の強度、電流密度、イオン移動速度、空気イオン曝露装置

Study	T (C)	RH (%)	BP	O_3 (ppm)	NO_x (ppm)	Air delivery system
Bachman et al., 1965	NR[a]	NR	NR	NR	NR	Gelman membrane filter 99% particle retention >0.05μm, airflow 80 liters/m; ion mobility from estimated filters, not measured directly
Bachman et al., 1966a	17	20—65	NR	NR	NR	Same as Bachman et al., 1965
Bachman et al., 1966b	NR	NR	NR	NR	NR	Same as Bachman et al., 1965
Bailey et al., 1983	23 ± 5	45 ± 5	765.5	<0.01	<0.1	Air treated (heated or cooled, humidified), with large particle filter, activated carbon, 99.97%, 0.3μ HEPA filter, electronic air cleaner, at 0.6 m^3/min
Bailey and Charry, 1984a	23 ± 1	45 ± 5	765.5	<0.01	<0.1	Same as Bailey et al., 1983
Bailey and Charry, 1984b	23 ± 1	45 ±	765.5	<0.01	<0.1	Same as Bailey et al., 1983
Bauer, 1955	11—23	NR	NR	NR	NR	Enclosed wooden chambers with micro-climate controls, airflow through chambers at 0.08—0.11 cfm
Diamond et al., 1980	NR	NR	NR	NR	NR	Filtered air (filter size not specified) blown by fan into exposure chambers
Dowdall and de Montigny, 1983	NR	NR	NR	NR	NR	NR
Duffee and Koontz, 1965	21—23	50	NR	NR	NR	Airflow through environmentally controlled chambers 162 ft/min
Falkenberg and Kirk, 1977	24	45	NR	NR	NR	NR
Frey, 1967	20—23	45—65	NR	NR	NR	Negative pressure system drawn by muffin fan with electrostatic and paper air filtration having particle retention capability of >0.8μm
Gilbert, 1973	20 ± 2	37 ± 3	NR	NR	NR	Airflow at 17.5 ℓ/min
Herrington and Smith, 1935	NR	NR	NR	est.[b]	NR	Air-conditioned exposure chambers, temperature and humidity records were kept but were not reported
Jordon and Sokoloff, 1959	24	NR	NR	NR	NR	Ions generated by polonium foil and blown through wooden exposure chambers by oscillating fan
Krueger et al., 1963	24	56 ± 6	NR	NR	NR	Ions generated either by krypton-84 or tritium with plexiglass focusing electrodes, metal cages with clean air delivered at 122 cfm and flow through cage at 103 cfm. All exposure within sealed cubicles
Krueger et al., 1966	26	42	NR	NR	NR	Air delivered at rate of 623 ℓ/min through electrostatic precipitator, activated carbon and air conditioner. Animal containment section consisted of grounded metal floor with plexiglass walls
Krueger et al., 1968	26	45	NR	NR	est.	Electrostatic, activated carbon, and absolute filters with airflow through each exposure chamber of 0.178 m^3/min
Krueger and Kotaka, 1969	26 ± 1	45 ± 2	NR	NR	est.	Same as Krueger et al., 1968
Lambert and Olivereau, 1980	22	60—65	NR	NR	NR	Cages housed in ventilated room
Lambert et al., 1981	22	60—65	NR	<0.01	NR	Same as in Olivereau et al., 1981
McDonald et al., 1965	NR	NR	NR	NR	NR	Same as Bachman, et al., 1965
Mizusawa et al., 1981	NR	NR	NR	NR	NR	NR
Nazzaro et al., 1967	23	80	NR	NR	NR	NR
Olivereau, 1970a	18	NR	NR	est.	est.	NR
Olivereau, 1970b	18	NR	NR	est.	est.	NR
Olivereau, 1979	NR	NR	NR	NR	NR	NR
Olivereau et al., 1981	22—23	60—65	NR	<0.01	NR	Electrostatic precipitation of large particles ventilation mentioned but unspecified, cages cleaned daily, ozone measurement method not described
Olivereau and Lambert, 1981	23	60—65	NR	est.	est.	Vacuum device used to eliminate ozone and nitrogen oxides, though no direct measures were taken
Terry et al., 1969	22—25	NR	NR	NR	NR	NR

[a] NR = not reported
[b] est. = estimated.

表－９　微気候性特性：動物の生理・行動

湿度、相対湿度、大気圧、オゾン、窒素酸化物、空気処理システム

Study	Design	Grounding	Statistics	Replication	Other experimental issues/problems
Bachman et al., 1965	Factorial	Yes	F test	No	Errors in data presented in tables (lack of fit with the text), basis of calculating ion density from ion current is unclear
Bachman et al., 1966a	Factorial	Yes	F test	No	Basis for ion calculation unclear
Bachman et al., 1966b	Factorial	Yes	No	No	Same as for Bachman et al., 1966a
Bailey et al., 1983	Independent three group Double-blind	Yes	t test	Yes	
Bailey and Charry, 1984a	Independent three group Counter-balanced exposure Double-blind	Yes	t test	Yes	
Bailey and Charry, 1984b	Independent three group Counter-balanced exposure Double-blind	Yes	t test	Yes	
Bauer, 1955	Factorial	NR[a]	F test	No	Wide variation in temperature used to induce nest building a possible confounding variable for detecting ion effects; materials used in nest building studies with varying dielectric properties have potential to significantly alter ion concentration with resultant dosimetry problems
Diamond et al., 1980	Factorial	Yes	t test	Partial	Animals exposed in cubicles containing sawdust bottoms, question about dust causing presence of large ions or aerosols, changing sawdust 3 times/week allows buildup of animal waste and protein on walls which might threaten the integrity of the ion concentration
Dowdall and deMontigny, 1983	Independent three group	NR	NR	No	Report available only in abstract form and therefore difficult to assess methodology
Duffee and Koontz, 1965	Factorial Counterbalancing	Yes	F test	Partial	Learning and performance not well defined, errors in reporting the data, tables not explained
Falkenberg and Kirk, 1977	Independent two group	Yes	Fisher exact test	Partial	Lack of control group (ambient conditions) makes data difficult to interpret
Frey, 1967	Independent three group	Yes	Mann-Whitney U	Partial	
Gilbert, 1973	Factorial	NR	X^2	Partial	Use of one-way avoidance conditioning with animals following ion exposure and prior to decapitation and 5-HT analysis confounds data since effect of conditioning on brain 5-HT is not reported; emotionality assessment by reactivity to handling is not usually a reliable measure, unless used in conjunction with other measures
Herrington and Smith, 1935	Independent four group	NR	Critical ratio	No	Effects on activity were observed between 175—300 days, but not prior to 175 days
Jordan and Sokoloff, 1959	Independent four group	NR	NR	No	Learning test occurred 20 min after animals were exposed to ions; since decay rate of ion effects is not established, this procedure contains inherent artifacts; inadequate description of ion measurement procedures
Krueger et al., 1963	Independent three group	Yes	t test	Partial	Cage design and use of plastic film under cages present likely dosimetry problems, although data given suggest uniform ion concentrations among cages; lack of pre- and post-ion measurements does not allow accurate estimate of animal exposure
Krueger et al., 1966	Independent two group	Yes	NR	Partial	Expanded metal flooring may be stressful; lack of statistical tests with large error variance makes results difficult to interpret; use of grounded floor surrounded by plexiglass raises questions of dosimetry and micro-shock due to potential differences
Krueger et al., 1968	Repeated measures	Yes	NR	Partial	Lack of statistical tests and large variance make significance of differences difficult, if not impossible, to interpret

▶次表へ続く

表ー10　実験デザイン、アース、統計処理、再現性、問題点：動物の生理・行動

Study	Design	Grounding	Statistics	Replication	Other experimental issues/problems
Krueger and Kotaka, 1969	Factorial	Yes	No	Partial	Report of 24-hr acclimatization period unclear as to location and whether ions were present during this period
Lambert and Olivereau, 1980	Independent three group Double-blind	Yes	Non-para F test Mann-Whitney U		Use of exposure cages with grounded walls and floor makes dosimetry questionable; inadequate description of ion measurement techniques, cages may have collected all ion current generated
Lambert et al., 1981	Independent three group	Yes	t test	No	
McDonald et al., 1965	Factorial	Yes	F test	No	Animals exposed to ion conditions without inhalation of ions; limited results were compared with Bachman et al., 1966, on basis of inhalation as a key variable; lack of effects attributed to lack of inhalation
Mizusawa et al., 1981	Independent three group	NR	NR	No	Almost total lack of information on ion exposure, methods, or procedures makes data difficult to evaluate; confusing explication of data, reference to significane levels, but no indication of statistics used
Nazzaro et al., 1967	Repeated measures	No	NR	Partial	Rats held at floating potential which does not ensure consistent exposure to ions; estimation of ion concentration from ion current with no data showing the relationship between the two measures; no tests for differential transfer (+) to (−) or (−) to (+), and no description of detoxification period between exposure to different unipolar conditions raised questions about artifact due to contamination or carryover effects
Olivereau, 1970a	Independent two group	Yes	t test	No	Data reported significant only at $P < 0.10$, normally not considered adequate for avoiding statistical error
Olivereau, 1970b	Independent two group	Yes	t test	No	
Olivereau, 1979	Independent three group	Yes	X^2	Yes	
Olivereau and Lambert, 1981	Independent three group, exp 1, 2 Repeated measures expt 3	Yes	t test X^2 Mann-Whitney U	Partial	Learning test occurred 15—45 min after animals were exposed to ions; since decay rate of ion effects is not established, this procedure contains inherent artifacts; in expt 3, investigators reported that rats were ungrounded, and therefore it is not possible to determine the extent to which rats were exposed to air ions
Olivereau et al., 1981	Independent three group	Yes	t test	No	
Terry et al., 1969	Randomized block	NR	F test	Partial	Mapping of ion environment at 20 locations reported, but locations and degree of ion uniformity unspecified; use of ion current to determine ion concentration with no details on how this was accomplished; statistical analysis and presentation confusing, resulting in uncertainty about data reported

[a] NR = not reported

表−10（つづき）

Study	Biomedical response	Air ion effects[a] (+)	Air ion effects[a] (−)
Albrechtsen et al., 1979	Bronchial asthma		
	Lung function	↑	↑
	Histamine threshold	0	0
	Air quality rating	0	0
Dantzler et al., 1983	Pulmonary function	0	0
	Pulse	0	0
	Blood pressure	0	0
	5-HIAA	0	0
	Mood	0	0
David et al., 1960	Burn pain	–	↓
David et al., 1962	Postoperative discomfort	–	↓
Hawkins, 1981	Headache	–	0↓
	Nausea	–	0↓
	Dizziness	–	0↓
Jones et al., 1976	Bronchial asthma	–	0↓
Minehart et al., 1961	Postoperative discomfort	–	↓
Motley and Yanda, 1966	Emphysema	0	0
Osterballe et al., 1979	Bronchial asthma		
	Lung function	↑	↑
	Histamine threshold	0	0
	Air quality rating	0	0
Palti et al., 1966	Respiratory spasticity	↑	↓
	Asthmatic bronchial spasticity	↑	↓
Sulman et al., 1970	Irritation syndrome		
	5-HT urine	↑	–
	5-HIAA urine	↑	–
	Exhaustion syndrome		
	NE, EPI urine	↓	–
	17-KS, 17-OH urine	↓	–
	Hyperthyroidism		
	5-HT urine	↑	–
	NE, EPI urine	↑	–
	17-KS, 17-OH urine	↑	–
	Histamine urine	↑	–
Sulman, 1971	Serotonin-migraine	↑	–
Sulman et al., 1973	Exhaustion syndrome		
	NE, EPI urine	0	–
Sulman et al., 1974	Irritation syndrome		
	5-HT urine	↑	↓
	5-HIAA urine	↑	↓
Sulman et al., 1975	Irritation syndrome		
	5-HT	↑	↓
	5-HIAA urine	↑	↓
Sulman et al., 1978	Body weight	–	0
	Blood pressure	–	0
	Pulse	–	0
	Respiratory rate	–	0
	Oral temperature	–	0
	Urinary pH	–	0
	Albumen	–	0
	Glucose	–	0
	Ketones	–	0
	Bilirubin	–	0

▶次表へ続く

表－11　実験結果一覧：ヒトの生物・医学的反応
生理反応・行動反応、空気イオンの効果

Study	Biomedical response	Air ion effects[a] (+)	(−)
	Occult blood	−	0
	Blood cells, red and white	−	0
	ECG	−	0
	EEG		
	Alpha	−	↑
	Synchronization	−	↑
	5-HT, 5-HIAA		
	Weather-sensitive	−	↓
	Normal	−	0
	NE		
	Weather-sensitive	−	↑
	Normal	−	0
Wagner et al., 1983	Bronchial asthma		
	Peak flow rate	0	−
Winsor and Beckett, 1958	Headache	↑	0
	Dizziness	↑	0
	Sore throat	↑	0
	Smarting eyes	0	↓
	Congested throat	0	↓

[a] Key: − = not studied; 0 = no effects; ↑ = increase; ↓ = decrease.

表−11（つづき）

Study	Air ion dosages (ions/cm³) (+)	(−)	Exposure period (+)	(−)
Albrechtsen et al., 1979	3.0×10^4	3.2×10^4	15 min	15 min
Dantzler et al., 1983	1.0×10^5	1.0×10^5	6 hr	6 hr
David et al., 1960	−	$1.8—7.0 \times 10^3$	−	1—3 times/day for 25 min
David et al., 1962	−	NR[a]	−	NR
Hawkins, 1981				
Site 1	0.5×10^2	2.5×10^3	−	
Site 2	1.3×10^2	2.0×10^3	−	4—6 weeks
Site 3	1.0×10^2	3.5×10^3	−	8 hr/day
Jones et al., 1976	−	NR	−	Each night for 8 weeks
Minehart et al., 1961	−	NR	−	NR
Motley and Yanda, 1966	5.0×10^5	5.0×10^5	7—12 hr/week for 2 weeks	
Osterballe et al., 1979	3.0×10^4	3.2×10^4	15 min	15 min
Palti et al., 1966	10^4	10^4	28 hr	
Sulman et al., 1970	NR	NR	151 days	−
Sulman et al., 1971	NR	NR	50—180 days	−
Sulman et al., 1973	NR	NR	50—180 days	−
Sulman et al., 1974	3.5×10^5	3.5×10^5	30—60 min	60 min
Sulman et al., 1975	3.5×10^5	3.5×10^5	1—12 hr	1—12 hr for 1 day
Sulman et al., 1978	−	1.0×10^4	−	16 hr/day for 2 months
Wagner et al., 1983	$2.3—3.0 \times 10^4$	−	24 hr	−
Winsor and Beckett, 1958	3.5×10^4	2.6×10^4	15—20 min	15—20 min

[a] NR = not reported.

表−12　実験処理一覧：ヒトの生物・医学的反応
空気イオン濃度と曝露時間

Study	Field (V/cm)	Current density (A/cm²)	Mobility (cm²/V-s)	Ion exposure system
Albrechtsen et al., 1979	NR[a]	NR	0.8	Ions generated by alpha emitter with biased grid for controlling polarity
Dantzler et al., 1983	NR	NR	NR	Negative or positive ions generated by corona and measured with volumetric collector at face level, subjects grounded and located across from generator
David et al., 1960	NR	NR	NR	Ions generated by radioactivity and corona, otherwise NR
David et al., 1962	NR	NR	NR	Wire (0.0635 mm radius) corona discharge with aluminum plate collecting electrodes, 6 kV applied to produced corona, ions counted by neon light blinking rate, ozone levels not measured above background
Hawkins, 1981	NR	NR	1—2	Ions generated by corona discharge and dispersed by fan
Jones et al., 1976	NR	NR	NR	Ions produced by "electric-field type" generator, otherwise NR
Minehart et al., 1961	NR	NR	NR	Same as David et al., 1962
Motley and Yanda, 1966	NR	NR	NR	Ions generated by unspecified method and measured with ion collector and electrometer. Method for obtaining ion volume not described
Osterballe et al., 1979	NR	NR	0.8	Ions generated by alpha emitter into airstream and directed at subject, concentration and mobility measured by "cylindrical condensor"
Palti et al., 1966	NR	NR	NR	Ions generated by unspecified method, subject exposure calculated
Sulman et al., 1970	NR	NR	NR	Ions created by weather front known as Sharav in Israel
Sulman et al., 1971	NR	NR	NR	Same as Sulman et al., 1970
Sulman et al., 1973	NR	NR	NR	Same as Sulman et al., 1970
Sulman et al., 1974	NR	NR	NR	Ions generated by corona discharge using 2 kV applied to tungsten-iridium wire; ions diffused by fan; output rated at 3.5×10^3 ions/cm³ sec, ion volume counted
Sulman et al., 1975	NR	NR	NR	Same as Sulman et al., 1974, except for applied voltage of 6 kV
Sulman et al., 1978	NR	NR	NR	Ions generated by point corona discharge with applied voltage of 5 kV; output rated at 2.5×10^{11} ions/s/mm³, with ion density at 1—2 m of 2.5×10^5 ions/cm³/s
Wagner et al., 1983	NR	NR	NR	Ion fluctuation with naturally occuring weather conditions
Winsor and Beckett, 1958	NR	NR	NR	Ions generated by polonium foil with electrostatic field, 300 V potential used for ion separation

[a] NR = not reported.

表－13　電気・物理的環境特性一覧：ヒトの生物・医学的反応

電場の強度、電流密度、イオン移動速度、空気イオン曝露装置

Study	T (°C)	RH (%)	BP (in.)	O_3 (ppm)	NO_x (ppm)	Air delivery system
Albrechtsen et al., 1979	NR[a]	NR	NR	NR	NR	NR
Dantzler et al., 1983	NR	NR	NR	NR	NR	NR
David et al., 1960	NR	NR	NR	NR	NR	NR
David et al., 1962	NR	NR	NR	Low	NR	Air-conditioned burn unit, ozone indicated to be not measureable above background but no quantitative data provided
Hawkins, 1981						
Site 1	24.3	48.4	NR	NR	NR	Sealed air centrally handled in modern office building, no information provided on filtration, air exchange, etc., O_3 levels not measured above ambient (levels not given)
Site 2	22.4	53.2				
Site 3	22.8	46.5				
Jones et al., 1976	NR	NR	NR	NR	NR	NR
Minehart et al., 1961	NR	NR	NR	NR	NR	NR
Motley and Yanda, 1966	21—24	NR	NR	NR	NR	Air filtered over activated carbon
Osterballe et al., 1979	NR	NR	NR	NR	NR	Air blown downward by ventilators at top of test chambers
Palti et al., 1966	NR	NR	NR	NR	NR	NR
Sulman et al., 1970	15—30	25	NR	NR	NR	Natural weather conditions known as Sharav in Israel
Sulman et al., 1971	15—30	25	NR	NR	NR	Same as Sulman et al., 1970
Sulman et al., 1973	15—30	25	NR	NR	NR	Same as Sulman et al., 1970
Sulman et al., 1974	28	25	NR	Low	Low	Reports of "minimum ozone and nitric oxides" and no "electrically charged aerosols"; no information provided regarding filtration, exchange, etc.
Sulman et al., 1975	NR	NR	NR	Low	Low	Same as Sulman et al., 1974
Sulman et al., 1978	18—30	20—70	NR	Low	Low	Ozone and nitric oxides measured and not detected above background; same as Sulman et al., 1974
Wagner et al., 1983	−1.6 to 9.4	NR	29.50—30.00	est.	NR	Natural changes in weather fronts, study period occurred with change from 20.6°C to −1.6°C along with precipitation
Winsor and Beckett, 1958	21—27	20—40	NR	NR	NR	Air velocity ranged from 10—30 ft/min

[a] NR = not reported; est. = estimated

表−14　微気候性特性：ヒトの生物・医学的反応

湿度、相対湿度、大気圧、オゾン、窒素酸化物、空気処理システム

Study	Design	Grounding	Statistics	Replication	Other experimental issues/problems
Albrechtsen et al., 1979	Repeated measures	NR[a]	Friedman F test Wilcoxon matched pairs		Successive exposure to ions with no counterbalancing or detoxification periods resulting in potential confounding due to order or carryover effects
Dantzler et al., 1983	Repeated measures Double-blind	Yes	t tests X^2	No	Location of ion collector in the near vicinity of subject's head suggests likelihood that few if any ions were inhaled due to competition by collector
David et al., 1960	Case study	NR	NR	No	Subjects differed in degrees of burn, ambulatory condition, exposure period, and dosage level of ions, diet, medication, and experimental setting; no supportive data for conclusions reached, and no description of the comparable control group used
David et al., 1962	Independent two group	No	X^2	No	Possible placebo effects due to expectational set provided by experimenters (i.e., negative ions will improve breathing), statistics reported incorrectly for both tables, unclear criteria for patient classification regarding improvement, lack of air filtration information makes it impossible to determine potential physical environmental artifacts
Hawkins, 1981	Repeated measures	NR	F test X^2	No	Exposure period/week not reported (number of days or hours), insufficient explanation of data analysis procedures, effects of humidity and ions on headache confounded, no verification of uniform exposure for subjects within the test site
Jones et al., 1976	Repeated measures	NR	Mann-Whitney U F test X^2	No	Location of air vents and laminar flow may compete with ion transport to subject, raising exposure questions
Minehart et al., 1961	Indpendent two group	NR	X^2	No	Confounding factors present which were not statistically accounted for, (e.g., dependence of reduced pain reports on type of surgery, presence of suspicion and fear in some patients, and large difference in size of experimental and control groups); use of anecdotal subject reports of discomfort along with erratic exposure periods. Total exposure not reported
Motley and Yanda, 1966	Independent group Pre- and post-tests	Yes	NR	No	Data presented under subjective headings, (e.g., better/worse) are minimally reported, three different settings for different periods without any apparent rationale, no description given of subjects' age or sex
Osterballe et al., 1979	Repeated measures	NR	Nonparametric ANOVA Wilcoxon matched pairs	No	Possible carryover effects due to lack of intervals between exposures
Palti et al., 1966	Independent group Pre- and post-tests Factorial Repeated measures	NR	NR	No	Subjects were replaced periodically during the experiment so that only 4 out of 5 were identical for each treatment condition. Exposures repeated for some infants and not others, but all data were averaged together
Sulman et al., 1970	Epidemiological	No	NR	Partial	Distinction made between weather front (Sharav) and prefrontal period (1—2 days before Sharav), but data for individuals aggregated for both conditions, making interpretation difficult; only vague reference to actual number of Sharav days subjects were exposed to over 1-year period; clinical syndromes inadequately defined regarding number of symptoms experienced by each patient

▶次表へ続く

表−15　実験デザイン、アース、統計処理、再現性、問題点：ヒトの生物・医学的反応

Sulman, 1971	Clinical	No	NR	Partial	Same as for Sulman et al., 1970; highly subjective categories for data analysis, study is essentially pharmacological but no pre-post biochemical data given to illustrate the action of the drug administered to the subject
Sulman et al., 1973	Clinical	No	t test	Partial	Data given for 100 patients relieved by pharmacological intervention from Sharav-induced symptoms of adrenal exhaustion, but no comparison data given for patients not relieved or for normal patients; differences in response based on age noted but no data provided
Sulman et al., 1974	Clinical Blind crossover	No	NR	Partial	Sample size for each experiment within the study unclear, breakdown showing relationship between subjects and symptoms missing, actual data showing 5-HT and 5-HIAA changes in response to ionization not reported
Sulman et al., 1975	Epidemiological Clinical Double-blind	No	t test	Partial	All-female subject population, and therefore difficult to compare with previous research, no breakdown showing percent of subjects experiencing a particular symptom within a given clinical syndrome
Sulman et al., 1978	Clinical	No	t test	Partial	Sample consisted of 5 female (weather-sensitive) and 5 normal males; rationale for this peculiar sample not given, making comparison with previous work difficult
Wagner et al., 1983	Field study	No	t test	Yes	Confounding with large changes in temperature, humidity and barometric pressure
Winsor and Beckett, 1958	Repeated measures	Yes	NR	No	Grounding variable and momentary

* NR = not reported.

表ー15（つづき）

Study	Clinical symptoms		Air ion effects[a] (+)	(−)
Deleanu et al., 1965	Ulceration		−	↓
Hinsull et al., 1981	Embryonic development			
	Differentiation		0	0
	Course of pregnancy		0	0
	Gestation time		0	0
	Neonatal development			
	Survival		0	↓
	Growth		0	0
	Chronic respiratory disease		0	↑
	Postweaning development		0	↑
Hinsull et al., 1983	Growth (body weight)		−	0
	Thymus weight		−	0↓
Hinsull et al., 1984	Growth (body weight)		−	0
Krueger and Levine, 1967	Mortality: Coccidioidomycosis		↑	−
Krueger et al., 1970	Mortality			
	Pneumonia		↑	−
	Influenza		↑	−
Krueger et al., 1971	Mortality: Influenza		−	0
Krueger and Reed, 1972	Mortality: Influenza	Low	↑	↑
		Medium	0	0
		High	−	↓
Krueger et al., 1974	Mortality: Influenza	Low	0	0
		High	0	0

[a] Key: − = not studied; 0 = no effects; ↑ = increase; ↓ = decrease.

表－16　実験結果一覧：動物の生物・医学的反応
生理反応・行動反応、空気イオンの効果

Study	Air ion dosages ($ions/cm^3$) (+)	Air ion dosages ($ions/cm^3$) (−)	Exposure period (days) (+)	Exposure period (days) (−)
Deleanu et al., 1965	−	$5.0 \times 15.0 \times 10^3$	−	(s) 3 (r) 15—24
Hinsull et al., 1981	1.0×10^4	1.0×10^4	14—15	14—45
Hinsull et al., 1983	−	1.0×10^4	−	28—140
Hinsull et al., 1984	−	1.0×10^4	−	35—140
Krueger and Levine, 1967	3.0—4.0×10^5	−	30	−
Krueger et al., 1970	1.0—2.0×10^5	−	6—10	−
Krueger et al., 1971	−	2.0—5.0×10^5	−	11
Krueger and Reed, 1972				
Low	2.7×10^3	3.0×10^3	14—16	14—16
Medium	1.7×10^4	2.0×10^4	14—16	14—16
High	−	3.0×10^5	14—16	14—16
Krueger et al., 1974				
Low	5.0×10^3	5.0×10^3	11	11
High	5.0×10^5	5.0×10^5	11	11

表－17　実験処理一覧：動物の生物・医学的反応
空気イオン濃度と曝露時間

Study	Field (V/cm)	Current density (A/cm²)	Mobility (cm²/V-s)	Ion exposure system
Deleanu et al., 1965	NR[a]	NR	1.0—2.0	Ions generated by alpha emitter and dispersed with airflow, ions generated by corona discharge in enclosed laminated case, ionization chambers constructed of "plywood laminated with formica and lined with aluminum" grounded to earth
Hinsull et al., 1981	NR	NR	NR	
Hinsull et al., 1983	NR	NR	0.05	Ions generated by corona discharge and measured with an ion counter
Hinsull et al., 1984	NR	NR	0.05	Same as Hinsull et al., 1983
Krueger and Levine, 1967	NR	NR	1.0—2.0	Ions generated by beta emitter (tritium absorbed on zirconium) with biased grid for polarity control, ions delivered to test animal by air and field, ions measured with ion counter, flow of current to ground (amp) was reported
Krueger et al., 1970	NR	NR	1.0—2.0	Same as Krueger and Levine, 1967
Krueger et al., 1971	NR	NR	1.0—2.0	Same as Krueger and Levine, 1967
Krueger and Reed, 1972	NR	NR	NR	Same as Krueger and Levine, 1967
Krueger et al., 1974				
High	40—60	NR	1.0—2.0	Same as Krueger and Levine, 1967
Low	1			

[a] NR = not reported.

表－18　電気・物理的環境特性一覧：動物の生物・医学的反応
電場の強度、電流密度、イオン移動速度、空気イオン曝露装置

Study	T (°C)	RH (%)	BP (in.)	O_3 (ppm)	NO_x (ppm)	Air delivery system
Deleanu et al., 1965	21—24	50—70	NR[a]	NR	NR	Air flow through chambers was 0.3 m/sec
Hinsull et al., 1981	21	50—60	NR	NR	NR	Negative pressure system
Hinsull et al., 1983	22 ± 1	60	NR	NR	NR	Air exchange 14 air charges/hr
Hinsull et al., 1984	22 ± 1	60	NR	NR	NR	Same as Hinsull et al., 1983
Krueger and Levine, 1967	NR	NR	NR	NR	NR	Pollution-free air, vacuum pan for waste collection
Krueger et al., 1970	19—25	48 ± 15	NR	NR	NR	Two different systems; first used double-thick acrylic fiber filter (ULOK, Union Carbide) with retention >10 μm; second used electrostatic, activated carbon, and absolute (atomic energy type) filters
Krueger et al., 1971	26 ± 1	45 ± 7	NR	NR	NR	Pollutant-free air delivered to test animals at 0.178 m³/min; used electrostatic, activated carbon, and atomic energy-type absolute filters
Krueger and Reed, 1972	26 ± 1	45 ± 7	NR	est.	NR	Same as in Krueger et al., 1971
Krueger et al., 1974	26	40 ± 10	NR	est.	NR	Same as in Krueger et al., 1971

[a] Key: NR = not reported; est. = estimated.

表－19　微気候性特性：動物の生物・医学的反応
湿度、相対湿度、大気圧、オゾン、窒素酸化物、空気処理システム

Study	Design	Grounding	Statistics	Replication	Other experimental issues/problems
Deleanu et al., 1965	Factorial	NR	X^2	No	Ion mobilities reported as small and therefore likely to be estimated; no numbers given
Hinsull et al., 1981	Independent three group	Yes	NR[a]	No	Grounding of entire chamber yields a zero field at the intersection of the wall and floor yielding a zero ion concentration; uniformity of ion concentration is not specific; sensitivity units for ion measurement not explained; air filtration and airflow not specific
Hinsull et al., 1983	Independent two group	Yes	NR	No	Differences due to negative ion exposure reported but no statistical tests or p values reported
Hinsull et al., 1984	Independent two group	Yes	NR	No	Data reported contradicted Hinsull et al., 1981; attempt at full replication of previous study failed to reproduce earlier results
Krueger and Levine, 1967	Independent three group	Yes	X^2	No	
Krueger et al., 1970	Independent two group	Yes	X^2	Yes	Ion mobilities reported as small with no numbers given; two different series of studies carried out in two different physical environmental settings; replication of viral study in two different settings, but no replication of bacterial pneumonia series carried out
Krueger et al., 1971	Independent two group	Yes	X^2	No	Ion mobilities estimated; effects of negative ions not significantly different from control, although significantly different from positive ion effects reported in 1970
Krueger and Reed, 1972	Independent two group	Yes	X^2	Partial	Replication of effects of influenza virus using same strain as in Krueger et al., 1970; no explanation for data contradictory to those in Krueger et al., 1971, regarding no significant differences between high negative ions and control
Krueger et al., 1974	Factorial	Yes	X^2	No	Ion mobilities estimated, failure to replicate previous effects with same viral strain due to use of aerosol challenge in this study and intranasal challenge in previous studies

[a] NR = not reported.

表ー20　実験デザイン、アース、統計処理、再現性、問題点：動物の生物・医学的反応

引用文献

1) Charry, J. M., Biological effects of small air ions: a review of findings and methods, Environ. Res., 34, 351, 1984.
2) Charry, J. M., Bailey, W. H., Shapiro, M. H., and Weiss, J. M., Ion exposure chambers for small animals, Bioelectromagentics, 7, 1, 1986.
3) Weigel, R. J. and Kaune, W. T., Design, construction, and testing of a DC bioeffects enclosure for small animals, Final Report, Battelle Pacific Northwest Laboratories, Richland, Wash., 1985.
4) Bracken, T. D., The HVDC transmission line environment, in Proc., Workshop on Electrical and Biological Effects Related to HVDC Transmission, Bracken, T. D., Ed., Battelle Pacific Northwest Laboratories, U.S. Department of Energy, Richland, Wash., 1979.
5) Wehner, A. P., Special review electro-aerosols, air ions and physical medicine, Am. J. Phys. Med., 48(3), 119, 1969.
6) Albrechtsen, O., Clausen, V., Christensen, F. G., Jensen, J. G., and Moller, T., The influence of small atmospheric ions on human well being and mental performance, Int. J. Biometeorol., 22(4), 249, 1978.
7) Barron, C. I. and Dreher, J. J., Effects of electric fields and negative ion concentrations on test pilots, Aerosp. Med., 35, 20.
8) McGurk, F. C. J., Psychological effects of artifically produced air ions, Am. J. Phys. Med., 38, 36, 1959.
9) Hawkins, L. H. and Barker, T., Air ions and human performance, Ergonomics, 21(4), 273, 1978.
10) Hawkins, L., The influence of air ions, temperature and humidity on subjective well being and comfort, J. Environ. Psychol., 1, 279, 1981.
11) Johnson, G. B., The electrical environment and HVDC transmission lines, in Proc. Conf. Environmental Ions and Related Biological Effects, American Institute of Medical Climatology, Philadelphia, 1982.
12) Charry, J. M. and Hawkinshire, F. B. W., Effects of atmospheric electricity of some substrates of disordered social behavior, J. Personality Soc. Psychol., 41, 185, 1981.
13) Halcomb, C. G. and Kirk, R. E., Effects of air ionization upon the performance of a vigilance task, J. Eng. Psychol., 4, 120, 1965.
14) Ruocco, J. N., Effect of Ionized Air on Visual Reaction Time of Human Subjects, Ph.D. thesis, Fordham University, New York, 1962.
15) Slote, L., An experimental evaluation of man's reaction to an ionized air environment, Proc. Int. Conf on the Ionization of the Air, Vol. 2, American Institute of Medical Climatology, Philadelphia, 1961.
16) Sovijarvi, A. R. A., Rosset, S., Hyvarinen, J., Franssila, A., Graeffe, G. and Lebtimaki, M., Effect of air ionization on heart rate and perceived exertion during a bicycle exercise test. Eur. J. Appl. Physiol., 41, 285, 1979.
17) Tom, G., Poole, M. F., Galla, J., and Berrier, J., The influence of negative air ions on human performance and mood, Hum. Fact., 23, 633, 1981.
18) Chiles, W. D., Cleveland, M. J., and Fox, R. E., A study of the effects of ionized air on behavior, WADD Technical Report No. 60-598, Nov., 1960.
19) Hedge, A. and Eleftherakis, E., Air ionization: an evaluation of its physiological and psychological effects, Ann. Occup. Hyg., 25(4), 409, 1982.
20) De Vries, H. A. and Klafs, C. E., Ergogenic effects of breathing artifically ionized air, J. Sports Med. Phys. Fitness, 5, 7, 1965.
21) Inbar, 0., Rotstein, A., Dlin, R., Dotan, R., and Sulman, F. G., The effects of negative air ions on various physiological functions during work in a hot environment, Int. J. Biometeorol.. 26, 153, 1982.
22) McDonald, R. D., Bachman, C. H., and Lorenz, C. J., Some psychomotor and physiological tests on humans exposed to air ions, Aerosp. Med.. 38, 145, 1967.
23) Knoll, J., Rheinstein, J., Leonard, G. F., and Highberg, P. W., Influence of light atmospheric ions on human visual reaction time, Proc. Int. Conf. on the ionization of the Air, Vol. 2, American Institute of Medical Climatology, Philadelphia, 1961.
24) Koyranskiy, B. B. and Ukvol'berg, L. Y., The influence of air ionization on the ability to do mental work, U.S. Jt. Publ. Res. 10533, 1, 1961.
25) Sigel, S., Bio-Psychological Influences of Air Ions in Men: Effects on 5HT and Mood, Ph.D.

thesis, University of California, San Francisco, 1979.
26) Charry, J. M., The Effects of Positive Air Ions of Human Performance, Physiology and Mood, Ph.D. thesis, New York University, 1976.
27) Forward, J. R. and Alpern, H. P., Empirical evaluation of the effects of negative ion generators and electrostatic collectors on work-related stress behaviors, Study in the Social Services Building, Holland, Michigan, July 23-Sept. 9, 1980.
28) Wofford, J. C., Negative ionization: an investigation of behavioral effects, J. Exp. Psychol., 71, 608, 1966.
29) Buckalew, L. W. and Rizzuto, A. P., Negative air ion effects on human performance and physiological condition, Aviation, Space, and Environmental Medicine, 1984, 731.
30) Kelley, D. L., The Influence of Artificial Atmospheric Ionization on Human Motor Performance, Ph.D. thesis, University of Southern California, Los Angeles, 1963.
31) Monaco, R. P. and Acker, C. W., Psychophysiological effects of ionized air on psychiatric patients, Newsl. Res. Psychol., 5, 22, 1963.
32) Yaglou, C. P., Brandt, A. D., and Benjamin, L. C., Observations on a group of subjects before, during and after exposure to ionized air, J. Ind. Hyg. , 15(5), 341, 1933.
33) Bailey, W. H., Charry, J. M., Weiss, J. M., Cardle, K., and Shapiro, M., Regional analysis of biogenic amine turnover in rat brain after exposure to electrically charged air molecules (air ions), Soc. Neurosci.. (abs.), 1983.
34) Bailey, W. H. and Charry, J. M., Behavioral effects of air ions, U.S. DOE/EPRI Contractors Review Meeting, St. Louis, Mo., November 5-7, 1984(b).
35) Frey, A. H., Modification of the conditioned emotional response by treatment with small negative air ions, J. Comp. Physiol. Psychol., 63, 121, 1967.
36) Nazzaro, J. R., Jackson, D. E., and Perkins, L. E., Effects of ionized air on stress behavior. Med. Res. Eng., 50, 343, 1967.
37) Falkenberg, V. and Kirk, R. E., Effects of ionized air on early acquisition of Sidman avoidance behavior by rats, Psycho!. Rep., 41, 1071, 1977.
38) Lambert, J. F. and Olivereau, J. M., Single-Trial passive avoidance learning by rats treated with ionized air, Psychol. Rep., 47, 1323, 1980.
39) Olivereau, J. M. and Lambert, J. F., Effects of air ions on some aspects of learning and memory of rats and mice, Int. J. Biometeorol., 25, 53, 1981.
40) Bauer, F. J., Effects of ionized air and electroconvulsive shock on learning and innate behavior in rats, Psychol. Monogr. Gen. Appl., 69, 1, 1959.
41) Jordon, J. and Sokoloff, B., Air ionization, age and maze learning of rats, J. Gerontol., 14, 344, 1959.
42) Duffee, R. A. and Koontz, R. H., Behavioral effects of ionized air on rats, Psychophysiology, 1, 347, 1965.
43) Terry, R. A., Harden, D. C., and Mayyasi, A. M., Effects of negative air ions, noise, sex, and age on maze learning in rats, Int. J. Biometeorol., 13, 39, 1959.
44) Diamond, M. C., Connor, J. R., Orenberg, E.K., Bissell,M., Yost, M., and Krueger, A., Environmental influences on serotonin and cyclic nucleotides in rat cerebral cortex, Science, 210, 652, 1980.
45) Krueger, A. P. and Kotaka, S., The effects of air ions on brain levels of serotonin in mice, Int. J. Biometeorol., 13, 25, 1969.
46) Zemlan, F. P., Influence of p-chloramphetamine and p-chlorphenylalanine on female mating behavior, in Serotonin Neurotoxins, Jacoby, J. H. and Lytle, L. O., Eds., Ann. N.Y. Acad. Sci., 305, 621, 1978.
47) Kohler, C., Ross, S. B., and Srebro, B. and Ogren, S., Long-term biochemical and behavioral effects of p-chloramphetamine in rat, in Serotonin Neurotoxins, Jacoby, J. H. and Lytle, L. D., Eds., Ann. N.Y. Acad. Sci., 305, 645, 1978.
48) Browning, R. A., Hoffman, W. E., and Simonton, R. L., Changes in seizure susceptibility after intracerebral treatment with 5,7-dihydroxytryptamine: role of serotonergic neurons, in Serotonin Neurotoxins, Jacoby, J. H. and Lytle, L. D., Eds., Ann. N.Y. Acad. Sci., 305, 437, 1978.
49) Hoebel, B. G., Zemlan, F. P., Trulson, M. E., MacKenzie, R. G., DuCret, R. P., and Norelli, C., Differential effects of p-chlorphenylalanine and 5,7-dihydroxytryptamine on feeding in rats, in Serotonin Neurotoxins, Jacoby, J. H. and Lytle, L. D., Eds., Ann. N.Y. Acad. Sci., 305, 590, 1978.
50) Messing, R. B., Pettibone, D. J., Kaufman, N., and Lytle, L. D., Behavioral effects of serotonin neurotoxins: an overview, in Serotonin Neurotoxins, Jacoby, J. H. and Lytle, L. D., Eds., Ann.

N. Y. Acad. Sci., 305, 480, 1978.
51) Ellison, G. D., Animal models of psychopathology, Am. Psychol., 32, 1036, 1977.
52) Gilbert, G. 0., Effect of negative air ions upon emotionality and brain serotonin levels in isolated rats, Int. J. Biometeorol., 17, 267, 1973.
53) Krueger, A. P., Andriese, P. C., and Kotaka, S., The biological mechanism of air ion action: the effect of carbon dioxide in inhaled air on the blood level of 5HT in mice, Int. J. Biometeorol., 7, 3, 1963.
54) Krueger, A. P., Andriese, P. C., and Kotaka, S., The effects of inhaling non-ionized or positively ionized air containing 2-4' carbon dioxide on the blood levels of 5HT in mice, Int. J. Biometeorol., 10, 17, 1966.
55) Krueger, A. P., Andriese, P. C., and Kotaka, S., Small air ions: their effect on blood levels of serotonin in terms of modern physical theory, Int. J. Biometeorol., 12, 225, 1968.
56) Olivereau, J. M., Effect of negative atmospheric ions on thermalgesia in mice, Proc. Meet. Biology Sociey and its Affiliates, 164, 287, 1970a.
57) Olivereau, J. M., Behavior in mice subjected to thermo-algogenic stimulus after treatment with positive atmospheric ions, C. R. Seances Soc. Biol. Ses Filiales, 164, 501, 1970b.
58) Lambert, J. F., Olivereau, J. M., and Tuong-Ngoc, A., influence of artifical air ionization on the electroencephalogram of the awake rat, Int. J. Biometeorol., 25, 71, 1981.
59) Lacey, J. I., Somatic response patterning and stress: some revisions of activation theory, Psychological Stress, Appley, M. H. and Trumbull, R., Eds., Appleton-Century-Crofts, New York, 1967.
60) Bachman, C. H., McDonald, R. D., and Lorenz, P. J., Some effects of air ions on the activity of rats, Int. J. Biometeorol., 10, 39, 1966b.
61) Olivereau, J. M., Influence of atmospheric ions on the activity of albino rats, C. R. Seances Soc. Biol. Ses Filiales, 164, 956, 1979.
62) Bailey, W. H. and Charry, J. M., Measurement of neurotransmitter release and utilization in selected brain regions of rats exposed to DC electrical fields and atmospheric space charge, Interaction of Biological Systems with Static and ELF Electric and Magnetic Fields, 23rd Hanford Life Sci. Symp., Richland, Wash., October 2 to 4, 1984a.
63) Bachman, C. H., McDonald, R. D., and Lorenz, P. J., Some physiological effects of measured air ions. Int. J. Biometeorol., 9, 127, 1965.
64) Bachman, C. H., McDonald, R. D., and Lorenz, P. J., Peak changes in electrocardiograms of rats exposed to ionized air, Int. J. Biometeorol., 10, 101, 1966a.
65) David, T. A., Minehart, J. R., and Kornblueh, I. H., Polarized air as an adjunct in the treatment of burns,Am.J.Phys.Med., 39, 111, 1960.
66) David, T. A., Dereau, J. V., Kornblueh, I. H., McGurk, F. C. J., and Minehart, J. R., Ionization of the air: the sedating effect of polarized air, in Biometeorology, Tromp, S. W., Ed., Pergamon Press, New York, 1962, 484.
67) Minehart, J. R., David, T. A., McGurk, F. J., and Kornblueh, I. H., with Deran, J. V., The effect of artifically ionized air on postoperative discomfort, Am. J. Phys. Med., 40, 56, 1961.
68) Albrechtsen, O., Osterballe, O., and Weeke, B., Influence of small atmospheric ions on the airways in patients with bronchial asthma, Symp. Indoor Climate, 25, 377, 1979.
69) Dantzler, B. S., Martin, B. G., and Nelson, H. S., The effects of positive and negative ions on bronchial asthma, Ann. Allerg., 51, 362, 1983.
70) Jones, D. P., O'Connor, S. A., Collins, J. V., and Watson, B. W., Effect of long-term air treatment on patients with bronchial asthma, Thorax, 31, 428, 1979.
71) Motley, H. L. and Yanda, R., Environmental air pollution, emphysema and ionized air on psychiatric patients, Dis. Chest, 50, 343, 1966.
72) Osterballe, O., Weeke, B., and Albrechtsen, O., Influence of small atmospheric ions on the airways in patients with bronchial asthma, Allergy, 34, 187, 1979.
73) Palti, Y., DeNour, E., and Abrahamov, A., The effect of atmospheric ions on the respiratory system of infants, Pediatrics, 38, 405, 1966. 74. Wagner, C. J., Danziger, R. E., and Nelson, H. S., Relation between positive small air ions, weather fronts and pulmonary function in patients with bronchial asthma, Ann. Allergy, 51, 430, 1983.
74) Winsor, T. and Beckett, J. C., Biological effects of ionized air in man, Am. J. Phys. Med., 37, 83, 1958.
75) Sulman, F. G., Levy, D., Lunkan, L., Pfeifer, Y., and Tal, E , Absence of harmful effects of protracted negative air ionization, Int. J. Biometeorol.. 22(1), 53, 1978.
76) Assael, M., Pfeifer, Y., and Sulman, F. G., Influence of artificial air ionization on the human electro-encephalogram, Int. J. Biometeorol., 18, 306, 1974.

78) Sulman, F. G., Levy, D., Pfeifer, Y., Superstine, E., and Tal, E., Effects of the Sharav and Bora on urinary neurohormone excretion in 500 weather-sensitive females, Int. J. Biometeorol., 19, 202, 1975.
79) Braker, W. and Mossman, A. L., Gas Data, Matheson, Lyndhurst, N.Y. , 1980.
80) Sulman, F. G., Danon, A., Pfeifer, Y., Tal, E., and Weller, C. P., Urinalysis of patients suffering from climatic heat stress (Sharav), Int. J. Biometeorol., 14, 45, 1970.
81) Sulman, F. G., Serotonin-migraine in climatic heat stress, its prophylaxis and treatment, Proc. Int. Headache Symp., Elsinore, Denmark, 1971, 205.
82) Sulman, F. G., Pfeifer, Y., and Superstine, E., Adrenal medullary exhaustion from tropical winds and its management, Isr. J. Med. Sci., 9, 1022, 1973.
83) Sulman, F. G., Levy, D., Levy, A., Pfeifer, Y., Superstine, E., and Tat, E., Air-ionometry of hot, dry desert winds (Sharav) and treatment with air ions of weather sensitive patients, Int. J. Biometeorol., 18, 313, 1974.
84) Krueger, A. P., Reed, E. J., Day, M. B., and Brook, K. A., Further observations on the effect of air ions on influenza in the mouse. Int. J. Biometeorol., 18(l), 46, 1974.
85) Krueger, A. P. and Reed, E. J., Effect of the air ion environment on influenza in the mouse, Int. J. Biometeorol. , 16, 209, 1972.
86) Hinsull, S. M., Bellamy, D., and Head, E. L., Effects of air ions on the neonatal growth of laboratory rats, Int. J. Biometeorol., 25, 323, 1981.
87) Hinsull, S. M., Head, E. L., and Bellamy, D., The effect of negative air ionization on the thymus glands of laboratory rats, J. Biol. Phys., 11, 87, 1983.
88) Hinsull, S. M., Bellamy, D., and Head, E. L., The effect of negative air ionization on the growth of four generations of laboratory rats, Int. J. Biometeorol., 28, 163, 1984.
89) Deleanu, M., Fritz, T., and Florea, E., Action of ionized air in the treatment of gastro-duodenal ulcers, Int. J. Biometeorol., 9(2), 161 , 1965.
90) Krueger, A. P., Kotaka, S., Reed, E. J., and Turner, S., The effects of air ions on bacterial and viral pneumonia in mice, Int. J. Biometeorol., 14(3), 257, 1970.
91) Krueger, A. P., Kotaka, S., and Reed, E. J., The course of experimental influenza on mice maintained in high concentrations of small negative air ions, Int. J. Biometeorol., 15, 5, 1971.
92) Krueger, A. P. and Levine, H. B., The effect of unipolar positively ionized ions on the course of coccidioidomycosis in mice, Int. J. Biometeorol., 11, 279, 1967.

空気マイナスイオン応用事典
目次一覧

Appendix

事例－6 「ゴールデンハムスターの明暗下での活動に対する空気マイナスイオンの影響」 247
Lenkiewicz Z ほか、Int J Biometeorol, 1989 Dec, 33:4, 251-8、アメリカ
事例－7 「哺乳類の器官機能への単極性空気イオン効果」 247
Benk G ほか、Zentralbl Bakteriol B, 1979 Oct, 169:3-4, 351-4 、西ドイツ
事例－8 「ブロイラーへの空気イオン効果」 247
Nenov Ts ほか、Vet Med Nauki,1981, 18:4, 60-4、ブルガリア
事例－9 「ブロイラーに対する人工的空気イオン効果」 248
Stoianov P ほか、Vet Med Nauki, 1983, 20:8, 28-35、ブルガリア
事例－10 「空気イオンおよび直流電界に曝されたラットの行動観察」 248
Bailey WH ほか、Bioelectromagnetics, 1986, 7:3, 329-39、アメリカ
事例－11 「L 1210細胞に対する空気イオンの作用」――試験管内細胞の空気マイナスイオン曝露後、1-アニリノナフタレン-8-スルホン酸（ANS）境界膜の蛍光性変化―― 249
Jaskowski J ほか、Gen Physiol Biophys, 1986 Oct, 5:5, 511-5、チェコスロバキア
事例－12 「尻尾の反射動に作用するモルヒネに対する空気マイナスイオン作用」 249
Beardwood CJ ほか、Bioelectromagnetics, 1990, 11:3, 207-12、アメリカ
事例－13 「肝臓再生への空気マイナスイオンの影響」 249
Craciun O ほか、Morphol Embroyl(Bucur), 1984 Oct, 30:4. 289-94、ルーマニア
事例－14 「空気マイナスイオン吸入後のラットの肝臓および脳のミトコンドリアにおけるエネルギー依存プロセスの最適化」 250
Stavrovskaia IG ほか、Biofizika, 1998 Sep, 43:5, 766-71、ロシア
事例－15 「マイナスイオンによる生物学的過酸化活性」 250
Saakian IR ほか、Biofizika, 1998, Jul-Aug, 43:4, 580-7、ロシア
事例－16 「ミトコンドリア連合の自己増殖と空気マイナスイオン作用」 251
Temnov AV ほか、Biofizika, 2000, Jan-Feb, 45:1, 83-8、ロシア
事例－17 「試験管内の血中セロトニンへの空気イオン作用」 251
Tal E ほか、Experientia, 1976 Mar, 32:3, 326-7、スイス
事例－18 「急激な空気イオン浴後のラットの脳におけるノルアドレナリンとドーパミンの局所交代」 252
Charry JM ほか、Bioelectromagnetics, 1985, 6:4, 415-25、アメリカ
事例－19 「ラットへの急激な空気イオン曝露」――脳におけるセロトニンの局所的濃度と代謝への効果―― 252
Bailey WH ほか、Bioelectromagnetics, 1987, 8:2, 173-81、アメリカ
事例－20 「本態性高血圧のラットにおける自律神経作用のパワースペクトル分析」 252
周 起煥ほか、Biomed Sci Instrum, 1997, 33:3, 38-43
関連論文－1 「空気イオンの養蜂業への応用」（要約） 254
A.L.Tchijevsky
関連論文－2 「動物に対する身体的負荷へのマイナス空気イオンの利用」（要約） 256
L. V. セロヴァ、A. M. ラクシン、1970
モスクワ医科口腔科学インスティチュート衛生学講座
関連論文－3 「空気イオン化がヒトおよび動物の免疫系に及ぼす影響」―文献レビュー―（要約） 259
シャリノヴァ、1994

第6章 ヒトに対する生物学的作用 265

6-1 生物学的作用 267
- 1 生理的作用 267
  - （1） 生物効果 267
  - （2） 生理効果 268
  - （3） 呼吸効果 271
  - （4） 血液効果 272
- 2 免疫作用 273
- 3 脳への作用 273
- 4 癌との関連 274
- 5 情動変化 274
- 6 セロトニン作用 276

6-2 行動学的作用 278

事例－1 「静電界でのマイナスイオン吸入による身体能力の向上」 282
Bergsmann O、Zentralbl Bakteriol B, 1979 Oct, 169:3-4, 362-5、西ドイツ

事例－2 「制御された身体ストレス下での呼吸調節と血液循環、ならびに反応時間に対するマイナスイオンの影響」 282
Friedmann M ほか、Wien Med Wochenschr, 1982 Mar, 132:5, 101-5、オーストリア

事例－3 「社会行動の変調気質への大気中電磁波の影響」 282
Charry JM ほか、J Pers Soc Psychol, 1981 Jul, 41:1, 185-97、アメリカ

事例－4 「空気マイナスイオンへの主観的反応」 283
Buckalew LW ほか、Aviat Space Environ Med, 1982 Aug, 53:8, 822-3、アメリカ

事例－5 「ヒトの作業および生理状態に対する空気マイナスイオン効果」 283
Buckalew LW ほか、Aviat Space Environ Med, 1984 Aug, 55:8, 731-4、アメリカ

事例－6 「地球物理学的変数と行動（5）」
――イオン化空気下でのヒトの作業成績―― 284
Farmer EW ほか、Percept Mot Skills, 1982 Apr, 54:2, 403-12、アメリカ

事例－7 「マイナスイオンと行動」
――A型およびB型人間の気分、記憶、攻撃性への影響―― 284
Baron RA ほか、J Pers Soc Psychol, 1985 Mar, 48:3, 746-54、アメリカ

事例－8 「地球物理学的変数と行動（38）」
――視覚反応への空気イオン効果―― 285
Brown GC ほか、Percept Mot Skills, 1987 Jun, 64:3 Pt 1, 951-62 、アメリカ

事例－9 「ビデオ表示端末操作」
――顎関節症の原因と持続に潜む危険性―― 285
Horowitz L ほか、Cranio, 1992 Jan,10:1,43-50、アメリカ

事例－10 「空気イオンと尿中17－ケトステロイド」 286
Milcu SM ほか、Endocrinologie, 1976 Jul, 14:3, 207-11、ルーマニア

事例－11 「空気イオン定期発生密室における健康人の生化学的指標」 286
Anisimov BV ほか、Kosm Biol Aviakosm Med, 1981, 15:3, 54-6、ロシア

事例－12 「鍼、ヨーガ、整骨療法、空気イオン作用に関連する圧電気の生物学的意味」 286
Lipinski B、Med Hypotheses, 1977 Jan, 3:1, 9-12、イギリス

事例－13 「ヒトの健康への自然および人工の電界ないし電磁場の影響」――メカニズムの推定―― 287
Sher L、Med Hypotheses, 1997 Jul, 49:1, 31-4、イギリス

事例－14 「自転車こぎ運動中の心拍数および主観的作業強度に対する空気イオン効果」 287
Sovijarvi AR ほか、Eur J Appl Physiol, 1979 Aug, 41:4, 285-91、西ドイツ

事例－15 「マイナスイオンの長期曝露試験」 288
渡部一郎ほか、「臭気の研究」Vol.31.No.6. 2000

事例－16 「長期マイナスイオン曝露がヒトの生理機能・免疫機能に与える影響」 289
渡部一郎ほか、「日本温泉気候物理医学会雑誌」Vol.64, No.3, 2001

事例－17 「ストレス負荷時の生理作用」 292
渡部一郎ほか、「臭気の研究」Vol.31, No.6, 2000

事例－18 「リラックスの向上」 293
渡部一郎ほか、「臭気の研究」Vol.31.No.6.2000

事例－19 「SOD活性化と生体活性」 294
中邨隆ほか、「臭気の研究」Vol.31, No.6, 2000

事例－20 「酸化力が弱い真気マイナスイオン」 294
中邨隆ほか、「臭気の研究」Vol.31, No.6, 2000

事例－21 「マイナスイオン高濃度環境下における運動時呼吸代謝の検討」 295
渡部一郎ほか、「日本温泉気候物理医学会雑誌」Vol.62, No.1, 1998

事例－22 「ヒトに対する空気中マイナスイオンの影響」 296
渡部一郎ほか、「日本温泉気候物理医学会雑誌」Vol.61, No.1, 1997

事例－23 「マイナスイオンが精神性発汗および脈拍に与える影響」 296
渡部一郎ほか、「日本生気象学会雑誌」Vol.35, No.3, 1999

事例－24 「マイナスイオン環境の快適性に関する人間工学的計測」 297
植木一範ほか、「日本機械学会創立100周年記念北陸信越支部記念式典・講演会・公開シンポジウム講演論文集」1997

事例－25 「空気中のマイナスイオンが脳波に与える影響」 298
渡部一郎ほか、「日本温泉気候物理医学会雑誌」Vol.61, No.3, 1998

事例－26 「マイナスイオンサウナ浴がヒトの循環動態に与える影響」 299
渡部一郎ほか、「臨床環境医学」Vol.5, No.1, 1996

事例－27 「空気イオンが人間に及ぼす影響」
――美容のための環境評価研究―― 302
島上和則ほか、「空気調和・衛生工学学術講演会講演論文集」1993

事例－28 「マイナスイオンを用いた家庭用空調機の健康・快適性に関する人間工学的研究」 302

7-15「シャラフ」とセロトニン 395
7-16 日本の「フェーン」 396
7-17「ヤマセ」とイオン 396
7-18 気象要素とイオン変動 397
1 ボストン地方におけるイオン変動 397
2 北海道・札幌地方におけるイオン変動 397
3 気象とイオン密度 398
4 日内変化 399
5 時刻変動 399
6「視程」とイオン密度 399
7 湿度とイオン密度 400
8 温泉地のイオン密度 400
9 大気汚染とイオン密度 401
10「排気ガス」とイオン密度 401
11 マイナスイオン実測 402
7-19 気象要素と生理・情動変化 402
7-20 気象・イオン・生体 404
7-21「人工気候室」における実験結果 405
7-22 森林浴と空気イオン 406
1 フィトンチッドの作用 406
2「森林浴」の効果 407
3 森林浴による血糖降下作用 408
7-23「植物」の空気イオン化作用 409

事例－1 「子供のいる環境で、屋内空気の微粒子除去による常習的欠席率の低下は可能か」 413
Ross KG ほか、Sci Total Environ, 1999 Aug, 234:1-3, 87-93、オランダ
事例－2 「屋内ラドン発散制御コスト評価」 413
Moeller DW ほか、Health Phys, 1984 Jun, 46:6, 1181-93、アメリカ
事例－3 「電気通信センターにおける微小気候と空気イオンの問題」 414
Vasileva Todorova L ほか、Probl Khig, 1987, 12, 75-82、ブルガリア
事例－4 「マイナスイオン発生装置の屋内空気の質改善に関する試験」 414
Daniell W ほか、J Occup Med, 1991 Jun, 33:6, 681-7、アメリカ
事例－5 「電気イオン的微小気候と屋内環境での用材」 414
Lajcíková A ほか、Cent Eur J Public Health, 1999 Feb, 7:1, 15-8、チェコスロバキア
事例－6 「近隣生活域を対象とした空気の物理的特性研究の計測学的側面」 415
Meshcheriakov AIu、Med Tekh, 1999 Jan, 1, 43-6、ロシア
事例－7 「小動物用のイオン浴室」 415
Charry JM 他、Bioelectromagnetics, 1986, 7:1, 1-11、アメリカ
事例－8 「空中アスベスト繊維の多層濾過標本作成の実験的方法」 415
Skogstad A ほか、Am Ind Hyg Assoc J, 1996 Aug, 57:8, 741-5 、アメリカ
事例－9 「天気と疾患」 416
Faust V ほか、Fortschr Med, 1977 Jan, 95:4, 208-11、西ドイツ
事例－10 「熱帯性気象の影響による頭痛」 416
Kugler J ほか、Res Clin Stud Headache, 1978, 6:117-22、スイス
事例－11 「高層建築における健康要因の評価」——汚染の進む郊外の高層建築内空気イオンの比較測定から得られた生気象学的結論—— 417
Mose JR ほか、Zentralbl Bakteriol Mikrobiol Hyg [B], 1981 Jan, 172:4-5, 323-31、西ドイツ
事例－12 「室内の空気イオン源としての物理療法機器」 417
Dmitriev MT、Med Tekh, 1976 Jul, 4, 40-4、ロシア
事例－13 「バイオクリーンルームの有用性」 418
新庄香ほか、「臨床血液」1999
事例－14 「マイナスイオン空調システムによるパチンコ・パーラーの快適性の研究」 418
山野井昇、「日本健康科学学会誌 Health Science」Vol.12, No.4、1996

関連資料－1 ロシアにおける産業用および公共建築物の空気イオン化の許容レベルの保健衛生的基準 420
「産業用および公共建築物の空気イオン化の許容レベルの保健衛生的基準」、ソ連保健省、1980
関連資料－2「空気イオン実測」(要約) 424
島田洋ほか、「フジタ技術研究所報」、1992
関連資料－3「生気象学からみた気候療法と森林浴」(要約) 428
阿岸祐幸、大塚吉則、「イオン・クラスター・エアー」、Vol.3, No.1、1996

関連論文－1「空調空気における物理化学的評価の衛生学的意味」(要約) 441
A. A. ミンフほか、1973
関連論文－2「タバコで汚染された空気環境のマイナス空気イオンによる浄化の可能性に関する実験的研究」(要約) 448
R. Gualtierotti et al、1977

第8章 マイナスイオンの作用機序 467

第9章 マイナスイオン療法 531

改善する空気マイナスイオン」 567
Morton LL ほか、J Abnorm Child Psychol, 1984 Jun, 12:2, 353-65、アメリカ

事例－12 「精神遅滞者の脳半球伝達と選択的注意力に対する空気マイナスイオン効果」 567
Morton LL ほか、J Ment Defic Res, 1987 Jun, 31:169-80、イギリス

事例－13 「学習障害児および平均的児童に対する空気マイナスイオン効果の相違」 568
Morton LL ほか、Int J Biometeorol, 1990 May, 34:1, 35-41、カナダ

事例－14 「多動児童と自閉症児へのマイナスイオン効果」 568
Yates A ほか、Am J Phys Med, 1987 Oct, 66:5, 264-8、アメリカ・アリゾナ大

事例－15 「神経性循環失調、本態性高血圧患者の恒常性システムに対する植物（phyto）－空気イオン効果」 569
Boriak VP、Vopr Kurortol Fizioter Lech Fiz Kult, 1999 Mar, :2, 6-9、ロシア

事例－16 「産業用プラント内の空気イオン化による疾病予防と治療的効果」 569
Tuev AV ほか、Gig Tr Prof Zabol,1989,:11, 29-31、ロシア

事例－17 「自律神経障害を伴う患者に対する短時間空気マイナスイオン曝露効果」 569
Livanova LM ほか、Zh Vyssh Nerv Deiat Im I P Pavlova, 1999 Sep, 49:5, 760-7 、ロシア

事例－18 「ウクライナ地方カルパチア山脈地帯での脳循環障害の臨床・疫学的特徴」 570
Buletsa BA ほか、Zh Nevropatol Psikhiatr Im S S Korsakova, 1984, 84:8, 1154-7、ロシア

事例－19 「歯周炎の複合的治療における電気イオン反射療法」 570
Maksimovskii IuM ほか、Stomatologiia (Mosk), 1989 May, 68:3, 20-1、ロシア

事例－20 「高出力マイナスイオン化装置による季節性情緒障害の治療」 570
Terman M ほか、J Altern Complement Med, 1995 Jan, 1:1, 87-92、アメリカ

事例－21 「冬期鬱病に対する光およびマイナスイオンの治療」 571
Terman M ほか、Arch Gen Psychiatry,1998 Oct, 55:10, 875-82、アメリカ

事例－22 「セロトニンいらだち症候群：仮説」 571
Giannini AJ、Int J Psychiatry Med, 1978, 9:2, 199-204、アメリカ

事例－23 「不安状態――空気プラスイオンとセロトニンの関係」 572
Giannini AJ ほか、J Clin Psychiatry, 1983 Jul, 44:7, 262-4、アメリカ

事例－24 「空気マイナスイオンに伴うセロトニンいらだち症候群の可逆性」 572
Giannini AJ ほか、J Clin Psychiatry, 1986 Mar, 47:3, 141-3、アメリカ

関連資料－1 「空気イオンの治療的作用」（要約） 573
木村正一、『空気イオンの理論と実際』、1938、南山堂

関連資料－2 「空気イオン療法の一般的注意」（要約） 574
木村正一、『空気イオンの理論と実際』、1938、南山堂

関連資料－3 「イオン化された空気による治療行為（空気イオン療法）についての方法的指針」 577
ソ連邦保健省

関連論文－1 「マイナスイオン化された室内での花粉症の軽減」（要約） 582
Igno H. Kornblueh et al、1958
ペンシルヴェニア大学物理医療リハビリテーション部、フィラデルフィア北東病院

関連論文－2 「やけどの補助的治療手段としての空気イオン」（要約） 586
David T. A、1960
フィラデルフィア北東病院外科学

関連論文－3 「術後の不快感に対する人工的空気イオンの影響」（要約） 589
Minehart J. R、1961
フィラデルフィア北東病院外科学主任

関連論文－4 「産業用プラント内の空気イオン化による疾病予防と治療的効果」（要約） 592
トゥエフほか、1989
ペルミ医学・教育学大学

関連論文－5 「神経性循環失調、本態性高血圧患者の恒常性システムに対する植物－空気イオンの効果」（要約） 594
ボリャク、1999
スタヴロポリ国立医学アカデミー付属“ロドニック”サナトリウム

関連論文－6 「自律神経系障害を伴う患者に対するマイナス空気イオンの短時間曝露の効果」（要約） 598
リヴァノヴァほか、1999
モスクワ・ロシア科学アカデミー高次神経活動および神経生理学研究所

関連論文－7 「電気エアロゾル療法」（EAT）（要約） 603
A. P. Wehner、1987

あとがき

The Handbook of The Science of Air Ions

昨年の暮れ、著者は公正取引委員会消費者取引局に招聘され、「空気マイナスイオンの生体に及ぼす影響」に関する研究の歴史や現状について説明を行った。説明を依頼された理由は、現在販売されている商品の多くが先行研究の結果だけを参考に効能、効果を謳っていて、一部の消費者から「何ら効果が得られない」というクレームが出始めたためであった。著者の説明後の彼らの反応は、概ね次のようなものであったと記憶している。

まず一つに、研究結果が『NATURE』や『SCIENCE』などの権威ある雑誌にも掲載された事実が存在すること、また、マイナスイオン研究が現在も一部の研究者や臨床家によって信頼に足るデータが得られているということであった。一方、批判的な意見としては、パンフレットなどに掲載されているマイナスイオン研究のデータには疑問を感じる点が多いということであった。

また、本年（2003）においては、公正取引委員会のマイナスイオン部門の委員長（東京大学法学部教授）を中心に、東京大学において著者、中郁隆氏、弁護士、東京大学の物理、化学、電気工学の教授らが参加し、マイナスイオンの実質的な討議が行われた。そのなかで、化学の教授は「マイナスイオンの正体が不明である以上、効能、効果を掲載すべきではない」という意見を述べた。しかし、その他の分野の教授は現象論的研究が、生体に対する作用メカニズムを明らかにする研究に先立って行われても問題はないという意見であった。著者はそのとき、マイナスイオンの正体を明らかにするためには多くの化学者の協力が必要であることを実感した。

本書の第1章にも掲載されているGoldsteinのレビューでは、マイナスイオンが活性酸素として論じられている。ここでも述べられているように、代謝の過程で発生する活性酸素と空気中で発生する活性酸素とでは、生体に対する作用メカニズムが異なる。仮に、マイナスイオンが活性酸素だとすれば、オゾンなしでの殺菌効果や除菌効果も考えられる。また、生体に対する作用も、おのずと水破砕式のマイナスイオンとは異なるものになるであろう。ともかく、生体に対する作用メカニズムを追求するためには大いに参考になる論文である。

また、本書には、作用メカニズムを研究するうえで役に立つ論文が多く収録されている。特に、その多くがロシア語で書かれたものであり、日頃われわれが目にすることのない論文である。

医療分野においても、最近多くの研究データが報告され始めている。慢性疲労症候群患者ではナチュラルキラー（NK）細胞活性や血清アセチルカルニチンが低下していることが報告されている。アセチルカルニチンの低下は脳内のグルタミン酸、γ-アミノ酪酸やアスパラギン酸の低下と関係がある。われわれの動物を使った実験では、マイナスイオン曝露環境で飼育されたラットの脳内のγ-アミノ酪酸やアスパラギン酸が、通常の環境で飼育したラットのそれらよりも増加していたことが明らかとなった。

また、神奈川県立がんセンターの研究では、マイナスイオン環境でNK細胞の活性が増加することが明らかにされている。さらに、手術前の患者をマイナスイオン病室群（1,000個/cm^3）と通常の病室群（0個/cm^3）に分け、手術前の緊張度を測定した研究では、マイナスイオン病室の患者のほうが緊張度が少なかったことが、カナダ麻酔雑誌に掲載されている。このように、現象論的な研究の中にも作用メカニズムに近い研究、実践的で応用に値する研究も多く見受けられるようになってきた。

本書が、空気マイナスイオンを産業に応用しようと考えている方々、生体に対する作用メカニズムを追求している研究者、さらに医療応用を考えている臨床家にとって大いに役立つことを期待する。

2003年9月

琉子友男

琉子友男（りゅうし・ともお）

1951年2月、鹿児島県生まれ。77年、東京大学助手。87～88年、ユバスキュラ大学（フィンランド）文部省在外研究員。現在、東京都立大学大学院理学研究科身体適応科学講座助教授、医学博士。日本生理人類学会評議員、日本運動生理学会評議員、日本臨床環境医学会、日本宇宙航空環境医学会、日本体力医学会会員。マイナスイオンに関する過去5年間の研究業績:論文6篇、口頭発表5回、「空気マイナスイオンの臨床および生理学的効果(総説)」臨床環境医学、10(2):70-77(2001)、「マイナスイオンの生体に及ぼす影響」臭気の研究、31(4):306-311(2000)、「疲労をマイナスイオンで回復する試み」Training Journa1、241:19-21(1999)、「Effect of exposure to negive air ions on the recovery of physiological responses after moderate endurance exercise」Int.J.Biometeoro1.,41(3):132-136(1998)、「運動後の疲労回復に対する大気中負イオンの生理学的効果」臨床環境医学、6(1):34-40(1997)など。共編著書に、「空気マイナスイオン応用事典」（人間と歴史社）がある。

佐々木久夫（ささき・ひさお）

1950年、宮城県生まれ。75年、(株)人間と歴史社を設立、代表。主に健康・医療分野から周辺科学の体系化を試みる出版と執筆活動を続けている。〈遠赤外線〉シリーズをプロデュースし、「ここまできた遠赤外線」で88年度“日経産業新聞広告企画賞”を受賞。微弱エネルギー研究会主宰。中間法人日本住宅環境医学会理事。

主な著書：「音楽療法最前線(共著)」「空気の質と健康－インドア・エア・クオリティの時代」「遠赤外線暖房の時代」「実用遠赤外線(共著)」「空気マイナスイオン応用事典(共編著)」（人間と歴史社）など。遠赤外線に関して「遠赤外線は味工場」(『日経産業新聞』)、「遠赤外線応用の現状と未来」(『日本工業新聞』)、「やわらかい科学の時代－遠赤外線」(『第三文明』)、「遠赤外線の医学」(『毎日ライフ』) 等がある。シリーズ連載として「対談＝感動の人間学」(『毎日ライフ』)、「鼎談＝音楽と健康」(『毎日ライフ』) など多数。

The Handbook of The Science of Air Ions

空気マイナスイオン実用ハンドブック
──バイオ・農畜産・医療・環境生理

2003年10月10日　初版第1刷発行

編著者　琉子友男・佐々木久夫

監修者　日本住宅環境医学会

発行者　佐々木久夫

装幀・デザイン　妹尾浩也・清水 亮

発行所　株式会社人間と歴史社
〒101-0062　東京都千代田区神田駿河台3-7
電話　03-5282-7181〔代〕　03-5282-7331〔編集〕
FAX　03-5282-7180

印刷　株式会社シナノ

ISBN4-89007-148-2
人間と歴史社ホームページ　http://www.ningen-rekishi.co.jp